U0239720

# 脊柱内镜手术技术

## Endoscopic Spine Surgery

### 原书第2版

主 编

［美］丹尼尔·金（Daniel Kim）

［韩］崔贡（Gun Choi）

［美］理查德·费斯勒（Richard Fessler）

［韩］李相洪（Sang-Ho Lee）

主 译

黄宗强　张顺聪　田大胜

北京科学技术出版社

**著作权合同登记号　图字：01-2023-2582号**

**图书在版编目（CIP）数据**

脊柱内镜手术技术 /（美）丹尼尔·金（Daniel Kim）等主编；黄宗强，张顺聪，田大胜主译. —北京：北京科学技术出版社，2023.11
书名原文：Endoscopic Spine Surgery
ISBN 978-7-5714-3247-8

Ⅰ. ①脊… Ⅱ. ①丹… ②黄… ③张… ④田… Ⅲ. ①内窥镜–应用–脊柱病–外科手术 Ⅳ. ①R681.5

中国国家版本馆CIP数据核字（2023）第177701号

| | | | | |
|---|---|---|---|---|
| 责任编辑：杨　帆　安致君 | | 网　　址：www.bkydw.cn | | |
| 责任校对：贾　荣 | | 印　　刷：北京捷迅佳彩印刷有限公司 | | |
| 图文制作：北京永诚天地艺术设计有限公司 | | 开　　本：889 mm×1194 mm　1/16 | | |
| 责任印制：吕　越 | | 字　　数：500 千字 | | |
| 出 版 人：曾庆宇 | | 印　　张：23.25 | | |
| 出版发行：北京科学技术出版社 | | 版　　次：2023年11月第1版 | | |
| 社　　址：北京西直门南大街16号 | | 印　　次：2023年11月第1次印刷 | | |
| 邮政编码：100035 | | | | |
| 电　　话：0086-10-66135495（总编室） | | | | |
| 　　　　　0086-10-66113227（发行部） | | | | |
| ISBN 978-7-5714-3247-8 | | | | |

定　　价：298.00元

# 译者名单

## 主　译

黄宗强　郑州大学第一附属医院
张顺聪　广州中医药大学第一附属医院
田大胜　安徽医科大学第二附属医院

## 副主译

叶记超　中山大学孙逸仙纪念医院
崔　轶　联勤保障部队第九二○医院
严鹏辉　郑州大学第一附属医院
张亚宁　临汾市人民医院
黄润之　海军军医大学第一附属医院
朱继文　郑州大学第一附属医院

## 译　者（按姓氏笔画排序）

丁金勇　广州中医药大学第一附属医院
王　虎　汕头大学医学院第一附属医院
王思乔　上海市同济医院
叶力源　郑州大学第一附属医院
叶记超　中山大学孙逸仙纪念医院
田大胜　安徽医科大学第二附属医院
史超峰　郑州大学第一附属医院
朱继文　郑州大学第一附属医院
庄隽炜　郑州大学第一附属医院
刘文杰　中山大学附属第八医院（深圳福田）
严鹏辉　郑州大学第一附属医院
苏国义　广东省中医院

李　红　郑州大学医学院
李进腾　中山大学附属第八医院（深圳福田）
李鹏飞　郑州大学第一附属医院
吴　静　郑州大学第一附属医院
沈佳宁　郑州大学医学院
沈俊宏　联勤保障部队第九二○医院
张　伟　海军军医大学第一附属医院
张亚宁　临汾市人民医院
张青山　临汾市人民医院
张顺聪　广州中医药大学第一附属医院
张鑫堃　上海市第十人民医院
陆剑瑜　海军军医大学第一附属医院
陈绍丰　海军军医大学第一附属医院
林若依　上海市第十人民医院
岳　玺　郑州大学医学院
周江军　联勤保障部队第九○八医院
周治彤　同济大学医学院
郑　冠　中山大学附属第八医院（深圳福田）
赵　昱　临汾市人民医院
赵全阳　郑州大学第一附属医院
钟华璋　安徽医科大学第二附属医院
娄纪刚　郑州大学第一附属医院
姚关锋　汕头大学医学院第二附属医院
袁　凯　广州中医药大学第一附属医院
顿　舒　郑州大学医学院
郭　兴　郑州大学第一附属医院
唐永超　广州中医药大学第一附属医院
黄　丹　上海市东方医院
黄引柔　郑州大学医学院

1

黄宗强　郑州大学第一附属医院

黄润之　海军军医大学第一附属医院

崔　轶　联勤保障部队第九二〇医院

康小彪　郑州大学第一附属医院

韩栋林　郑州大学医学院

谢天宇　中山大学孙逸仙纪念医院深汕中心医院

谢沛根　中山大学附属第三医院

缐述源　上海市静安区市北医院

蔡芝军　联勤保障部队第九二〇医院

蔡迎春　郑州大学第一附属医院

黎景源　大理大学医学院 / 联勤保障部队第九二〇
医院

滕远平　郑州大学第一附属医院

潘其勇　郑州大学第一附属医院

# 前　言

几十年来，内镜已在许多内科和外科学科中得到广泛应用，但其在脊柱疾病治疗中的应用一直滞后。现在，随着内镜工具的改进、内镜技术的进步，有可能实现脊柱患者长期寻求的微创治疗目标：缩短住院时间和早期功能恢复，从业人员现在可以对以前只能通过开放手术手段才能获得的脊柱病变进行检查、观察和治疗。有了这本书一步一步的详细指导，神经外科医生可以使用内镜成功治疗他们的患者。

本书的目标读者包括所有对脊柱疾病的诊断和治疗有兴趣的外科医生。护士、物理治疗师、脊椎按摩师和医疗设备专业人员也可能对这本书感兴趣。

本书包含 1000 多张图像，包括手术照片和医学插图等。此外，随书视频包含说明脊柱病理和手术的实际病例，视频范围从案例演示到逐步的技术演示。这些图像、视频和附带的解释便于读者理解，并为新手和经验丰富的外科医生提供了实质性的指导。

这本书的编排顺序是从腰椎序列开始，至颈椎序列结束。它为脊柱内镜手术的不同方法以及用于治疗各种脊柱疾病的器械提供了深入的研究。正文及插图均有编号，便于查找具体信息。

颈椎、胸椎和腰椎有细微的解剖差异，即使是熟练的外科医生也可能因为狭窄的内镜视野而失去方向感。考虑到这一点，本书包含了手术团队在内镜下观察各种结构时所看到的描述和图像。其他有帮助的信息包括如何更好地进行胸椎手术入路，以及如何有效地清除可能引起症状性椎间孔狭窄的病变、钙化的椎间盘和骨赘。书中不仅讨论了这些流程和技术，而且每个部分都提供了如何避免手术并发症的建议，这些知识与如何进行手术本身一样重要。

本书通过最新的脊柱内镜设备、技术和技能，让外科医生能够学习笔者多年的经验，更好地服务脊柱疾病患者。

# 视频列表

# 目　录

# 1 腰椎的应用解剖学及其经皮入路手段

Alfonso García, Akarawit Asawasaksakul, Gun Choi

## 1.1 引言

　　在仔细研究了人类和各种灵长类动物的脊柱解剖后，Putz 和 Müller-Gerbl 得出结论：脊柱的腰椎部分具有理想的结构，可以优化活动和保持稳定。然而，腰部疼痛是患者求医的主要原因，脊柱外科医生必须对该区域的临床和外科解剖学有全面的了解。由于本书聚焦于经皮内镜椎间盘手术，所以讨论仅限于与脊柱内镜手术相关的解剖学。

## 1.2 系统解剖学

- 虽然通过 X 线透视可以很容易确定经皮手术恰当的椎体水平，但掌握体表解剖结构的知识对于更好的手术定位仍然是必要的。
- 腰椎棘突是腰背部最突出的，且可能是唯一可触及的标志。与胸椎棘突相比，腰椎棘突的后尖端表面更加扁平。
- L4 和 L5 棘突比其他腰椎节段短，有时难以触及，尤其是 L5 棘突。在正常活动范围内触诊时，L4 棘突是显示运动的最后一个棘突。
- 一般情况下，L4 棘突与髂嵴上界在同一水平面上；然而，大约 20% 的人的髂嵴与 L5 棘突在同一水平面上。
- 横突的尖端位于距中线约 5 cm 处，不可触及。
- 髂嵴上缘的高度与相应椎间盘的空间关系对于外科医生的决策很重要。

## 1.3 骨性解剖结构

### 1.3.1 椎体

- 从上面看，腰椎的椎体呈肾形。
- 男性的椎体比女性的大。

### 1.3.2 椎弓根

- 腰椎的椎弓根短而粗。
- 腰椎的椎上切迹不如颈椎明显，较深的椎下切迹构成神经孔的顶部。

### 1.3.3 横突

- 横突起自同侧椎板和椎弓根交界处，然后向后外侧突出。
- 横突位于关节突的前方，但在椎间孔（intervertebral foremen，IVF）的后方。
- 腰椎的横突相当长，其中 L3 的横突最长。
- L4 和 L5 的横突间距比 L3 和 L4 的横突间距小得多，L5 和 S1 的横突间距更小。
- 副突位于横突的后下部分，并有相应的椎板与之连接。

### 1.3.4 关节突

上关节突
- 每个腰椎都有 2 个上关节突，且每个上关节突的末端都有一个透明软骨覆盖的关节面。
- 这些关节面位于竖直平面上且朝向后内侧。
- 不同腰椎节段上关节面的方向不同。例如，L4 上关节突（L3~L4 关节）比 L5 关节突（L4~L5 关节）更偏向于矢状面上。L5~S1 关节比 L5 关节突（L4~L5 关节）更倾向位于冠状面上。

下关节突
- 每个腰椎有 2 个下关节突，每个下关节突都有一个与下一节椎体的上关节面完全相吻合的关节面。

小关节平面
- 椎体上、下关节突的关节面形成关节突关节。
- 小关节突是一种滑膜关节，周围有关节囊包裹（图 1.1）。

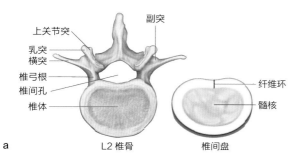

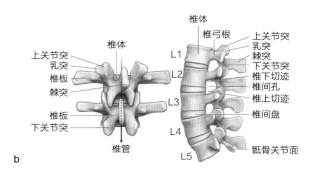

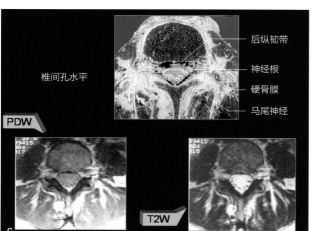

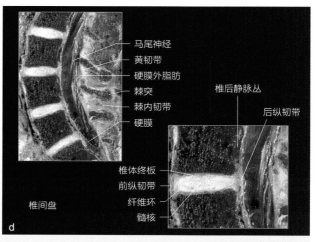

**图 1.1** 脊柱的一般解剖学

## 1.4 椎间孔的解剖

椎间孔是经皮内镜手术的一个非常重要的区域，因为它不仅包含神经根和血管结构，而且是脊柱内镜手术时的入口区。

### 1.4.1 椎间孔的边界

椎间孔的边界包含两个活动关节：椎间盘和关节突关节（图 1.2）。由于这些关节的活动性，椎间孔的大小会动态变化。它的边界如下。

- 顶部：上椎体椎弓根的椎下切迹及其外游离缘的黄韧带。
- 底部：下椎体椎弓根的椎上切迹，下椎体的后上缘。
- 前壁：相邻椎体的后部、椎间盘、后纵韧带的横向扩张和前纵静脉窦。
- 后壁：与椎间孔在同一水平的上、下关节突和黄韧带横向延长的部分。

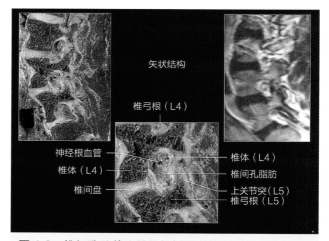

**图 1.2** 椎间孔及其边界的解剖学研究

- 内侧壁：硬膜。
- 外侧壁：筋膜层和肌肉。

### 1.4.2 椎间孔内的结构

- 脊神经（腹侧根和背侧根汇入神经根袖）。
- 硬膜根袖，与椎间孔远端脊神经的神经外膜相延续。

- 淋巴管。
- 节段动脉的脊髓分支，在进入椎间孔后分成 3 个分支，供应后弓、神经和椎管内结构，以及椎体后部。
- 椎内静脉丛和椎外静脉丛之间的交通静脉。
- 2~4 根脊膜返神经（窦椎神经）。
- 所有结构周围的脂肪组织。

### 1.4.3 椎间孔的特征

- 椎间孔在 L2~L3 处最大，从上到下依次减小，这意味着椎间孔在 L5~S1 处最小。
- 腰椎各节段的前后径大致保持不变，而且小于它们的上下径（然而，在 L5~S1 节段，其前后径大于上下径）。
- 在 L1~L4 处，椎间孔的形状类似于倒梨形，而在 L5~S1 处，椎间孔更偏向呈椭圆形。
- 男性的椎间孔略大于女性。
- 随着年龄的增长和退行性变，椎间孔的大小会发生相应变化。

### 1.4.4 椎间孔副韧带

- 对韧带的最新认识表明，韧带主要位于椎间孔内的 3 个位置：内侧、孔内以及外侧区域。
- 内侧韧带位于椎间孔内侧部分的下侧，将椎间盘的后外侧连接到上关节突的前表面，桥接下椎体的上切迹，并将切迹转换为静脉经常穿行的空间。
- 椎间孔内韧带有 3 种基本类型。
  - 第 1 种韧带：从椎弓根的底部延伸到同一椎体的下缘。窦椎神经（脊膜返神经）和脊髓动脉的一个分支常位于由该韧带形成的间隙中。
  - 第 2 种韧带：附着在椎弓根后端与横突底部形成的角上，并延伸到同一椎体的后外侧部分。节段动脉的一个大分支穿过这个前上腔室。
  - 第 3 种韧带：起源于上关节突的前上部，延伸到上方椎体的后外侧。出口神经根恰好位于韧带上方。
- 外侧韧带通常附着在横突的底部，并向 3 个不同

的方向散开：向上、向下及横向，与同一水平的椎体或下椎体相连。它们还形成许多小腔室，神经、血管等通过这些腔室进出椎管。

- 在经皮内镜腰椎间盘切除术中，没有单独区分韧带，因为它们对手术成功的影响微乎其微。

## 1.5 椎间孔区的血管解剖

### 1.5.1 静脉血供

**外静脉丛**

- 围绕在脊柱外部的静脉丛称为外静脉丛。
- 根据与椎体的位置关系，静脉可分为前静脉和后静脉。
- 它们通过椎间孔和经骨通道与节段静脉和内部静脉相通。

**内静脉丛**

- 内静脉丛由位于椎间孔骨性成分（如椎板、棘突、椎弓根和椎体）下方的静脉组成，并嵌入一层疏松脂肪组织内。
- 静脉丛包含相互连接的纵向通道，这些通道向前和向后延伸到椎管内，形成巴特森丛（Batson plexus）。
- 这个静脉丛是无瓣丛。
- 大多数手术出血来自椎间孔周围的静脉丛。在该区域进行解剖时需要特别小心，因为这对于包裹在椎间孔周围脂肪组织中的静脉丛来说是潜在的危险。为了手术成功，避免、控制出血是至关重要的。

### 1.5.2 动脉血供

**外侧动脉**

- 腰椎的外侧动脉供应来自腰椎节段动脉。
- 腰椎节段动脉通过椎间孔将脊髓分支输送到椎管内。

**内侧动脉**

- 在进入椎间孔后，每个动脉分支又分成 3 个小分支。

○ 后支向后延伸，供应椎板、黄韧带、棘突、关节突、后硬膜外组织和硬膜。

○ 前支供应椎体的后部。

○ 神经分支走行至脊神经，供应腹根和背根。

- 仔细查看椎间孔的矢状面 MRI，发现椎间孔下端存在的任何异常动脉都是非常重要的。因为异常动脉可能成为手术的禁忌指征。

## 1.6 腰椎神经与椎间孔的关系

本文描述了对经皮手术很重要的神经结构。

### 1.6.1 脊神经的背根和腹根

- 由于脊髓和椎体的生长差异，脊髓通常止于 L1 腰椎的较低水平附近。

- 背根和腹根起源于胸腰椎连接水平，在进入硬膜鞘之前作为马尾神经穿过腰池。

- 腰椎神经根必须以更斜的路线进入神经根管（神经分叉的区域是从硬膜到相应的椎间孔的外侧边界），才能到达指定的椎间孔。

### 1.6.2 背根神经节

- 背根末端靠近其与腹根的连接点处的膨大部分称为背根神经节（dorsal root ganglion，DRG）。

- 在 L1~L5 节段，DRG 的直径逐渐增大。

- 由于 S1 的根管较短，其 DRG 的大部分位于椎管内。

- Hasegawa 等（1996 年）将神经节分为 3 类：管（椎管）内、孔（椎间孔）内和孔（椎间孔）外。

- L1~L5 神经根的 DRG 主要位于椎间孔内。在椎间孔中，神经节所在节段越高则越位于更外侧，所在节段越低则越位于更内侧。

- 如上所述，S1 的神经节主要在椎管内。

- 手术时必须多加小心，避免操作或热能损伤 DRG，因为最常见的并发症就是术后感觉障碍。

### 1.6.3 脊膜返神经

- 脊膜返神经又称为 Von Luschka 窦椎神经。

- 这些神经起源于腹侧支的近端部分，在穿过椎间孔前，它们还接收一个来自距离最近的交感神经灰交通支的神经分支。

- 这些神经还为椎体的后骨膜、后环、后纵韧带和硬膜的前部提供感觉神经。

### 1.6.4 安全三角区的解剖

- 安全三角区是一个内镜可以安全通过并进入病变部位（如椎间盘突出）的区域（图 1.3）。

- 1991 年，Parviz Kambin 博士将这个安全区域描述为一个三角形的中空区域，前方为出口神经根，下方为下腰椎节段的终板，后方为下椎体的上关节突，内侧为穿过的神经根。

- 内镜套管插入的最大安全区域是三角形的内侧端。

- 该区域的纤维环表面大部分被脂肪组织覆盖。

- 中空区域富含神经和血管供应。这个特征在纤维环切开术中具有临床意义（图 1.4）。

- 工作区的上界为出口神经根，其下界为下椎体终板，边界内侧延伸到行走神经根和硬膜囊，后者被小关节遮挡。临床上选择椎弓根和椎间盘空间作为参考点，因为它们是经皮手术公认的影像学标志。

- 插入点总是参照沿着内侧、中间和外侧椎弓根线画的垂线和平行于终板画的水平线。有了这些参考点，安全操作区的内侧范围就是内侧椎弓

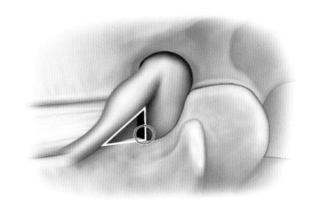

图 1.3 安全三角区（Kambin 三角）：内镜器械安全进入病变（如椎间盘突出）的区域

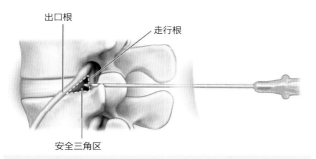

图 1.4 安全三角区

根线。

- 在选择器械的尺寸和要插入的工作套管的直径时，了解工作区的大小是至关重要的。

- Mirkovic 等研究了 L2~S1 椎体的椎间孔解剖，确定了可以使用的安全工作区的大小和最大的工作套管。研究发现，安全三角区平均宽 18.9 mm，高 12.3 mm，斜边长 23 mm。将直径为 6.3 mm 的工作套管放置在椎弓根中线，稍偏于椎间盘中线处基本是安全的。将插入点向椎弓根内侧 1/3 处移动，稍偏向椎间盘中线，可以安全放置直径较大（7.5 mm）的工作套管。

- 在一项确定安全区域大小的尸体解剖研究中，Wimmer 和 Maurer 得出结论：从 L1~L2 到 L3~L4 的最大安全管直径平均为 8 mm；从 L4~L5 到 L5~S1，最合适的直径减小到 7 mm。作者将这种减小归因于在这些水平存在更大程度的椎间盘退变。他们还得出结论：如果需要考虑额外的限制条件，应使用较小的工作套管直径。

- 在以上两项研究中，研究者没有考虑下关节面形态对套管通道的三维空间的影响。

- 因此，黄韧带增厚的小关节突关节可能进一步限制安全工作区的实际大小。

- 值得一提的是，工作套管的实际直径可以大于椎间盘的高度，因为可以将斜面套管偏心地放置在安全区域和椎间盘内部。套管还有助于扩大椎间盘的空间（图 1.5）。

- Min 等通过尸体解剖研究分析内镜下椎间盘切除术工作区的椎间孔出口区大小，结果显示，从神经根到下椎体上关节突外侧边缘的平均距离为 11.6 mm ± 4.6 mm（范围：4.1~24.3 mm）。神经根

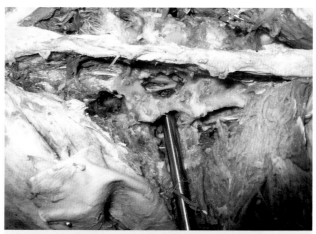

图 1.5 斜面套管被偏心放置在安全区域和椎间盘内部

和椎间盘之间的平均角度为 79.6° ± 7.6°（范围：56.0° ~90.0°）。研究者指出，实际工作区不是一个三角形，而是一个梯形空间，由上关节突和两侧的神经根以及平行于椎体的上、下椎板的假想线围成。这是为数不多的在不移除小关节的情况下对神经根三维解剖的研究之一：分析了其与神经而不是与硬膜囊的关系。从上腰椎到下腰椎，斜侧的角度越来越小，基底部越来越宽。这对于仪器的定位和尺寸是非常重要的。总之，研究者建议避免盲目穿刺纤维环，并建议在纤维环切开术前通过内镜直接观察纤维环。如果术前影像学研究已经仔细检查过，那么或许能避免这一操作。对于初学者来说，如果对仪器的定位有任何疑问，这个措施是非常有效的。套管的位置尽量靠近小关节，必要时刮除小关节，以获得更多的空间（图 1.6）。

- Osman 和 Marsolais 在一具 6 英尺（1 英尺 ≈ 0.3 m）长的尸体标本上研究了椎间盘后外侧角切除部位（椎间盘穿刺）的解剖关系。椎间盘切除术是用套管内 3 mm 的环钻进行的。手术入口的内侧边缘到硬膜的平均距离是 11.5 mm，从椎弓根中线到硬膜的平均距离是 9.8 mm。从椎间盘切除术入口到腹侧支的平均距离是 2.3 mm（范围：2~3 mm）。因此，在放置操作工具的过程中，硬膜囊不会有直接损伤的风险，但是神经根非常接近入口。研究者还指出，在入口距离中线 7.5~

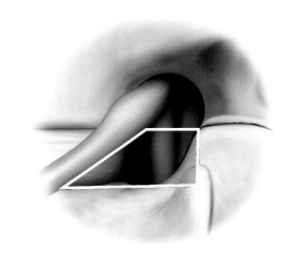

图 1.6　显示实际工作区的图形

10 cm 的情况下，椎间孔镜检查可以在 T12~L3 处 38°~60° 的三角形区域和 L3~S1 处 40°~65° 的角度范围内安全进行。

- 由于工作区的解剖变异，经皮椎间盘切除术是在局部麻醉下进行的。这样可以密切监测和评估插入器械时的疼痛反应。
- 术前熟悉患者的影像学检查结果也很必要。这可以帮助确定神经根中是否存在任何扭曲正常解剖结构的、影响安全工作区的先天性异常。相关器械经椎间孔进入时可能会损伤变异神经根。

## 1.7　安全穿刺通道与应用解剖学

- 穿刺针向椎间盘后外侧穿过时，应根据患者的病变类型确定与中线的正确距离和角度。
- 除 L5~S1 椎间盘水平需要特殊考虑外，其他各个腰椎水平的穿刺定位都较容易。
- 应该了解并规避穿刺过程中的易损伤结构。
- 如果穿刺针过于垂直，有可能穿透腹腔内脏器，特别是左侧的乙状结肠。
- 如果穿透结肠的穿刺针继续用于穿刺椎间盘，将非常危险，会有非常高的概率污染无血管的椎间盘间隙，导致术后感染。
- 出口神经根非常接近器械的路径。如果穿过椎弓

根中线以外的椎间盘，穿刺针的水平通道可能会导致硬膜损伤。

## 1.8　椎间孔的解剖学

- 根据椎弓根的长度、椎间盘的高度、关节突和椎间盘的突出程度，椎间孔（图 1.7）分为椭圆状、耳状和倒泪滴状。
- 这是一个骨纤维管，而不是一个孔。
- 椎间孔的下部用作操作通道的入口。
- 有研究人员观察到孔的上半部分被超过 50% 的神经组织所占据。椎间孔的平均尺寸：高度为 13~16 mm（L1~L2 比 L5~S1 高），宽度为 7~9 mm，面积为 83~103 mm²。直接尸体解剖测量腰椎椎间孔高度为 11~19 mm。
- Magnusson 报道了腰椎椎间孔的宽度，从孔前到孔后的平均宽度为 7 mm。
- 也有研究人员利用 MRI 测量了健康受试者中的椎间孔高度的正常值。据报道，椎间孔的平均高度：L1~L2 为 17.1 mm ± 2.0 mm，L2~L3 为 18.4 mm ± 1.7 mm，L3~L4 为 18.1 mm ± 1.5 mm，L4~L5 为 17.1 mm ± 3.6 mm。当神经根在椎弓根内侧边缘下滑动时，它从椎弓根向下倾斜。
- DRG 相对于椎间孔的位置可能有很大的变化。然而，解剖研究发现了一些总体趋势。

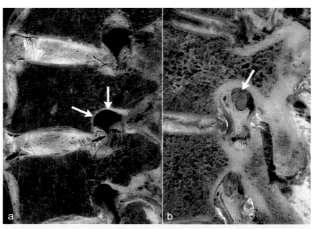

图 1.7　椎间孔的解剖。根据椎弓根的长度、椎间盘的高度、关节突和椎间盘的突出程度，椎间孔分为椭圆状、耳状和倒泪滴状

- 大多数腰椎 DRG 在椎间孔的解剖边界内。最常见的是 DRG 位于椎间孔的正下方。只有在 S1 水平，这条规则才不适用。有研究报道，约 80% 的 S1 的 DRG 在椎管内（图 1.8）。

- 当脊神经到达椎间孔的出口时，它在椎弓根下基部和横突前外侧弯曲。在椎间孔出口区周围，脊神经主要分为前支和后支。

- 椎间孔内也有结缔组织，形成椎间孔韧带。每个神经孔中都有，但在不同的椎间盘处其外观不同。在大体解剖时很难将它们分离。这些韧带将椎间孔分隔成隔室，并将神经结构与血管结构分开（图 1.9）。

- 除了内镜观察椎间盘内和椎间盘外孔内组织的外观外，还必须将外观与触诊反应相关联，以确认组织的性质。

- 手术时，识别走行根和出口根至关重要。

- 初学者通常更加谨慎，认为在内镜中见到的背侧结构是走行根，并倾向于回避它。这种假设自然会对减压效果产生影响。

- 内镜下椎间盘切除术是一种可视化的手术过程，无论是对于走行根还是出口根，应该清楚地识别、游离并减压神经根。

- 因此，了解内镜下的局部解剖结构外观是必要的。

- 使用激光和灼烧时需要小心。任何剧烈的疼痛反应都可能是由于接触了神经组织导致。

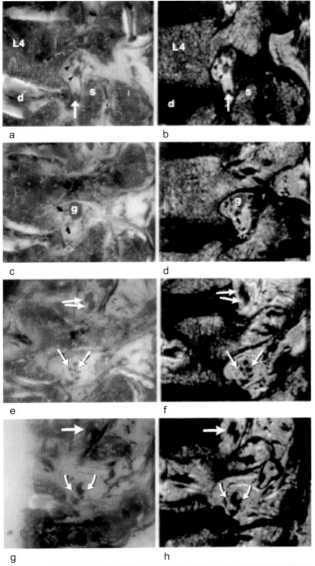

图 1.8 背根神经节（DRG）在椎间孔的位置。大多数腰椎 DRG 位于椎间孔的解剖边界内。最常见的是椎间孔内的 DRG 位于椎间孔的正下方。d—椎间盘；s—上关节突；i—下关节突；g—背根神经节

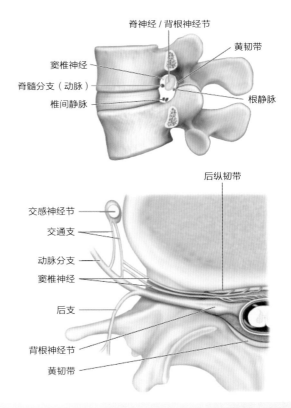

图 1.9 椎间孔内神经、动脉和静脉之间的解剖关系。孔内有结缔组织，形成经孔韧带。在大体解剖时很难分离这些韧带。这些韧带将这些孔分成隔室，将神经结构与血管结构分开

- 一旦进入椎间盘，在椎间盘空间内就没有参考点将内镜和器械引导到突出部位。

- 只有经过严密的术前计划，并在术中参考影像增强图像后，内镜操作才能被引导到突出部位。

## 1.9 内镜解剖学

- 进行关节镜（如膝关节镜、踝关节镜等）检查时，有明确的空间可供操作。在内镜椎间盘手术中，没有明确的腔隙，必须创造空间，才能解剖出到达病变部位的通路。

- 内镜视野随所选的角度范围和距插管尖端的距离而变化。20° 脊柱内镜最适合在椎间孔和椎间盘内工作。

- 使用 20° 脊柱内镜，可以获得正前方的视图以及一侧清晰的视锥。

- 正前方没有盲点。

- 对于 30° 或角度更大的脊柱内镜，其前方有盲点，特别是当内镜离组织非常近的时候。

- 内镜解剖可从手术开始时通过图示了解。

- 在环切术前，可以观察环周结构，以确保脊神经不会挡住环钻行进的方向。

- 环周结构由疏松的纤维组织和一些脂肪组织组成（图 1.10）。

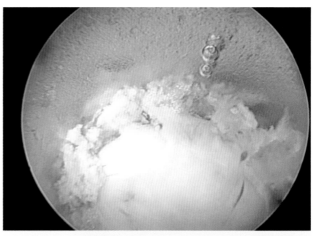

图 1.10 内镜图像。环周结构由疏松的纤维组织和一些脂肪组织组成

- 在射频双极电灼术的帮助下清除脂肪组织后，就可以看到环状纤维的浅层和后纵韧带的横向扩张。在这个水平上，这些结构在小孔内很难区分。如果用一开口呈斜行的套管检查相同的结构，可以看到关节突关节的下表面，以及下方转化为关节突关节囊的黄韧带的外侧范围（图 1.11）。

- 在孔内这个深度大多数人看不到黄韧带和纤维环之间的间隙，所以通常看不到硬膜外结构。

- 尽管在这个阶段，观察出口根既不必要也不可取，但在沿斜面工作套管前后转动内镜后，仍可以看到出口根。

- 神经根上覆盖着脂肪组织和对压力非常敏感的血管。

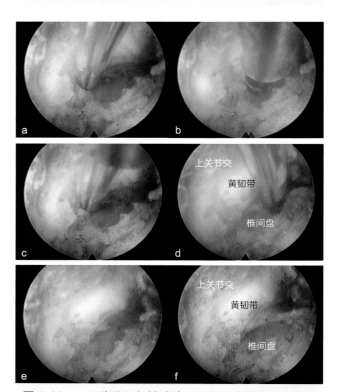

图 1.11 一旦脂肪组织被清除，环状纤维的浅层和后纵韧带的外侧部分就可显露。还可显露小关节的上覆下表面和与小关节囊融合的黄韧带的外侧范围（在图中，上关节突也被部分移除）

- 由于存在从椎间盘表面延伸到小关节和横突底部的椎间孔韧带，神经根的可见性受到影响。

- 常规用钝头扩张器在导丝上扩张环状纤维，然后将插管固定在扩张器上方的椎间盘中。如果环状结构坚硬，扩张器难以通过，则可能需要使用环钻。

- 使用由内向外的技术，术者用套管完全进入椎间盘的后部，然后在椎间盘内形成一个空间。这有助于向核环交界处的后部前进，从而达到突出的部分。
- 内镜检查椎间盘内和椎间盘外的主要区别是椎间盘内没有出血血管。少数情况下可以看到炎症导致的椎间盘内的新生血管。
- 在封存和经韧带挤压的样本中，通常可观察到含有巨噬细胞的肉芽组织。
- 在核内，内镜显示类似棉花的髓核组织（图 1.12）。
- 使用靛洋红染色时，变性的酸性髓核组织染成蓝色，因此很容易与正常的白色髓核组织区分开。
- 部分变性的核组织支离破碎，松散地分布。
- 环状组织非常坚韧，呈纤维层状。
- 双极探头可使髓核组织熔化。
- 相比之下，环状纤维会有一定程度的收缩，但不会解体。
- 对于大多数退变的椎间盘，纤维环和髓核的交界处模糊，不能通过内镜来确定。因此，移除椎间盘后 1/3 处的髓核组织，以便给清晰可见的环状结构创造空间。
- 如果后方有一个大的纤维环撕裂导致突出，则可以观察到一个大的黑色空洞结构并伴有环状纤维不连续。
- 纤维环形撕裂处可以看到突出的碎片尾部（图 1.13）。
- 环状纤维内的髓核碎片在许多情况下可见。在这些患者中，应当在掺钬钇铝石榴石（Ho:YAG）激光下将环状纤维附着在椎体上的部分分离出来。这样可以更清楚地将髓核组织分开（图 1.14）。
- 大多数关节镜下椎间盘切除术和碎块切除术是通过经韧带下入路进入椎间盘进行的。
- 因此，外科医生必须熟悉视觉诊断，并能区分硬膜外脂肪和环周脂肪组织。
- 一般来说，硬膜外脂肪组织的体积比环周脂肪组织大；环状脂肪组织是静止的，而硬膜外脂肪组

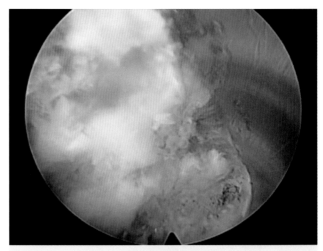

图 1.12　在核内，内镜显示髓核组织呈棉花样

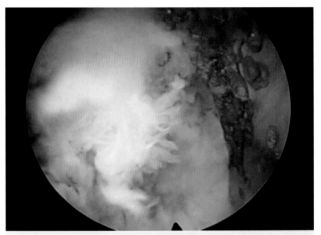

图 1.13　突出的碎片。在纤维环撕裂处可以看到其内突出的碎片尾部

织在患者吸气时飘出，呼气或抽吸时则有飘入工作套管的趋势（图 1.15）。
- 在腰椎区，后纵韧带在椎体水平上是一条狭窄、坚韧的纤维带，相对分离且可活动。
- 然而，在椎间盘水平，后纵韧带的纤维与纤维环的浅表层交织，并向外侧延伸至纤维环的背外侧（图 1.16）。
- 后纵韧带的延伸部分有丰富的神经支配。因此，如果患者没有进行充分的局部麻醉，在操作过程中刺激可以导致剧烈的疼痛。
- 后纵韧带在内镜下显示为垂直于终板的纤维束。
- 下表面的后纵韧带是无血管的，但在某些椎间盘突出的病例中可能会出现新生血管。

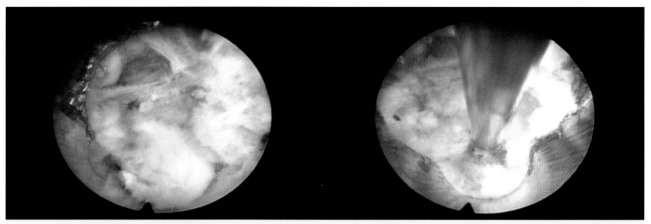

图 1.14 在许多情况下，可以看到困在环状纤维内的髓核碎片。在这些患者中，应当在 Ho: YAG 激光辅助下剥离环状纤维

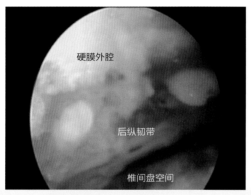

图 1.15 硬膜外脂肪组织在患者吸气、呼气或应用吸引器时有飘出和飘入工作套管的趋势

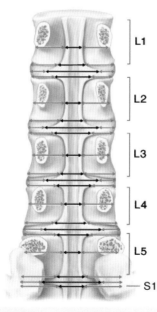

图 1.16 椎间盘水平的后纵韧带的纤维（黑色箭头所示范围为后纵韧带的深层纤维，红色箭头所示范围为后纵韧带的浅层纤维）

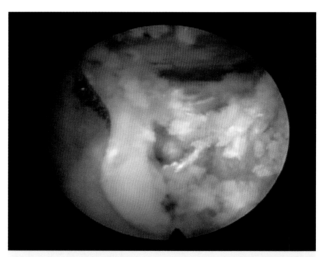

图 1.17 脱出型椎间盘突出症患者。局部缺损很大，硬膜外结构很容易看到

- 在经韧带脱出的脱出型椎间盘突出症患者中，局部破损处较大，硬膜外结构很容易显现（图 1.17）。
- 我们也可能遇到狭窄的线状韧带结构，在走行神经根起始处的硬膜神经根套管外侧与后纵韧带相连。这些韧带称为外侧霍夫曼韧带，可以通过内镜清楚地看到（图 1.18）。
- 一旦碎片被移除，如果孔口足够宽，并且有一个大的纤维环撕裂，通过撕裂处也可以看到走行根。

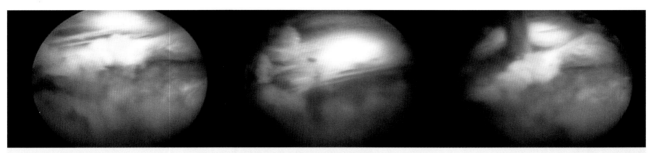

图 1.18 线状韧带结构，连接横贯根部开始的硬膜神经根袖的外侧和后纵韧带

## 1.10 经椎间孔入路 L5~S1 椎间盘的特殊注意事项

- 与其他腰椎节段相比，L5~S1 有着独特的解剖局限性：高髂嵴、翼状突的存在，更大的关节突关节和狭窄的椎间孔，使经皮椎间孔入路比较困难。

- Ebraheim 等通过尸体解剖分析椎间孔外腰神经根相对于横突间隙的位置。由于前凸曲度和高髂嵴，器械在 L5~S1 节段难以到达 L5 神经根，也很难通过狭窄的横突间隙取出椎间盘突出物。因为椎间孔外的腰神经根穿过椎间盘，所以应当十分谨慎地进行手术以避免神经根的损伤。Ebraheim 等人的研究显示，椎间孔外神经根角和直径增加，神经根从头侧到尾侧的上关节突与外侧边界之间的距离增加。横突间隙的高度和宽度在 L3~L4 节段最大，在 L5~S1 节段最小。

## 参考文献

1. Putz RL, Müller-Gerbl M. The vertebral column—a phylogenetic failure? A theory explaining the function and vulnerability of the human spine. *Clin Anat* 1996;*9*(3):205–212
2. Oliver J, Middleditch A. *Functional Anatomy of the Spine*. 2nd ed. Philadelphia, PA: Elsevier; 2005
3. Hasegawa T, Mikawa Y, Watanabe R, An HS. Morphometric analysis of the lumbosacral nerve roots and dorsal root ganglia by magnetic resonance imaging. *Spine* 1996;*21*(9):1005–1009
4. Kambin P. Arthroscopic microdiskectomy. *Mt Sinai J Med* 1991;*58*(2):159–164
5. Mirkovic SR, Schwartz DG, Glazier KD. Anatomic considerations in lumbar posterolateral percutaneous procedures. *Spine* 1995;*20*(18):1965–1971
6. Wimmer C, Maurer H. Anatomic consideration for lumbar percutaneous interbody fusion. *Clin Orthop Relat Res* 2000; Oct;(379):236–241
7. Min JH, Jang JS, Jung Bj, et al. The clinical characteristics and risk factors for the adjacent segment degeneration in instrumented lumbar fusion. *J Spinal Disord Tech* 2008;*21*(5):305–309
8. Epstein BS, Epstein JA, Lavine L. The effect of anatomic variations in the lumbar vertebrae and spinal canal on cauda equina and nerve root syndromes. *Am J Roentgenol Radium Ther Nucl Med* 1964;*91*:1055–1063
9. Osman SG, Marsolais EB. Posterolateral arthroscopic discectomies of the thoracic and lumbar spine. *Clin Orthop Relat Res* 1994; Jul;(304):122–129
10. McPhee SJ, Papadakis MA, Tierney LM. *Current Medical Diagnosis and Treatment*. 44th ed. New York, NY: McGraw-Hill; 2005
11. Magnuson PB. Differential diagnosis of causes of pain in the lower back accompanied by sciatic pain. *Ann Surg* 1944;*119*(6):878–891
12. Hasue M, Kunogi J, Konno S, Kikuchi S. Classification by position of dorsal root ganglia in the lumbosacral region. *Spine* 1989;*14*(11):1261–1264
13. Harada A, Okuizumi H, Miyagi N, Genda E. Correlation between bone mineral density and intervertebral disc degeneration. *Spine* 1998;*23*(8):857–861
14. Ebraheim NA, Xu R, Huntoon M, Yeasting RA. Location of the extraforaminal lumbar nerve roots. An anatomic study. *Clin Orthop Relat Res* 1997; Jul;(340):230–235

# 2 经皮内镜下腰椎间盘切除术：经椎间孔入路

Akarawit Asawasaksakul, Ketan Deshpande, Gun Choi, Alfonso García

## 2.1 引言

Kambin、Sampson 和 Hijikata 分别于 1986 年、1989 年进行了非直视下后外侧入路髓核切除术。之后，随着可视化内镜系统、冲洗通道、操作通道及专用内镜器械的不断发展，内镜下脊柱手术越来越流行，预后也越来越好。

除 Choi 等在 2006 年介绍的经椎板间入路外，经椎间孔后外侧入路也是一种可用于处理多种类型椎间盘病变的内镜入路。本章主要介绍手术技术以及手术过程中的要点（视频 2.1、2.2）。

视频 2.1 经皮内镜下右侧单切口经 L4~S1 双阶段椎间孔腰椎间盘切除术

视频 2.2 经皮内镜下左侧经 L5~S1 椎间孔腰椎间盘切除术治疗复发性腰椎间盘突出症

## 2.2 步骤 1：体位和麻醉

- 经皮内镜下腰椎间盘切除术（percutaneous endoscopic lumbar discectomy，PELD）是在清醒、镇静的情况下经椎间孔入路实施手术，患者俯卧于可透视的手术台上。
- 患者的髋关节和膝关节应处于屈曲状态，以避免牵拉腰骶丛（图 2.1）。
- 使用 Wilson 支架或海绵垫以减小腰椎的前凸，有助于扩大椎间孔的前后径，便于置入工作套管（图 2.2）。
- 消毒 / 铺巾前应做好体表标记，以便于需要时调整位置（图 2.3）。
- 清醒镇静可以提供充分的镇痛效果，并让患者持续反馈，这有助于避免术中损伤神经。
- 术前半小时给予咪达唑仑（0.05 mg/kg，肌内注射），术中根据患者的疼痛情况，需要时再给予 50 μg 的芬太尼或瑞芬太尼。

## 2.3 步骤 2：皮肤进针点

- 术前通过 MRI 或 CT 的冠状位图像测量，可初步判断皮肤进针点的旁开距离（图 2.4）。穿刺针的尖部应对准破裂突出的髓核组织，同时应避开腹膜囊内容物。

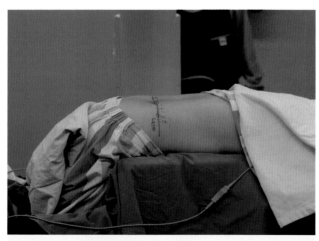

图 2.1 患者体位

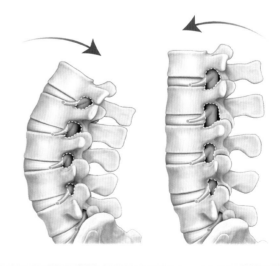

图 2.2 椎间孔的直径随着腰椎前凸的消失而增加

## 2.4 步骤3：细针穿刺

- 用1%利多卡因（2~3 ml）行局部皮肤浸润麻醉。使用23号脊柱穿刺针和1%利多卡因（3~4 ml）行肌内浸润麻醉（图2.5、2.6）。
- 穿刺针的倾斜角度因人而异，根据患者的病变位置不同而有所不同。但通常针体以10°~15°的角度从头侧指向尾侧，朝向下一椎体的上终板。
- 遇到的第一个骨性障碍常常是上关节突，此时应在C臂透视下通过正位（AP）和侧位（LAT）X线片确认穿刺针的位置。
- 以穿刺针的斜面滑过关节突的腹侧。当针的开口朝向背侧时，针的斜面能够贴着关节突腹侧滑动至椎间孔，同时有助于针尖在关节突的下表面进行剥离。

- 通过正位和侧位X线片再次确认针尖的位置（图2.7）。
- 硬膜外麻醉：建议穿刺纤维环前在硬膜外区域周围使用1%利多卡因溶液（5~6 ml），这一步有助于减轻扩张器进入纤维环时产生的疼痛。

## 2.5 步骤4：椎间盘造影术

- 椎间盘造影剂由靛洋红染料、X线显影染料、生理盐水按2∶1∶2的比例混合而成。可以看到染料通过纤维环破口渗入硬膜外腔，与突出组织突出的方向一致（图2.8）。
- 靛洋红是一种pH指示剂，可以将退变的呈酸性的髓核选择性染色，使其呈蓝色，便于内镜下识别病变的椎间盘（图2.9）。

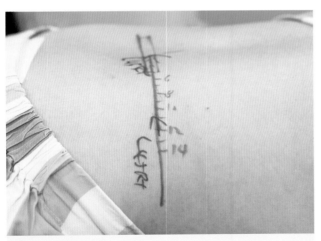

图2.3 体表标记

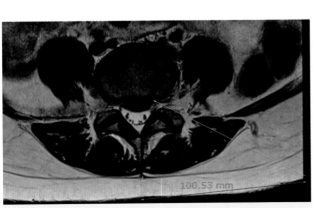

图2.4 根据术前MRI预测穿刺进针点

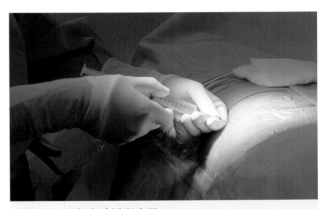

图2.5 局部皮肤浸润麻醉

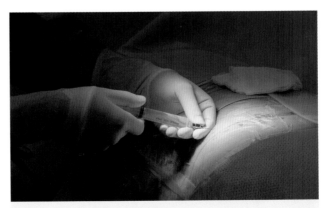

图2.6 肌内浸润局部麻醉

## 2.6 步骤 5：置入操作通道

- 针头被一根 0.9 mm 的钝尖导丝代替，一个钝的锥形扩张器以半圆形的运动轨迹穿过导丝，直到扩张器的尖端固定在环状空间内。

- 扩张器有 2 个通道，如果在穿透纤维环过程中患者主诉疼痛，第 2 个通道可用于补充硬膜外麻醉。

- 在上述过程中，一些患者可能会反馈局部腰痛，这并不需要过分担心。但如果患者反馈疼痛向大腿或小腿部放射，则应再次确认扩张器的位置。通常将扩张器的角度调整到更靠尾端的位置可以帮助扩张器远离出口根并减少疼痛。

- 如果出现持续疼痛，可以考虑使用逐级增大的扩张器（1 mm、2 mm、4 mm、5 mm），这有助于逐步推挤出口根远离工作靶区，避免明显的神经刺激引发的疼痛。但有时扩张器可能不得不取出，并需要改变穿刺针的方向重新穿刺，重复细针穿刺的步骤。

- 走行根引起的根性疼痛是罕见的，因为走行根通

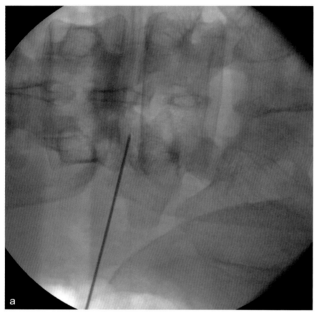

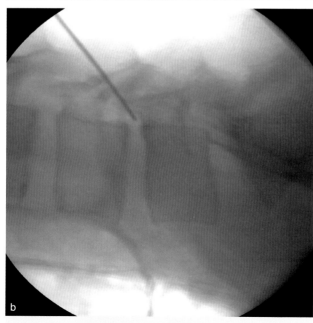

**图 2.7** X 线正位、侧位片上穿刺针的位置

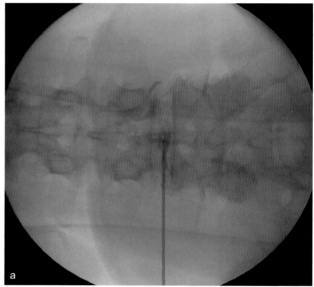

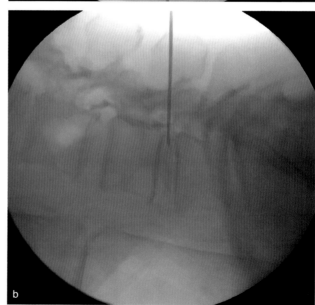

**图 2.8** 椎间盘造影术

常被突出的髓核推到更靠背侧的位置，并受到破裂的椎间盘碎片的保护。不过，若怀疑贴近走行根，可将扩张器倾斜到更靠腹侧的位置，以远离走行根。

- 在 C 臂透视正位片中，扩张器锚定在纤维环内后，取出导丝，将扩张器推入椎间盘内直至棘突（图 2.10）。随后，将 7.5 mm 带斜面的工作套管旋转进入扩张器，右侧顺时针旋转，左侧逆时针旋转。

- 套管有斜面的一侧应朝向出口根，然后在穿过小

关节突时旋转到背侧。这有助于保护出口根，并便于将套管滑动到小关节突下。

- 最后在正位片上，工作套管开口应面向背侧和下方（图 2.11）。

- 避免出口根或走行根损伤的最重要的方式是根据患者的自主反馈：操作过程中是否存在下肢放射痛。

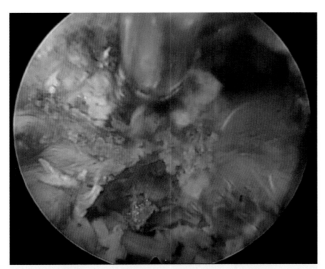

图 2.9 靛洋红染色后呈蓝色的病变的椎间盘

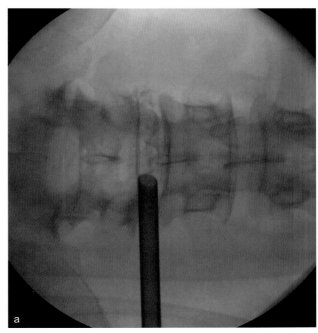

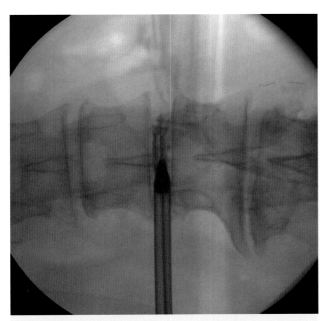

图 2.10 置入扩张器

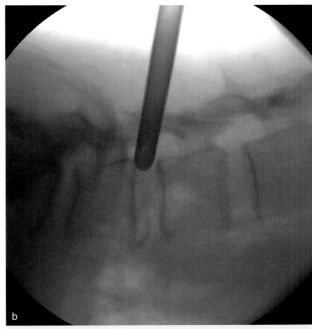

图 2.11 置入套管

## 2.7 靶向突出组织切除术

- PELD 的基本原则是切除游离的或原位突出的椎间盘组织，有时需要扩大纤维环破口来切除破裂的椎间盘组织。

- 建议内镜和工作套管的斜面保持平行，这样可以使内镜下的视野最大化。

- 内镜进入椎间盘后的第一步是使用射频清除软组织和止血，以获取清晰的术野（图 2.12）。

- 在大部分病例中，如果工作套管的位置放置准确，在内镜视野的中心可以很容易找到蓝染的椎间盘并使用内镜钳将其取出。

- 减压顺序为由内往外。确认后方纤维环及后纵韧带后，可缓慢退出导管直至正位片上抵达椎弓根内侧线及椎间孔的位置。

- 减压的充分性可以通过观察走行根以及硬膜囊的活动度来评估（图 2.13）。可用钝头探针检查是否有残留的椎间盘组织；如有，可用内镜钳取出。也可通过对比取出的椎间盘与 MRI 上显示的突出椎间盘的量是否匹配，以确定是否已充分减压。

## 2.8 并发症的预防

- 经椎间孔 PELD 中，穿刺皮肤和穿破纤维环是导致患者疼痛最剧烈的 2 个步骤，手术中对这些部位进行充分的浸润麻醉可以很好地避免疼痛。

- 整个手术在含抗生素的冷生理盐水的持续冲洗下进行，同时使用关节镜用冲洗吸引系统来控制冲洗的速率。PELD 手术中，推荐的流速为100%，推荐的压力为 20~40 mmHg。压力可根据术野的清晰度来调整，但要注意持续过大的压力可能会导致术后头痛，少数情况下甚至出现癫痫。

- 冲洗的好处如下。
  - 冲洗掉小的凝血块以获得清晰的术野。
  - 冷生理盐水有助于止血。
  - 及时分散使用双极射频和激光产生的热量，从

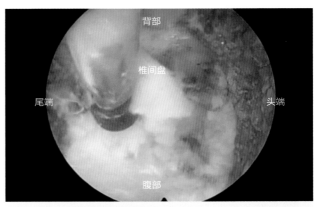

图 2.12　内镜下的射频头

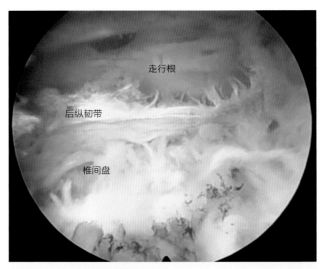

图 2.13　松弛的走行根

而避免对周围组织造成热损伤。
  - 含抗生素的生理盐水可以预防细菌感染。

- 使用穿透深度 0.3~0.5 mm 的内镜侧射激光探头（图 2.14）可以提供精准的操作，同时避免附带损伤。首选的设置是脉冲模式，以确保有足够的时间让热量散失；能量 1.5~2.0 J/s，频率 20 Hz，总激光功率达到 30~40 W。

- 激光必须在清晰的内镜视野下才可使用，在使用激光前，必须仔细辨认所有重要的结构。

- 避免直接对终板使用激光，以免造成热源性坏死。

- 为了避免损坏镜头，内镜头和激光探头间应保持充分的距离。

- 如果通过内镜通道较难取出大的椎间盘碎片，可以用钳子夹住碎片组织，然后将内镜和钳子一同取出，保持工作套管在原位不动（图 2.15）。

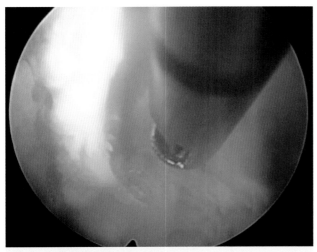

图2.14 内镜侧射激光探头

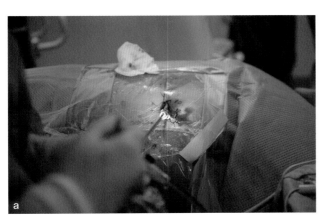

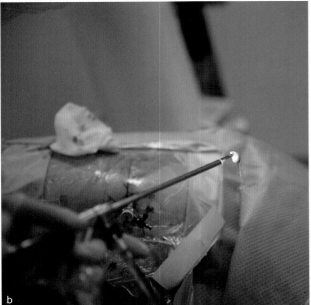

图2.15 通过将内镜和钳子一起退出可取出大的椎间盘碎片

## 2.9 结论

PELD 是可供患者选择的最安全的术式之一，原因包括手术在局部麻醉下进行、术者可与患者交流并在手术的每一步监测患者情况等。为了达到最好的效果，除了对术者的手术操作有要求，准确的诊断也是必不可少的。对于初学者来说，建议先在有经验的内镜外科医生的指导下反复进行练习和实践。

## 参考文献

1. Kambin P, Sampson S. Posterolateral percutaneous suction-excision of herniated lumbar intervertebral discs. Report of interim results. *Clin Orthop Relat Res* 1986; Jun;(207):37–43
2. Hijikata S. Percutaneous nucleotomy. A new concept technique and 12 years' experience. *Clin Orthop Relat Res* 1989; Jan;(238):9–23
3. Onik G, Helms CA, Ginsburg L, Hoaglund FT, Morris J. Percutaneous lumbar diskectomy using a new aspiration probe. *AJR Am J Roentgenol* 1985;*144*(6):1137–1140
4. Mathews HH. Transforaminal endoscopic microdiscectomy. *Neurosurg Clin N Am* 1996;7(1):59–63
5. Lee SH, Chung SE, Ahn Y, Kim TH, Park JY, Shin SW. Comparative radiologic evaluation of percutaneous endoscopic lumbar discectomy and open microdiscectomy: a matched cohort analysis. *Mt Sinai J Med* 2006;73(5):795–801
6. Choi G, Lee SH, Lokhande P, et al. Percutaneous endoscopic approach for highly migrated intracanal disc herniations by foraminoplastic technique using rigid working channel endoscope. *Spine* 2008;*33*(15):E508–E515
7. Osman SG, Marsolais EB. Posterolateral arthroscopic discectomies of the thoracic and lumbar spine. *Clin Orthop Relat Res* 1994; Jul;(304):122–129
8. Ahn Y, Lee SH, Lee JH, Kim JU, Liu WC. Transforaminal percutaneous endoscopic lumbar discectomy for upper lumbar disc herniation: clinical outcome, prognostic factors, and technical consideration. *Acta Neurochir (Wien)* 2009;*151*(3):199–206
9. Choi G, Lee SH, Raiturker PP, Lee S, Chae YS. Percutaneous endoscopic interlaminar discectomy for intracanalicular disc herniations at L5-S1 using a rigid working channel endoscope. *Neurosurgery* 2006;58(1, Suppl)
10. Choi G, Lee SH, Bhanot A, Raiturker PP, Chae YS. Percutaneous endoscopic discectomy for extraforaminal lumbar disc herniations: extraforaminal targeted fragmentectomy technique using working channel endoscope. *Spine* 2007;32(2):E93–E99
11. Ruetten S, Komp M, Godolias G. An extreme lateral access for the surgery of lumbar disc herniations inside the spinal canal using the full-endoscopic uniportal transforaminal approach—technique and prospective results of 463 patients. *Spine* 2005;*30*(22):2570–2578
12. Mayer HM, Brock M. Percutaneous endoscopic discectomy: surgical technique and preliminary results compared to microsurgical discectomy. *J Neurosurg* 1993;78(2):216–225

# 3 经皮内镜下腰椎间盘切除术：椎间孔外侧型突出的入路方法

Akarawit Asawasaksakul, Alfonso García, Gun Choi

## 3.1 引言

椎间孔外侧型椎间盘突出（extraforaminal disc herniation，EFDH）是指突出位置明显远离椎管内的侧方突出的椎间盘突出。由于既往用来描绘突出病灶位置的椎管内造影剂无法到达这些远侧方区域，这些位置的突出近年来才被认识到。McCulloch 和 Young 很早就报道过为这类由于椎管外的椎间盘突出症而出现腿痛的患者进行探索性手术。Abdullah 在 1974 年进行相应的描述后，椎间孔外侧型椎间盘突出症的症状变得更清楚。

随着现代影像学（如 CT、MRI）的发展，椎间孔外侧型椎间盘突出症变得更加常见。但常规的手术过程始终涉及移除一部分关节突的关节面，甚至直接移除一部分关节突，导致脊柱不稳定或出现腰背痛。肌间隙入路（Witlse 入路）的出现改善了这种情况，不同研究发现，经肌间隙入路的手术成功率为 71%~88%。

随着外科技术和工具的发展，如内镜、带侧射探头的激光器和射频探头的发明，经皮微创手术治疗椎间孔外侧型椎间盘突出症成为可能，同时有助于避免术后椎体不稳定。Choi 等报道了一种内镜下椎间孔外侧入路的方法，称为靶向椎间盘切除术。

这种方法与传统的经椎间孔入路方法相比，有一些独特的特点。

- 进针点更靠近中间。
- 进针的角度更加垂直。
- 尽量只切除突出的椎间盘髓核部分，很少或不切除椎间盘内容物。

## 3.2 临床表现

与椎管内的椎间盘突出相比，EFDH 的临床表现有许多不同。

- 患者更年轻［平均年龄为 40（±2）岁］。
- 神经根性疼痛更严重。
- 背痛不明显。
- Valsalva 动作（咳嗽或打喷嚏）不会加剧疼痛。
- 腰大肌激惹引起腹股沟疼痛。

## 3.3 外科技术

### 3.3.1 体位和麻醉

- 经皮椎间孔外入路内镜下腰椎间盘切除术（PELD）需要患者俯卧于可透视手术台上，在良好镇静和镇痛的条件下，采用局部浸润麻醉进行手术。
- 屈髋、屈膝以避免过度拉伸腰骶丛。
- 首先进行术前透视，对相应的节段进行标记，之后再根据需要改变患者的体位（目的是保持标准的俯卧位）。
- 良好的镇静和镇痛，结合局部浸润麻醉足以开展手术，同时保持患者清醒，这使得患者可以向术者提供反馈，有助于避免造成神经损伤。
- 术前 1 小时给予 0.05 mg/kg 咪达唑仑肌内注射，术中根据疼痛需要使用 50 μg 芬太尼或瑞芬太尼。

### 3.3.2 皮肤进针点

术前根据横断面 MRI 或 CT 影像评估皮肤进针点到中线的距离，穿刺针的穿刺靶点为椎间盘突出的部位，同时避免损伤腹腔脏器（图 3.1）。

### 3.3.3 进针

- 通过术中 C 臂标记目标节段，注意终板需保持平行。这需要通过调整 C 臂的头偏角及尾偏角

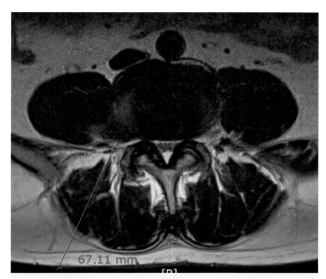

图3.1 通过横断面MRI计算进针旁开点

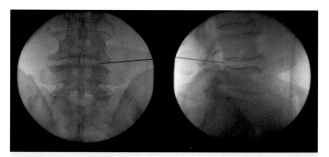

图3.2 穿刺靶点：正位片上到两个椎弓根中点的连线，侧位片上到达椎体后缘

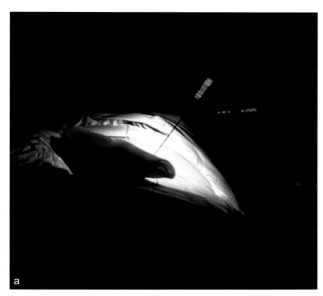

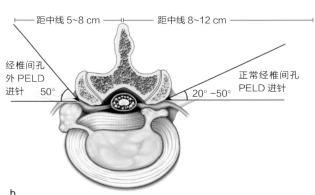

图3.3 正常经椎间孔和经椎间孔外PELD进针角度的区别

来实现。

- 以同样的方式标记棘突和髂嵴，正位片上保证棘突居中。
- 根据术前横断面CT或MRI计算进针点距棘突的旁开距离，在症状侧将皮肤穿刺点标记出来。
- 穿刺靶点：正位片上到两个椎弓根中点的连线并靠近下位椎体的上终板，侧位片上到达椎体后缘（图3.2）。
- 用1%利多卡因在皮肤浸润麻醉后，在透视引导下将18号脊柱穿刺针穿刺至靶点。
- 与常规经椎间孔入路相比，此入路的进针角度更大。根据突出的髓核的位置不同，入针角度为10°~50°（图3.3）。
- 当穿刺针到达靶点后，再次进行局部麻醉，以促进钝头末端进入纤维环内。
- 然后将针插入椎间盘，用2~3 ml X线显影染料、靛洋红和生理盐水按2：1：2的比例混合，进行椎间盘造影（图3.4）。

### 3.3.4 通道扩张以及套管置入

- 放入0.8 mm钝头导丝，拔出穿刺针，用钝头扩张器扩张通道。此时，一些患者可能会出现放射性腿痛，这是由于刺激出口根引起的。
- 如果患者主诉疼痛，建议逐级使用1~5 mm的扩张器缓慢做半圆运动。这些扩张器可以将神经根推向头侧，从而推离手术野。
- 取出扩张器后，将常规的钝头导向器穿过导丝，其尖端锚定在纤维环上。
- 然后将一个环形工作套管通过导针，其尖端位于椎间盘表面（图3.5、3.6）。尽管与斜面套管相

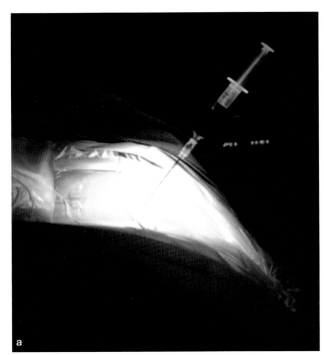

a

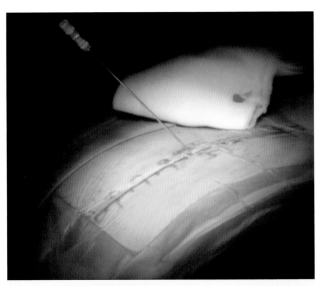

图 3.5　工作套管的置入

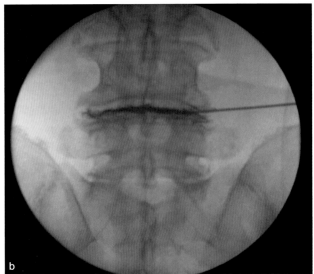

b

图 3.4　椎间盘造影

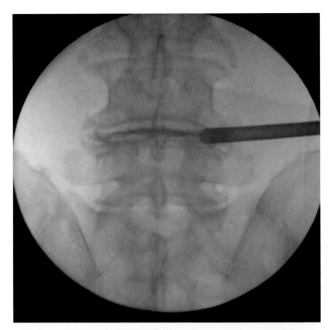

图 3.6　正位片上工作套管位于椎弓根中点的连线处

比，圆形套管能提供的视野有所减小，但其主要优点是可以保护出口根，从而可以安全地完成剩余的手术步骤。

● 然后将一个 25° 斜面内镜放入套管中（图 3.7）。

### 3.3.5　内镜视野

● 用可移动式双极射频探头清除软组织。

● 在视野中央可以直接看到蓝色、突出的椎间盘（图 3.8）。

● 使用射频灼穿纤维环，使用射频或侧射激光充分拓宽纤维环破口。

● 突出的髓核通常从纤维环开口处破出，可以使用镜下髓核钳进一步切除病变椎间盘（图 3.9a~c）。

● 也可以用钝头探针将破碎的椎间盘移除。用钳子夹住碎片的尾部并轻轻牵拉，通常就可以将其拉出（图 3.9d~g）。

● 突出的髓核组织的主要部分被拉出后，用钝头探针检查是否有残余的椎间盘碎片。

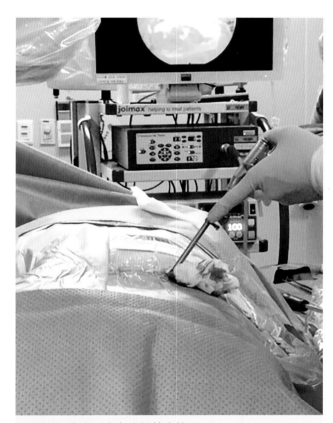

图 3.7 术者以大角度把持内镜

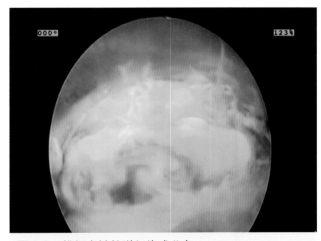

图 3.8 椎间盘被靛洋红染成蓝色

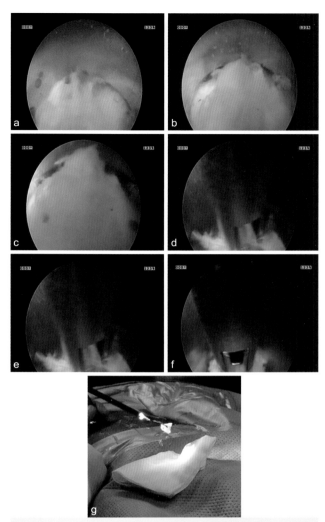

图 3.9 a~c. 椎间盘碎片从纤维环破口处挤出，这些碎片可以很容易地用钳子取出；d~g. 用钳子夹住椎间盘碎片尾部可以很容易地将其移除

● 可以用不可吸收缝线缝合皮肤。

## 3.4 避免并发症

● 穿刺对手术的成功至关重要，因为它决定了最终的锚定点位置，术前计算是非常必要的。

● 在没有靛洋红的情况下做这个手术也是可行的，但还是建议术中进行椎间盘造影。酸性的髓核碎片会被蓝染，这对于区分变性的髓核碎片、神经结构与正常椎间盘非常有帮助。

● 建议首选靶向切除突出的椎间盘组织，这样可以最大限度地减少由中央减压造成的椎体不稳定。

● 通过肉眼观察出口根来判断髓核减压是否充分。通过缓慢地向后旋转套管可以使脱出的神经根落在视野中心（图 3.10）。

● 同样，也应检查出口根肩部是否有残留的髓核碎片。

● 应采用射频工具进行止血，必要时可放置引流管。

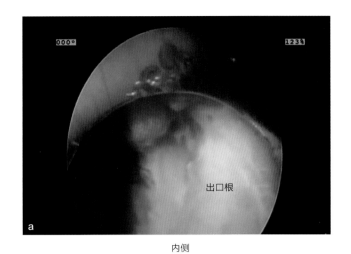

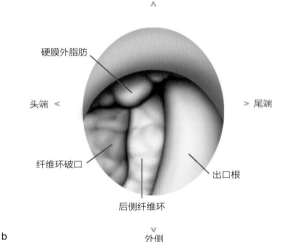

**图 3.10** 出口根与纤维环破口（b 图是对 a 图的简要示意）

- 用含有抗生素的生理盐水持续冲洗同样重要。因为这样可以清洗出血，提高内镜下视野的清晰度并降低感染率。

- 确保冲洗时压力不要太大，如果患者在冲洗过程中主诉有颈部疼痛，应立即停止操作并降低冲洗压力。

- 建议在手术结束后进行负压引流，这样可以预防术中止血不当导致的术后血肿。

## 3.5 结论

经皮内镜下腰椎间盘切除术（PELD）的椎间孔外入路与常规 PELD 有所不同，因为穿刺针的穿刺角度更陡峭，可以直接进入突出的髓核，而不进入椎间孔。由于手术有损伤出口根的风险，建议使用局部麻醉加镇静来保证手术的安全性。在内镜下，有时候难以区分突出髓核和出口根，所以首先用靛洋红对变性椎间盘碎块进行蓝染，以此来保证手术更安全。

## 参考文献

1. McCulloch JA, Young PH. Foraminal and extraforaminal lumbar disc herniations. In: McCulloch JA, Young PH, eds. *Essentials of Spinal Microsurgery*. Philadelphia, PA: Lippincott-Raven; 1998:383–428

2. Abdullah AF, Ditto EW III, Byrd EB, Williams R. Extreme-lateral lumbar disc herniations. Clinical syndrome and special problems of diagnosis. *J Neurosurg* 1974;*41*(2):229–234

3. Epstein NE. Different surgical approaches to far lateral lumbar disc herniations. *J Spinal Disord* 1995;*8*(5):383–394

4. Epstein NE. Evaluation of varied surgical approaches used in the management of 170 far-lateral lumbar disc herniations: indications and results. *J Neurosurg* 1995;*83*(4):648–656

5. Tessitore E, de Tribolet N. Far-lateral lumbar disc herniation: the microsurgical transmuscular approach. *Neurosurgery* 2004;*54*(4):939–942

6. Garrido E, Connaughton PN. Unilateral facetectomy approach for lateral lumbar disc herniation. *J Neurosurg* 1991;*74*(5):754–756

7. Jackson RP, Glah JJ. Foraminal and extraforaminal lumbar disc herniation: diagnosis and treatment. *Spine* 1987;*12*(6):577–585

8. Choi G, Lee SH, Raiturker PP, Lee S, Chae YS. Percutaneous endoscopic interlaminar discectomy for intracanalicular disc herniations at L5–S1 using a rigid working channel endoscope. *Neurosurgery* 2006;*58*

9. Yeung AT, Tsou PM. Posterolateral endoscopic excision for lumbar disc herniation: surgical technique, outcome, and complications in 307 consecutive cases. *Spine* 2002;*27*(7):722–731

10. Lew SM, Mehalic TF, Fagone KL. Transforaminal percutaneous endoscopic discectomy in the treatment of far-lateral and foraminal lumbar disc herniations. *J Neurosurg* 2001;*94*(2, Suppl):216–220

11 Jang JS, An SH, Lee SH. Transforaminal percutaneous endoscopic discectomy in the treatment of foraminal and extraforaminal lumbar disc herniations. *J Spinal Disord Tech* 2006;*19*(5):338–343

12. Lübbers T, Abuamona R, Elsharkawy AE. Percutaneous endoscopic treatment of foraminal and extraforaminal disc herniation at the L5–S1 level. *Acta Neurochir (Wien)* 2012;*154*(10):1789–1795

13. Choi G, Lee SH, Bhanot A, Raiturker PP, Chae YS. Percutaneous endoscopic discectomy for extraforaminal lumbar disc herniations: extraforaminal targeted fragmentectomy technique using working channel endoscope. *Spine (Phila PA 1976)* 2007;*32*(2):E93–E99

# 4 经皮内镜下腰椎间盘切除术治疗移位型腰椎间盘突出症

Akarawit Asawasaksakul, Gun Choi, Ketan Deshpande

## 4.1 引言

自从 1973 年 Kambin 引入经皮后外侧椎间盘切除术以来，PELD 已经获得了进一步发展。PELD 已成为腰椎间盘突出症的首选治疗方法。经椎间孔入路的优点：首先，能对后方韧带和骨结构提供保护，术后不稳定、小关节病变和椎间隙狭窄的发生率更低；其次，对硬膜外静脉系统没有干扰，可避免慢性神经水肿和纤维化；最后，开放式椎间盘切除术常伴发硬膜外瘢痕形成，并导致超过 10% 的患者出现临床症状，但 PELD 则很少伴发这类情况。

PELD 足以治疗非移位型或轻度移位型椎间盘突出症；但由于椎间孔狭窄，其对于重度移位型椎间盘突出症的治疗常常效果不佳。移位型椎管内椎间盘突出症，特别是重度移位型，即使对经验丰富的脊柱外科医生来说也是一个很大的挑战。PELD 手术成功的关键在很大程度上取决于工作通道放置在最佳位置，可以直接观察和取出移位破裂的髓核组织。通道放置得不正确是手术失败的重要原因，而在重度移位型椎间盘突出症的手术过程中，最大的困难就是在最理想的位置置入工作通道。因为穿刺和通道置入受到正常解剖结构的阻挡，退变越严重这种情况越明显。

椎间孔成形术有助于解决这个问题。笔者将椎间孔成形术定义为通过切除上关节突的腹侧（非关节面）部分，有时是切除下位椎弓根的上部来扩大椎间孔，同时切除椎间孔韧带以看清前硬膜外间隙及其内容物。这些骨或韧带结构可以通过环钻或打孔器、磨钻、骨刀和激光的帮助来实现（视频 4.1~4.3）。

视频 4.1 经皮内镜下左侧经 L3~L4 椎间孔联合上下移位腰椎间盘切除术治疗腰椎手术失败综合征

视频 4.2 经皮内镜下右侧经 L4~L5 椎间孔腰椎间盘切除术治疗较大向下移位型腰椎间盘突出症

视频 4.3 经皮内镜下右侧经 L3~L4 椎间孔腰椎间盘切除术治疗向上移位和分离性腰椎间盘突出症

## 4.2 解剖学

椎间孔成形是必要的，特别是对于重度移位型椎间盘突出症，原因如下。

- 腰椎间盘突出症常见于下腰椎，此处椎间孔的直径较高节段的要小。
- 退行性改变导致关节突关节增生、肥大以及椎间孔韧带增厚，可导致椎间孔的进一步狭窄。
- 重度移位型椎间盘突出症病变位于椎管内，由于正常解剖组织的阻挡，内镜下无法直视。
- 有骨性结构阻挡，难以放置理想的工作通道以直接到达脱垂的椎间盘组织（表 4.1）。

表 4.1 阻碍通道置入的结构

| 1. 上关节突（SAP） |
| --- |
| 2. 下椎弓根头端 |
| 3. 椎体后方骨赘 |
| 4. 下关节突（IAP） |

- Min 等已经证实矢状面上具有可操作空间，特别是初始置入通道时的可操作空间和工作范围在目前的内镜手术操作中是很重要的。
- 椎间孔成形术通过扩大椎间孔而获得足够的可操作空间，进而能够在内镜直视下切除破裂的椎间盘组织。

## 4.3 移位型椎间盘突出症

无论髓核组织是否游离，突出物移位到椎间隙上终板水平之上或下终板水平之下，均称为移位型椎间盘突出。

根据移位的程度，移位型椎间盘突出分为轻度和重度。

- 如果在矢状位 $T_2$ 加权 MRI 上，移位距离大于后缘椎间盘间隙的高度，则称为重度移位型椎间盘突出。

- 小于椎间盘间隙高度的移位称为轻度移位（图4.1）。

## 4.4 椎间孔成形术的类型

根据骨切除的程度将椎间孔成形术分为2种。

### 4.4.1 传统的椎间孔成形术

- 传统的椎间孔成形术主要是在破裂椎间盘组织下移的情况下，切除上关节突非关节面部分及黄韧带外侧缘。

- 在椎间盘突出向上移位的情况下，该手术则涉及上方的椎间孔韧带和黄韧带的松解。

- 在L3~L4以上的腰椎水平，切除上关节突的需要可能会减少。

- 由于椎间孔上半部分比下半部分宽，且没有上关节突阻碍硬膜前间隙的暴露，在椎间盘向上移位的情况下不需要切除骨（图4.2）。

### 4.4.2 扩大的椎间孔成形术（伴部分椎弓根切除术）

- 在重度向下移位的椎间盘突出症中，脱垂的椎间盘组织与椎弓根内侧壁密切接触，由于下位椎弓根上部的阻挡，很难直视到游离的髓核组织。

- 切除椎弓根的上壁、内侧壁以及部分上关节突有助于观察和接近游离的椎间盘组织（图4.3）。

- 加大工作通道的尾倾角度后，可以切除椎弓根的上部。

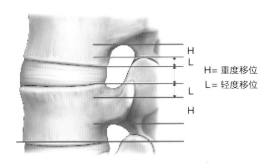

图4.1 相较于椎间隙后缘的高度，突出髓核的移位分为轻度和重度

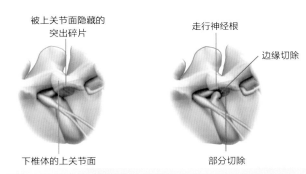

图4.2 椎间孔成形术前后椎间孔的解剖变化

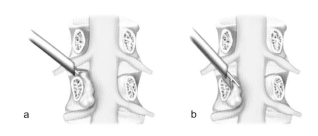

图4.3 椎弓根部分切除术。移除椎弓根上壁和内侧壁（a）以及上关节突（b），有助于观察和到达游离的椎间盘组织

## 4.5 手术技术

### 4.5.1 体位及麻醉

- PELD是在局部麻醉后，在C臂的透视下，患者俯卧在可透视手术台上进行的。

- 咪达唑仑的镇静作用和芬太尼的镇痛作用使得患者可以在清醒状态下耐受手术，并在手术中持续反馈，从而避免造成神经损伤。

- 在术前30分钟，以0.05 mg/kg的剂量肌内注射咪达唑仑，如果需要，手术期间可以再次静脉给药。

● 术前 10 分钟静脉滴注芬太尼（0.8 μg/kg），术中需要时可以追加剂量。

### 4.5.2　术前计划

● 通过轴位 MRI 或 CT 计算皮肤穿刺点与中线的距离。

● 影像学扫描也用于规划穿刺针的穿刺路径，以突出的髓核组织为目标，同时避免损伤腹腔内容物（图 4.4）。

### 4.5.3　穿刺技术

● 必须穿刺到理想的位置，遵循以下指导原则有助于实现。

　○ 针尖在正位透视图像上位于椎弓根内缘的连线上，在侧位透视图像上位于椎体后缘的连线上（图 4.5）。这与出口根和走行根之间的安全三角相对应。

　○ 对于上腰椎的椎间盘突出（L3、L4 及以上），应考虑正位穿刺到椎弓根中线，以避免损伤神经，因为上腰椎的硬膜囊更大，其内有更多的神经组织，并且上腰椎椎弓根的宽度较窄而神经更靠近外侧。

### 4.5.4　穿刺针的角度

● 穿刺针的方向是向下还是向上，取决于椎间盘是向下移位还是向上移位。

● 穿刺针的倾斜角度（头倾或尾倾角度）要根据椎间盘游离的位置而调整。

● 处理向下游离的椎间盘突出时，穿刺点应略高于常规穿刺的部位，针尖向下与下终板成 30°。针尖在正位片上位于椎弓根内缘连线上时，在侧位片上其位于椎间盘下部（图 4.5）。

● 向尾端倾斜穿刺能够更容易探查到向下移位的椎间盘。

● 同理，对于向上移位的椎间盘，皮肤穿刺点低于常规穿刺水平。

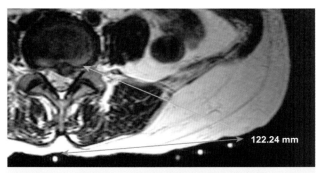

图 4.4　术前计划。在轴位 MRI 或 CT 上测量穿刺点与中线和穿刺靶点的距离，目的是靶向穿刺突出的椎间盘同时避开腹腔内容物

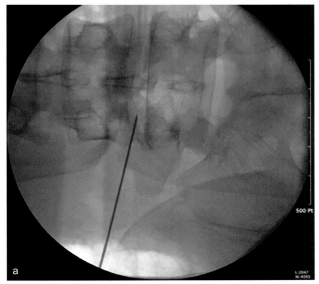

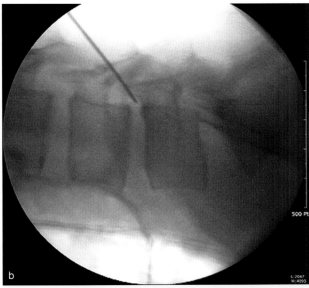

图 4.5　透视图显示针尖位置。a. 正位片上位于椎弓根内侧连线上；b. 在侧位片上针尖位于椎体后缘连线上。注意正位片上针尖轨迹向下倾斜

### 4.5.5 椎间盘造影术

- 椎间盘造影剂由 2~3 ml 不透射线的染料、靛洋红溶液和生理盐水以 2∶1∶2 的比例混合而成。
- 染料通过椎间盘破裂处渗入硬膜外间隙，其流向通常与突出髓核组织的游离位置一致。
- 靛洋红作为一种碱性染料，会选择性地将退变的酸性髓核染成蓝色，这有助于在内镜下识别突出的髓核。
- 穿刺后插入导丝，拔出穿刺针，在导丝上通过钝的扩张器。
- 用 7 mm 工作套管替换扩张器。
- 斜面套管用于向下移位的椎间盘突出，平头套管用于向上移位的椎间盘突出。

## 4.6 向下移位的椎间盘突出

- 通常需要切除部分上关节突才能到达向下移位的椎间盘突出的病变位置。
- 可使用骨环钻或镜下磨钻进行椎间孔成形术，这两种方法有细微的技术差异。

### 4.6.1 使用环锯的椎间孔成形术

- 因为不是在内镜直视下进行的，整个过程需要严密的 X 线透视观察。
- 插入斜面套管，直到其接触上关节突。
- 通过 X 线透视下的正位片和侧位片确认其位置。
- 将直径为 5 mm 或 7 mm 的环锯通过工作套管插入，环锯直径的选择取决于要切除的骨量。
- 骨切割是在合适的力度和持续的透视下进行环锯的旋转而完成的，以确保不会损伤关节面。
- 用锤子谨慎地间断敲击环锯可以加快操作过程。
- 环锯的锯齿末端不能超过关节突关节的内侧缘，以避免造成神经损伤。
- 骨块通常会嵌塞在环锯内，取出环锯的同时即可把骨块取出。
- 如果骨块没有随环锯取出，可以在透视下用组织钳取出。

- 应谨慎操作，一般不会有大量出血（图 4.6）。

### 4.6.2 使用镜下磨钻的椎间孔成形术

- 整个操作是在内镜直视下完成的。
- 通过斜面工作套管插入一个 6.9 mm × 6.5 mm 的内镜。
- 阻碍正确观察移位椎间盘组织的主要解剖结构是上关节突，后者被关节囊韧带所覆盖（图 4.7）。
- 用镜下磨钻将上关节突的外上缘部分（非关节部位）切除（图 4.8）。

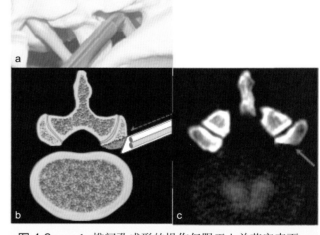

图 4.6　a、b. 椎间孔成形的操作仅限于上关节突表面，没有损伤关节面；c. 横断面 CT 扫描显示被部分切除的上关节突，没有损伤关节突关节面

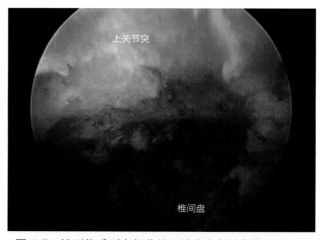

图 4.7　镜下能看到大部分的上关节突仍被保留

- 使用直径为 3.0~3.5 mm 的球形金刚砂磨钻。
- 金刚砂磨钻的骨切除精度很高，不太可能对神经结构造成损伤。
- 磨钻形成的粉末状骨粉有一定的止血功能，这也是一个优势。
- 采用连续冷盐水冲洗的间歇性打磨可最大限度地防止局部温度升高，并降低其对神经和其他结构的实质影响。
- 由于骨切除手术是在内镜直视下进行的，直接损伤神经根很罕见。
- 黄韧带的外侧缘可以阻挡磨钻与神经根的直接接触，提供额外的保护。
- 在髓核极度向下移位的情况下，突出的髓核可能在接近下椎弓根内侧壁的位置，此时内镜视野下仍观察不到。

- 实施部分椎弓根切除术，包括去除椎弓根的上缘和部分内侧缘，有助于取出严重向下脱垂的髓核组织。

### 4.6.3　椎间盘切除的步骤

- 在切除上关节突后，黄韧带的外侧缘得以暴露（图 4.9）。
- 黄韧带遮盖了脱垂的椎间盘。
- 用侧面发射的 Ho:YAG 激光去除部分黄韧带（图 4.10）。
- 可移动套管可使套管更加水平或向下倾斜，可以帮助探查游离的髓核。
- 去除部分纤维条带和部分纤维环，使突出的髓核组织完全暴露（图 4.11）。

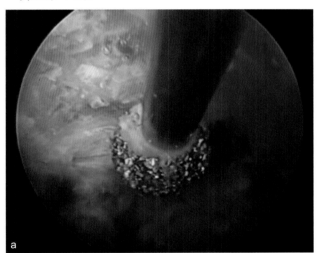

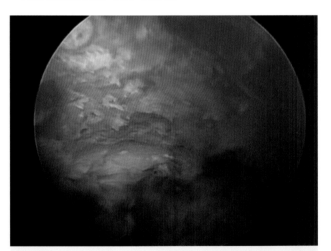

图 4.9　内镜视野显示已磨除部分上关节突，并可见关节突下方的黄韧带

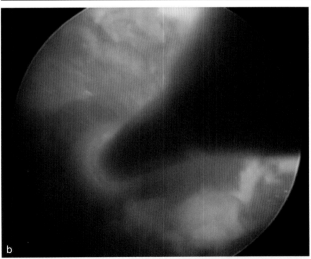

图 4.8　内镜视野显示利用镜下磨钻磨除部分上关节突

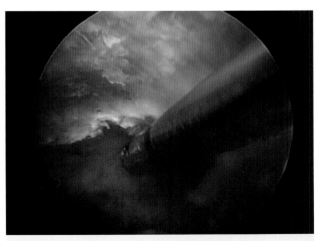

图 4.10　内镜视野显示用激光切除黄韧带

- 切除部分黄韧带和足够的纤维环后，可以清楚地看到蓝染的髓核组织。
- 然后在直视下用髓核钳取出突出的髓核组织（图 4.12、4.13）。
- 在去除破裂的髓核组织后，可以很容易看到后纵韧带和走行根。
- 通过柔软的双极射频刀头控制出血。
- 可弯曲的射频刀头能接触任何剩余的椎间盘组织（图 4.14）。
- 通过拇指间断地阻挡出水口来控制水压，如果神经根部能够自由移动，则表明神经得到完全减压。这类似于 Valsalva 动作。

## 4.7 向上移位的椎间盘突出

- 在向上移位的椎间盘突出症中，将穿刺针瞄准

椎间隙的下部，以保护向后移位的出口根（图 4.15、4.16）。

- 如果突出的髓核完全向上移动而没有椎间盘内突出部分，则按照靶向髓核切除术的原则进行手术。
- 靶向髓核切除术是指只取出破裂的髓核组织而不损伤正常的椎间盘。
- 扩张器不应插入椎间盘太深。
- 使用圆形工作套管代替斜面套管，以避免穿透纤维环。
- 圆形套管最初放置在相应节段椎间盘的纤维环表面（图 4.17）。
- 在初步探查硬膜外腔后，套管逐渐向上移动，使

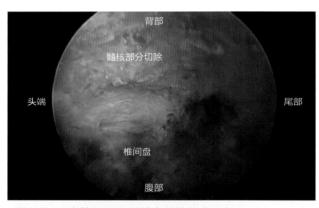

图 4.11 内镜视野显示游离的椎间盘组织

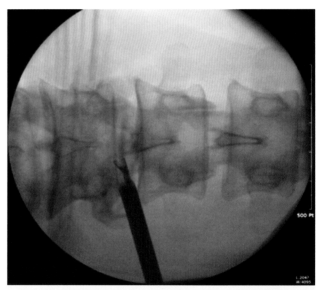

图 4.13 X 线透视图像显示髓核钳夹取突出的髓核组织

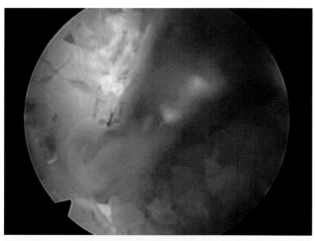

图 4.12 内镜视野显示髓核钳夹住脱垂的椎间盘组织

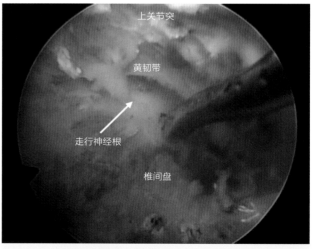

图 4.14 内镜视野显示双极射频尖端触诊剩余髓核组织

出口根回缩，并且套管的边缘包围软组织。

- 此时，可以看到突出的髓核组织位于出口根和走行根之间（腋下型），部分被上方的椎间孔韧带覆盖，另一边被黄韧带覆盖。
- 用 Ho:YAG 激光松解韧带，暴露突出的髓核组织（图 4.18、4.19）。
- 然后用髓核钳取出破裂的髓核碎片（图 4.20、4.21）。
- 如果只存在移位的髓核组织，没有椎间盘层面的椎间盘突出，套管保留在硬膜外间隙而不穿透纤维环，可进行靶向的游离髓核组织切除术。

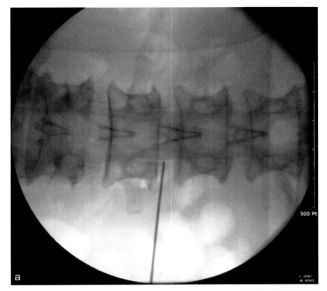

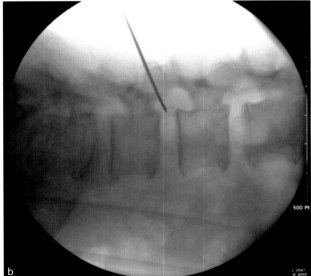

**图 4.15** 正位片（a）和侧位片（b）所示的穿刺针位置

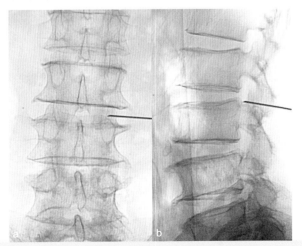

**图 4.16** 椎间盘造影的正位片（a）和侧位片（b）显示穿刺的位置

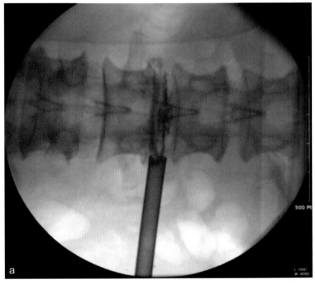

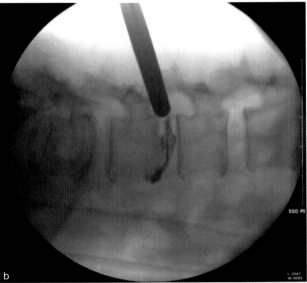

**图 4.17** 正位片（a）和侧位片（b）显示圆形套管的初始位置

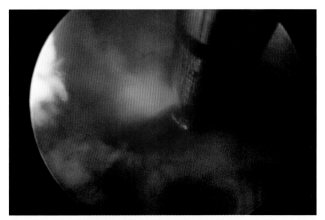

图 4.18 激光指向椎间孔韧带的内镜视野（10点钟位置）。利用激光松解椎间孔韧带

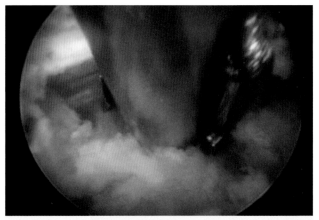

图 4.20 髓核钳夹住突出的髓核组织的内镜视图

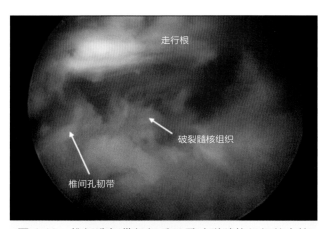

图 4.19 椎间孔韧带松解后显露破裂髓核组织的内镜视图

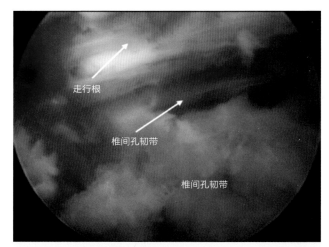

图 4.21 取出突出的髓核组织后得到充分减压的走行根的内镜视图

- 如果椎间盘间隙水平同时存在椎间盘突出，首先取出移位的髓核组织，然后再处理间隙水平内突出的椎间盘组织。

## 4.8 避免并发症

- 手术最重要的部分是确定椎间盘游离的位置以及如何穿刺和放置工作套管以到达游离部位。应避免不恰当的穿刺，因为这会使接下来的步骤更加困难。
- 建议使用金刚砂磨钻进行椎间孔成形术，因为它可以在内镜直视下操作，并且对神经根造成损伤的风险最小。
- 强烈推荐用靛洋红进行椎间盘造影术，因为蓝色

的椎间盘组织很容易被识别，并能够与其他结构相区别。
- 抓住髓核组织的尾部，轻轻牵拉，小心不要拉断，以避免为了取出残留的髓核组织而磨除更多的骨质。
- 抓取组织时，通过旋转内镜来看清楚髓核钳的嘴，并更好地暴露正在钳夹的结构。

## 4.9 结论

对于移位型椎间盘突出，到达突出物的位置可能很困难，因此穿刺针插入的位置对手术的成功至关重要。对于向下移位的椎间盘突出，由头侧向尾侧进行穿刺是正确的；而对于向上移位的椎间盘突

出，应该尝试从尾侧向头侧方向穿刺。如果仍然不能到达突出物的位置（尤其是重度移位型椎间盘突出），通过切除上关节突进行椎间孔成形术，以及使用磨钻进行部分椎弓根切除术会有所帮助。最后，外科医生应该意识到这些困难，并在尝试扩大 PELD 适应证之前掌握常规的 PELD 操作。

## 参考文献

1. Hijikata S, Yamagishi M, Nakayma T. Percutaneous discectomy: a new treatment method for lumbar disc herniation. *J Tokyo Denryoku Hosp* 1975;5:39–44

2. Kambin P, O'Brien E, Zhou L, Schaffer JL. Arthroscopic microdiscectomy and selective fragmentectomy. *Clin Orthop Relat Res* 1998; Feb;(347):150–167

3. Yeung AT, Tsou PM. Posterolateral endoscopic excision for lumbar disc herniation: surgical technique, outcome, and complications in 307 consecutive cases. *Spine* 2002;27(7):722–731

4. Yeung AT. Minimally invasive disc surgery with the Yeung endoscopic spine system (YESS). *Surg Technol Int* 1999;8:267–277

5. Yeung AT. The evolution of percutaneous spinal endoscopy and discectomy: state of the art. *Mt Sinai J Med* 2000;67(4):327–332

6. Mayer HM, Brock M. Percutaneous endoscopic lumbar discectomy (PELD). *Neurosurg Rev* 1993;16(2):115–120

7. Mayer HM, Brock M. Percutaneous endoscopic discectomy: surgical technique and preliminary results compared to microsurgical discectomy. *J Neurosurg* 1993;78(2):216–225

8. Macnab I. Negative disc exploration. An analysis of the causes of nerve-root involvement in sixty-eight patients. *J Bone Joint Surg Am* 1971;53(5):891–903

9. McCulloch JA, Young PH. Microsurgery for lumbar disc herniation. In: Mc-Culloch JA, Young PH, eds. *Essentials of Spinal Microsurgery*. Philadelphia, PA: Lippincott-Raven; 1998:329–382

10. Osman SG, Nibu K, Panjabi MM, Marsolais EB, Chaudhary R. Transforaminal and posterior decompressions of the lumbar spine. A comparative study of stability and intervertebral foramen area. *Spine* 1997;22(15):1690–1695

11. Iida Y, Kataoka O, Sho T, et al. Postoperative lumbar spinal instability occurring or progressing secondary to laminectomy. *Spine* 1990;15(11):1186–1189

12. Kambin P, Cohen LF, Brooks M, Schaffer JL. Development of degenerative spondylosis of the lumbar spine after partial discectomy. Comparison of laminotomy, discectomy, and posterolateral discectomy. *Spine* 1995;20(5):599–607

13. Kambin P, Casey K, O'Brien E, Zhou L. Transforaminal arthroscopic decompression of lateral recess stenosis. *J Neurosurg* 1996;84(3):462–467

14. Kambin P, Sampson S. Posterolateral percutaneous suction-excision of herniated lumbar intervertebral discs. Report of interim results. *Clin Orthop Relat Res* 1986; Jun;(207):37–43

15. Kambin P, Gellman H. Percutaneous lateral discectomy of the lumbar spine: a preliminary report. *Clin Orthop Relat Res* 1983;174:127–132

16. Kambin P. Posterolateral percutaneous lumbar discectomy and decompression. In: Kambin P, ed. *Arthroscopic Microdiscectomy: Minimal Intervention in Spinal Surgery*. Baltimore, MD: Urban & Schwarzenberg; 1991:67–100

17. Mochida J, Toh E, Nomura T, Nishimura K. The risks and benefits of percutaneous nucleotomy for lumbar disc herniation. A 10-year longitudinal study. *J Bone Joint Surg Br* 2001;83(4):501–505

18. Natarajan RN, Andersson GB, Patwardhan AG, Andriacchi TP. Study on effect of graded facetectomy on change in lumbar motion segment torsional flexibility using three-dimensional continuum contact representation for facet joints. *J Biomech Eng* 1999;121(2):215–221

19. Schaffer JL, Kambin P. Percutaneous posterolateral lumbar discectomy and decompression with a 6.9-millimeter cannula. Analysis of operative failures and complications. *J Bone Joint Surg Am* 1991;73(6):822–831

20. Weber BR, Grob D, Dvorák J, Müntener M. Posterior surgical approach to the lumbar spine and its effect on the multifidus muscle. *Spine* 1997;22(15):1765–1772

21. Zander T, Rohlmann A, Klöckner C, Bergmann G. Influence of graded facetectomy and laminectomy on spinal biomechanics. *Eur Spine J* 2003;12(4):427–434

22. Parke WW. The significance of venous return impairment in ischemic radiculopathy and myelopathy. *Orthop Clin North Am* 1991;22(2):213–221

23. Cooper RG, Mitchell WS, Illingworth KJ, Forbes WS, Gillespie JE, Jayson MI. The role of epidural fibrosis and defective fibrinolysis in the persistence of postlaminectomy back pain. *Spine* 1991;16(9):1044–1048

24. Ross JS, Robertson JT, Frederickson RC, et al; ADCON-L European Study Group. Association between peridural scar and recurrent radicular pain after lumbar discectomy: magnetic resonance evaluation. *Neurosurgery* 1996;38(4):855–861

25. Hermantin FU, Peters T, Quartararo L, Kambin P. A prospective, randomized study comparing the results of open discectomy with those of video-assisted arthroscopic microdiscectomy. *J Bone Joint Surg Am* 1999;81(7):958–965

26. Lee SH, Kang BU, Ahn Y, et al. Operative failure of percutaneous endoscopic lumbar discectomy: a radiologic analysis of 55 cases. *Spine* 2006;31(10):E285–E290

27. Lee S, Kim SK, Lee SH, et al. Percutaneous endoscopic lumbar discectomy for migrated disc herniation: classification of disc migration and surgical approaches. *Eur Spine J* 2007;16(3):431–437

28. Ditsworth DA. Endoscopic transforaminal lumbar discectomy and reconfiguration: a postero-lateral approach into the spinal canal. *Surg Neurol* 1998;49(6):588–597

29. Min JH, Kang SH, Lee JB, Cho TH, Suh JK, Rhyu IJ. Morphometric analysis of the working zone for endoscopic lumbar discectomy. *J Spinal Disord Tech* 2005;18(2):132–135

30. Ahn Y, Lee SH, Park WM, Lee HY. Posterolateral percutaneous endoscopic lumbar foraminotomy for L5–S1 foraminal or lateral exit zone stenosis. Technical note. *J Neurosurg* 2003;99(3, Suppl):320–323

31. Fardon DF, Milette PC; Combined Task Forces of the North American Spine Society, American Society of Spine Radiology, and American Society of Neuroradiology. Nomenclature and classification of lumbar disc pathology. Recommendations of the Combined Task Forces of the North American Spine Society, American Society of Spine Radiology, and American Society of Neuroradiology. *Spine* 2001;26(5):E93–E113

32. Choi G, Lee SH, Raiturker PP, Lee S, Chae YS. Percutaneous endoscopic interlaminar discectomy for intracanalicular disc herniations at L5–S1 using a rigid working channel endoscope. *Neurosurgery* 2006;58

33. Attar A, Ugur HC, Uz A, Tekdemir I, Egemen N, Genc Y. Lumbar pedicle: surgical anatomic evaluation and relationships. *Eur Spine J* 2001;10(1):10–15

34. Kim NH, Lee HM, Chung IH, Kim HJ, Kim SJ. Morphometric study of the pedicles of thoracic and lumbar vertebrae in Koreans. *Spine* 1994;19(12):1390–1394

35. Söyüncü Y, Yildirim FB, Sekban H, Ozdemir H, Akyildiz F, Sindel M. Anatomic evaluation and relationship between the lumbar pedicle and adjacent neural structures: an anatomic study. *J Spinal Disord Tech* 2005;18(3):243–246

36. Zindrick MR, Wiltse LL, Doornik A, et al. Analysis of the morphometric characteristics of the thoracic and lumbar pedicles. *Spine* 1987;12(2):160–166

37. Lew SM, Mehalic TF, Fagone KL. Transforaminal percutaneous endoscopic discectomy in the treatment of far-lateral and foraminal lumbar disc herniations. *J Neurosurg* 2001;94(2, Suppl):216–220

38. Yeung AT, Yeung CA. Advances in endoscopic disc and spine surgery: foraminal approach. *Surg Technol Int* 2003;11:255–263

# 5  经皮内镜下腰椎间盘切除与椎间孔成形术

Akarawit Asawasaksakul, Gun Choi, Alfonso García

## 5.1  引言

椎间盘突出症是当今世界上最常见的脊柱疾病之一，目前可以通过内镜实施椎间盘切除术来治疗。但通过内镜技术治疗复杂椎间盘突出（如椎间盘头侧／尾侧重度移位或伴有椎间孔狭窄）仍存在一系列的挑战。目前面临的主要困难是有限的空间限制了内镜的摆动并影响相关结构的可视化程度，这也限制了内镜手术器械的操作。在这种情况下，椎间孔成形术能够为实施手术提供巨大的帮助：椎间孔成形术能够有效扩大椎间孔的直径，满足术者对更大操作空间的需求（视频 5.1）。

视频 5.1　经皮内镜下左侧经 L4~L5 腰椎间盘切除术联合椎间孔成形术治疗向下移位型腰椎间盘突出症

## 5.2  椎间孔的解剖结构

### 5.2.1  正常结构

在进行椎间孔成形术之前，了解椎间孔正常的解剖结构对于手术计划与突发情况的处理至关重要（见第 1 章对解剖结构的完整描述）。

因出口根走行于上位椎体的椎弓根下方，故在左侧经椎间孔入路中可在手术野的左侧观察到出口根。血管结构通常伴随神经根走行，通常很少见到血管结构。内镜下可以清楚地观察到向外扩展与延伸的黄韧带。

### 5.2.2  术中可能遇到的阻碍

椎间孔 MRI 断层扫描在制订手术方案以及确定需要切除椎间孔的哪个壁时很有参考意义。需要考虑的问题包括椎间盘突出的位置、椎间孔的大小、椎间孔壁是否存在骨性部分压迫神经的情况。

例如，椎间盘向尾端重度移位时，应考虑下位椎体椎弓根部分切除术，以便为内镜操作提供更好的角度。若遇到椎体后部存在骨赘、上关节突的腹侧增生压迫出口根、椎间孔太小无法容纳内镜的情况，切除压迫结构与扩大椎间孔内径都是十分重要的。

椎间孔的血管（特别是小动脉）的潜在性出血应该受到重视，位于椎间孔下 1/3 的小动脉的出血风险最大。

## 5.3  移位型腰椎间盘突出症

通常通过与椎间盘后缘的高度对比，来评估椎间盘移位的程度。以终板为水平进行测量，如果椎间盘的移位距离大于椎间盘后缘的高度，是重度移位型脱出；若椎间盘的移位距离并没有大于椎间盘后缘的高度，则是轻度移位型脱出。

大多数情况下，需采用椎间孔成形术时椎间盘突出的髓核移位程度都超过了轻度（图 5.1）。

## 5.4  对于患者的选择

可能的适应证如下。
- 单侧下肢放射性疼痛为主要表现，伴或不伴与之相关的背部疼痛。
- 神经根牵拉试验阳性。
- CT 与 MRI 发现相应的病理改变。
- 软性椎间盘突出。
- 超过 6 周的保守治疗效果不佳。

可能的禁忌证如下。
- 伴随骨性椎管狭窄。
- 椎间盘钙化。
- 脊柱不稳。
- L5~S1 水平的突出伴有高髂嵴与横突肥厚。

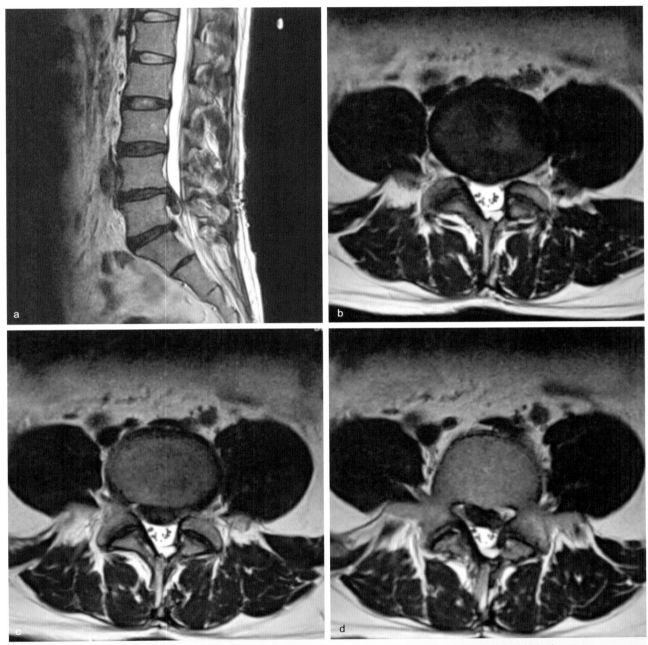

**图 5.1**　a. MRI 矢状面显示 L4~L5 节段向尾端脱出的椎间盘；b~d. MRI 横断面显示向尾端脱出的椎间盘

## 5.5　外科治疗方法

　　大多数涉及椎间盘向尾端移位，特别是存在重度移位的病例都需要行椎间孔成形术。对于椎间盘头端脱出，由于内镜的工作位置位于椎间孔的上方，此处椎间孔空间较大，通常都无须行椎间孔成形术。

### 5.5.1　步骤 1：患者体位与术前准备

● 患者呈俯卧位并屈髋、屈膝。

● 镇静联合局部麻醉，效果更佳。

● 皮肤穿刺点可通过 MRI 横断面确定。

### 5.5.2　步骤 2：穿刺

● 穿刺针的穿刺位置取决于椎间盘移位的程度和突

出的位置，通常穿刺针与终板会有30°左右的倾斜角。

- 对于向尾端移位的椎间盘脱出，穿刺针的方向应从头端至尾端，因此，皮肤的穿刺点应与椎间盘上缘保持平行。

- 当插入穿刺针时，应尽量对准椎间盘突出部分。

- 对于L4~L5及以下的节段，穿刺针最终的插入位置应位于椎弓根内侧缘（正位片）；对于上腰椎（L3~L4及以上的节段），穿刺针最终的插入位置应位于椎弓根中线（正位片），这是能够避免神经损伤的较为安全的位置，这是因为上腰椎的硬膜囊比其他节段更大，其内有更多的神经结构通过。在侧位片上，针尖应位于椎体后缘线上（图5.2）。

### 5.5.3 步骤3：椎间盘造影术

- 椎间盘造影术（图5.3）使用2~3 ml不透射线的造影剂、靛洋红溶液和生理盐水（比例为2：1：2）。

- 染料渗入硬膜外腔的方向常与椎间盘突出部分移位的方向保持一致。

### 5.5.4 步骤4：导丝插入与皮肤切开

- 和一般的PELD相同。

### 5.5.5 步骤5：扩张器和工作套管的插入

- 和一般的PELD相同。

### 5.5.6 步骤6：内镜手术

在正确放置工作套管后，插入内镜后即可行椎间孔成形术。

- 在椎间盘向尾端移位的病例当中，下位椎体的上关节突通常会遮挡脱出部分的视野。此时，需要去除上关节突这个骨性部分的表面骨质来扩大椎间孔，从而充分暴露椎间盘（图5.4）。

- 在一些重度移位的病例中，切除部分椎弓根可以进一步扩大视野范围，并更好地观察到藏在椎弓根内侧的髓核组织（图5.5）。

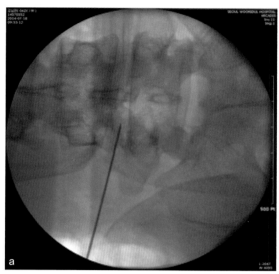

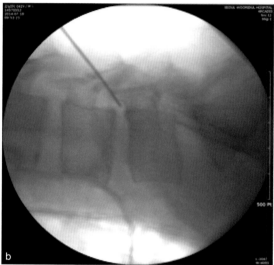

图5.2 a.正位片上穿刺针所在位置；b.侧位片上穿刺针所在位置

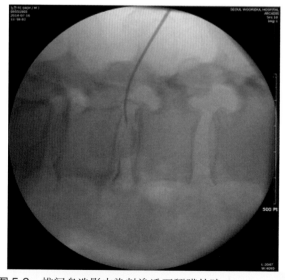

图5.3 椎间盘造影中染料渗透至硬膜外隙

- 建议在术中使用金刚砂磨钻，它可以产生骨粉，从而起到控制出血的作用。
- 使用侧射的 Ho:YAG 激光切除增厚的黄韧带及其

他椎间孔韧带（图 5.6）。
- 在手术过程中，水平移动视野有助于更好地观察髓核组织（图 5.7）。
- 只能看到髓核尾部时，可用内镜钳夹住髓核的尾部，轻轻地将髓核拔出即可（图 5.8）。

### 5.5.7 步骤 7：检查减压是否充分

- 双极射频探头是检查是否有残留髓核的有效工具。
- 减压后可以看到完全减压的神经根和搏动的硬膜外囊（图 5.9）。
- 椎间盘髓核的移除量应与 MRI 检查结果一致。

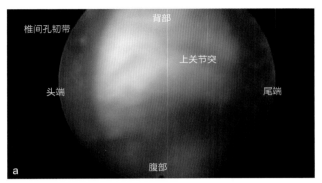
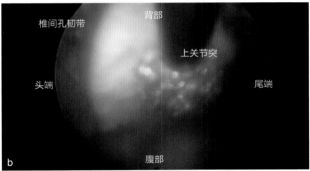
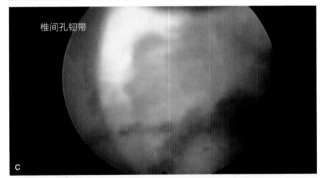

图 5.4 使用内镜球形磨钻去除关节突上表面

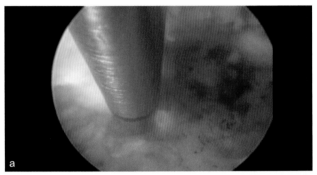
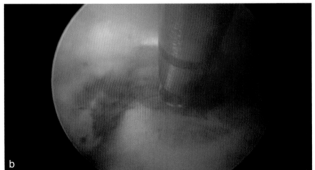

图 5.6 使用侧射的 Ho:YAG 激光切除黄韧带及椎间孔韧带

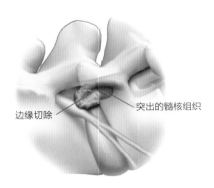

图 5.5 去除包括椎弓根上壁在内的椎间孔骨性部分来容纳内镜

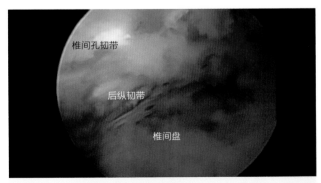

图 5.7 韧带切除后椎间盘暴露

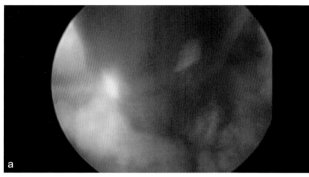

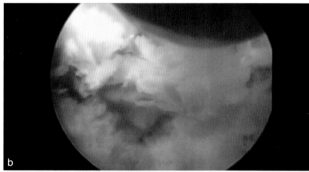

图 5.8　使用内镜钳去除髓核

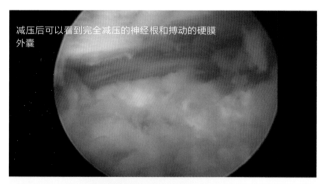

图 5.9　减压后可以看到完全减压的神经根和搏动的硬膜外囊

若与 MRI 的检查结果不符，则需要进一步探查残留的髓核碎片。

## 5.6　避免并发症

并发症可能发生于从穿刺针插入的手术全过程中。若穿刺针没有正确地插入突出髓核的位置，术者须终止椎间孔成形术，出血的风险也将因此提高。在部分椎弓根切除术中，椎弓根切除过多也是导致出血的原因之一。在术中使用球形金刚砂磨钻有助于减少出血。对于接受椎间孔成形术的患者，

推荐放置负压引流管以减少术后血肿的发生。

在术前制订手术计划时，用 MRI 和 CT 图像对患者情况进行评估十分重要。提前确定突出髓核的大小、数量、手术范围，不仅能帮助术者提前制订术中应急预案，还可以有效地预防手术中意外情况的发生。

通过对比取出椎间盘与影像学检查结果是否相等，观察硬膜外囊的搏动、突出髓核取出后的出血情况（由于静脉充血处压力的释放），以及直接观察减压的神经根，都可以明确减压是否充分。

## 5.7　结论

椎间孔成形术是一种通过去除部分上关节突和椎弓根的上部，从而充分暴露向尾端脱出的椎间盘组织的有效术式。术中推荐使用金刚砂磨钻，因为它在出血控制方面比常规的内镜下骨刀更有优势。椎间孔成形术可以取出复杂病例中明显移位的椎间盘，且其对椎间孔狭窄患者的治疗也十分有效。

## 参考文献

1. Lee SH, Kang BU, Ahn Y, et al. Operative failure of percutaneous endoscopic lumbar discectomy: a radiologic analysis of 55 cases. *Spine* 2006;*31*(10):E285–E290
2. Lee S, Kim SK, Lee SH, et al. Percutaneous endoscopic lumbar discectomy for migrated disc herniation: classification of disc migration and surgical approaches. *Eur Spine J* 2007;*16*(3):431–437
3. Fardon DF, Milette PC; Combined Task Forces of the North American Spine Society, American Society of Spine Radiology, and American Society of Neuroradiology. Nomenclature and classification of lumbar disc pathology recommendations of the Combined Task Forces of the North American Spine Society, American Society of Spine Radiology, and American Society of Neuroradiology. *Spine* 2001;*26*(5):E93–E113
4. Choi G, Lee SH, Lokhande P, et al. Percutaneous endoscopic approach for highly migrated intracanal disc herniations by foraminoplastic technique using rigid working channel endoscope. *Spine* 2008;*33*(15):E508–E515
5. Attar A, Ugur HC, Uz A, Tekdemir I, Egemen N, Genc Y. Lumbar pedicle: surgical anatomic evaluation and relationships. *Eur Spine J* 2001;*10*(1):10–15
6. Kim NH, Lee HM, Chung IH, Kim HJ, Kim SJ. Morphometric study of the pedicles of thoracic and lumbar vertebrae in Koreans. *Spine* 1994;*19*(12):1390–1394
7. Söyüncü Y, Yildirim FB, Sekban H, Ozdemir H, Akyildiz F, Sindel M. Anatomic evaluation and relationship between the lumbar pedicle and adjacent neural structures: an anatomic study. *J Spinal Disord Tech* 2005;*18*(3):243–246
8. Zindrick MR, Wiltse LL, Doornik A, et al. Analysis of the

morphometric characteristics of the thoracic and lumbar pedicles. *Spine* 1987;*12*(2):160–166

9. Kambin P, O'Brien E, Zhou L, Schaffer JL. Arthroscopic microdiscectomy and selective fragmentectomy. *Clin Orthop Relat Res* 1998; Feb;(347):150–167

10. Kambin P, Casey K, O'Brien E, Zhou L. Transforaminal arthroscopic decompression of lateral recess stenosis. *J Neurosurg* 1996;*84*(3):462–467

11. Kambin P, Gellman H. Percutaneous lateral discectomy of the lumbar spine. A preliminary report. *Clin Orthop Relat Res* 1983;*174*:127–132

12. Kambin P. Posterolateral percutaneous lumbar discectomy and decompression. In: Kambin P, ed. *Arthroscopic Microdiscectomy: Minimal Intervention in Spinal Surgery*. Baltimore, MD: Urban &

Schwarzenberg; 1991:67–100

13. Yeung AT, Tsou PM. Posterolateral endoscopic excision for lumbar disc herniation: Surgical technique, outcome, and complications in 307 consecutive cases. *Spine* 2002;*27*(7):722–731

14. Yeung AT. Minimally invasive disc surgery with the Yeung endoscopic spine system (YESS). *Surg Technol Int* 1999;*8*:267–277

15. Yeung AT. The evolution of percutaneous spinal endoscopy and discectomy: state of the art. *Mt Sinai J Med* 2000;*67*(4):327–332

16. Yeung AT, Yeung CA. Advances in endoscopic disc and spine surgery: foraminal approach. *Surg Technol Int* 2003;*11*:255–263

17. Min JH, Kang SH, Lee JB, Cho TH, Suh JK, Rhyu IJ. Morphometric analysis of the working zone for endoscopic lumbar discectomy. *J Spinal Disord Tech* 2005;*18*(2):132–135

18. Hijikata S, Yamagishi M, Nakayma T. Percutaneous discectomy: a new treatment method for lumbar disc herniation. *J Tokyo Denryoku Hosp* 1975;*5*:39–44

# 6 经皮内镜下激光纤维环成形术/髓核成形术

Akarawit Asawasaksakul, Gun Choi

## 6.1 引言

椎间盘源性腰痛是以临床症状来界定的一种疼痛，也是最棘手的腰部疼痛之一。椎间盘源性腰痛的病理生理学表现：肉芽组织通过退行性病变或创伤引起的纤维环缺损（裂隙、撕裂或裂口）生长到椎间盘间隙。肉芽组织可引起血管生成、游离神经生长和椎间盘内慢性炎症，并刺激该区域的游离神经末梢。目前有许多治疗椎间盘源性疼痛的方法（如融合术或全椎间盘置换术等），而在微创技术出现后，临床治疗有了更多的选择。

椎间盘内治疗始于 1975 年，当时 Hijikata 等报道了经皮椎间盘后外侧髓核切除术用于神经根间接减压。1983 年，随着 Kambin 等关于经皮腰椎间盘外侧髓核切除术后效果的报道，椎间盘内治疗得到进一步发展。众多外科医生持续推动着非可视化手术的发展，但内镜出现后，许多脊柱外科医生也应用并发展了内镜下脊柱疾病的治疗方法。这其中包括 Kambin 等在 1997 年使用关节镜进行微创椎间盘切除术，Yeung 等在 2002 年提出的经椎间孔内镜减压术，以及 Choi 等在 2005 年提出的经皮内镜椎板间入路椎间盘切除术。通过镜下直接观察椎间盘内炎症状况和纤维环缺损，通过髓核成形术处理盘内炎症，以及通过纤维环成形术修复纤维环缺损等手段，来治疗椎间盘源性腰痛的观念已深入人心。

2002 年，Yeung 等介绍了使用 YESS 内镜经椎间孔入路进行纤维环成形术；同年，Tsou 等提出了经椎间孔后外侧椎间盘切除术和纤维环成形术治疗慢性腰椎间盘源性腰痛的手术技术；2010 年，Lee 等提出使用激光进行髓核成形术和纤维环成形术（视频 6.1）。

视频 6.1 经皮内镜下经 L4~L5 左侧椎间孔入路激光成形术/髓核成形术

## 6.2 诊断

腰痛的原因有很多，如骨性不稳、椎间盘病理性改变、小关节源性疼痛和神经源性疼痛等，但约 40% 的腰痛是椎间盘源性的。椎间盘源性腰痛的临床挑战在于如何以最小的创伤做出最准确的诊断。众所周知，椎间盘源性腰痛的特征包括不能久坐，不能举起重物，不能伸腰拾取物品，在劳累后疼痛加重，不能维持某个姿势超过 30 分钟，但以上所有症状大多是非特异性的。正因如此，MRI和椎间盘造影术对诊断椎间盘源性腰痛非常有用。

MRI 的 $T_1$ 和 $T_2$ 加权像均可显示纤维环缺损、纤维环后缘增厚以及椎间盘嵌入缺损中。高信号区（图 6.1）在 $T_2$ 加权像中也是一个有用的特征。如果疼痛的特点和 MRI 的发现相关，可以通过经皮穿刺椎间盘造影术来确诊。在椎间盘造影术中，由于椎间盘内压力的增加刺激神经末梢，在病变节段

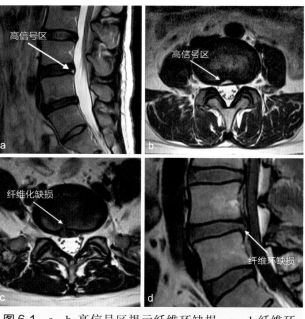

图 6.1 a、b. 高信号区提示纤维环缺损；c、d. 纤维环缺损

注射造影剂时，患者会出现尖锐的刺痛感。此外，可以发现造影剂从纤维环破损处漏出。如果腰痛的症状明确，椎间盘造影术可以在经皮内镜激光纤维环成形术 / 髓核成形术中进行。经皮穿刺椎间盘造影术的重要之处在于，检查者可将一个正常的椎间盘节段当作参照物（表 6.1）。

表 6.1　研究结果总结

| 诊断工具 | 阳性表现 |
|---|---|
| 临床症状 | 难以耐受久坐<br>难以举起重物<br>难以伸展腰部去拾取物品<br>劳累后疼痛加剧<br>难以维持某种姿势超过 30 分钟 |
| MRI | $T_1$ 和 $T_2$ 加权像中可见椎间盘缺损、纤维环后缘增厚<br>$T_2$ 加权像出现高信号区 |
| 经皮穿刺椎间盘造影术 | 伴有剧烈的刺痛 |

## 6.3　病因和手术适应证

椎间盘源性腰痛的原因很多，如椎间盘内破裂症（IDD）、椎间盘退行性疾病（DDD）、髓核突出（HNP）、纤维环破损。目前对于椎间盘源性腰痛的最佳手术治疗方式仍有一定的争议，常见的手术相对适应证如下。

● 经皮穿刺椎间盘造影术证实的椎间盘源性腰痛。

● 保守治疗（如药物、运动、物理治疗）持续 6 个月以上无效的。

## 6.4　手术技术

### 6.4.1　体位和布置

在进行经椎间孔后外侧入路的手术时，患者的骨盆和腹部下方垫枕，髋部和膝部屈曲，在脊柱手术台上呈俯卧位（图 6.2a、b）。术者应始终站在有症状的一侧，术中图像增强器应位于对侧（图 6.2c）。

完成节段标记和铺巾。铺巾的一个技巧是让双侧踝关节和双足暴露。这样在术中要求患者移动踝

关节时，外科医生可以通过观察来确定神经功能是否完整。

### 6.4.2　麻醉和清醒状态下的镇静

推荐使用瑞芬太尼加丙泊酚局部麻醉（2~3 ml 1% 利多卡因用于皮肤浸润，6~8 ml 用于椎旁肌肉浸润，等待 1 分钟以达到最佳麻醉镇痛效果）。疼痛最剧烈的环节在穿刺针刺破皮肤和进入纤维环时，因此，建议在穿入纤维环前再用 2~3 ml 1% 利多卡因进行局部浸润麻醉，可以将疼痛降到最轻。较高浓度（如 2%）的利多卡因也可能使运动功能麻痹，可能因此造成医源性神经损伤。

### 6.4.3　穿刺和建立工作通道

穿刺是建立工作通道和实现最佳可视化的最重要的一步。建议根据病变部位，在透视引导下使用 18 号（外径约 1.2 mm）的脊柱穿刺针。进针点是术前根据 MRI 测量确定的（图 6.3）。

通常，进针点为旁开中线 8~12 cm。与 PELD 相比，进针角度应该更小一些。穿刺的最终位置：侧位片上，针尖应位于椎体后缘处；正位片上，针尖应刚好在椎弓根内侧缘。与 PELD 不同，穿刺位

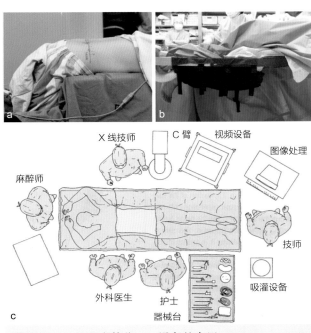

图 6.2　a、b. 患者体位；c. 设备的布置

置更靠后。穿刺完成后，用靛洋红溶液、造影剂和生理盐水溶液按2∶1∶2的比例混合而成的溶液进行椎间盘造影，然后将导丝插入穿刺针的针腔中（图6.4）。

先切开皮肤，再放入扩张器。在术中图像引导下，插入扩张器来建立内镜工作通道。当扩张器通过内侧椎弓根边界后，可以轻柔地锤击使其到达中线。在插入有斜面的套管时，应确保斜面朝向背侧（图6.5）。

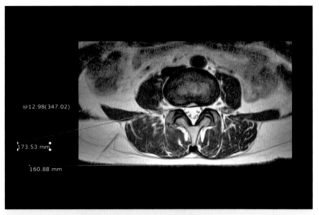

图6.3 通过MRI测量、确定皮肤进针点

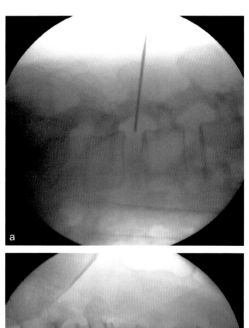

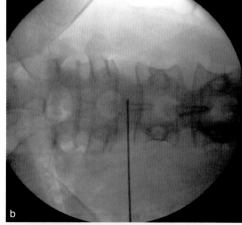

图6.4 进针的轨迹和角度。a.侧位片；b.正位片

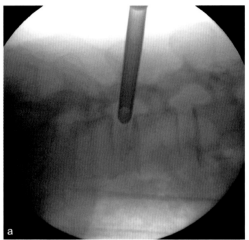

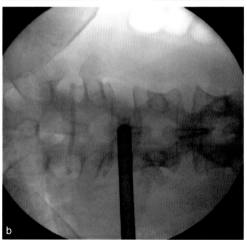

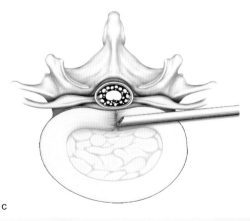

图6.5 套管的插入。a.侧位片；b.正位片；c.套管位置示意图

### 6.4.4　纤维环成形术／髓核成形术的手术步骤

正确建立工作通道后，可抵达目标椎间盘最靠后的部位。通过一个 20° 的内镜和斜面套管可以较好地观察到纤维环后缘的内部。定位纤维环缺损处，在缺损处内部可见到被靛洋红溶液染色的部分残留髓核（图 6.6）。由于椎间盘源性腰痛是炎症和肉芽组织生长的结果，此时可能见到椎间盘内出血。这一迹象可证实术前诊断，并预示着患者可以从手术中获益。

确定纤维环缺损部位和内嵌的椎间盘后，用镜下活检钳将椎间盘取出。如果钳取的椎间盘组织太大，可以使用射频消融，即通过 Ho:YAG 激光进行修整和清理，以扩大缺损处的开口。切除椎间盘后，使用 Ho:YAG 激光进行纤维环成形术。炎症组织和出血的处理可使用 Ho:YAG 激光和内镜下双极射频（RF）探头进行烧灼处理（图 6.7）。最后，在逐渐退出内镜的过程中，可以观察到走行根和硬膜外腔。

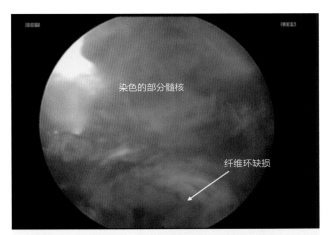

**图 6.6**　被染料标记的纤维环背侧缺损的内镜视图

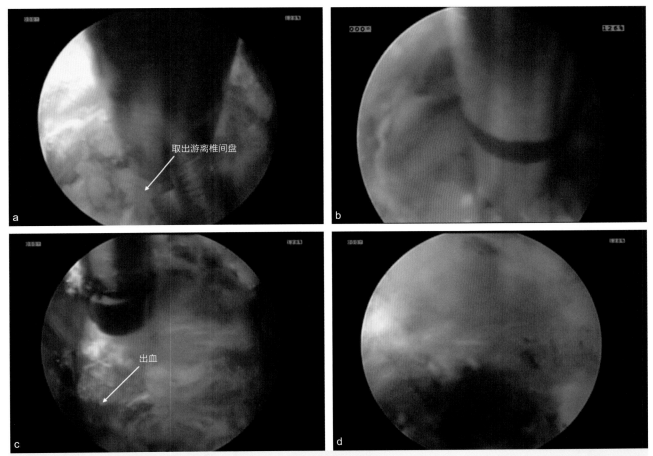

**图 6.7**　a. 使用镜下活检钳取出游离椎间盘；b. 使用射频消融进行纤维环成形，采用双极射频烧灼出血部位和炎症组织以进行凝结；c. 电凝前；d. 电凝后，纤维环成形术完成

## 6.5 避免并发症

在手术过程中，由于患者保持清醒，手术医生可以持续评估患者的神经功能以避免并发症。并发症很少出现，但也应加以预防。

- 因穿刺过程中的疏忽而导致的神经损伤很少发生，因为患者本身就是最好的"神经监测系统"。
- 手术导致硬膜撕裂是有可能的，但很少发生。因为套管的尖端被固定在纤维环内，而硬膜外的部位则没有观察的必要。
- 颈部疼痛是由冲洗液流入导致的颅内压升高引起的。建议在双极射频烧灼术成功控制止血后，根据出血情况调整流量并降低压力。
- 就目前的经验，即便术中持续使用抗生素配生理盐水进行冲洗，术后感染也是不确定的。
- 应严格筛选，只有椎间盘源性腰痛的患者，术后症状才能明显改善。我们强烈推荐使用经皮穿刺椎间盘造影术来诊断椎间盘源性腰痛。如果术中观察到炎症和椎间盘内出血，就可以确定患者在手术后会有所改善。

## 6.6 结论

经皮内镜下激光纤维环成形术 / 髓核成形术有利于椎间盘内病变的可视化和游离椎间盘的清理，游离椎间盘的嵌顿是导致椎间盘源性腰痛的慢性炎症的主要原因。清晰的可视化视野和 Ho:YAG 激光射频消融器械的使用可以让外科医生同时完成纤维环成形术和髓核成形术。

## 参考文献

1. Kauppila LI. Ingrowth of blood vessels in disc degeneration. Angiographic and histological studies of cadaveric spines. *J Bone Joint Surg Am* 1995;*77*(1):26–31
2. Tsou PM, Alan Yeung C, Yeung AT. Posterolateral transforaminal selective endoscopic discectomy and thermal annuloplasty for chronic lumbar discogenic pain: a minimal access visualized intradiscal surgical procedure. *Spine J* 2004;*4*(5):564–573
3. Hijikata S, Yamagishi M, Nakayma T. Percutaneous discectomy: a new treatment method for lumbar disc herniation. *J Tokyo Denryoku Hosp* 1975;*5*:39–44
4. Kambin P, Gellman H. Percutaneous lateral discectomy of the lumbar spine. A preliminary report. *Clin Orthop Relat Res* 1983;*174*:127–132
5. Onik G, Helms CA, Ginsberg L, Hoaglund FT, Morris J. Percutaneous lumbar diskectomy using a new aspiration probe: porcine and cadaver model. *Radiology* 1985;*155*(1):251–252
6. Hayashi K, Thabit G III, Bogdanske JJ, Mascio LN, Markel MD. The effect of nonablative laser energy on the ultrastructure of joint capsular collagen. *Arthroscopy* 1996;*12*(4):474–481
7. Saal JA, Saal JS. Intradiscal electrothermal treatment for chronic discogenic low back pain: prospective outcome study with a minimum 2-year follow-up. *Spine* 2002;*27*(9):966–973
8. Hermantin FU, Peters T, Quartararo L, Kambin P. A prospective, randomized study comparing the results of open discectomy with those of video-assisted arthroscopic microdiscectomy. *J Bone Joint Surg Am* 1999;*81*(7):958–965
9. Kambin P. Arthroscopic microdiscectomy. In: Frymoyer JW, ed. *The Adult Spine: Principle and Practice*. 2nd ed. Philadelphia: Lippincott-Raven Publishers; 1997:2023–2036
10. Tsou PM, Yeung AT. Transforaminal endoscopic decompression for radiculopathy secondary to non-contained intracanal lumbar disc herniation. *Spine J* 2002;*2*:41–48
11. Yeung AT, Tsou PM. Posterolateral endoscopic excision for lumbar disc herniation: Surgical technique, outcome, and complications in 307 consecutive cases. *Spine* 2002;*27*(7):722–731
12. Choi G, Lee SH, Raiturker PP, Lee S, Chae YS. Percutaneous endoscopic interlaminar discectomy for intracanalicular disc herniations at L5–S1 using a rigid working channel endoscope. *Neurosurgery* 2006;*58*
13. Lee SH, Kang HS. Percutaneous endoscopic laser annuloplasty for discogenic low back pain. *World Neurosurg* 2010;*73*(3):198–206
14. Schwarzer AC, Aprill CN, Derby R, Fortin J, Kine G, Bogduk N. The prevalence and clinical features of internal disc disruption in patients with chronic low back pain. *Spine* 1995;*20*(17):1878–1883
15. Guyer RD, Ohnmeiss DD. Lumbar discography. Position statement from the North American Spine Society Diagnostic and Therapeutic Committee. *Spine* 1995;*20*(18):2048–2059
16. Choi G, Lee SH, Deshpande K, Choi H. Working channel endoscope in lumbar spine surgery. *J Neurosurg Sci* 2014;*58*(2):77–85

# 7 经皮内镜下激光辅助纤维环成形术 / 髓核成形术的椎板间手术入路

Akarawit Asawasaksakul, Alfonso García, Ketan Deshpande, Gun Choi

## 7.1 引言

经皮内镜椎间孔入路激光辅助纤维环成形术 / 髓核成形术是目前的经典式式，除此之外，椎板间入路也是经皮内镜椎管减压手术中最为广泛应用的入路之一。Choi 等于 2006 年首次报道采用椎板间入路顺利完成镜下 L5~S1 椎间盘突出髓核切除术。2008 年，Ruetten 等对比内镜下椎间盘切除术和显微椎间盘切除术时发现，内镜技术可以在组织创伤更小的情况下达到与显微椎间盘切除术等同的临床疗效。近来很多学者也相继报道了该手术入路的成功应用及其令人满意的临床效果。

## 7.2 解剖注意要点

熟悉、掌握解剖结构是所有外科手术的基本要求。

- 脊柱内镜手术是一种靶向性手术，依赖于术者对病变组织及其与周围骨性标志的位置关系的精准把控。
- 不同于显微手术，术者在内镜手术中无法在直视下辨认骨性标志并通过其解剖关系寻找相应的神经分布。
- 术者必须掌握各种神经分布与周围骨性标志的关系，依靠透视的引导，在避开所有重要解剖结构的同时将穿刺针按照术前计划置入准确的目标位点。
- 脊柱内镜手术的另外一个关键点是熟悉不同解剖结构的镜下特点。

本章通过三个部分介绍经皮椎板间入路内镜下L5~S1 椎间盘突出髓核切除术。

- 探讨 L5~S1 节段适合椎板间入路的独特解剖特点。
- 描述将 CT 和 MRI 中的各种重要的解剖结构投射到平片上并进行术前规划的方法。
- 描述术中各种解剖结构的镜下特点，以便读者在开展该术式前有具体的认识。

椎板间入路不止适用于 L5~S1 节段，也适用于其他椎间盘节段。

## 7.3 L5~S1 节段独有的解剖特点

L5~S1 节段独有的解剖特点适合内镜下椎板间入路椎间盘切除术。

- 绝大多数腰椎间盘背侧有椎板遮盖，即上位椎体的椎板向下延伸，椎间盘所在间隙水平较椎板下缘平面高一些。但是椎间盘背侧椎板遮盖的范围从腰椎上段到下段呈逐渐减小的趋势。在 L5~S1 水平，L5 椎板下缘至 L5~S1 椎间隙上缘的距离为 3.0~8.5 mm，这是腰椎中背侧椎板遮盖范围最小的节段。
- L5~S1 水平背侧椎板遮盖面积较小，椎板间隙的空间更大。
- 整个腰椎结构中，下位椎体的椎板上缘在上位椎体的椎板下缘偏后水平。该现象在 L5~S1 节段更为明显。
- 相比其他节段，由于较少的椎板遮盖和更宽的椎板间隙，L5~S1 节段处形成较大的梯形窗口，为工作套管的置入和术中操作提供了足够的工作空间。当定位穿刺针轨迹方向偏向头端 5°~10° 时，椎板间隙允许操作的空间更大。
- 最大椎板间隙宽度指两侧下关节突中下部内侧面

的间距。L5~S1 处该宽度较腰椎上段的其他节段要大（图 7.1）。

- L4~L5 水平的平均椎板间隙宽度为 23.5 mm。由于 L5 的椎板相对较宽，L5~S1 的平均椎板间隙宽度为 31 mm（21~40 mm）。

- 宽大的椎板间隙有助于工作通道的建立（图 7.1）。

- 相比于上位腰神经根，S1 神经根从硬膜囊处发出的位置相对偏向头端，位于 L5~S1 椎间隙或偏上水平。Suh 等通过尸体解剖分析发现，S1 神经根发出的位置 25% 处于 L5~S1 椎间隙水平，75% 高于 L5~S1 椎间隙水平，没有低于间隙水平的病例。

- S1 神经根与硬膜形成的夹角为 17.9°±5.8°，虽然角度较上位腰椎神经根小，但由于 S1 神经根发出位置相对偏上，恰好位于椎间隙处，L5~S1 椎间盘突出压迫位置反而更容易发生于神经根腋下处（图 7.2）。

- 腋下型椎间盘突出会将 S1 神经根往外推向关节突下区域，从而在硬膜和神经根之间创造潜在空间，利用该间隙可以安全地进行内镜下椎板间入路椎间盘切除（图 7.3）。

- 在 L5~S1 水平，肩上型椎间盘突出相对少见，在这种情况下，突出的椎间盘将 S1 神经根往中央推向硬膜处。此时穿刺针可直接靶向置入椎弓根旁突出的椎间盘上（图 7.4）。

- 黄韧带是横跨于椎板间隙的黄色组织，厚度为 2~6 mm，具有弹性和活动度，在腰椎的生物力学方面扮演着重要角色。同时，黄韧带为硬膜提供了一层保护屏障，但损伤黄韧带并非不会带来

不良后果。

- 硬膜外纤维化是外来损伤破坏黄韧带并侵入椎管的直接结果。黄韧带损伤为其表面覆盖的肌肉衍生的成纤维细胞提供了进入椎管的机会，最终致

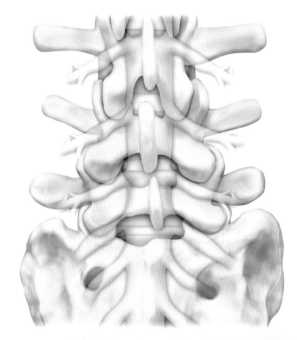

**图 7.2** S1 神经根的示意图。其从硬膜囊发出的角度相对较小

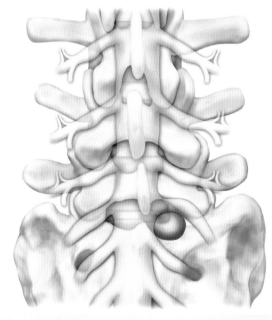

**图 7.3** 腋下型椎间盘突出的示意图。该型突出可将 S1 神经根推向关节突下区域，从而在硬膜囊和神经根之间形成空隙

后面观

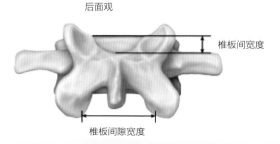

椎板间宽度

椎板间隙宽度

**图 7.1** L5~S1 水平最大椎板间隙宽度图解

使病变发生。

- L5~S1 水平的黄韧带厚度虽然是最薄的，却是该节段神经组织最主要也是唯一的保护屏障，因为此处的椎板遮盖最少。因此，保护该节段黄韧带的完整性和连续性至关重要。

- 在进行内镜下椎板间入路椎间盘切除操作过程中，需纵向切割黄韧带的纤维，然后使用扩张器通过裂隙逐级扩大裂孔，从而建立工作通道。撤出工作套管和内镜时，黄韧带的裂孔会自行闭合，从而恢复该保护屏障的连续性。

- S1 神经根在 L5~S1 椎间隙水平从硬膜囊发出，与椎间盘位于同一水平，因此将 S1 神经根腋下所处椎间隙的下方位置定为初始穿刺的靶点，这样可以避免穿刺针在置入过程中损伤 S1 神经根。

- 当穿刺针在 C 臂侧位片上抵达 S1 椎体上终板水平时，置入导丝，随后在导丝的引导下置入逐级扩张器，从而建立工作通道。以上操作过程可以使 S1 神经根离开工作区域，起到保护神经的作用。

## 7.4 术前计划

在术前 CT 和 MRI 图像中应明确突出的椎间盘与周围各种解剖结构的关系，并明确这些结构在 X 线透视中的位置（图 7.5），这对于术前计划十分重要。

- 从矢状位 MRI 上可以观察椎间盘向上或向下突出的程度（图 7.5~7.7）。

- 在轴位 MRI 和 CT 上，可以明确突出椎间盘的位置及其与神经根的关系，同时能够识别神经根偏移和硬膜囊受压的情况。

- 参照轴位 CT 上椎弓根内侧线和脊柱中线，还可以推算皮肤穿刺点的位置（图 7.8）。

- 接着，把这些信息对应到腰椎正位 X 线片上，进行术前规划，用于指导术者的术中操作。
  - 在 X 线片上标注 L5 和 S1 椎体椎弓根的位置。
  - 用虚线在 X 线片上画出硬膜囊及其发出神经根的轮廓和走行，显示其与周围骨性标志的位

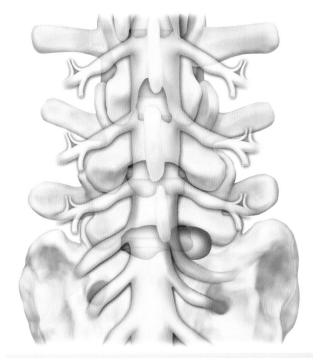

**图 7.4** 肩上型椎间盘突出的示意图。L5~S1 水平该型突出将神经根往中央推向硬膜囊

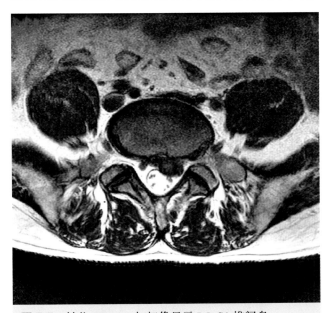

**图 7.5** 轴位 MRI T2 加权像显示 L5~S1 椎间盘

置关系。同时，根据 CT 和 MRI 结果，可描绘被突出椎间盘髓核推挤而出现位置变化的神经根以及被压迫而出现压痕的硬膜囊（图 7.9）。另外，还可以在 X 线上标出穿刺针需要抵达的目标靶点位置。

- 有时在 CT 或者 MRI 上也很难辨别出 S1 神经

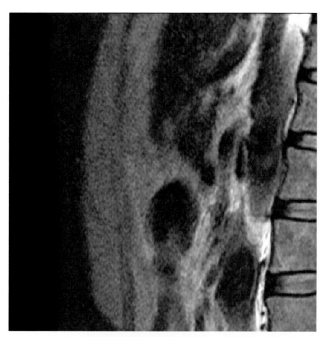

图 7.6　矢状位 MRI T2 加权像显示 L5~S1 椎间盘向左侧突出

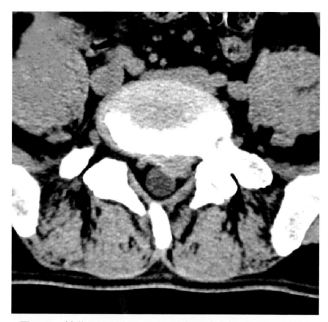

图 7.7　轴位 CT 显示 L5~S1 椎间盘软性突出位于左侧

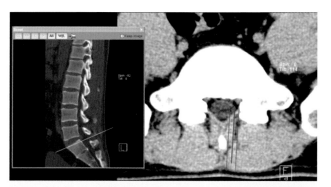

图 7.8　右侧的轴位平面对应 S1 椎体上终板水平，可用于制订术前规划。左侧小图为定位片，显示轴位图像对应的组织平面

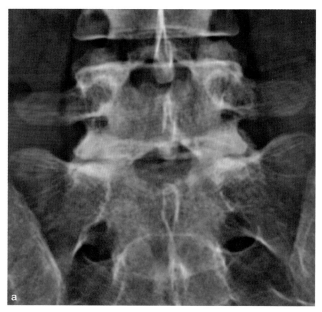

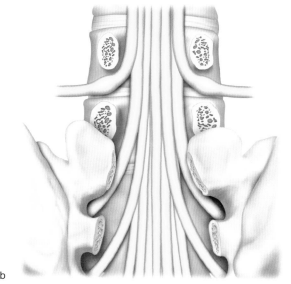

图 7.9　根据轴位 CT 或 MRI 的图像信息在 X 线片上用虚线描绘神经

根，但仍需尝试通过 CT 或 MRI 层面识别和推测神经根的位置与走行（图 7.9）。

## 7.5　内镜视野下解剖结构的识别

进入硬膜外间隙的方法有两种。

### 7.5.1 方法一

- 用穿刺针尖刺破黄韧带，随后使用扩张器在导丝的引导下逐级置入，从而建立工作通道。方法一比方法二更安全。

- 将环形工作套管置入，在 C 臂透视下确认其前端固定于棘突与椎板连接处（图 7.10a）。随后置入脊柱内镜，当视野出现头尾方向垂直走行的淡黄色纤维时，说明已抵达黄韧带。

- 黄韧带由后浅层和前深层双层纤维结构组成，使用钝性解剖探针探入硬膜外间隙，并将双层黄韧带纵向划开（图 7.10b）。

- 如果黄韧带很薄，可以使用镜下篮钳将其剪开，但这样会使黄韧带在术后留下缺损。

- 剥开黄韧带后，继续向前置入工作套管和脊柱内镜，随即出现在镜下视野的往往是硬膜外脂肪。硬膜外脂肪呈淡黄色有光泽的微小液滴状，表面散布着微细血管，整体略带微红色（图 7.11）。

- 使用双极射频刀头凝结血管和硬膜外脂肪后，向前置入工作套管。根据病变的情况，接下来出现在镜下视野的可能是神经组织、蓝染的突出椎间盘或后纵韧带。通常情况下，首先出现在镜下视野的是在椎间盘造影操作时被蓝染的突出椎间盘或后纵韧带，同时伴有些许前方的硬膜外脂肪（图 7.12）。

- 若首先映入视野的是神经组织，则意味着可供镜下操作的空间很小。

- 出现这种情况时，在内镜视野下重新置入导丝，可避免损伤周围神经组织。

- 将导丝前端抵在 S1 椎体上终板水平稍下方的 S1 椎体后方，退出内镜和工作套管，并在导丝的引导下重新置入扩张器，逐级建立新的工作通道。

- 接着将环形工作套管更换为斜面工作套管，其优势是可以在镜下视野中通过旋转斜面的位置来保护神经根。旋转套管斜面还可以将 S1 神经根慢慢推开，从而增大腋下或肩上的空间。

- 此时内镜视野中往往可以见到蓝染的突出椎间盘和一些硬膜外脂肪（图 7.12）。

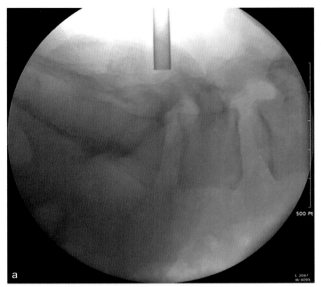

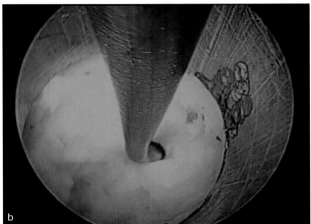

**图 7.10**　a. C 臂透视的侧位片上环形工作套管锚定于 L5 椎板的背侧皮质；b. 镜下视野显示解剖探针将双层黄韧带纵向划开后进入硬膜外间隙

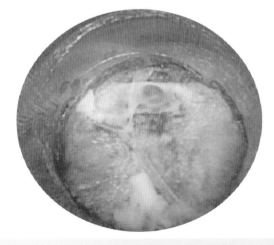

**图 7.11**　划开黄韧带后镜下视野可见硬膜外脂肪，呈淡黄色有光泽的微小液滴状，表面散布着微细血管，整体略带微红色

- 取出突出的椎间盘后可以看到残留的后纵韧带，其白色拱起的表面散布着走行不规则的微细血管。
- 由于一些小髓核碎片长期附着于后纵韧带，部分后纵韧带也会被染成蓝色（图7.13）。

### 7.5.2 方法二

- 如果MRI上显示突出的椎间盘非常大，并将走行在其表面的神经根推向中央或外侧，那么可以采用方法二进入硬膜外间隙，即将穿刺针直接置入突出的椎间盘中。
- 在这种情况下，建立工作通道并置入内镜后就可

以很轻松地找到蓝染的椎间盘。

- 有时候很难将后纵韧带跟神经组织区分开，特别是在椎体水平，因为后纵韧带表面纤维为纵向走行，没有紧附于其下方的骨面，并且具有一定的活动度。
- 可以通过血管特点区分后纵韧带和神经组织。后纵韧带的白色表面分布着微细血管，而神经根和硬膜呈浅粉色，在其背面经常可以见到1~2条伴行血管，且伴行血管很少有分支（图7.14）。
- 移除突出的椎间盘组织后可以看到S1神经根被充分松解，同时可以使用解剖探针探查肩上区域，以确认减压是否充分（图7.15）。

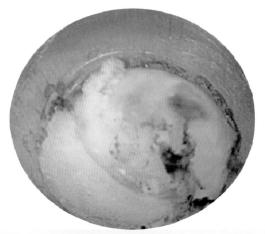

图7.12 凝结血管和硬膜外脂肪后的镜下视野。继续向前置入工作套管，可能见到神经组织、蓝染的突出椎间盘或后纵韧带

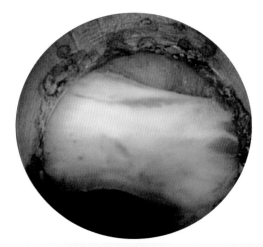

图7.14 神经根和硬膜的镜下视野。二者呈浅粉色，其背侧常有1~2条伴行血管，伴行血管很少有分支

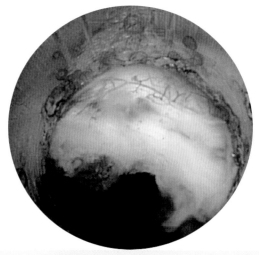

图7.13 局部后纵韧带的镜下视野，部分区域被染成蓝色

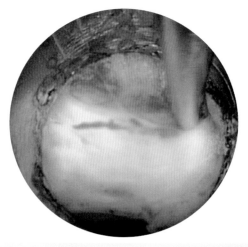

图7.15 内镜下的S1神经根，可以看到已完全减压。用探头沿肩部触诊可以验证减压是否充分

- 轻轻旋转、退出工作套管和内镜，即可看到硬膜囊和 S1 神经根。
- S1 神经根可以游离是减压充分的表现（图 7.16）。
- 当确认硬膜囊和神经根充分游离后，向外退出工作套管和内镜，可以看到黄韧带上的工作通道裂孔自行闭合（图 7.17、7.18）。
- 继续往外退出工作套管和内镜，可以看到肌肉纤维间因扩张器逐级扩张形成的工作通道间隙也自行闭合，不会残留空腔（图 7.19）。
- 方法二是在 C 臂透视侧位片上将穿刺针针尖直接置入 S1 椎体的背侧面上。
- 在这种情况下，置入内镜后视野中首先出现的结构应该是伴有毛细血管丛的硬膜外脂肪（图

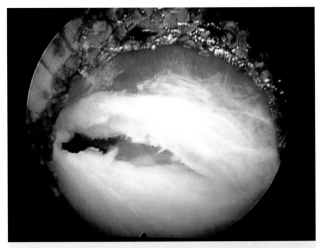

图 7.18　向外退出工作套管和内镜，可以看到黄韧带上的工作通道裂孔自行闭合

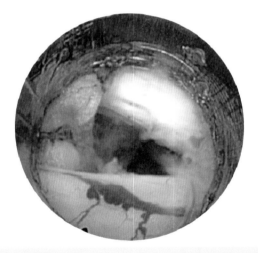

图 7.16　S1 神经根镜下视野，位于 11 点方向到 3 点方向之间，硬膜囊位于 4 点方向到 7 点方向区域；视野中间的黑洞为切除突出椎间盘碎片后留下的空洞

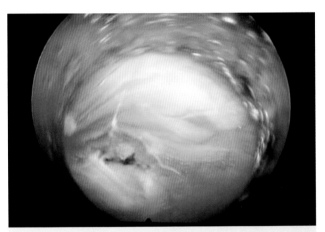

图 7.19　继续退出工作套管和内镜，可以看到肌肉纤维间由扩张器逐级扩张形成的工作通道间隙自行闭合，没有残留空腔

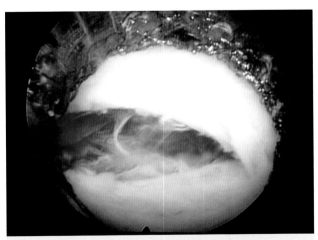

图 7.17　游离 S1 神经根和硬膜囊的镜下视野

7.11），或者是蓝染的突出椎间盘组织（图 7.12）。
- 其他解剖结构的辨识在方法一中已阐述。

## 7.6　结论

针对 L5~S1 水平的脊柱内镜操作，不管是寻常病例还是高髂嵴的病例，经椎板间技术均非常适用。相比经髂骨技术，经椎板间技术可以更轻松地暴露病变。术前以及术中与患者的交流十分重要，当术中旋转工作套管时由于神经根受到牵拉，患者会出现放射痛，此时需考虑进行局部浸润麻醉或改为全身麻醉。

## 参考文献

1. Choi G, Lee SH, Raiturker PP, Lee S, Chae YS. Percutaneous endoscopic interlaminar discectomy for intracanalicular disc herniations at L5–S1 using a rigid working channel endoscope. *Neurosurgery* 2006;*58*
2. Ruetten S, Komp M, Merk H, Godolias G. Full-endoscopic interlaminar and transforaminal lumbar discectomy versus conventional microsurgical technique: a prospective, randomized, controlled study. *Spine* 2008;*33*(9):931–939
3. Choi G, Prada N, Modi HN, Vasavada NB, Kim JS, Lee SH. Percutaneous endoscopic lumbar herniectomy for high-grade down-migrated L4–L5 disc through an L5–S1 interlaminar approach: a technical note. *Minim Invasive Neurosurg* 2010;*53*(3):147–152
4. Dezawa A, Sairyo K. New minimally invasive discectomy technique through the interlaminar space using a percutaneous endoscope. *Asian J Endosc Surg* 2011;*4*(2):94–98
5. Sencer A, Yorukoglu AG, Akcakaya MO, et al. Fully endoscopic interlaminar and transforaminal lumbar discectomy: short-term clinical results of 163 surgically treated patients. *World Neurosurg* 2014;*82*(5):884–890
6. Ahn Y. Percutaneous endoscopic decompression for lumbar spinal stenosis. *Expert Rev Med Devices* 2014;*11*(6):605–616
7. Ebraheim NA, Miller RM, Xu R, Yeasting RA. The location of the intervertebral lumbar disc on the posterior aspect of the spine. *Surg Neurol* 1997;*48*(3):232–236
8. Hasegawa T, Mikawa Y, Watanabe R, An HS. Morphometric analysis of the lumbosacral nerve roots and dorsal root ganglia by magnetic resonance imaging. *Spine* 1996;*21*(9):1005–1009
9. Cohen MS, Wall EJ, Brown RA, Rydevik B, Garfin SR. 1990 AcroMed Award in basic science. Cauda equina anatomy. II: Extrathecal nerve roots and dorsal root ganglia. *Spine* 1990;*15*(12):1248–1251
10. McCulloch JA, Young PH. Musculoskeletal and neuroanatomy of the lumbar spine. In: McCulloch JA, Young PH, eds. *Essentials of Spinal Microsurgery*. Philadelphia, PA: Lippincott-Raven; 1998:249–292
11. Suh SW, Shingade VU, Lee SH, Bae JH, Park CE, Song JY. Origin of lumbar spinal roots and their relationship to intervertebral discs: a cadaver and radiological study. *J Bone Joint Surg Br* 2005;*87*(4):518–522
12. Askar Z, Wardlaw D, Choudhary S, Rege A. A ligamentum flavum-preserving approach to the lumbar spinal canal. *Spine* 2003;*28*(19):E385–E390
13. Aydin Y, Ziyal IM, Duman H, Türkmen CS, Başak M, Sahin Y. Clinical and radiological results of lumbar microdiskectomy technique with preserving of ligamentum flavum comparing to the standard microdiskectomy technique. *Surg Neurol* 2002;*57*(1):5–13
14. Boeree N. The reduction of peridural fibrosis. In: Gunzburg R, ed. *Lumbar Disc Herniation*. Philadelphia, PA: Lippincott Williams & Wilkins; 2002:185–196
15. Loughenbury PR, Wadhwani S, Soames RW. The posterior longitudinal ligament and peridural (epidural) membrane. *Clin Anat* 2006;*19*(6):487–492

# 8 经皮内镜下腰椎间盘切除术：L5~S1 突出髓核的结构保存技术

Hyeun Sung Kim, Ji Soo Jang, Il Tae Jang, Sung Hoon Oh, Chang Il Ju

## 8.1 引言

显微镜下腰椎间盘突出切除术已经成为治疗腰椎髓核突出（HNP）的标准手术方式，但是近年来，PELD 发展得十分迅速。PELD 根据入路可分为经椎间孔入路 PELD（PETLD）和经椎板间入路 PELD（PEILD）。这两种方式都各有优势和不足。本章主要讨论这两种经皮内镜腰椎间盘切除术的适应证、解剖结构和手术技术要点。

## 8.2 解剖因素

### 8.2.1 分型

详见表 8.1、8.2 和图 8.1。

表 8.1 经皮内镜 L5~S1 髓核突出切除术的优缺点

|  | 后外侧入路 | 椎板间入路 |
|---|---|---|
| 入路 | 经椎间孔<br>经髂嵴 | 经肩部<br>经腋部 |
| 黄韧带 | 保留 | 切除或保留 |
| 纤维环修补 | 不可能 | 可能 |
| 适应证 | 有限 | 较广 |
| 粘连 | 少 | 少或多 |

表 8.2 两种不同的经皮椎板间入路的优缺点

|  | 肩部入路 | 腋部入路 |
|---|---|---|
| 学习曲线 | 短 | 中 |
| 向下脱垂 | 困难 | 容易 |
| 向上脱垂 | 容易 | 困难 |
| 神经根牵拉 | 重 | 轻 |
| 纤维环缝合 | 困难 | 容易 |

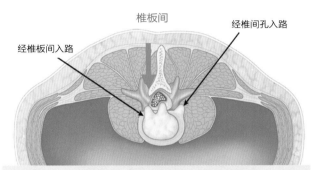

图 8.1 经皮内镜下腰椎间盘切除术的分型

### 8.2.2 PETLD 和 PEILD 的原理

在应用 PETLD 之前，需检查椎间孔和髂嵴情况，因为狭窄的椎间孔、浅的椎弓根上部区域和高的髂嵴会使到达目标位置变得十分困难（图 8.2）。图 8.3 显示了 PEILD 切除 L5~S1 突出髓核的原理，图 8.4 显示了椎板间的解剖特征。

## 8.3 适应证和应用

近年来，应用于经皮腰椎间盘切除术的技术和工具发展迅速。因此，几乎所有的腰椎间盘突出都可以应用经皮内镜下切除的方式来治疗，然而经皮

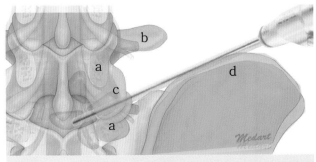

图 8.2 内镜下经椎间孔入路切除 L5~S1 突出髓核的解剖限制。a—椎弓根；b—横突；c—关节突关节；d—髂嵴

内镜具有较陡的学习曲线，特别是对于困难和复杂的病例。

PEILD 需要较宽的椎板间隙，特别适用于 L5~S1 间隙。

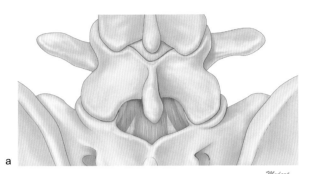

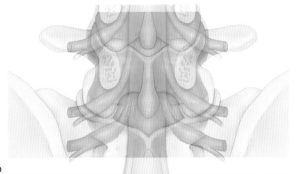

图 8.3　椎板间区域的解剖示意。a. L5~S1 水平有更宽的椎板间隙和肩部空间；b. 腋部区域比上一个节段更靠近头端

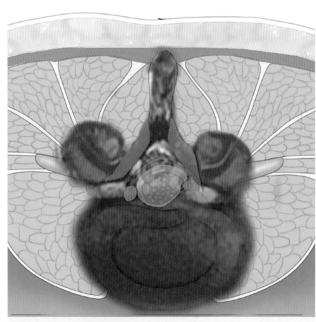

图 8.4　椎板间的解剖特征

## 8.4　手术流程

### 8.4.1　手术室的准备

图 8.5 显示了标准的手术室设置，包括手术人员和仪器设备的位置。

### 8.4.2　麻醉

对于椎板间入路，因为神经根被直接牵开会导致剧烈的疼痛，硬膜外或全身麻醉都是合适的选择。全身麻醉可以减轻患者的焦虑和术中疼痛，但是术中患者无法提供神经功能反馈。

### 8.4.3　体位和体表定位

PEILD 患者一般采取俯卧位（图 8.6）。术前详细规划 PEILD 工作通道的进针点对于成功切除髓核和避免结构损伤是非常重要的，也可有效避免神经损伤（视频 8.1）。

视频 8.1　皮肤标记

PEILD 的进针点位于 V 点。

- V 点位于黄韧带、下关节突和上关节突的交界处（图 8.7）。
- 距棘突中线约 1 cm。
- 最深处位于黄韧带和椎板之间。
- 在黄韧带最外侧。

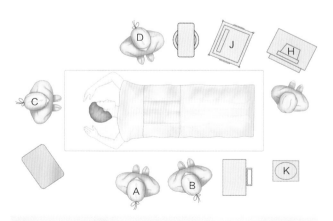

图 8.5　手术室人员和仪器设备的标准位置。A—主刀医生；B—护士；C—麻醉师；D—X 线技师；H—显像设备；J—影像处理站；K—水泵

● 锥形套管尖能紧密地插入 V 点。

### 8.4.4　椎间盘组织染色标记：椎间孔入路

为了精准地切除目标突出物，用靛蓝染液对椎间盘组织进行染色标记可评估退变或病变的椎间盘。利用 X 线透视监测穿刺针的位置，进一步将穿刺针尖置于 Kambin 三角的头侧和背侧。为了减少神经损伤，穿刺针首先应尽量置于关节突关节的腹侧（上关节突）；当穿刺针触及上关节突的骨性结构后，才将针置于 Kambin 三角（图 8.8、8.9）。

在引导针插入后，向椎间盘间隙注射靛蓝染液以识别退变或病变的椎间盘组织（视频 8.2）。

视频 8.2　激发椎间盘造影术

### 8.4.5　皮肤切开和工作通道置入

手术区域完成靛蓝染液注射后，在术前定位的穿刺点做一皮肤切口。切开皮肤后，切开皮下筋

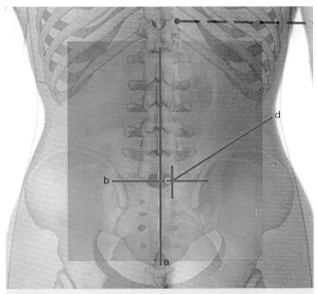

**图 8.8**　图解经皮内镜下椎板间腰椎间盘切除术。a—脊柱中线；b—椎板间最宽处横线；c—V 点；d—将靛蓝染液通过 Kambin 三角注入

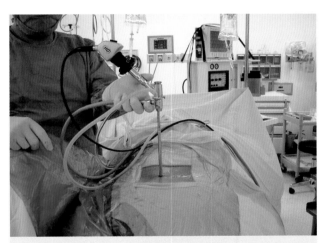

**图 8.6**　在经皮内镜下腰椎间盘切除术中，俯卧位对患者而言更舒适

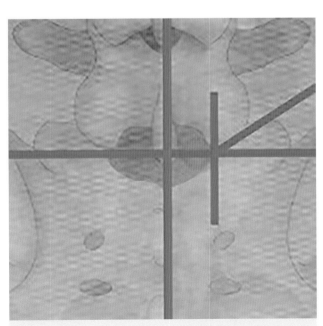

**图 8.7**　V 点（粉色圆点）：位于黄韧带、上关节突和下关节突交界处

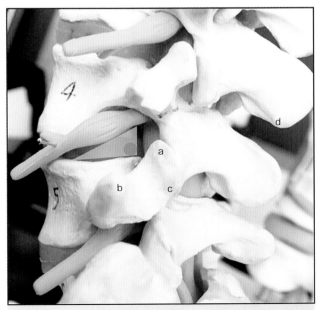

**图 8.9**　18 号针头插入 Kambin 三角。最好能将针头插入橙色圆点处。a—上关节突；b—横突；c—乳突；d—棘突

膜，这样才能在后续步骤中插入工作通道。将工作套管插入靶点，紧接着将工作通道插入工作套管。把工作通道调整到最佳位置后，插入经皮内镜。圆端工作通道的插入见图8.10，锥形端工作通道的插入见图8.11。PEILD的解剖入路定位点见图8.12（视频8.3a、8.3b）。

视频8.3a　操作视图：斜　　视频8.3b　透视视图：斜
面工作通道插入　　　　　　面工作通道插入

### 8.4.6　黄韧带入路

黄韧带切开技术（图8.13）

● 用篮钳切开黄韧带。

● 与传统显微镜下腰椎间盘切除术的过程相似。

● 这种方式特别适合肩上入路。

间接黄韧带劈开技术（图8.14）

● 把18号针头插入腋下。

● 注射染色剂后检查腋下安全区域。

● 把针头插入腋下安全区域，然后换成导丝。

● 导丝穿过黄韧带，然后插入工作通道。

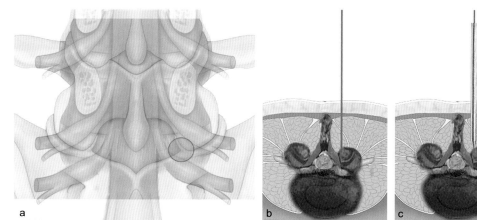
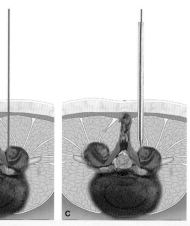
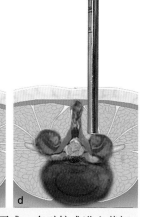

**图 8.10**　圆端工作通道的插入。圆端工作通道相对比较好操作且较安全，但是穿过肌肉时较困难，有时较难进入黄韧带的靶点处。a. 圆端工作通道靶点；b. 第一步，将导针插入 V 点旁的骨性结构处；c. 第二步，将套管通过导针插入；d. 第三步，将圆端工作通道插入套管

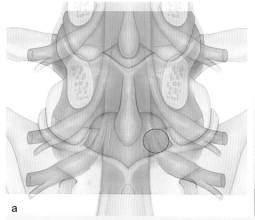
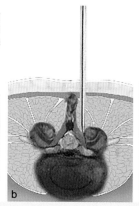
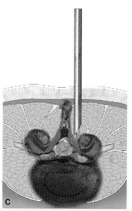
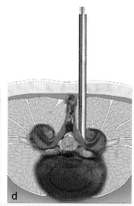

**图 8.11**　锥形端工作通道的插入。锥形端工作通道可以直接插入 V 点。确认已把锥形端工作通道置入 V 点后，可以更快地处理周围肌肉且更容易暴露黄韧带。a. 锥形端工作通道的靶点；b. 第一步，将套管插入 V 点；c. 第二步，将锥形端工作通道插入，插入时锥形端的反面对着骨面可以避免骨性阻挡；d. 第三步，当锥形端工作通道接触到黄韧带后，旋转锥形端工作通道，使其朝向 V 点

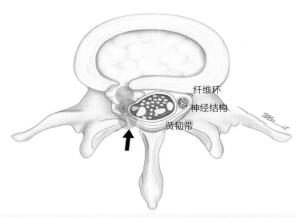

图 8.12　经皮内镜下椎板间入路腰椎间盘切除术的 3 个解剖入路定位点。a—黄韧带；b—神经结构；c—纤维环

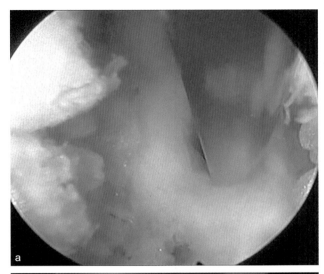

### 直接黄韧带劈开技术（图 8.15）

- 用探针劈开黄韧带或者通过其他器械将工作通道插入病变区域，可以保证获得清晰的术野。
- 首先，将工作通道置于黄韧带表面。
- 其次，用探针把黄韧带劈开。
- 再次，通过劈开的黄韧带置入工作通道。

视频 8.4　黄韧带切除术

- 保留解剖结构，特别是黄韧带和关节突关节（视频 8.4）。

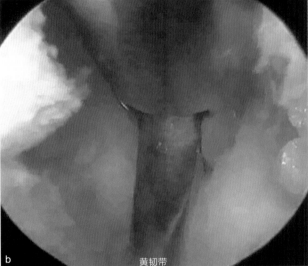

黄韧带

### 8.4.7　神经（减压）处理

#### 肩部入路

- 此入路位于椎板和 S1 神经根肩部之间（图 8.16）。
- 因为此入路与传统入路相似，所以手术医生对该方案较熟悉。
- 优点：适用于切除向上游离脱垂的髓核。
- 缺点：对于少数向下游离的或中央型突出，使用肩部入路往往比较困难。

#### 腋部（减压）处理

- 位于 S1 神经根和硬膜之间（图 8.16）。
- 有一定的学习曲线。
- 优点：适用于切除向下游离脱垂的髓核。
- 缺点：对于切除向上游离的髓核较困难。

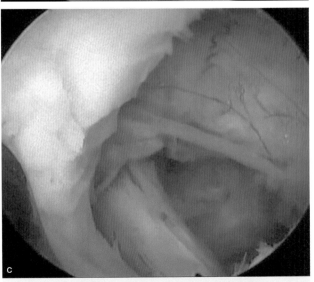

图 8.13　黄韧带切开技术。a. 用探针劈开黄韧带；b. 用篮钳切除靶点周围的黄韧带；c. 切开黄韧带后暴露靶点

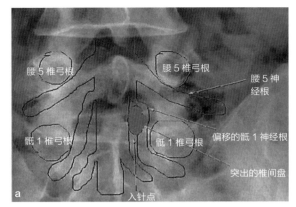

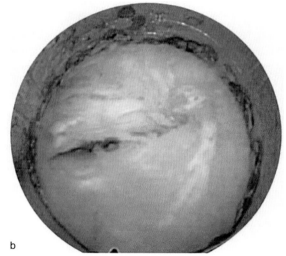

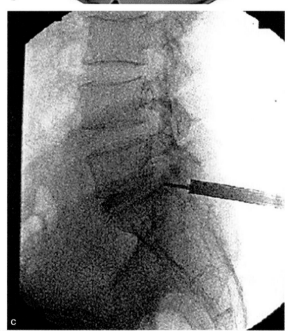

图 8.14 间接黄韧带劈开技术

### 8.4.8 纤维环处理：减压 / 椎间盘切除

**纤维环的切除方式（图 8.17）**

- 切除突出周围的纤维环，暴露病变椎间盘。
- 此种方法与传统方法相似，所以手术医生对该方法较熟悉。
- 使用这种方法的患者术后具有较高的复发率。

**裂口破碎髓核切除术和纤维环密封技术**

- 应用篮钳或探钩探开裂口。建议使用探钩，因为纤维环损伤的机会更小。
- 有时，在严重的椎间盘破裂的病例中，裂口已经形成。这时应努力找到已经存在的裂口，而不是人为制造新的裂口。
- 尽量通过裂口切除髓核，除非真的找不到裂口。尽量切除所有病变髓核，确保没有残余。
- 使用等离子探头对膨出纤维环进行消融时，应从远端到近端，这样随着膨出的椎间盘变小，裂口也会减小。
- 最后，电凝裂口周围，使其紧紧密封（图 8.18~图 8.20）。

## 8.5 结构保护

经皮内镜下椎板间髓核切除术中结构保护的手术流程如下（图 8.21、8.22；视频 8.5、8.6）。

视频 8.5、8.6 保留结构的经皮内镜下椎板间入路腰椎间盘突出切除术：1、2

- 黄韧带劈开技术和纤维环密封技术。
- 在纤维环裂口周围进行等离子电凝密封。

经皮内镜下椎板间髓核切除术中结构保护的益处如下。

- 解剖结构，特别是黄韧带、关节突关节和纤维环得到保护。
- 受损的纤维环髓核得到加强。
- 纤维环密封后疾病早期复发率降低。
- 降低术后粘连的发生率。

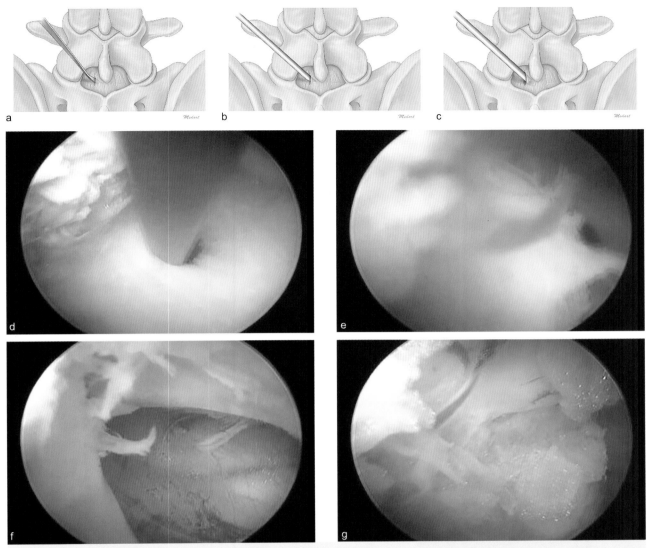

**图 8.15** 直接黄韧带劈开技术。a~c. 直接劈开黄韧带技术的解剖过程；d~g. 直接劈开黄韧带技术的手术过程。用探针劈开黄韧带，通过劈开的黄韧带插入锥形工作通道，旋转锥形工作通道，进入靶点

## 8.6 经皮内镜下椎板间入路腰椎间盘髓核切除术的研究进展

### 8.6.1 PEILD 治疗 L5~S1 髓核突出合并严重椎管压迫时的结构保护（图 8.23）

- 谨慎地劈开黄韧带。
- 当 L5~S1 髓核突出严重压迫椎管时更适合腋部入路。
- 探查对侧突出纤维环和硬膜腹侧之间的区域（视频 8.7~8.9）。

视频 8.7~8.9　高位椎管损伤的保留结构的经皮内镜下椎板间入路腰椎间盘突出切除术：1~3

### 8.6.2 PEILD 治疗重度向下脱垂的 L5~S1 髓核时的结构保护（图 8.24）

PEILD 治疗向下脱垂的髓核时更适合采取腋部入路。

- 劈开黄韧带的下部。
- 充分探查黄韧带的下部。
- 有时在向下置入工作通道时会遇到 L1 上部分椎板的阻挡，这时可以用经皮磨钻处理。

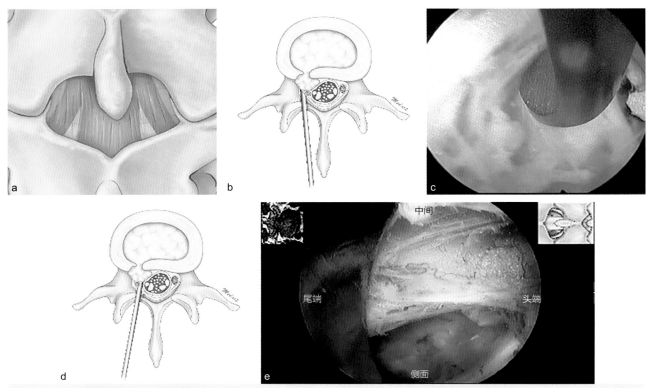

**图 8.16** 经皮内镜下椎板间入路时神经根的牵开。a~c. 肩部入路；d、e. 腋部入路

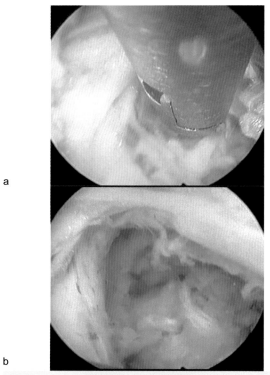

**图 8.17** 纤维环切除。a. 使用冲床或钳子切除纤维环；b. 切除纤维环后的外观

### 8.6.3 PEILD 治疗重度向上脱垂游离的 L5~S1 髓核突出时的结构保护（图 8.25）

PEILD 治疗向上脱垂游离的髓核时更适合采取肩部入路。

- 劈开黄韧带的上部。
- 充分探查黄韧带的上部。
- 有时在向下置入工作通道时会遇到 L5 下部分椎板的阻挡，这时可以用经皮磨钻处理（视频 8.10）。

**视频 8.10** 高位向上移位型 L5~S1 腰椎髓核突出结构保留的经皮内镜下椎板间入路腰椎间盘突出切除术

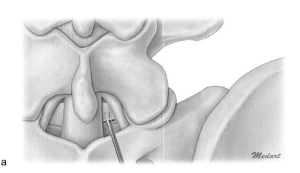

a

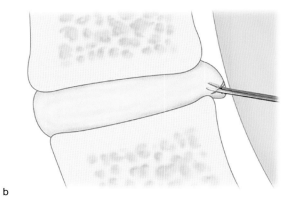

b

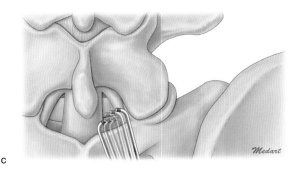

c

图 8.18　裂口破碎髓核切除术和纤维环密封技术。a、
b. 裂口破碎髓核切除术；c. 纤维环密封技术

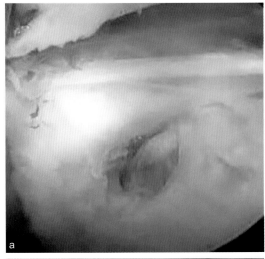

a

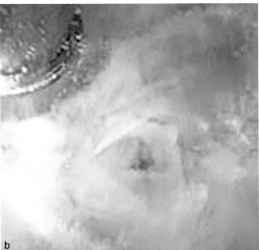

b

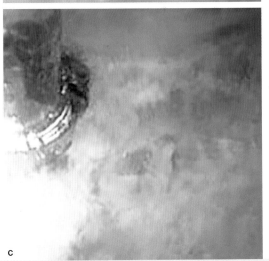

c

图 8.19　纤维环密封技术的手术图像。a. 建立切除病变
髓核的裂口；b. 由外至内逐步密封纤维环；c. 纤维环密
封后的外观

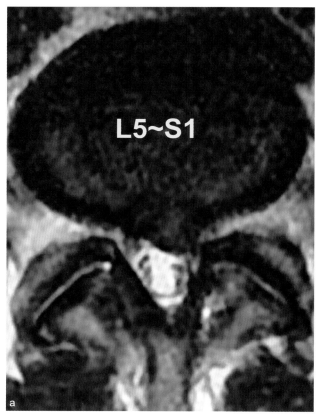

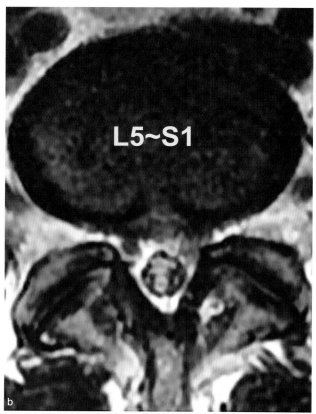

图 8.20 纤维环密封前（a）后（b）的 MRI 图像

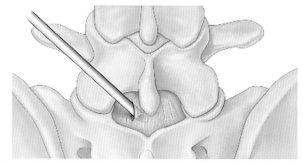

a

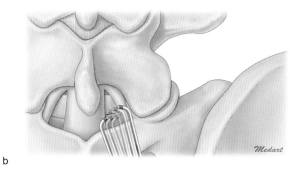

b

图 8.21 经皮内镜下椎板间入路 L5~S1 髓核突出切除术的结构保护包括黄韧带劈开技术（a）和纤维环密封技术（b）

### 8.6.4 PEILD 治疗椎间孔向上游离的 L5~S1 髓核时的结构保护：对侧 PEILD（图 8.26）

对侧椎板间入路适用于同侧椎间孔入路或者椎板间入路存在髂嵴、关节突关节和 L5 椎板等解剖结构限制时。

- 对侧椎板间入路可以充分进入 L5~S1 椎间孔至 L5~S1 的上部区域。
- 对侧 PEILD 入路治疗椎间孔向上游离的髓核时更适合肩部入路。
- 劈开黄韧带的上部。
- 充分探查椎间孔至 L5~S1 的上部区域。
- 有时操控工作通道进入椎间孔至 L5~S1 的上部区域时会遇到 L5 上部分椎板和 S1 上关节突的阻挡，这时可以用经皮磨钻处理（图 8.27，视频 8.11）。

视频 8.11 保留对侧结构的经皮内镜下椎板间入路腰椎间盘突出切除术

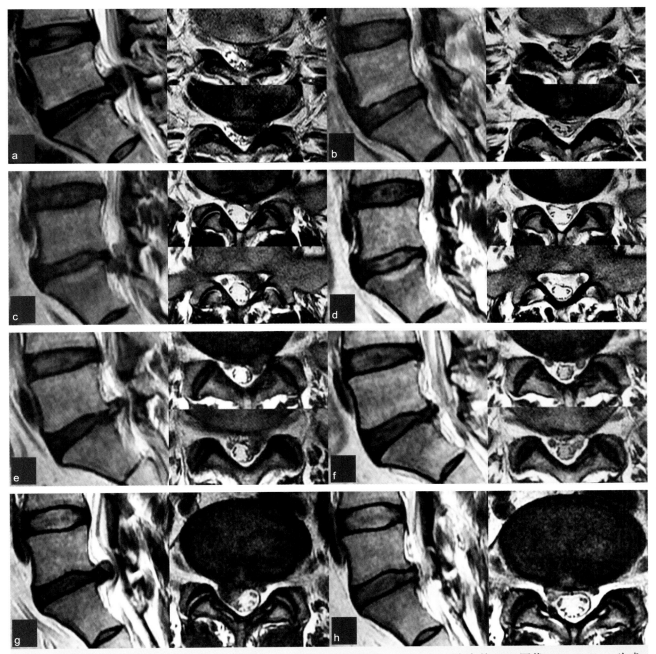

图 8.22　PEILD 的结构保护包括黄韧带劈开技术和纤维环密封技术。a、c、e、g 为术前 MRI 图像；b、d、f、h 为术后即时 MRI 图像

### 8.6.5　PEILD 翻修治疗开放性腰椎间盘髓核切除术后复发时的结构保护（图 8.28、8.29）

- 首先，找到粘连组织旁的骨性结构。
- 找到存留椎板旁的安全边界。
- 使用探钩将粘连组织从骨性结构上分离。
- 这个过程很容易导致硬膜撕裂或者神经根损伤

（视频 8.12）。

视频 8.12　保留结构翻修经皮内镜下椎板间入路腰椎间盘突出切除术治疗开放腰椎间盘切除术后复发性腰椎髓核突出

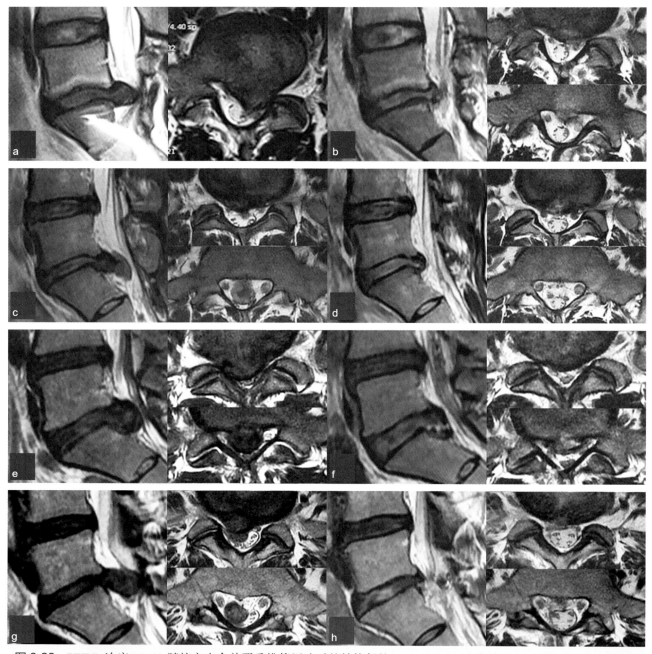

**图 8.23** PEILD 治疗 L5~S1 髓核突出合并严重椎管压迫时的结构保护。a、c、e、g 为术前 MRI 图像；b、d、f、h 为术后即时 MRI 图像

### 8.6.6 结构保护性 PEILD 术后的结构保护性 PEILD 翻修治疗（图 8.30）

- 若情况允许，尽量采用原手术入路。
- 找到正常硬膜外间隙。

- 仔细分离之前的手术区域（视频 8.13）。

视频 8.13 保留结构翻修经皮内镜下椎板间入路腰椎间盘突出切除术治疗前次该术式术后案例

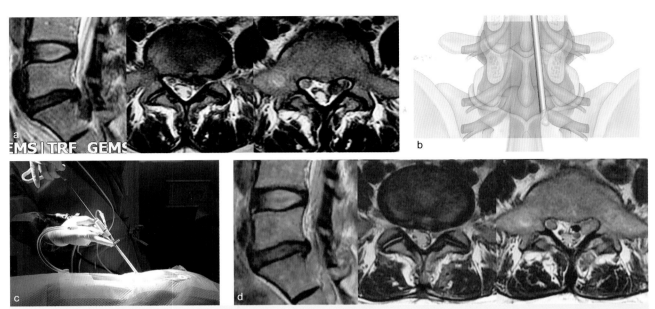

图 8.24　PEILD 治疗重度向下脱垂的 L5~S1 髓核时的结构保护。腋部入路更容易切除向下脱垂游离的髓核。a. 术前 MRI 图像；b. L5~S1 高度向下脱垂游离的髓核位于神经根腋部；c. 工作通道对下方区域的操作；d. 术后即时 MRI 图像

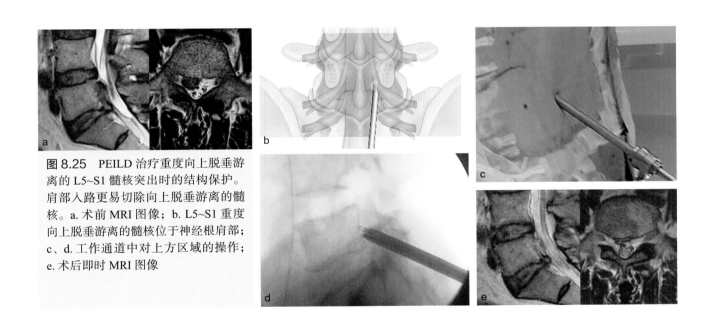

图 8.25　PEILD 治疗重度向上脱垂游离的 L5~S1 髓核突出时的结构保护。肩部入路更易切除向上脱垂游离的髓核。a. 术前 MRI 图像；b. L5~S1 重度向上脱垂游离的髓核位于神经根肩部；c、d. 工作通道中对上方区域的操作；e. 术后即时 MRI 图像

### 8.6.7　症状性部分钙化 L5~S1 髓核突出：钙化漂浮技术

见图 8.31、8.32 和视频 8.14。

视频 8.14　症状性部分钙化 L5~S1 腰椎髓核突出：钙化漂浮技术

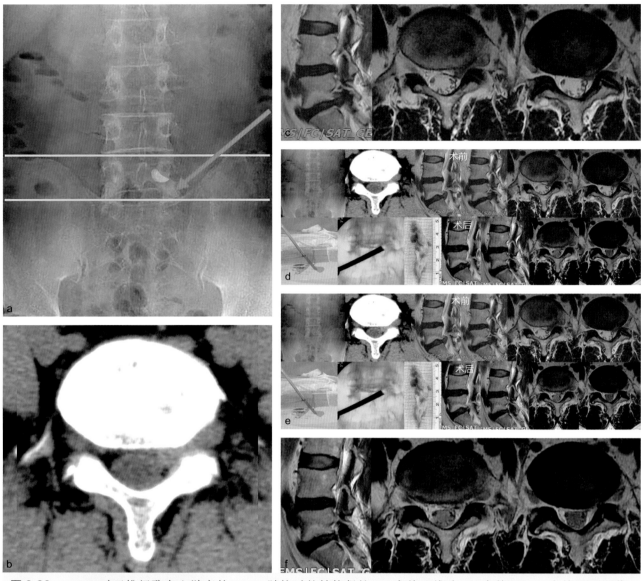

图 8.26　PEILD 对于椎间孔向上游离的 L5~S1 髓核时的结构保护。a. 术前 X 线片；b. 术前 CT；c. 术前 MRI 图像；d. 对侧椎板间入路；e. 取出巨大的突出髓核；f. 术后即时 MRI 图像

## 8.7　并发症

### 8.7.1　早期复发

● 通过纤维环密封技术能够降低早期复发率。

● 充足的卧床休息时间有助于降低早期复发率。

### 8.7.2　血管损伤

● 椎间盘髓核切除时不可进入太深，避免导致血管损伤。

● 必须注意避免损伤椎前主动脉。

### 8.7.3　神经损伤

● 通过轻微地牵拉神经根可以成功地预防神经损伤。

● 当术中发生硬膜撕裂时，最好停止手术。

### 8.7.4　感染

● 为了减少术后感染的机会，保持干净的手术区域和感染控制流程是必需的。

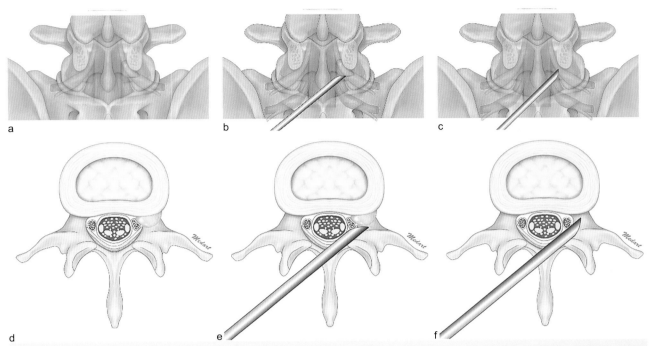

图 8.27 对侧椎板间入路治疗椎间孔向上游离的 L5~S1 髓核突出时的结构保护。a、d. 对侧椎板间入路的空间充分；b、e. 使用锥形工作套管劈开黄韧带，从而暴露对侧靶点；c、f. 髓核切除后，探查椎间孔区域

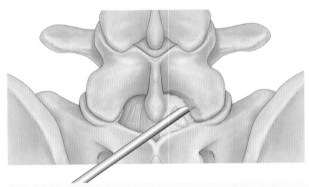

图 8.28 PEILD 翻修治疗开放性腰椎间盘髓核切除术后复发时的结构保护。使用探钩将粘连组织从骨性结构上分离

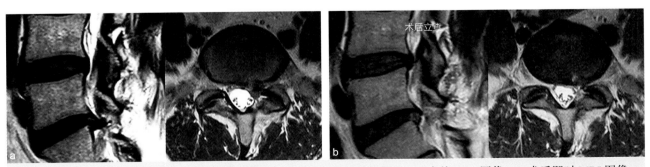

图 8.29 PEILD 翻修治疗开放性腰椎间盘髓核切除术后复发时的结构保护。a. 术前 MRI 图像；b. 术后即时 MRI 图像

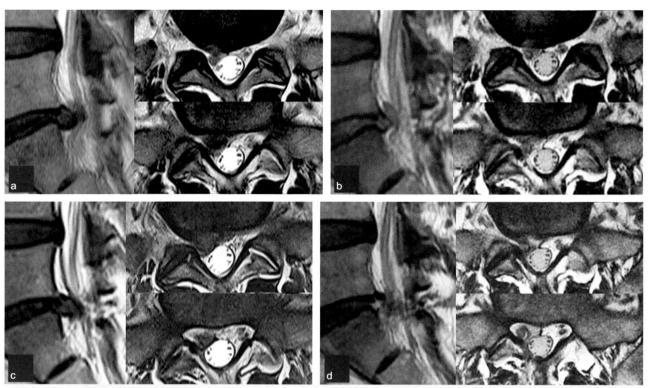

图 8.30 结构保护性 PEILD 术后的结构保护性 PEILD 翻修治疗。a. 第一次手术前的 MRI 图像；b. 第一次 PEILD 术后的 MRI 图像；c. 术后 2 年再次发作时的 MRI 图像，其症状和初次发作时相似；d. 第二次 PEILD 术后即时的 MRI 图像

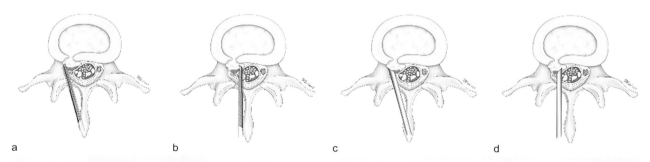

图 8.31 经皮内镜下椎板间入路的钙化漂浮技术。a、b. 切除钙化突出的髓核周围的纤维环；c、d. 将工作通道包入钙化突出的髓核后旋转锥形工作通道

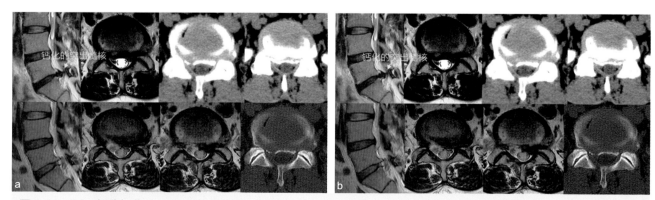

图 8.32 用于部分钙化的 L5~S1 突出髓核：钙化漂浮技术。a. 术前 MRI 图像；b. 术后即时 MRI 图像

## 参考文献

1. Kim DH, Choi G, Lee SH. *Endoscopic Spine Procedures.* Thieme Medical Publishers; 2011:11
2. Abdullah AF, Wolber PG, Warfield JR, Gunadi IK. Surgical management of extreme lateral lumbar disc herniations: review of 138 cases. *Neurosurgery* 1988;*22*(4):648–653
3. Ahn Y, Lee SH, Park WM, Lee HY, Shin SW, Kang HY. Percutaneous endoscopic lumbar discectomy for recurrent disc herniation: surgical technique, outcome, and prognostic factors of 43 consecutive cases. *Spine* 2004;*29*(16):E326–E332
4. McCulloch JA. Principles of Microsurgery for Lumbar Disc Diseases. New York: Raven Press, 1989.
5. Mekhail N, Kapural L. Intradiscal thermal annuloplasty for discogenic pain: an outcome study. *Pain Pract* 2004;*4*(2):84–90
6. Ditsworth DA. Endoscopic transforaminal lumbar discectomy and reconfiguration: a postero-lateral approach into the spinal canal. *Surg Neurol* 1998;*49*(6):588–597
7. Tsou PM, Yeung AT. Transforaminal endoscopic decompression for radiculopathy secondary to intracanal noncontained lumbar disc herniations: outcome and technique. *Spine J* 2002;*2*(1):41–48
8. Tsou PM, Alan Yeung C, Yeung AT. Posterolateral transforaminal selective endoscopic discectomy and thermal annuloplasty for chronic lumbar discogenic pain: a minimal access visualized intradiscal surgical procedure. *Spine J* 2004;*4*(5):564–573
9. Ruetten S, Komp M, Godolias G. An extreme lateral access for the surgery of lumbar disc herniations inside the spinal canal using the full-endoscopic uniportal transforaminal approach—technique and prospective results of 463 patients. *Spine* 2005;*30*(22):2570–2578
10. Jasper GP, Francisco GM, Telfeian AE. Endoscopic transforaminal discectomy for an extruded lumbar disc herniation. *Pain Physician* 2013;*16*(1):E31–E35
11. Eustacchio S, Flaschka G, Trummer M, Fuchs I, Unger F. Endoscopic percutaneous transforaminal treatment for herniated lumbar discs. *Acta Neurochir (Wien)* 2002;*144*(10):997–1004
12. Gibson JN, Cowie JG, Iprenburg M. Transforaminal endoscopic spinal surgery: the future 'gold standard' for discectomy?—A review. *Surgeon* 2012;*10*(5):290–296
13. Yeung AT, Tsou PM. Posterolateral endoscopic excision for lumbar disc herniation: surgical technique, outcome, and complications in 307 consecutive cases. *Spine* 2002;*27*(7):722–731
14. Yeung AT, Yeung CA. Advances in endoscopic disc and spine surgery: foraminal approach. *Surg Technol Int* 2003;*11*:255–263
15. Yeung AT. The evolution of percutaneous spinal endoscopy and discectomy: state of the art. *Mt Sinai J Med* 2000;*67*(4):327–332
16. Maroon JC. Current concepts in minimally invasive discectomy. *Neurosurgery* 2002;*51*(5, Suppl)S137–S145
17. Kim HS, Park JY. Comparative assessment of different percutaneous endoscopic interlaminar lumbar discectomy (PEID) techniques. *Pain Physician* 2013;*16*(4):359–367
18. Choi G, Lee SH, Raiturker PP, Lee S, Chae YS. Percutaneous endoscopic interlaminar discectomy for intracanalicular disc herniations at L5–S1 using a rigid working channel endoscope. *Neurosurgery* 2006;*58*
19. Ruetten S, Komp M, Godolias G. A new full-endoscopic technique for the interlaminar operation of lumbar disc herniations using 6-mm endoscopes: prospective 2-year results of 331 patients. *Minim Invasive Neurosurg* 2006;*49*(2):80–87
20. Ruetten S, Komp M, Merk H, Godolias G. Use of newly developed instruments and endoscopes: full-endoscopic resection of lumbar disc herniations via the interlaminar and lateral transforaminal approach. *J Neurosurg Spine* 2007;*6*(6):521–530
21. Ruetten S, Komp M, Merk H, Godolias G. Full-endoscopic interlaminar and transforaminal lumbar discectomy versus conventional microsurgical technique: a prospective, randomized, controlled study. *Spine* 2008;*33*(9):931–939
22. Min JH, Kang SH, Lee JB, Cho TH, Suh JK, Rhyu IJ. Morphometric analysis of the working zone for endoscopic lumbar discectomy. *J Spinal Disord Tech* 2005;*18*(2):132–135
23. Kim HS, Ju CI, Kim SW, Kim JG. Endoscopic transforaminal suprapedicular approach in high grade inferior migrated lumbar disc herniation. *J Korean Neurosurg Soc* 2009;*45*(2):67–73
24. Chae KH, Ju CI, Lee SM, Kim BW, Kim SY, Kim HS. Strategies for noncontained lumbar disc herniation by an endoscopic approach: transforaminal suprapedicular approach, semi-rigid flexible curved probe, and 3-dimensional reconstruction CT with discogram. *J Korean Neurosurg Soc* 2009;*46*(4):312–316
25. Ahn Y. Transforaminal percutaneous endoscopic lumbar discectomy: technical tips to prevent complications. *Expert Rev Med Devices* 2012;*9*(4):361–366
26. Choi G, Prada N, Modi HN, Vasavada NB, Kim JS, Lee SH. Percutaneous endoscopic lumbar herniectomy for high-grade down-migrated L4–L5 disc through an L5–S1 interlaminar approach: a technical note. *Minim Invasive Neurosurg* 2010;*53*(3):147–152
27. Kim JS, Choi G, Lee SH. Percutaneous endoscopic lumbar discectomy via contralateral approach: a technical case report. *Spine* 2011;*36*(17):E1173–E1178
28. Kim CH, Chung CK, Jahng TA, Yang HJ, Son YJ. Surgical outcome of percutaneous endoscopic interlaminar lumbar diskectomy for recurrent disk herniation after open diskectomy. *J Spinal Disord Tech* 2012;*25*(5):E125–E133
29. Kim CH, Chung CK, Woo JW. Surgical outcome of percutaneous endoscopic interlaminar lumbar discectomy for highly migrated disc herniation. *J Spinal Disord Tech* 2016;*29*(5):E259-E266
30. Kim CH, Chung CK. Endoscopic interlaminar lumbar discectomy with splitting of the ligament flavum under visual control. *J Spinal Disord Tech* 2012;*25*(4):210–217
31. Lee JS, Kim HS, Jang JS, Jang IT. Structural preservation percutaneous endoscopic lumbar interlaminar discectomy for L5–S1 herniated nucleus pulposus. *BioMed Res Int* 2016;*2016*:6250247

# 9 经皮内镜下椎板减压术和椎间孔切开术

Gun Choi, Ketan Deshpande, Akarawit Asawasaksakul

## 9.1 引言

内镜工具的技术进步使脊柱外科医生能够通过最微创的方法应对腰椎减压术的挑战。但该手术仍处于开发阶段，适应证仅限于某些病例。现就脊柱内镜在腰椎椎管狭窄症中的应用现状做一简要讨论（视频9.1）。

## 9.2 选择患者

视频9.1　经皮内镜下L5~S1椎间孔切开术

适应证如下。

- 伴或不伴腰背痛的下肢神经痛或间歇性跛行，经保守治疗无效者。
- MRI或CT显示椎管狭窄，且具有相应的临床症状。

禁忌证如下。

- 退行性腰椎滑脱（2级或2级以上）。
- 严重的神经功能损伤。
- 马尾综合征。

### 9.2.1 分类

根据临床实践，椎管狭窄按部位进行划分。

- 中央型狭窄。
- 侧隐窝狭窄。
- 椎间孔狭窄。

## 9.3 中央型狭窄

### 9.3.1 技术

#### 步骤1：体位和麻醉

- 清醒镇静（使用丙泊酚和瑞芬太尼），辅以骶管阻滞麻醉。患者俯卧，髋关节和膝关节屈曲，腹部支撑在枕垫上。

- 节段标记：在透视引导下，标记水平约在终板和椎板间窗。
- 入点：棘突与椎板间外侧延伸之间的大约中间位置（图9.1）。
- 皮肤浸润麻醉：1%利多卡因约2至3mL浸润。

#### 步骤2：皮肤进针点

- 目标点：在前后位（正位）X线片上为近端椎体棘突基底部，在侧位（LAT）X线片上为椎板后方。

#### 步骤3：穿刺和扩张

- 进针：从上述进针点开始，将18号90mm穿刺针朝向棘突基底部略微偏内侧和头侧方向，直至其在正位和侧位X线片中到达理想位置。
- 连续扩张：用钝头导丝替换针头，在皮肤切开9~10mm后，逐级扩张工作通道，直至使用第4

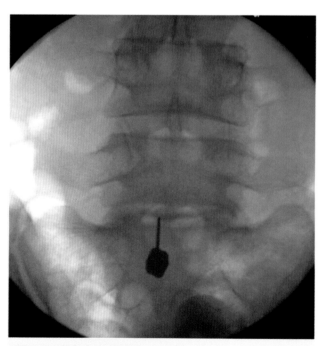

图9.1　椎板间入路进针

个扩张器（图9.2、9.3）。在X线引导下，圆形工作套管通过扩张管道，从而使内镜通过。

- 将抗生素加入冷生理盐水中，在其持续加压冲洗下进行整个过程。首先使用射频刀头清除脂肪和脊柱旁软组织，以使镜下结构更加清晰易辨认。

步骤4：减压

- 首先，定位上椎板和棘突基底部（SP）的连接处（图9.4、9.5）。
- 黄韧带应始终保持完整，直至骨减压结束。因为它可以保护硬膜囊免受任何意外损伤。
- 用钝头探针或内镜剪刀在黄韧带上突破一个口，可用射频刀头进一步加宽通道。
- 中央型狭窄的病例不需要椎间盘切除，因为术后硬膜囊及其内容物会从椎间盘后部脱落，所以可以保留完整的椎间盘。
- 在大多数情况下，完全暴露神经根不是必需的，但是如果需要，可以通过横向倾斜内镜来实现可视化。

- 在这个步骤中，可以用斜面角套管代替圆形套管，并将斜角端作为神经根牵开器，从而直接观察到减压充分的表现（图9.6）。
- 使用射频刀头来止血，也可以在皮肤上插入止血真空引流管。

## 9.4 侧隐窝狭窄

根据病因和目标节段，方法的选择可能各不相同（表9.1）。

### 9.4.1 椎板间入路

选择椎板间入路进行侧隐窝减压术有两种方式：同侧椎板间入路和对侧椎板间入路。两种技术各有优势和局限性（表9.2）。

同侧椎板间入路
步骤1：定位和麻醉
- 首选俯卧位，髋部和膝部屈曲，腹部下方垫枕

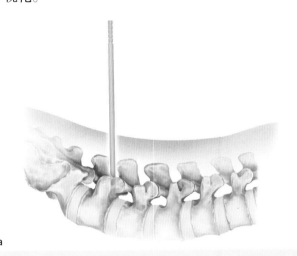
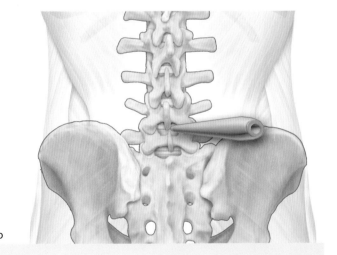

图9.2　正位和LAT视图中的连续扩张

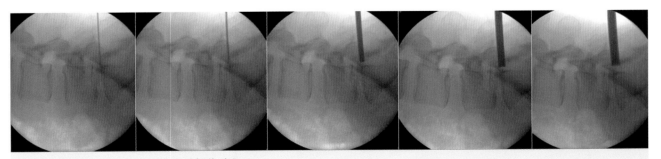

图9.3　C臂透视下的连续扩张（侧位片）

表 9.1　各种狭窄病变的分类和入路选择的简要总结

| 位置 | 类型 | 病因 | 节段 | 入路选择 |
|------|------|------|------|----------|
| 中央型 | 任何 | 任何 | 任何 | 椎板间 |
| 中央型 | 骨性 | 上关节突 | L1~L5 | 椎间孔入路 |
| | | | L5~S1 | 椎板间入路优于椎间孔入路 |
| | | 下关节突 | 任何 | 椎板间入路 |
| | 软组织 | 任何 | 任何 | 椎板间入路 |
| | 联合 | 任何 | 任何 | 椎板间入路 |
| 椎间孔 | 任何 | 任何 | 任何 | 椎间孔入路 |

表 9.2　两种椎板间入路在外侧隐窝减压中的优缺点

| 对侧椎板间入路 | 同侧椎板间入路 |
|----------------|----------------|
| 方便进入侧隐窝 | 最大限度地保留软组织 |
| 椎板最大化保留 | 入路熟悉 |
| 脊柱棘突基底部和上椎板均可进入，可进行中央减压 | 神经根的探查可能比较困难或者引发疼痛感 |
| | 需要切除更多椎板 |

垫，给予全身麻醉。

- 节段标记：在透视引导下粗略标记目标节段终板和椎板间窗。

### 步骤 2：皮肤切开
- 靠近椎板的横向位置（图 9.7）。
- 靶点：在正位片上为近端椎板外侧端，在 C 臂透视侧位片上为椎板后端。

### 步骤 3：穿刺和扩张
- 从进针点将 18 号 90 mm 的脊椎穿刺针指向椎板与关节突的连接处，直到其在正位片和侧位片上到达理想的点。
- 连续扩张：插入钝头导丝，皮肤切开 9~10 mm 后，在透视引导下连续扩张工作通道，直到第 4 个扩张器（图 9.3）；将一个圆形工作套管穿过最后一个扩张器，使内镜顺利穿过。

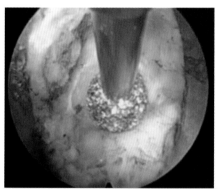

图 9.4　棘突和上椎板钻孔

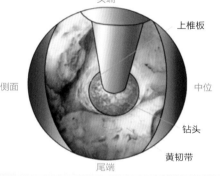

图 9.5　椎板间入路椎板钻孔的内镜视图示意

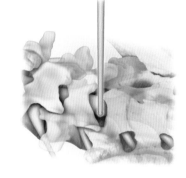

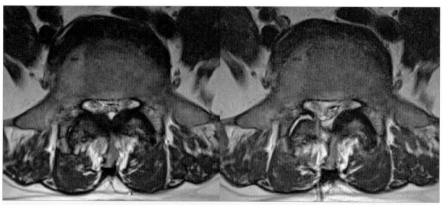

图 9.6　中央型狭窄的椎板间入路手术前、后的轴位图

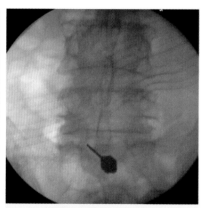

图 9.7　椎板间同侧侧隐窝入路的进针口

步骤 4：减压

- 在使用射频烧灼、清除软组织后，确认上、下椎板的交界处，使用电钻暴露肥大的关节面和侧方椎板。可以应用关节镜刨刀，因为其带有前保护套筒（图 9.8）。
- 以类似的方式切开黄韧带，加宽开口。
- 下一个关键步骤是识别和分离行走神经根。如果已经实现了足够的减压，那么可以很容易地定位走行根；如果没有，则需要使用刨刀进一步减压，直到充分显露神经根。
- 一旦确认走行根，使用斜面套管将神经根从术野内侧分离，也可以使用刨刀安全地继续减压（图 9.9）。如果有需要，也可以应用镜下磨钻或者进行椎间盘切除。
- 手术的最终目的是将走行根探查清楚。用单纯缝合将血液引流管缝合在伤口上。
- 图 9.10 通过动画截图的形式总结了此方法。

对侧椎板间入路

步骤 1：体位与麻醉

- 首选俯卧位，髋关节和膝关节屈曲位，腹部支撑在枕垫上。对患者进行全身麻醉。
- 节段标记：在透视引导下对目标节段的终板和椎板间窗进行大致标记。

步骤 2：皮肤进针点

- 大致为无症状侧（对侧）棘突和椎间窗外侧延伸之间的中间位置（图 9.11）。
- 目标靶点：正位片上为近端椎体的棘突基底，侧位片上为椎板后方。

步骤 3：穿刺和扩张

- 从进针点开始，使用 18 号 90 mm 脊柱穿刺针稍偏向内侧和头部方向指向棘突基部，直到在正位片和侧位片上达到目标点。
- 连续扩张：插入一根钝的尖端导丝，在皮肤切开 9~10 mm 后，连续扩张工作通道，直到在透视引

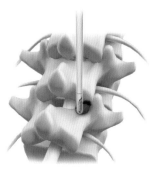

**图 9.8** 关节镜下刨刀在侧隐窝中的使用

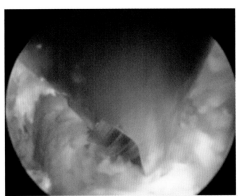

**图 9.9** 侧隐窝内使用刨刀的内镜视图

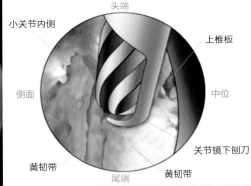

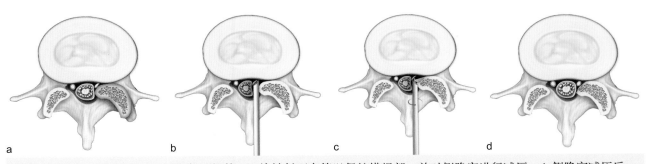

**图 9.10** a. 侧隐窝狭窄；b. 插入斜面插管；c. 旋转斜面套管以保护横根部，并对侧隐窝进行减压；d. 侧隐窝减压后，走行神经根游离

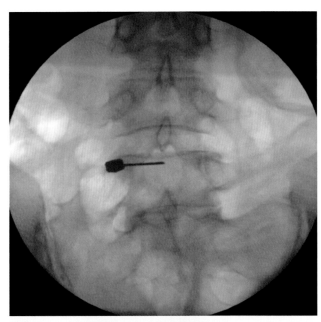

**图 9.11** 椎板间对侧侧隐窝入路的进针点

导下使用最后一个扩张器扩张完成（图 9.3）。然后将圆形工作套管穿过最后的扩张器，然后使内镜顺利通过。

步骤 4：减压
- 手术的初始步骤类似中央型狭窄的椎板间入路，包括确定椎板和棘突连接处，并对棘突基底部进行打磨，以在对侧创建穿过套管的间隙。
- 钻穿椎板，使套管进一步向对侧小关节突推进（图 9.12）。
- 黄韧带需要保持完好，以避免损伤硬膜囊。到达

小关节后，使用钻头或刨刀以类似的方式进行骨质减压。手术的其余部分类似于同侧椎板间入路。

对侧入路提供了进入小关节面的角度，能够帮助外科医生将套管滑动到小关节下面。通过这种方法，可以有针对性地对小关节病变最严重的部分［即上关节突（SAP）的腹侧和内侧部分］进行减压，并保留小关节的其余部分。此外，根据经验，如果是在清醒镇静下进行的，神经根的减压也是相当容易和无痛苦的（图 9.13、9.14）。

## 9.5 椎间孔狭窄

脊神经根通过椎间孔发出，椎间孔的大小以及神经根所占的相对空间比例决定了椎间孔内受压的概率。椎间孔作为其边界的一部分，有两个可活动的关节：前方的椎间关节和后方的关节突关节。上方椎体下切迹的深弓和下方椎体的浅上切迹的致密骨分别形成上、下界。椎间孔狭窄的病因包括上关节突肥大、黄韧带肥厚或两者兼有，伴或不伴椎间盘破裂。

### 9.5.1 椎间孔成形技术

步骤 1：体位和麻醉
- 清醒镇静。患者取俯卧位，髋关节和膝关节屈曲，腹部支撑在枕垫上，主刀医生站在患侧。
- 标记：标记目标节段终板，并在目标椎间盘水平

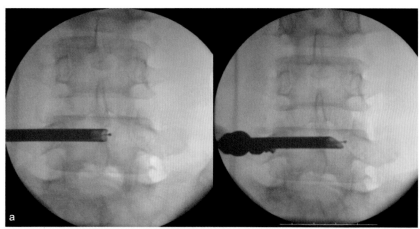
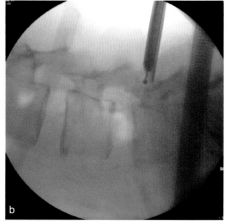

**图 9.12** a. 显示套管向对侧椎板推进；b. 显示侧位 C 臂透视下侧隐窝减压时套管和钻头的位置

处从棘突处横向画一条线。

## 步骤 2：皮肤进针点

- 根据术前轴位 MRI 或 CT 图像计算，以椎间孔为目标，避开腹腔内容物。
- 目标靶点：在正位片上为上关节突的基底部，在侧位片上为关节突关节的前缘（图 9.15）。
- 皮肤和肌肉间浸润麻醉：1% 的利多卡因，用 24 号针头注射 1 ml 进行皮肤浸润麻醉，用 23 号脊柱穿刺针注射 6~7 ml 进行肌肉间浸润麻醉。

## 步骤 3：进针和扩张

- 进针：在前后位和侧位透视下，将 18 号 120 mm 的脊柱穿刺针指向目标点，穿刺针头端方向往尾端微微倾斜。
- 另一种方法是在 C 臂上使用隧道视图。C 臂沿内外侧平面倾斜角度通常为 35°~40°，以看清症状侧的关节突关节。针指向上关节突，保持针的长轴平行于 C 臂机的角度。通常将针进一步推进以将其固定在椎间盘内。
- 将一根钝头导丝穿过。
- 使用一个带有逐渐变细的钝头扩张器扩张该通道，并将一个斜面套管通过该通道放至椎间孔处。

## 步骤 4：减压

- 清理软组织后，确定小关节。
- 使用射频烧灼器清除关节外侧的囊膜，并使用磨钻对上关节突进行打磨（图 9.16、9.17）。
- 通常会发生骨面出血，可通过调节灌洗液的流速控制出血。
- 沿头侧至尾侧轴移动磨钻，对椎间孔进行减压。在正位视图上，可以参考下椎弓根来确定钻头的位置。
- 根据狭窄程度，椎弓根上部和内侧部分也可以包括在减压区内。
- 在骨性减压后，可以看到内侧峡部韧带和黄韧带。此时可以使用椎板咬骨钳或激光进行软组织减压（图 9.18、9.19）。
- 黄韧带后面是走行根，周围环绕着硬膜外脂肪和

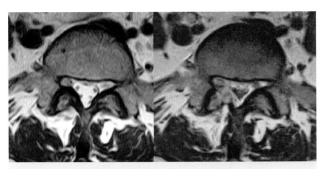

图 9.13 侧隐窝狭窄的椎板间入路手术前后。

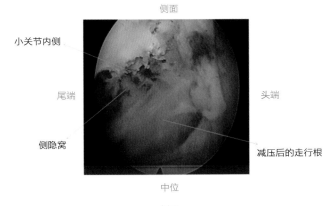

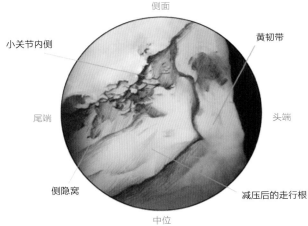

图 9.14 侧隐窝减压后松解的走行根的内镜图像

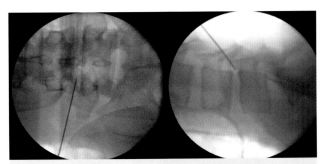

图 9.15 在正位和侧位视图下，椎间孔成形术的进针靶点

血管。如果见到游离的椎间盘碎片，在这一阶段很容易将其取出。

- 走行根和硬膜囊的自由搏动标志着减压的结束（图9.20、9.21）。伤口处用缝线单纯缝合或者放置真空引流管（图9.22）。
- 如果使用真空引流管，那么可以在术后4~6小时后将其取出。

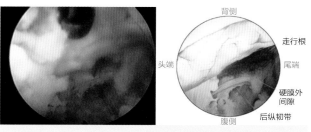

图9.20　椎间孔成形术后走行根的内镜切面

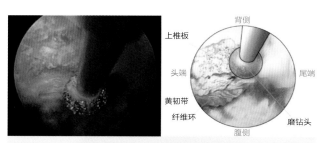

图9.16　椎间孔成形术中使用金刚砂磨钻的内镜视图

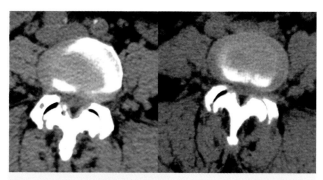

图9.21　经椎间孔成形术术前和术后的 CT 表现

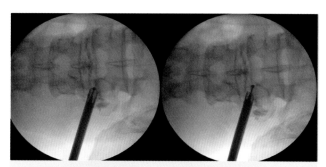

图9.17　椎间孔成形术中的钻进过程

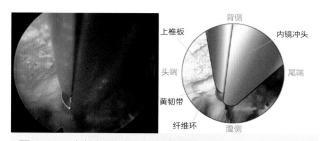

图9.18　在椎间孔成形术中使用椎板咬骨钳的内镜视图

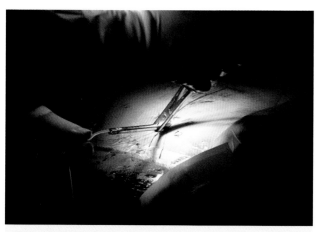

图9.22　引流管的插入

## 参考文献

1. Lee SH, Lee SJ, Park KH, et al. [Comparison of percutaneous manual and endoscopic laser diskectomy with chemonucleolysis and automated nucleotomy]. *Orthopade* 1996;*25*(1):49–55
2. Knight MT, Goswami A, Patko JT, Buxton N. Endoscopic foraminoplasty: a prospective study on 250 consecutive patients with independent evaluation. *J Clin Laser Med Surg* 2001;*19*(2):73–81
3. Choi G, Prada N, Modi HN, Vasavada NB, Kim JS, Lee SH. Percutaneous endoscopic lumbar herniectomy for high-grade down-migrated L4~L5 disc through an L5~S1 interlaminar approach: a technical note. *Minim Invasive Neurosurg* 2010;*53*(3):147–152
4. Choi G, Lee SH, Deshpande K, Choi H. Working channel endoscope in lumbar spine surgery. *J Neurosurg Sci* 2014;*58*(2):77–85
5. Devi R, Rajagopalan N. Morphometry of lumbar intervertebral foramen. *Indian J Orthop* 2005;*39*(3):145–147

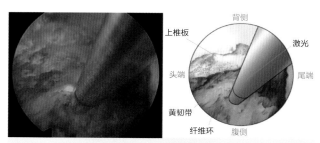

图9.19　在椎间孔成形术中使用激光的内镜图像

# 10 单侧双通道脊柱内镜技术治疗腰椎椎管狭窄症

Jin Hwa Eum, Sang Kyu Son, Ketan Deshpande, Alfonso García

## 10.1 引言

腰椎椎管狭窄症的传统治疗方法是开放性椎板切除减压、椎间孔切开或融合手术。近年来，脊柱微创外科技术的不断发展提高了对椎旁肌肉及其周围正常解剖结构的保护。显微镜下单侧入路双侧减压已用于腰椎椎管狭窄症的治疗。然而，即使对有丰富临床经验的脊柱内镜外科医生来说，经皮内镜下椎板间减压治疗腰椎管狭窄症仍然是一项极具挑战性的技术。此外，使用显微镜或单通道脊柱内镜，仍可能出现视野受限或其他相关技术难题。笔者认为单侧双通道脊柱内镜（unilateral biportal endoscopy，UBE）技术是对经皮单通道经椎板间隙硬膜外内镜技术的改进。UBE 减压的手术技术与其他手术相同，如患者取俯卧体位、显微镜下同侧椎板切除、双侧减压等。与开放性显微镜下脊柱手术相比，UBE 技术可减少肌肉损伤，并能更好地显示对侧走行根。本章主要介绍 UBE 减压治疗腰椎椎管狭窄症（视频 10.1）。

视频 10.1 单侧双通道内镜治疗复发性椎间盘突出症

## 10.2 设备

单侧双通道脊柱内镜手术所使用的设备：3.5 mm 的球形磨钻、直径为 4 mm 的 0° 关节镜、双极弹性射频刀、逐级扩张套管、特殊设计的剥离器、压力泵灌注系统，以及标准椎板切除术器械，如钩式剥离器、Kerrison 椎板咬骨钳和髓核钳。

## 10.3 手术步骤

UBE 手术过程类似膝关节镜手术。使用 2 个通道：一个通道用于持续灌洗和内镜下观察，另一个通道用于置入器械并进行减压操作（例如，行椎板切除术和黄韧带切除术）。右侧 UBE 手术见图 10.1。

### 10.3.1 体位和麻醉

采用全身麻醉或硬膜外麻醉，将患者置于可透视的 Wilson 手术床上，俯卧位且腹部悬空以减小腹腔内压。麻醉诱导后应用防水敷料铺巾。

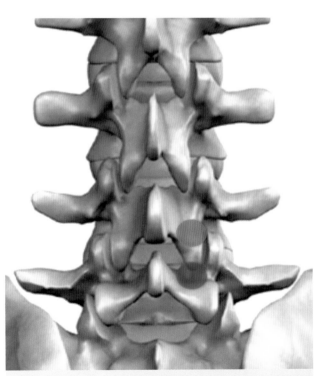

图 10.1 L4~L5 右侧单侧双通道内镜（UBE）技术的前后位示意图。工作通道用红点表示，观察通道用蓝点表示

### 10.3.2 目标靶点

在透视引导下定位目标节段。确切靶点是症状侧椎板下缘与同侧棘突旁 1 cm 的交点。在没有明确症状侧的情况下，右利手术者首选左侧入路。

### 10.3.3 工作通道

为建立工作通道，沿多裂肌肌纤维方向，在目标靶点上方稍倾斜做 1.5 cm 的皮肤切口。然后向下位椎板置入逐级扩张套管。移除扩张套管后，在下位椎板上使用特殊设计的剥离器，将椎板间软组织由内向外剥离至小关节囊内侧缘（图 10.2~10.4）。

### 10.3.4 内镜通道

内镜通道总是位于工作通道的左侧。换言之，如行右侧入路，则将此通道置于工作通道远端（针对右利手术者）；如行左侧入路，则将内镜通道道置于工作通道近端。简而言之，右利手术者会用左手握持内镜，用右手握持操作器械。

在距第一通道皮肤切口上缘上方 2~3 cm 处行一长约 1 cm 的皮肤切口作为第二通道的皮肤切口；第二通道用于置入直径 6 mm 的鞘管。随后顺鞘管于头侧通道置入 0° 关节镜。

生理盐水灌注泵连接至内镜，将压力设置为 20~30 mmHg；连续且流量受控的生理盐水灌注对防止硬膜外压力过高必不可少。手术器械通过尾侧工作通道置入（图 10.1、10.5）。

## 10.4 减压步骤

需要强调，由于使用 0° 关节镜，操作器械的尖端处在比镜头更深的平面内。通过内镜与操作器械构成浮动的三角关系，可实现微量出血控制，并可使用射频刀对附着于椎板和黄韧带表面的残余软组织进行清除（图 10.6）。

完全暴露下位椎板后，在放大的内镜视野下使用 3.5 mm 软组织保护磨钻和 Kerrison 椎板咬骨钳

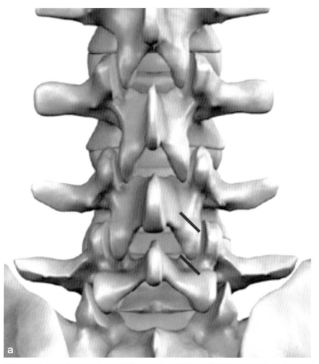

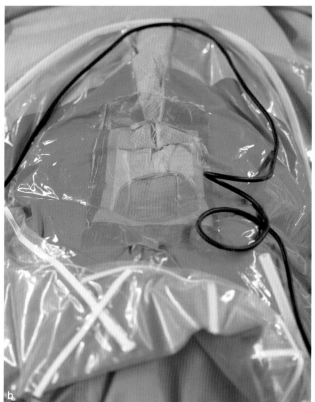

图 10.2 对于 L4~L5 右侧入路，首先在 C 臂 X 线透视下定位目标靶点。沿多裂肌走行方向，在 L4 椎板下缘上方做 1.5 cm 略倾斜的皮肤切口。在适当扩张和剥离肌肉后，在第一个切口远端 1.5 cm 处做第二个斜切口

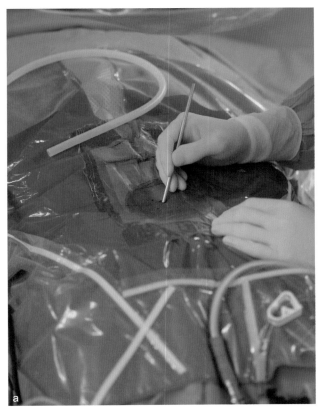

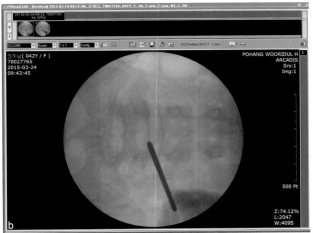

图 10.3　L4~L5 右侧入路单侧双通道脊柱内镜（UBE）技术。a. 在 C 臂 X 线机正位透视下，通过工作通道置入初始扩张套管。应瞄准 L4 椎板下缘靠近棘突基底部。b. 行工作通道切口后，术者置入扩张套管，使用 C 臂 X 线机透视以确认目标靶点

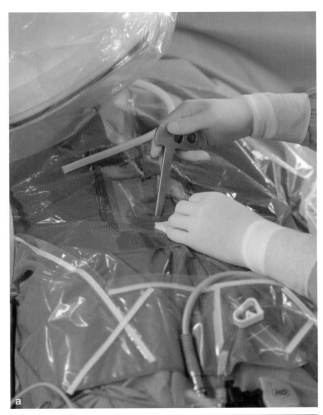

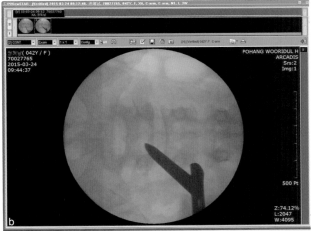

图 10.4　L4~L5 右侧入路单侧双通道脊柱内镜（UBE）技术。a. 在 C 臂 X 线机正位透视下，瞄准 L4 椎板下缘靠近棘突基底部，通过工作通道置入肌肉剥离器。b. 首先使用剥离器将部分肌肉从棘突基底部剥离，并用 C 臂 X 线机透视确认其位置

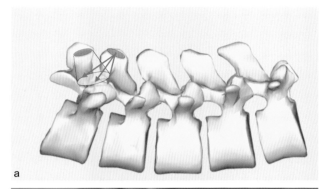

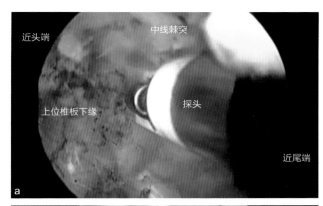

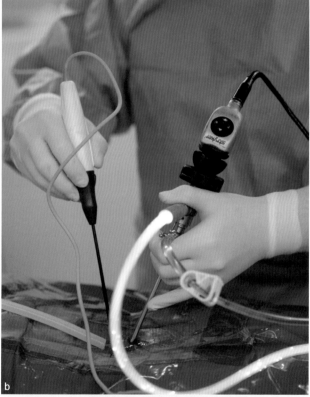

图 10.5　a.L4~L5 右侧入路单侧双通道脊柱内镜（UBE）技术。工作通道（由红点表示）和内镜通道（蓝点）的侧位示意图。半透明的椭圆形和蓝色箭头分别表示视野和器械操作角度。b. 左侧 UBE 入路的术者的正面视图。请注意，右利手术者用左手握持内镜和摄像机，右手握持器械

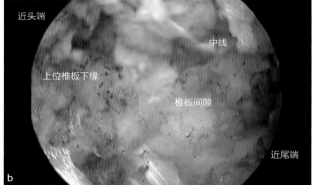

图 10.6　a. 浮动三角关系下的内镜图像。射频刀通过组织消融和凝固来创造工作空间。b. 经射频刀创造空间后，可识别椎板间隙、上位椎板下缘及被软组织覆盖的中线棘突

进行骨性结构减压（图 10.7 ）。

　　保留完整黄韧带作为神经结构的保护屏障，根据需要切除下位椎板上缘来进行同侧椎间孔成形。内镜所呈现的解剖结构图像与后正中单侧椎板切除术中显微镜所呈现的图像非常相似。

　　在图 10.8 的病例中，同侧黄韧带被切除至神经根外侧缘，直至其能完全游离为止。

　　之后，可牵拉完全游离的神经根，暴露并小心地取出破裂的椎间盘（图 10.9、10.10 ）。

　　对侧减压可在放大且清晰的内镜视野下进行。使用 Kerrison 椎板咬骨钳和刮匙做对侧黄韧带切除和椎板下减压。可充分利用肌肉和皮肤的弹性将内镜移至对侧，无须调整患者的体位或额外取皮肤切口。然后行对侧减压，直至可清楚识别并充分松解下行神经根。对症状性同侧椎间盘突出患者，术者可在内镜下行椎间盘切除，无需额外切口。神经减压的程度可以通过内镜直视和钝性探头所证实的正常呼吸引起的硬膜搏动来评估。硬膜外出血可通过调节灌注泵压力或使用可调节射频刀头进行凝血来控制。最后移出器械和内镜，关闭皮肤切口。

## 10.5　技巧和优势

● UBE 可更好、更容易地显露对侧结构和评估椎

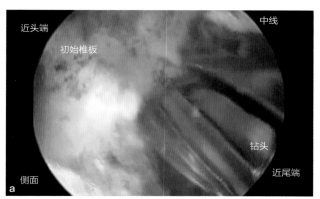

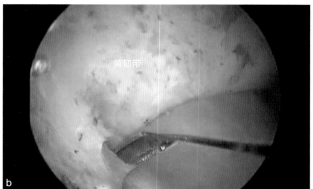

图 10.7 a.切除椎板下缘时的内镜图像。b.使用 Kerrison 椎板咬骨钳进一步切除椎板。注意黄韧带仍然保持完整

间孔的减压范围。

- 解剖结构和手术入路为术者所熟悉，类似于显微镜下椎间盘切除术。
- 操作方便：大多数常规器械可通过尾侧通道进行操作。
- 出血减少：持续冷盐水灌注可更好地控制出血。
- 持续压力灌注所产生的液体可在手术过程中轻微压迫硬膜囊，使对侧硬膜外间隙增宽。因此，作者认为对侧减压可能更容易实施，且硬膜囊撕裂的风险更低。

## 10.6 并发症

UBE 技术的并发症可分为即刻性和迟发性。

### 10.6.1 即刻并发症

- 硬膜囊撕裂：根据经验，硬膜囊撕裂的发生率非常低，UBE 技术采用术者所熟悉的脊柱入路，因此学习曲线更短。

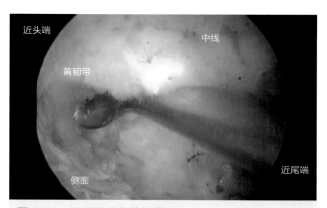

图 10.8 用刮匙分离黄韧带

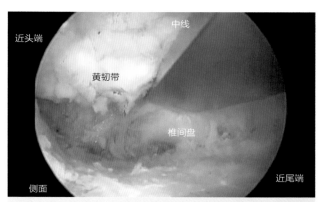

图 10.9 利用常规的神经拉钩通过器械通道显露突出的椎间盘

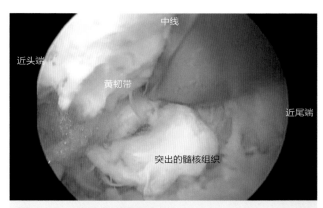

图 10.10 突出的髓核组织

- 若术中发生硬膜囊撕裂，应立即进行评估，必要时转为开放入路并行硬膜囊缝合。
- 神经结构损伤：内镜下可视化程度提高、持续压力灌注下视野清晰度的增加均可降低神经损伤的发生率。
- 硬膜外高压可导致术后颈部疼痛和惊厥发作等严重并发症，但由于 UBE 是双通道手术，允许灌

注液通过工作通道自由流出。

### 10.6.2 迟发性并发症

- 感染：持续注入抗生素 – 生理盐水，可明显阻止微生物的集聚和定植。
- 椎间盘突出的复发：UBE 允许在不破坏正常纤维环的情况下靶向进入纤维环破裂部位。所有病例均可接受纤维环成形术，以减少复发风险。即使发生复发性腰椎间盘突出，也可用相同的 UBE 技术轻松接近目标。建议术前严格地选择患者并仔细评估复发相关的高风险因素。

## 10.7 讨论

显微镜下椎间盘切除术和微创椎间盘切除术可减少手术暴露和创伤，成功率高达 90%。众所周知，微创即意味着对肌肉组织的保护以及较少破坏其他正常的解剖结构。因此，这些微创技术降低了术后并发症的发生率以及神经周围和神经内纤维化的发生率，并提高对硬膜外静脉丛的保护。

开放性椎板切除减压术治疗腰椎管狭窄症已被证实是安全有效的，但可导致正常解剖结构（如棘上韧带、棘间韧带、棘突、椎板、关节突关节、滑膜韧带和椎旁肌肉等）的破坏和损伤，从而继发严重肌肉萎缩。在开放性显微手术中，术者的视野位于椎管外，且手术器械的活动范围受到显微内镜管道的限制，有时需扩大椎板切除范围或术中改变患者体位，以实现对侧出口根和走行根的充分减压。由于以上原因以及对正常脊柱附着肌群和其他重要的稳定结构的保护，微创手术技术得到迅速发展。虽然内镜下腰椎椎管狭窄减压技术被广泛推荐，但部分外科医生仍然不熟悉该技术。UBE 结合了标准开放性手术和内镜脊柱手术的优点。

UBE 术中，内镜和高清摄像机将术者的视野带入椎管内；因此，无须改变患者体位即可获得良好的可视化条件，由此可减小椎板切除和小关节切除的范围。UBE 的技术优势及其与通道下显微内镜减压术和经皮内镜下腰椎减压术的区别如下。

- 360° 视野，而不是直线、受限的管状视野。
- 操作器械可自由摆动，不受管状通道的限制。
- 容易实现双侧减压。
- 持续加压生理盐水灌注，出血少。

UBE 技术是改良的经椎板硬膜外内镜技术，使用标准的关节镜器械，不同于单通道脊柱内镜技术。UBE 术中取 2 个皮肤切口，一个用于放置内镜，另一个用于放置手术操作器械。因此，UBE 内镜系统类似于关节镜，内镜与操作器械成浮动三角关系。两个通道位于同侧，当置入内镜时，可观察到处于椎板间区域的操作器械。C 臂 X 线机透视有助于精确定位皮肤进针点以到达目标椎间盘和椎间孔。灌洗用生理盐水自内镜通道流入，经工作通道流出，常规椎板切除器械经工作通道操作。因此，正如前文所提到的，这种内镜手术步骤和"感觉"与开放性手术相同，无须牵拉椎旁肌肉即能获得更好的视野。UBE 减压治疗腰椎中央型狭窄时，患者取俯卧位，可实现同侧和对侧椎管内解剖结构的良好可视，并可使多节段减压成为可能。

## 10.8 结论

UBE 是一种视频辅助手术，使术者能够使用内镜放大术野，同时可提高对重要解剖标志的识别能力。UBE 呈现给术者的解剖结构视图与传统的开放性手术非常相似，在对侧、椎板下和椎间孔区域能够带来特殊的引导体验，通过提高神经和血管结构的清晰度使手术更安全。因此，使用 UBE 减压治疗退行性腰椎椎管狭窄症是一种极具吸引力且安全可靠的微创技术。

### 参考文献

1. Costa F, Sassi M, Cardia A, et al. Degenerative lumbar spinal stenosis: analysis of results in a series of 374 patients treated with unilateral laminotomy for bilateral microdecompression. *J Neurosurg Spine* 2007;7(6):579–586
2. Martin BI, Mirza SK, Comstock BA, Gray DT, Kreuter W, Deyo RA. Reoperation rates following lumbar spine surgery and the influence of spinal fusion procedures. *Spine* 2007;32(3):382–387
3. Mobbs RJ, Li J, Sivabalan P, Raley D, Rao PJ. Outcomes after decompressive laminectomy for lumbar spinal stenosis: comparison

between minimally invasive unilateral laminectomy for bilateral decompression and open laminectomy: clinical article. *J Neurosurg Spine* 2014;*21*(2):179–186

4. Javid MJ, Hadar EJ. Long-term follow-up review of patients who underwent laminectomy for lumbar stenosis: a prospective study. *J Neurosurg* 1998;*89*(1):1–7

5. Poletti CE. Central lumbar stenosis caused by ligamentum flavum: unilateral laminotomy for bilateral ligamentectomy: preliminary report of two cases. *Neurosurgery* 1995;*37*(2):343–347

6. Ikuta K, Tono O, Tanaka T, et al. Surgical complications of microendoscopic procedures for lumbar spinal stenosis. *Minim Invasive Neurosurg* 2007;*50*(3):145–149

7. Sairyo K, Sakai T, Higashino K, Inoue M, Yasui N, Dezawa A. Complications of endoscopic lumbar decompression surgery. *Minim Invasive Neurosurg* 2010;*53*(4):175–178

8. Hu ZJ, Fang XQ, Zhou ZJ, Wang JY, Zhao FD, Fan SW. Effect and possible mechanism of muscle-splitting approach on multifidus muscle injury and atrophy after posterior lumbar spine surgery. *J Bone Joint Surg Am* 2013;*95*(24):e192–e199(1–9)

9. Podichetty VK, Spears J, Isaacs RE, Booher J, Biscup RS. Complications associated with minimally invasive decompression for lumbar spinal stenosis. *J Spinal Disord Tech* 2006;*19*(3):161–166

10. Kahanovitz N, Viola K, Muculloch J. Limited surgical discectomy and microdiscectomy. A clinical comparison. *Spine* 1989;*14*(1):79–81

11. Spengler DM. Lumbar discectomy. Results with limited disc excision and selective foraminotomy. *Spine* 1982;*7*(6):604–607

12. Garg B, Nagraja UB, Jayaswal A. Microendoscopic versus open discectomy for lumbar disc herniation: a prospective randomised study. *J Orthop Surg (Hong Kong)* 2011;*19*(1):30–34

13. Adams MA, Hutton WC. The mechanical function of the lumbar apophyseal joints. *Spine* 1983;*8*(3):327–330

14. Adams MA, Hutton WC, Stott JR. The resistance to flexion of the lumbar intervertebral joint. *Spine* 1980;*5*(3):245–253

15. Cusick JF, Yoganandan N, Pintar FA, Reinartz JM. Biomechanics of sequential posterior lumbar surgical alterations. *J Neurosurg* 1992;*76*(5):805–811

16. Onik G, Mooney V, Maroon JC, et al. Automated percutaneous discectomy: a prospective multi-institutional study. *Neurosurgery* 1990;*26*(2):228–232

17. Foley KT, Smith MM. Microendoscopic discectomy. *Tech Neurosurg* 1997;*3*:301–307

18. De Antony DJ, Claro ML. Argentina: translaminar epidural lumbar endoscopy in hernias occupying over 50% of the radicular canal and decompression in lateral spinal stenosis. *Arthroskopie* 1999;*12*(2):79–84

19. De Antoni DJ, Claro ML, Poehling GG, Hughes SS. Translaminar lumbar epidural endoscopy: anatomy, technique, and indications. *Arthroscopy* 1996;*12*(3):330–334

# 11 经皮单侧双通道脊柱内镜下椎间盘切除和椎管减压治疗腰椎退行性疾病

Dong Hwa Heo, Jin Hwa Eum, Sang Kyu Son

## 11.1 引言

传统的脊柱内镜手术是指单通道下脊柱内镜技术。单通道脊柱内镜手术需配备特殊器械，有其局限性，特别是采用经椎板间隙入路时。当前，经皮脊柱内镜手术已尝试进行减压和融合。尽管单通道脊柱内镜系统的配套器械已显著发展，但单通道脊柱内镜技术治疗游离型腰椎间盘突出症和腰椎椎管狭窄症仍十分困难，学习曲线陡峭，存在诸多并发症。经皮 UBE 技术结合了显微镜下脊柱手术和传统经椎板间隙内镜手术的优点，是两者的改良和融合。UBE 手术过程与胸腔镜或关节镜手术类似。笔者已经将 UBE 技术应用于治疗部分腰椎退行性疾病，如腰椎间盘突出症（包括向上或向下游离的椎间盘脱出）、极外侧型腰椎间盘突出症、腰椎椎间孔狭窄或中央椎管狭窄症等。本章主要介绍笔者已开展的 UBE 技术。

## 11.2 适应证

UBE 的手术适应证与传统的开放性手术相似，甚至更广泛。

- 腰椎椎管狭窄症，无明显的不稳定（如腰椎滑脱等）。
- 中央型腰椎间盘突出症：向上或向下游离、椎间盘钙化等。
- 椎间孔外或椎间孔内腰椎间盘突出症。
- 复发性腰椎间盘突出症。
- 腰椎椎间孔狭窄症。

## 11.3 器械和设备

所有开放性脊柱手术的常规器械均可用于 UBE 手术。UBE 术中所用的 0° 内镜是膝关节镜或肩关节镜系统（图 11.1）。特殊设计的骨膜剥离器和逐级扩张套管（图 11.2）用于暴露椎板和椎板间隙。然而，这些特殊器械均可用其他小型骨膜剥离器和扩张套管等代替。对于软组织剥离和出血控

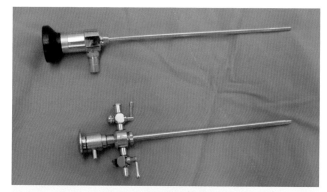

**图 11.1** 双通道脊柱内镜手术使用的 0° 关节镜

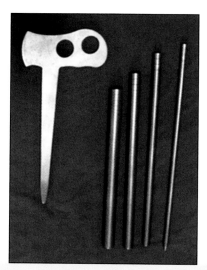

**图 11.2** 双通道脊柱内镜手术所用的骨膜剥离器和逐级扩张套管

制，笔者使用在关节镜手术或单通道脊柱内镜手术中所用的射频刀。对于骨性结构的去除，如椎板切除或椎间孔成形，笔者倾向于使用单侧保护磨钻（图 11.3）。实际上，所有类型的关节镜或脊柱内镜磨钻系统均可用于双通道脊柱内镜手术。在持续性生理盐水灌注方面，笔者更倾向使用压力泵灌注系统。当然，利用液体支架上生理盐水袋的高度进行简单的水压控制也是可行的。

- 关节镜。
- 骨膜剥离器。
- 逐级扩张套管。
- 标准椎板切除器械，如钩式剥离器、双头剥离器、Kerrison 椎板咬骨钳和髓核钳。
- 3.5 mm 球形磨钻，0° 4 mm 直径关节镜。
- 双极弹性射频刀。
- VAPR 射频电极。
- 压力泵灌注系统。

## 11.4 手术步骤

UBE 手术（图 11.4）类似关节镜或胸腔镜手术，采用全身麻醉或硬膜外麻醉。患者被安置于可透视手术台上，以便于进行透视来指导手术。推荐使用 Wilson 体位架或 Jackson 手术台，以减小患者俯卧位时的腹腔内压。由于术中需持续进行生理盐水灌洗，术区铺巾需采用防水手术单。

### 11.4.1 经皮单侧双通道脊柱内镜下椎间盘切除术治疗腰椎间盘突出症（视频 11.1、11.2）

双通道：一个通道用于持续生理盐水灌注和内镜观察，另一个通道用于置入椎间盘切除或减压过程（例如椎板或黄韧带切除，图 11.4）中所使用的器械。

在 C 臂 X 线机透视指导下确定手术节段。确切的靶点是椎板下缘与棘突旁开 1 cm 处的交点。内镜和工作通道位于破裂突出的椎间盘同侧。在靶点正上方取 1.0~1.5 cm 的皮肤切口（尾侧通道）（图

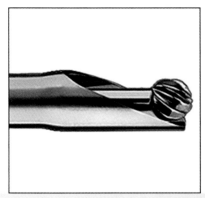

图 11.3 椎板和小关节切除所用的单侧保护磨钻

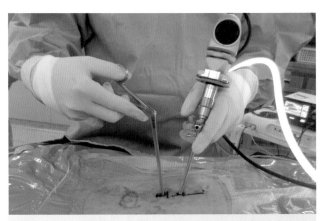

图 11.4 经皮单侧双通道脊柱内镜下腰椎手术的术中照片

11.5）。将双通道置入多裂肌肌束间的疏松结缔组织中（多裂肌三角，图 11.6）。将克氏针朝向目标靶点穿过皮肤切口，并朝向下位椎板置入逐级扩张套管。

去除扩张套管后，将特殊设计的剥离器（图 11.2）移至下位椎板，向外侧剥离椎板间隙软组织至小关节囊内侧缘。在第一个尾侧皮肤切口上缘上方 2~3 cm 处取第二个 0.5~1.0 cm 的内镜切口（头侧通道）。置入扩张套管后，0° 内镜经头侧通道置入。将生理盐水灌注泵与内镜相连接，在手术过程中将灌注压力设置为 20~30 mmHg（高度压力控制：150~170 cm）。灌洗用生理盐水自观察通道流至工作通道。术中持续灌洗能使内镜下手术视野清晰，并可有效防止术野出血。手术器械通过尾侧工作通道置入。

当内镜和操作器械的浮动三角关系建立后（图 11.7），使用射频刀清除附着于椎板和黄韧带上的

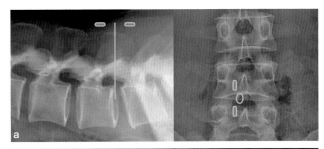

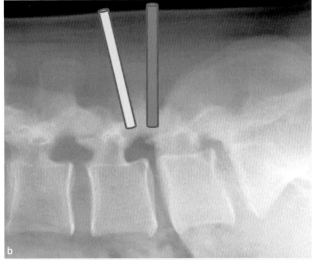

**图 11.5** a.腰椎中央椎管狭窄症或腰椎间盘突出症手术中，两个通道的切口位置；b.头侧为内镜通道，尾侧为工作通道

软组织。当下位椎板和椎板间隙完全暴露后，灌洗液用于扩大并维持手术空间，使术中内镜视野更加清晰。当目标椎板间隙的下位椎板和黄韧带充分显露后，在内镜放大视野下，使用 3.5 mm 软组织保护磨钻或 Kerrison 椎板咬骨钳进行同侧部分椎板切除（视频 11.1）。UBE 下后路椎板切除和椎间盘切除术中的解剖视图与显微镜下的术中视图非常相似。切除同侧黄韧带直至完全识别神经根的外侧边界。切除下位椎板的上缘和小关节突的内侧缘（内侧小关节突切除术），以进行同侧椎间孔成形。若破裂的椎间盘出现向上或向下脱垂游离，须进行更广泛的单侧上位或下位椎板切除，以完全清除游离的椎间盘碎块。根据外科医生的习惯，在取出破裂的椎间盘碎块后，可进行额外的纤维环切开或椎间盘切除术。经皮单侧双通道脊柱内镜下椎间盘切除术（unilateral biportal endoscopic diskectomy，UBED）类似于传统的显微镜下椎间盘切除术。

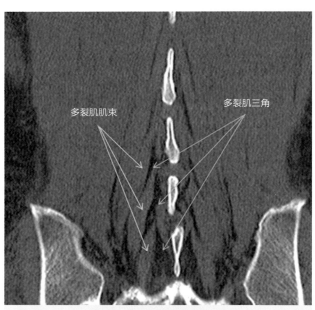

**图 11.6** 多裂肌三角是多裂肌肌束间的疏松结缔组织区域。两个通道均在该三角区域中

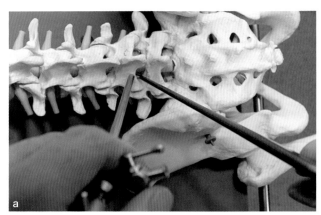

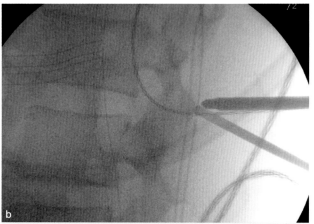

**图 11.7** 内镜和操作器械的三角关系

病例 1（视频 11.1）

患者，女性，38 岁，主诉左腿严重放射痛，保守治疗无效。腰椎影像学图像显示 L5 节段椎板间隙狭窄（图 11.8a）。术前 MRI 显示椎间盘破裂伴 L5 节段狭窄（图 11.8b）。对患者施行 UBED（左侧单侧椎板切除术，椎间孔内侧成形，清除破裂的椎间盘碎块）。术后 MRI 显示椎间盘碎块完全清除（图 11.8c）。

视频 11.1 经皮内镜下单侧双通道椎间盘切除术：1

病例 2（视频 11.2）

患者，男性，48 岁，左腿疼痛。术前 MRI 显示破裂的椎间盘碎块游离至 L4 椎弓根水平（图 11.9a、b）。对其成功施行 UBED，将游离的髓核完全取出（图 11.9c）。术后 MRI 显示椎间盘碎块被完全取出。

视频 11.2 经皮内镜下单侧双通道椎间盘切除术：2（移位型椎间盘突出症）

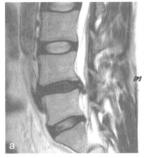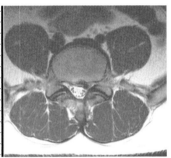
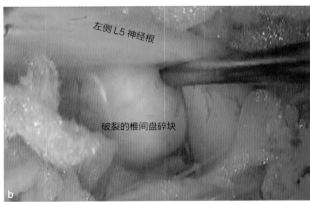
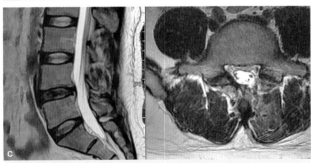

图 11.8 38 岁女性，左腿严重疼痛。a. 术前 MRI 显示 L4~L5 椎间盘破裂；b. 术中内镜图像显示破裂的椎间盘碎块压迫左侧 L5 神经根；c. 经皮 UBE 椎间盘切除术后，破裂的椎间盘碎块已被取出

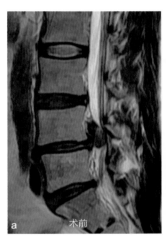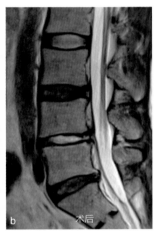
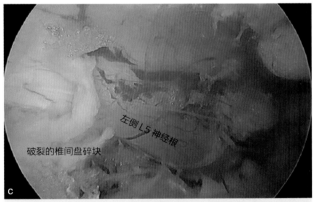

图 11.9 48 岁男性，左腿神经根性疼痛。a. 术前 MRI 显示破裂的椎间盘碎块游离至 L4 椎弓根水平；b. 经皮 UBED 术后，游离的髓核被完全取出；c. 内镜图像显示破裂的椎间盘碎块压迫硬膜囊

### 11.4.2 经皮单侧双通道脊柱内镜经单侧入路双侧减压治疗腰椎中央椎管狭窄症（视频 11.3）

通道的位置取决于相关的症状方位和椎间盘突出的位置。若无单侧症状或椎间盘突出，右利手术者首选左侧入路。UBED 在同侧区域进行（同侧椎板切除伴椎间孔内侧成形术）。然后在经高倍放大的良好内镜视野下行对侧减压（图 11.10）。将内镜倾斜至对侧椎板下区域，可清晰显示对侧椎板下和椎间孔区域（图 11.10a）。

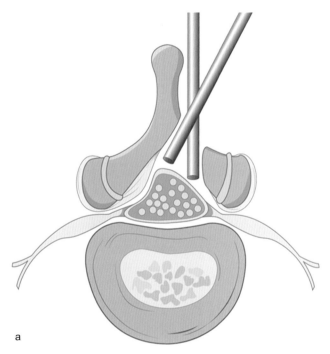

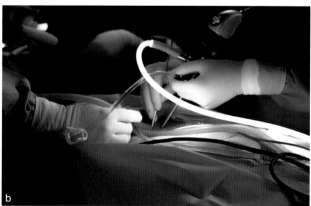

图 11.10　a. 将内镜倾斜至对侧椎板下间隙，行对侧减压；b. 对侧减压术中照片

用 Kerrison 椎板咬骨钳和刮匙行对侧黄韧带切除和椎板下区域减压。若对侧椎板增厚，则用动力磨钻或椎板咬骨钳将椎板的腹侧部分去除。利用肌肉和皮肤组织的弹性将内镜移至对侧，而不是通过调整患者的体位或增加皮肤切口。对侧减压至可以识别并充分松解对侧的下行神经根。若患者有单侧症状且同侧椎间盘突出，术者可在内镜下行椎间盘切除术。硬膜外出血可通过调节灌注泵的压力或用弹性射频刀凝固来控制。根据具体情况，选择是否留置血液引流管。取出器械和内镜后关闭皮肤切口。

病例 3（视频 11.3）

患者，男性，73 岁，主诉双下肢间歇性跛行，采用保守治疗无效。术前 MRI 显示 L4~L5 中央椎管

视频 11.3　经皮单侧双通道内镜减压术（单侧椎板切开双侧减压；右侧的方法）

严重狭窄（图 11.11a、b）。采用 UBE 技术经左侧入路行双侧减压，术后椎管减压良好，患者症状得到明显缓解（图 11.11c、d）。

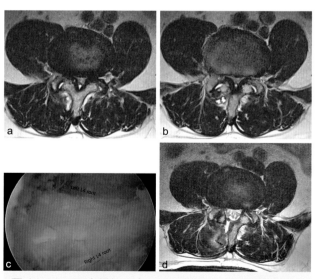

图 11.11　73 岁男性患者，双腿严重疼痛并出现跛行。a、b. 术前 MRI 图像显示 L4~L5 节段椎管狭窄；c. UBE 术后中央椎管完全减压；d. 术后 MRI 图像显示椎管减压良好

### 11.4.3 经皮单侧双通道脊柱内镜手术治疗腰椎椎间孔狭窄症和极外侧腰椎间盘突出症（视频11.4）

建立两个通道，在侧位X线图像上，目标靶点位于椎间孔中部。第一个工作通道位于椎弓根外侧缘和下位椎体上终板的交点外侧1 cm处。在C臂X线机的透视引导下，于上位椎体的横突下缘建立第二个通道（图11.12）。

将克氏针朝向目标靶点方向穿过皮肤切口。朝向横突置入逐级扩张套管。取出扩张套管后，将剥离器移至横突。将峡部和小关节囊外侧缘处的软组织剥离。0°内镜随鞘管经头侧通道置入。在内镜和操作器械建立浮动三角关系后，使用射频刀对头侧横突、峡部和上关节突上覆盖的软组织进行清除。若因骨质增生引起椎间孔狭窄，可根据需要使用磨钻或Kerrison椎板咬骨钳去除头侧横突下部、峡部和上关节突外侧缘。在L5下方椎间孔狭窄病例中，需切除部分骶骨翼。小心地去除横突间韧带后，可探及出口根。如存在游离髓核或椎间盘突出，可在内镜下进行椎间盘切除术。脊柱内镜下的解剖视图与后旁正中Wiltse入路的显微镜下视图非常相似。

视频11.4 经皮单侧双通道内镜椎间盘切除术（椎旁wiltse入路）

**病例4**（视频11.4）

患者，男性，31岁，主诉左下肢神经根性疼痛。既往因L4~L5极外侧椎间盘突出而行内镜下椎间盘切除术。MRI显示L4~L5左侧椎间孔外区复发

性椎间盘突出（图11.13a、b）。内镜下经双通道椎间盘切除术后患者的症状缓解（图11.13c）。

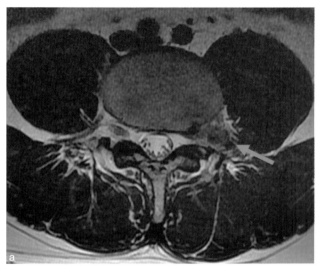

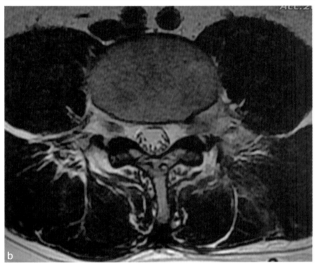

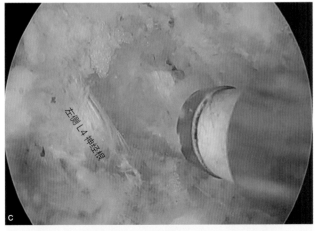

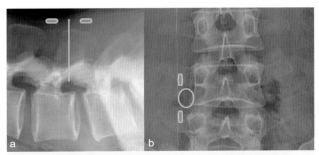

**图11.12** 治疗腰椎椎间孔狭窄或极外侧腰椎间盘突出时的两个通道。a. 侧位图像；b. 前后位图像。三角关系的目标靶点位于椎间孔中部

**图11.13** 31岁男性，左腿疼痛。a、b. 术前MRI显示左侧L4~L5椎间孔外区椎间盘突出（红色箭头）；c. 术中内镜图像显示破裂的椎间盘已被完全切除

## 11.5 优势

- 操作简单。
- 熟悉的外科解剖。
- 肌肉损伤轻微。
- 使用的手术器械与传统的开放性脊柱手术相同。
- 由于采用双通道系统，进行连续生理盐水冲洗时容易控制灌注压。
- 手术视野比单通道内镜手术更广。
- 可去除脱垂游离的髓核。
- 学习曲线短。

该方法使用两个通道：一个通道用于放置内镜，另一个则用于置入手术器械。因此，该内镜系统类似于关节镜，也需要构建浮动三角关系。两个通道位于同侧，内镜与手术器械在椎板间隙和硬膜外区域相接触。因此，手术器械操作简单方便，不受硬质管道的限制，类似显微镜下手术。在标准椎板切除和椎间盘切除术中，器械可通过工作通道置入并进行操作。

这种双通道内镜方法结合了标准的开放性手术与内镜下脊柱手术的优点，是经椎板内镜手术和显微镜下手术的改进和融合。UBE 类似显微内镜下经通道减压技术，如显微镜下椎间盘切除术、显微镜下单侧椎板切除双侧减压术等。因此，手术解剖和内镜视图与传统的显微镜下手术相似。另外，由于术者对此内镜手术视图熟悉，有助于缩短学习曲线。对于脱垂游离型椎间盘突出或伴有椎管狭窄的椎间盘突出病例，传统单通道内镜技术的使用存在一定的限制。而双通道入路可安全地行椎板扩大切除术。椎间盘脱垂游离也是双通道内镜手术的适应证。

在不改变患者体位的情况下，通过移动内镜可较容易地探查对侧椎板下间隙。采用双通道内镜入路时术者可在高倍镜下观察手术区域，对侧、椎板下和椎间孔区域均可获得良好视野。

微创手术技术可减少对周围组织的损伤，且 UBE 可使软组织损伤最小化，可很好地预防术后腰背痛和椎旁肌萎缩。

## 11.6 并发症

UBE 手术中偶发硬膜囊撕裂。内镜下，硬膜囊撕裂部位可通过钳夹而得到直接修复。少部分病例可出现硬膜外血肿；根据笔者的经验，血肿可通过保守治疗自行吸收，无需额外的手术干预。尽管持续生理盐水灌注系统可使术者获得良好的视觉效果，并有助于减少术中出血，但过度灌注可引起脑膜刺激征，相应症状可通过卧床休息或使用镇痛药等保守治疗而得到控制。早期接受双通道内镜手术的患者常主诉脑膜刺激性头痛或颈部疼痛，这是因为当时的学习曲线较陡峭，所以手术时间较长，生理盐水灌注量较多。幸运的是，当前接受 UBE 手术的患者因手术时间较短，并未出现术后头痛。

## 11.7 结论

UBE 手术的解剖视图与传统的开放性手术非常相似，可很好显示对侧、椎板下和椎间孔区域。此外，UBE 手术可能也是一种能够用于治疗退行性腰椎椎管狭窄症的微创方法。

### 参考文献

1. Yeung AT. The evolution and advancement of endoscopic foraminal surgery: one surgeon's experience incorporating adjunctive technologies. *SAS J* 2007;*1*(3):108–117
2. Ahn Y. Percutaneous endoscopic decompression for lumbar spinal stenosis. *Expert Rev Med Devices* 2014;*11*(6):605–616
3. Lee S, Kim SK, Lee SH, et al. Percutaneous endoscopic lumbar discectomy for migrated disc herniation: classification of disc migration and surgical approaches. *Eur Spine J* 2007;*16*(3):431–437
4. Lee SH, Kang BU, Ahn Y, et al. Operative failure of percutaneous endoscopic lumbar discectomy: a radiologic analysis of 55 cases. *Spine* 2006;*31*(10):E285–E290
5. Komp M, Hahn P, Oezdemir S, et al. Bilateral spinal decompression of lumbar central stenosis with the full-endoscopic interlaminar versus microsurgical laminotomy technique: a prospective, randomized, controlled study. *Pain Physician* 2015;*18*(1):61–70
6. Sairyo K, Sakai T, Higashino K, Inoue M, Yasui N, Dezawa A. Complications of endoscopic lumbar decompression surgery. *Minim Invasive Neurosurg* 2010;*53*(4):175–178
7. De Antoni DJ, Claro ML, Poehling GG, Hughes SS. Translaminar lumbar epidural endoscopy: anatomy, technique, and indications. *Arthroscopy* 1996;*12*(3):330–334
8. Hwa Eum J, Hwa Heo D, Son SK, Park CK. Percutaneous biportal endoscopic decompression for lumbar spinal stenosis: a technical note and preliminary clinical results. *J Neurosurg Spine*

2016;*24*(4):602–607

9. Costa F, Sassi M, Cardia A, et al. Degenerative lumbar spinal stenosis: analysis of results in a series of 374 patients treated with unilateral laminotomy for bilateral microdecompression. *J Neurosurg Spine* 2007;*7*(6):579–586

10. Minamide A, Yoshida M, Yamada H, et al. Endoscope-assisted spinal decompression surgery for lumbar spinal stenosis. *J Neurosurg Spine* 2013;*19*(6):664–671

11. Osman SG, Schwartz JA, Marsolais EB. Arthroscopic discectomy and interbody fusion of the thoracic spine: A report of ipsilateral 2-portal approach. *Int J Spine Surg* 2012;*6*:103–109

12. Yoshimoto M, Miyakawa T, Takebayashi T, et al. Microendoscopy-assisted muscle-preserving interlaminar decompression for lumbar spinal stenosis: clinical results of consecutive 105 cases with more than 3-year follow-up. *Spine* 2014;*39*(5):E318–E325

13. Poletti CE. Central lumbar stenosis caused by ligamentum flavum: unilateral laminotomy for bilateral ligamentectomy: preliminary report of two cases. *Neurosurgery* 1995;*37*(2):343–347

14. Mobbs RJ, Li J, Sivabalan P, Raley D, Rao PJ. Outcomes after decompressive laminectomy for lumbar spinal stenosis: comparison between minimally invasive unilateral laminectomy for bilateral decompression and open laminectomy: clinical article. *J Neurosurg Spine* 2014;*21*(2):179–186

15. Podichetty VK, Spears J, Isaacs RE, Booher J, Biscup RS. Complications associated with minimally invasive decompression for lumbar spinal stenosis. *J Spinal Disord Tech* 2006;*19*(3):161–166

16. Hu ZJ, Fang XQ, Zhou ZJ, Wang JY, Zhao FD, Fan SW. Effect and possible mechanism of muscle-splitting approach on multifidus muscle injury and atrophy after posterior lumbar spine surgery. *J Bone Joint Surg Am* 2013;*95*(24):e192 (1–9)

17. Choi G, Kang HY, Modi HN, et al. Risk of developing seizure after percutaneous endoscopic lumbar discectomy. *J Spinal Disord Tech* 2011;*24*(2):83–92

18. Joh JY, Choi G, Kong BJ, Park HS, Lee SH, Chang SH. Comparative study of neck pain in relation to increase of cervical epidural pressure during percutaneous endoscopic lumbar discectomy. *Spine* 2009;*34*(19):2033–2038

# 12 经椎间孔硬膜外内镜下激光纤维环成形治疗椎间盘源性疼痛

Victor Lo, Jongsun Lee, Ashley E. Brown, Alissa Redko, Daniel H. Kim

## 12.1 引言

85%的人群在一生中都会经历不同程度的腰痛。大多数腰痛为自限性的；然而，仍有5%的患者其腰痛会转变成慢性或继发功能障碍，其确切的解剖原因往往很难确定。据估计，约40%的慢性腰痛起源于椎间盘。椎间盘的组织学分析显示在纤维环的后外侧有明显的感觉神经支配。体内直接刺激纤维环外层可表现出与患者的症状一致的疼痛。

慢性椎间盘源性腰痛的治疗仍极具挑战。保守治疗往往不能减轻疼痛或改善功能。据报道，腰椎小关节融合治疗椎间盘源性腰痛的临床满意率仅达46%。即使通过融合成功固定不稳定节段，仍不能使疼痛或功能状态得到显著改善。此外，手术治疗可继发相关并发症，致使恢复时间延长。上述状况极大推动了微创椎间盘内治疗方法的发展，这些方法包括椎间盘内电热治疗（intradiskal electrothermat therapy，IDET）、射频消融术（radio-frequeney ablation，RFA）、冷冻治疗、经皮内镜激光椎间盘切除术（PELD）和经皮内镜激光纤维环成形术（percutaneous endoscopic laser annuloplasty，PELA）。椎间盘内治疗的作用机制是破坏纤维环上的疼痛感受器或使病变椎间盘皱缩。

鉴于椎间盘源性腰痛的疼痛产生区位于纤维环的后外侧，椎间盘外硬膜外入路也可用于诊断和治疗。椎间盘外硬膜外入路所用软性内镜（硬膜外镜）可直接观察硬膜外腔及其内的解剖结构，还可评估硬膜外结构，以确定其是否会导致患者的临床症状。腰骶硬膜外镜检查在识别腰椎节段病变方面已被证实比临床评估或MRI更准确。值得注意的是，硬膜外镜检查结果可用于预测治疗结果。既往大量文献报道了利用硬膜外镜治疗腰椎椎管狭窄症或下肢疼痛综合征。然而，硬膜外镜的传统入路是经骶骨裂孔进入，可能会受到骶骨裂孔的骨性狭窄、腰椎椎管狭窄或既往手术所造成的硬膜外瘢痕的限制。

激光联合硬膜外镜可提高椎间盘源性腰痛的治疗效果。对使用激光进行腰椎间盘减压的文献进行系统回顾，结果显示出较好的治疗效果，约75%的患者可获得12个月或更长时间的疼痛缓解期。激光椎间盘减压的疗效也被证实可与椎间盘切除术相媲美。各种类型的激光已被用于治疗脊柱疾病。其中掺钕钇铝石榴石（Nd:YAG）激光已被多项临床研究证实可有效治疗多种脊柱疾病。

本章将描述利用新型可弯曲脊柱内镜结合Nd:YAG激光治疗椎间盘源性腰痛的方法。利用可弯曲脊柱内镜，术者可经椎间孔入路完成手术，而硬质脊柱内镜或在存在解剖障碍等情况下则无法实现（图12.1）。经椎间孔硬膜外镜下激光纤维环成形术（transforaminal epiduroscopic laser annuloplasty，TELA）为诊断和治疗椎间盘源性腰痛提供了一种微创且直接的方法。

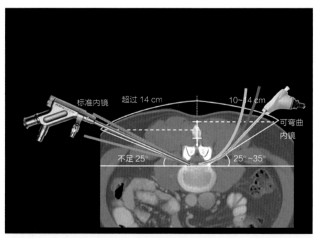

**图12.1** 标准内镜（左）从皮肤到神经孔有固定的路径。可弯曲内镜（右）的皮肤标记点类似，以稍平缓的路径进入神经孔，从而绕过潜在的解剖障碍

## 12.2 TELA 的适应证

- 椎间盘内破裂症（IDD）。
- 髓核突出（HNP），伴有轴向性腰背痛。
- 纤维环破裂。
- 腰背部手术失败综合征继发粘连。
- 椎间盘源性囊肿。
- 轻度至中度椎间孔狭窄。

## 12.3 TELA 的禁忌证

- 较大的 HNP 伴神经根病。
- 严重的椎间孔狭窄。
- 脊柱不稳定。
- Modic 改变。
- 伴有高髂峭的 L5~S1 病变。

## 12.4 NeedleView 高清内镜系统

- 该内镜系统是一种一次性半刚性光纤内镜，具有单一工作通道（NeedleView CH；BioVision Technologies，Golden，Corolado）。内镜的工作长度为 160 mm，外径为 3.4 mm；包含一个直径 1.85 mm 的工作通道，内置 0.7 mm 的光纤通道，具有 17 000 像素的分辨率（图 12.2）。
- 内镜的远端 1/3 可弯曲至所需角度，以便经椎间孔入路进入硬膜外腹侧间隙（图 12.3）。

## 12.5 NeedleCam 高清可视化系统

- NeedleCam 高清系统（NeedleCam HD; BioVision Technologies）在一个紧凑单元中将一个发光二极管（LED）光源和一个高分辨率摄像机集成于一体。
- 光源和视频图像通过一根电缆传输。视频输出至分辨率为 1920×1080 的高清显示器。

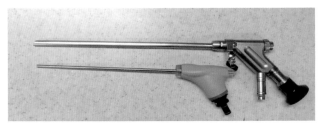
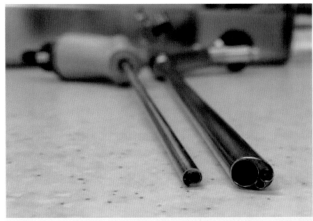

图 12.2　NeedleView 显微内镜与 Vertebris 内镜（PANO-VIEW PLUS Spine Endoscope；Richard Wolf，Vernon Hills，Illinois）的比较。NeedleView 显微内镜外径为 3.4 mm，工作通道直径为 1.85 mm，工作长度为 160 mm。Vertebris 内镜的外径为 6.9 mm / 5.6 mm，工作通道直径为 4.1 mm，工作长度为 205 mm

## 12.6 激光设备

- 脉冲式 Nd:YAG 激光波长为 1414 nm，通过 3 m 光纤传输。
- 激光通过 550 μm 的侧射孔发射（图 12.4）。

## 12.7 内镜置入所需的设备（图 12.5）

- 18 号脊柱穿刺针。
- 21 号脊柱穿刺针。
- 14 号 127 mm 硬膜外穿刺针。
- 18 号 152 mm 硬膜外穿刺针。
- 12 F 鞘管和 12 F 扩张器。
- 70 cm 导丝。
- 内镜折弯器。
- 15 号刀片。

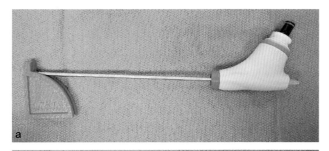
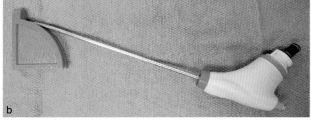
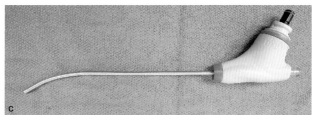

图 12.3　内镜弯曲至所需的进入角度。a. 将内镜放置于成型框架上；b. 将远端折弯至所需角度；c. 可弯曲内镜的最终外观

## 12.8　麻醉

- 手术在清醒的镇静状态下进行。
- 于皮肤进入部位及内镜置入路径给予局部麻醉药。

## 12.9　患者体位

- 患者于 Wilson 体位架及可透视手术台上取俯卧位。
- 术中使用 Wilson 体位架使脊柱屈曲。
- 使用 C 臂 X 线机进行正位和侧位透视。

## 12.10　TELA 技术

- 横断面 MRI 或 CT 图像用于计算至神经孔路径中皮肤标记点至后正中线的距离。通常距后正中线 9~13 cm。
- 在皮肤标记点注射局部麻醉药。
- 置入 18 号脊柱穿刺针至硬膜外间隙（图 12.6a、

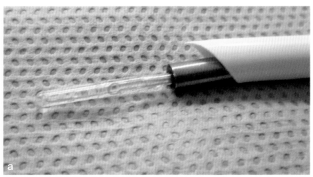

图 12.4　a. 侧射 Nd:YAG 激光器尖端；b. 通过内镜引入激光光纤

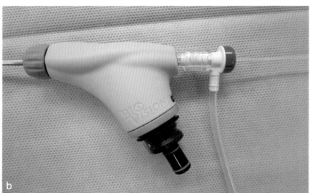

图 12.5　置入可弯曲内镜所需的设备。A—内镜折弯器；B—切开皮肤所用 15 号刀片；C—18 号脊柱穿刺针；D—18 号硬膜外穿刺针；E—14 号硬膜外穿刺针；F—21 号脊柱穿刺针；G—导丝；H—弹性扩张器和鞘管

b），并通过正位和侧位透视图像确认（图 12.6c、d）。

- 取出针芯，将导丝经硬膜外间隙置入侧隐窝（关节下区）。经正位和侧位透视图像确定导丝在硬膜外间隙的位置。
- 取出脊柱穿刺针，将 14 号硬膜外穿刺针经导丝置入硬膜外腔，并将导丝置入硬膜囊腹侧（图 12.7）。
- 取出 14 号硬膜外穿刺针，并在透视下确定导丝的位置。

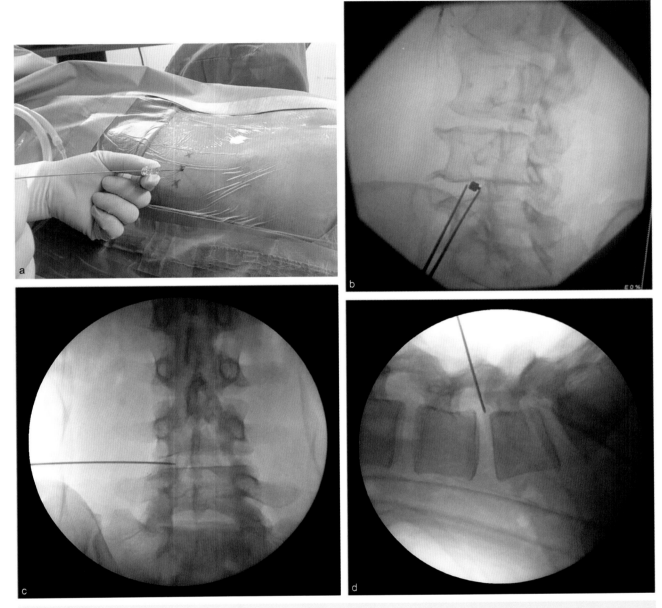

图 12.6 a. 置入脊柱穿刺针；b. 斜侧位透视图像，确定穿刺针路径；c. 正位透视图像确认穿刺针位于椎间孔位置；d. 侧位透视图像确认穿刺针位于椎间孔位置

- 将 12 F 扩张器及鞘管组件穿过导丝并置入硬膜外腔（图 12.8），通过造影确认其在硬膜囊腹侧位置（图 12.9a、b）。
- 移除扩张器，然后注射造影剂，通过正位和侧位透视确认鞘管在硬膜囊腹侧位置（图 12.9c、d）。
- 将 NeedleView 显微内镜摄像机弯曲至所需角度，经鞘管进入硬膜外腔（图 12.10），并通过透视确认其位置（图 12.11）。经内镜确认硬膜囊腹侧相关解剖结构（图 12.12）。

- 探查硬膜外区域（图 12.13a、b）或行椎间盘造影（图 12.13c、d）。内镜髓核钳可用于取出游离碎片（图 12.14、12.15）。

## 12.11　激光纤维环成形

- 将侧射 Nd:YAG 激光器经工作通道置入硬膜外腔。
- 应用激光进行纤维环成形时（0.25 W，150 mJ，

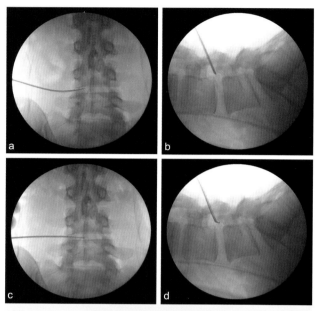

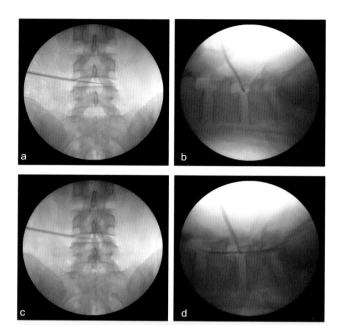

图 12.7　a. 正位透视图像显示带导丝的 14 号硬膜外穿刺针位于侧隐窝；b. 侧位透视图像显示带导丝的 14 号硬膜外穿刺针经椎间孔位于侧隐窝；c. 正位透视下将导丝推进至腹侧硬膜外腔；d. 侧位透视下将导丝推进至腹侧硬膜外腔

图 12.9　a. 扩张器和鞘管经导丝进入硬膜外腔的正位透视图像；b. 扩张器和鞘管经导丝进入硬膜外腔的侧位透视图像；c. 正位透视下经鞘管注射造影剂以确认腹侧硬膜外腔的位置；d. 侧位透视下经鞘管注射造影剂以确认腹侧硬膜外腔的位置

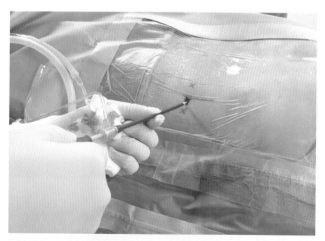

图 12.8　扩张器和鞘管通过导丝进入硬膜外腔

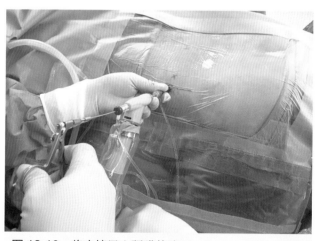

图 12.10　将内镜置入硬膜外腔

20 Hz，脉冲时长 0.5~1.0 s，间隔 1~2 s），总能量输出约为 500 J（图 12.16）。

- 可根据是对疼痛神经末梢进行热消融还是使纤维环凝固皱缩调整激光的设置参数。

## 12.12　潜在并发症

- 硬膜或神经损伤。
- 纤维环损伤。
- 颅内压增高性头痛。

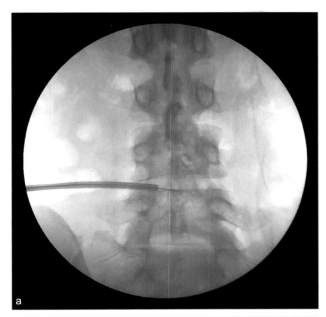

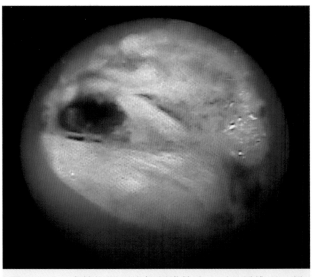

图 12.12　内镜视图下腹侧硬膜外腔。可见纤维环、硬膜外脂肪和硬膜外腔

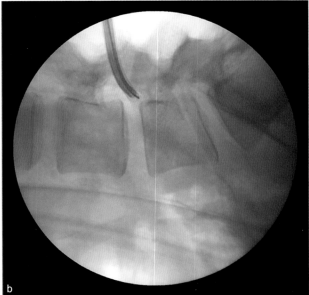

图 12.11　正位（a）和侧位（b）透视下确认内镜的位置

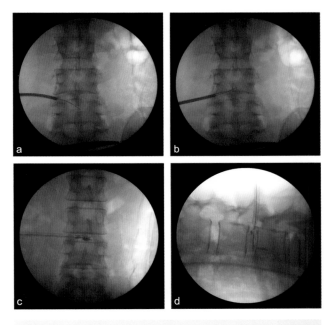

图 12.13　a. 正位透视下于硬膜外腔腹侧尾端进行操作的探针；b. 正位透视下于硬膜外腔腹侧头端进行操作的探针；c. 正位透视椎间盘 X 线片；d. 侧位透视椎间盘 X 线片

## 12.13　病例视频

视频 12.1 显示的是经椎间孔硬膜外镜下激光纤维环成形术治疗右侧 L4~L5 椎间盘突出。

视频 12.2 显示的是经椎间孔硬膜外镜下激光纤维环成形术治疗右侧 L3~L4 椎间盘突出。

视频 12.1　经椎间孔硬膜外镜下激光纤维环成形术治疗右侧 L4~L5 椎间盘突出

视频 12.2　经椎间孔硬膜外镜下激光纤维环成形术治疗右侧 L3~L4 椎间盘突出

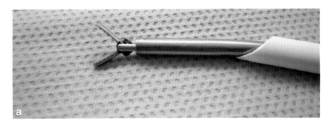

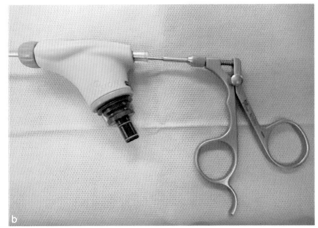

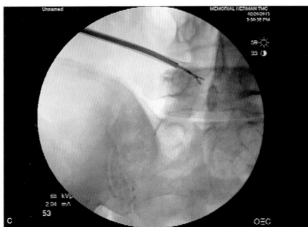

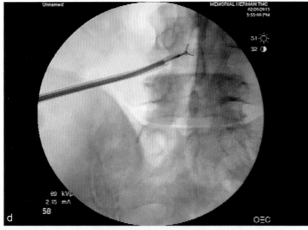

图 12.14　a. 内镜钳，咬口宽度 1.5 mm；b. 内镜钳通过工作通道；c. 正位透视下内镜钳于硬膜外腔腹侧朝向尾侧；d. 正位透视下内镜钳于硬膜外腔腹侧朝向头侧

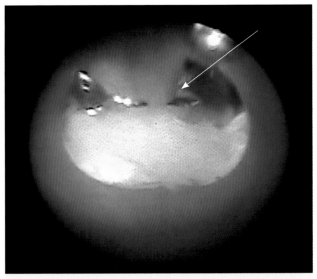

图 12.15　内镜钳抓取椎间盘组织（箭头所指）

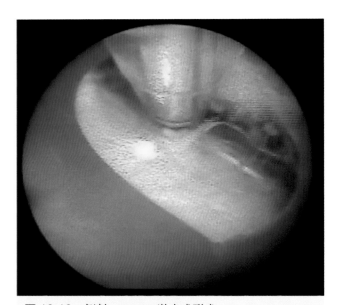

图 12.16　侧射 Nd:YAG 激光成形术

## 12.14　结论

椎间盘源性腰痛的主要机制之一是纤维环后部损伤。纤维环内的疼痛性游离神经末梢是产生疼痛信号的来源。最初的治疗方案包括药物治疗和物理治疗，保守治疗失败后考虑手术治疗。由于开放性手术治疗椎间盘源性腰痛的有效性未被证实，微创技术（如 IDET、REA、PELD 和 PELA）提供了更有吸引力的选择。

椎间盘内入路的微创治疗方案（如 IDET、RFA 和 PELA）需创建一个新的纤维环开口以允许治疗设备置入，这可能导致新的椎间盘源性疼痛或椎间盘突出。椎间盘外硬膜外入路可消除治疗过程中进一步损伤椎间盘的风险。此外，椎间盘内手术无法观察椎管内整个纤维环表面，以评估其他部位的病理改变。为检查椎管内纤维环表面，可使用内镜来观察整个硬膜外腔。标准的脊柱内镜（如用于 PELD 的内镜）对椎间盘切除术是有用的，组织破坏比开放性手术更少；然而，其硬质结构限制了对整个椎间盘表面的可视化。此外，工作通道的位置对手术的成败至关重要。为观察椎间盘的整个纤维环，需进入腰椎硬膜外腔的腹侧。

硬膜外镜是进入硬膜外腔的有效工具。此外，硬膜外镜有助于直接观察硬膜外腔内的结构，能探测并评估症状是否可重现。有文献报道利用硬膜外镜通过骶骨裂孔入路治疗腰椎椎管狭窄或下肢疼痛综合征。但通过骶骨裂孔引入硬膜外镜至腰椎间盘病变部位需引导内镜通过相对较长的距离；此外，当骶骨裂孔或腰椎段硬膜外间隙存在骨性狭窄时，内镜无法通过目标间隙。

本章描述一种通过腰神经孔进入硬膜外腔腹侧的新方法，利用激光进行治疗，即经椎间孔硬膜外镜下激光成形术（transforaminal epiduroscopic laser annuloplasty，TELA）。该手术通过一个外径为 3.4 mm 的可弯曲内镜联合一个软性鞘管来完成，二者的总外径为 4 mm。此外，工作通道允许通过内镜钳或激光器。TELA 技术通过将 1414 nm 侧射 Nd:YAG 激光导入硬膜外腔，对纤维环内的游离神经末梢进行热消融，并使纤维环皱缩以实现减压效果。

## 参考文献

1. Andersson GB. Epidemiological features of chronic low-back pain. *Lancet* 1999;*354*(9178):581–585
2. Andersson GB, Svensson HO, Odén A. The intensity of work recovery in low back pain. *Spine* 1983;*8*(8):880–884
3. Schwarzer AC, Aprill CN, Derby R, Fortin J, Kine G, Bogduk N. The prevalence and clinical features of internal disc disruption in patients with chronic low back pain. *Spine* 1995;*20*(17):1878–1883
4. Yoshizawa H, O'Brien JP, Smith WT, Trumper M. The neuropathology of intervertebral discs removed for low-back pain. *J Pathol* 1980;*132*(2):95–104
5. Kushlich SD, Ulstrom CL, Michael CJ. The tissue origin of low back pain and sciatica: a report of pain response to tissue stimulation during operations on the lumbar spine using local anesthesia. *Orthop Clin North Am* 1991;*22*:181–187
6. Wetzel FT, LaRocca SH, Lowery GL, Aprill CN. The treatment of lumbar spinal pain syndromes diagnosed by discography. Lumbar arthrodesis. *Spine* 1994;*19*(7):792–800
7. Mirza SK, Deyo RA. Systematic review of randomized trials comparing lumbar fusion surgery to nonoperative care for treatment of chronic back pain. *Spine* 2007;*32*(7):816–823
8. Singh K, Ledet E, Carl A. Intradiscal therapy: a review of current treatment modalities. *Spine* 2005;*30*(17, Suppl)S20–S26
9. Lee SH, Kang HS. Percutaneous endoscopic laser annuloplasty for discogenic low back pain. *World Neurosurg* 2010;*73*(3):198–206
10. Sachs BL, Vanharanta H, Spivey MA, et al. Dallas discogram description. A new classification of CT/discography in low-back disorders. *Spine* 1987;*12*(3):287–294
11. Zhou Y, Abdi S. Diagnosis and minimally invasive treatment of lumbar discogenic pain—a review of the literature. *Clin J Pain* 2006;*22*(5):468–481
12. Macnab I. Negative disc exploration. An analysis of the causes of nerve-root involvement in sixty-eight patients. *J Bone Joint Surg Am* 1971;*53*(5):891–903
13. Bosscher HA, Heavner JE. Diagnosis of the vertebral level from which low back or leg pain originates. A comparison of clinical evaluation, MRI and epiduroscopy. *Pain Pract* 2012;*12*(7):506–512
14. Bosscher HA, Heavner JE. Lumbosacral epiduroscopy findings predict treatment outcome. *Pain Pract* 2014;*14*(6):506–514
15. Lee GW, Jang SJ, Kim JD. The efficacy of epiduroscopic neural decompression with Ho:YAG laser ablation in lumbar spinal stenosis. *Eur J Orthop Surg Traumatol* 2014;*24*(Suppl 1):S231–S237
16. Ruetten S, Meyer O, Godolias G. Endoscopic surgery of the lumbar epidural space (epiduroscopy): results of therapeutic intervention in 93 patients. *Minim Invasive Neurosurg* 2003;*46*(1):1–4
17. Jo DH, Kim ED, Oh HJ. The comparison of the result of epiduroscopic laser neural decompression between FBSS or not. *Korean J Pain* 2014;*27*(1):63–67
18. Kallewaard JW, Vanelderen P, Richardson J, Van Zundert J, Heavner J, Groen GJ. Epiduroscopy for patients with lumbosacral radicular pain. *Pain Pract* 2014;*14*(4):365–377
19. Igarashi T, Hirabayashi Y, Seo N, Saitoh K, Fukuda H, Suzuki H. Lysis of adhesions and epidural injection of steroid/local anaesthetic during epiduroscopy potentially alleviate low back and leg pain in elderly patients with lumbar spinal stenosis. *Br J Anaesth* 2004;*93*(2):181–187
20. Avellanal M, Diaz-Reganon G. Interlaminar approach for epiduroscopy in patients with failed back surgery syndrome. *Br J Anaesth* 2008;*101*(2):244–249
21. Sakai T, Aoki H, Hojo M, Takada M, Murata H, Sumikawa K. Adhesiolysis and targeted steroid/local anesthetic injection during epiduroscopy alleviates pain and reduces sensory nerve dysfunction in patients with chronic sciatica. *J Anesth* 2008;*22*(3):242–247
22. Manchikanti L, Abdi S, Atluri S, et al. An update of comprehensive evidence-based guidelines for interventional techniques in chronic spinal pain. Part II: guidance and recommendations. *Pain Physician* 2013;*16*(2, Suppl)S49–S283
23. Brouwer PA, Brand R, van den Akker-van Marle ME, et al. Percutaneous laser disc decompression versus conventional microdiscectomy in sciatica: a randomized controlled trial. *Spine J* 2015;*15*(5):857–865
24. Gottlob C, Kopchok GE, Peng SK, Tabbara M, Cavaye D, White RA. Holmium:YAG laser ablation of human intervertebral disc: preliminary evaluation. *Lasers Surg Med* 1992;*12*(1):86–91
25. Pan L, Zhang P, Yin Q. Comparison of tissue damages caused by endoscopic lumbar discectomy and traditional lumbar discectomy: a randomised controlled trial. *Int J Surg* 2014;*12*(5):534–537

26. Quigley MR, Shih T, Elrifai A, Maroon JC, Lesiecki ML. Percutaneous laser discectomy with the Ho:YAG laser. *Lasers Surg Med* 1992;*12*(6):621–624

27. Sato M, Ishihara M, Arai T, et al. Use of a new ICG-dye-enhanced diode laser for percutaneous laser disc decompression. *Lasers Surg Med* 2001;*29*(3):282–287

28. Choy DS, Case RB, Fielding W, Hughes J, Liebler W, Ascher P. Percutaneous laser nucleolysis of lumbar disks. *N Engl J Med* 1987;*317*(12):771–772

29. Choy DS, Ascher PW, Ranu HS, et al. Percutaneous laser disc decompression. A new therapeutic modality. *Spine* 1992;*17*(8):949–956

30. Gangi A, Dietemann JL, Ide C, Brunner P, Klinkert A, Warter JM. Percutaneous laser disk decompression under CT and fluoroscopic guidance: indications, technique, and clinical experience. *Radiographics* 1996;*16*(1):89–96

31. Yonezawa T, Onomura T, Kosaka R, et al. The system and procedures of percutaneous intradiscal laser nucleotomy. *Spine* 1990;*15*(11):1175–1185

32. Moneta GB, Videman T, Kaivanto K, et al. Reported pain during lumbar discography as a function of anular ruptures and disc degeneration. A re-analysis of 833 discograms. *Spine* 1994;*19*(17):1968–1974

33. Bogduk N, Tynan W, Wilson AS. The nerve supply to the human lumbar intervertebral discs. *J Anat* 1981;*132*(Pt 1):39–56

34. Bogduk N, Windsor M, Inglis A. The innervation of the cervical intervertebral discs. *Spine* 1988;*13*(1):2–8

35. Choi KC, Lee JH, Kim JS, et al. Unsuccessful percutaneous endoscopic lumbar discectomy: a single-center experience of 10,228 cases. *Neurosurgery* 2015;*76*(4):372–380

# 13 管状通道内镜下经腰椎椎板间行椎间孔切开和椎间盘切除术

Mick Perez-Cruet, Mengqiao Alan Xi

## 13.1 引言

为了保护椎旁软组织，利用微创外科（minimally invasive surgical，MIS）方法行脊柱减压的方法应运而生。显微镜用于微创技术时可提供区域解剖的三维（3D）视图。脊柱内镜技术也可发挥同样的作用。可使用直径更大的肌肉扩张器进入脊柱，同时保留椎旁肌肉。最近研发的牵开器系统既可以在保留肌肉的情况下进入脊柱，又可以降低克氏针或肌肉扩张器插入椎管的风险（图13.1）。此外，不再使用内镜系统，而是使用显微镜，因其可以提供关于解剖结构的良好三维视图，有助于简化手术过程（视频13.1）。

视频 13.1 微创保留肌肉的腰椎间盘显微切除术

METRx 系统是微创显微椎间盘切除术中最早也是最常使用的工具之一。笔者所在团队对使用此系统有丰富的临床经验。该组件由逐级肌肉扩张套管和管状牵开器组成，包括直径分别为 14 mm、16 mm、18 mm 和 20 mm 的不锈钢套件或直径为

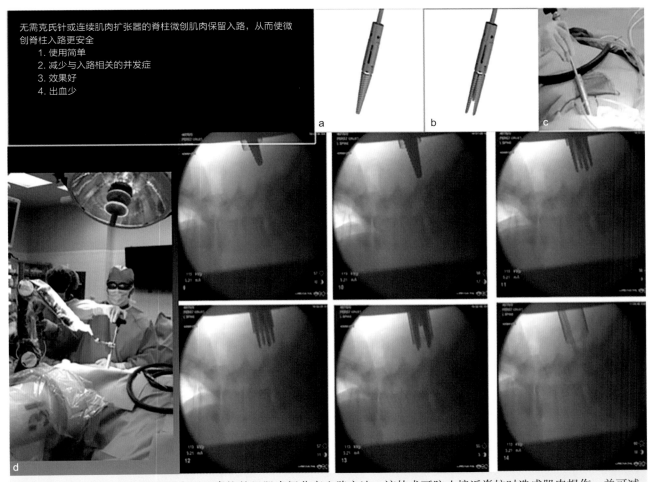

无需克氏针或连续肌肉扩张器的脊柱微创肌肉保留入路，从而使微创脊柱入路更安全
1. 使用简单
2. 减少与入路相关的并发症
3. 效果好
4. 出血少

图 13.1 BoneBac 一步扩张器应用于脊柱的经肌肉间分离入路方法。该技术可防止接近脊柱时造成肌肉损伤，并可减少出血，且无须使用克氏针和连续的肌肉扩张套管。a、b. BoneBac 一步扩张器的示意图；c. 术中照片；d. 术中透视

18 mm 的一次性套件。操作器械细长，极大降低了工作通道内的拥挤程度。本章描述了显微镜在微创肌肉保留腰椎间盘切除术和椎间孔成形术中的应用。

## 13.2 手术室布置和患者准备

手术室应有足够的空间放置显微镜和 C 臂 X 线透视机，同时，需为术者和手术室人员留下充裕的工作空间。全身麻醉下患者取俯卧位，腹部用滚轮或支架支撑，以防止术中静脉过度出血而遮挡视野。对患者的背部行常规消毒和铺巾（图 13.2）。显微镜放置平衡，以无菌仪器套膜覆盖仪器，确保术者和助手均有观察孔（图 13.2）。

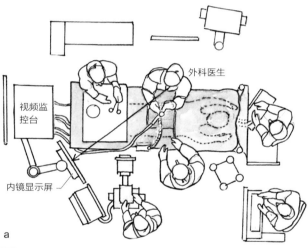

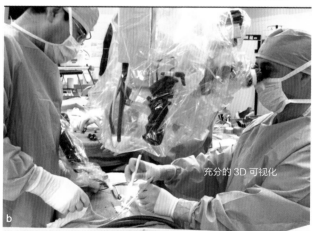

图 13.2 a. 手术室布置应方便术者观察工作空间；b. 显微镜放置平衡，以无菌仪器套膜覆盖仪器，确保术者和助手均有观察孔

## 13.3 保护肌肉的脊柱入路

使用 18 号脊柱穿刺针和侧位透视图像确定手术节段。穿刺针位于中线外 1.5 cm 处，直接位于责任椎间盘上方。一旦确定手术节段，取出穿刺针，于责任椎间盘中线外侧取 1.5 cm 或一指宽的切口。用 Bovie 电刀平行于棘突切开腰背筋膜。将 BoneBac 一步扩张器（图 13.1）或克氏针和逐级肌肉扩张套管在侧位透视指导下置入脊柱（图 13.3）。切口的大小应与终级管状牵开器的直径相

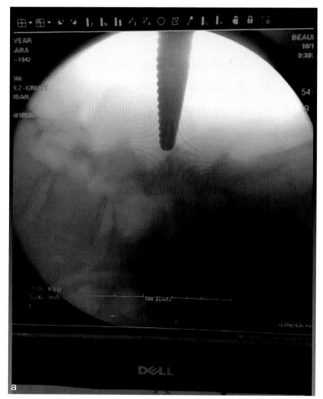

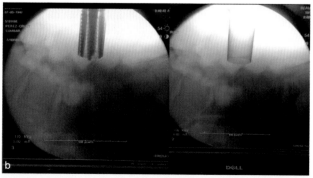

图 13.3 引入并安装一步扩张器，通过管状牵开器建立一个圆柱形工作通道，由此可避免使用克氏针和逐级扩张套管

同（通常小于 20 mm）。注意不要将克氏针或肌肉扩张套管置入椎管内。笔者通常先停留于脊柱上方，特别是在翻修手术时，然后在显微镜观察下直接进入脊柱。通过一步扩张器或肌肉扩张套管直接显露椎板小关节骨质来完成这部分手术。使用这种方法，可以避免出现硬膜囊撕裂或神经损伤。

初级扩张套管通过克氏针放置，并通过旋转在软组织内推进。一旦扩张套管接触到骨性结构表面，通过 X 线透视确定其位置，然后取出克氏针。此过程应在透视指导下进行。时刻注意扩张套管尖端的深度，这一点十分重要，可保证其不会误入椎管内。第 2 级、第 3 级和第 4 级扩张套管在初始扩张套管上按顺序沿着工作路径置入至椎板表面（图13.4）。然后将管状牵开器放置于终级扩张套管上，直至其接触椎板与关节突关节交界处。牵开器远端具有 20° 斜角，形状与骨表面曲度一致，有助于紧密接触，防止软组织自尖端向下"爬行"而阻碍视野。对牵开器沿着椎板方向施加向下的力也可防止软组织"爬行"。随后，将管状牵开器固定于自由臂上。移除肌肉扩张套管，显露清晰的管状通道，通过此通道可实施手术操作。最后的侧位透视图像用于确认牵开器是否牢固在位并处于正确节段。如需重新定位，则将管状牵开器从自由臂上解锁，移向所需位置，并再次锁定至自由臂上。此操作可使术者将所用器械放置于术野中心，便于手术。

## 13.4 经椎板间行椎间孔成形和黄韧带切除术

从这一步开始，术者将遇到从浅至深的 5 个解剖层次：软组织、骨性椎板和关节突、黄韧带、神经结构和病变椎间盘。前三层将依次被去除。需要注意，在进入更深的层次之前，应将前三层中的每一层解剖结构显露至足够大的范围。否则，每深入一层，开口就会逐渐变小，这将限制最终椎间盘切除术的工作空间。

用 Bovie 电刀尖端可触及小关节和椎板的骨质。然后用 Bovie 电刀将术野四周软组织切除，暴露椎板和内侧小关节复合体，避免破坏覆盖于关节突关节上的滑膜关节囊。然而，即使发生这种情况，笔者也未遇到任何不良临床事件。

一旦椎板和内侧关节突关节充分显露完善，使用 M8 磨钻进行椎板切除，用 BoneBac Press 收集所有磨削产生的骨屑，并在减压完成时将骨屑用于重建椎板缺损处（图 13.5）。

当椎板切除得足够充分时，用小刮匙将黄韧带自椎板腹侧分离。在去除骨性结构过程中，需保持黄韧带结构完整并覆盖深层神经结构。使用 Kerrison 椎板咬骨钳或磨钻进行半椎板切除和内侧关节突关节切除。使用开口向上的小刮匙将黄韧带自上椎板下切缘分离，并于椎板下彻底分离周围韧

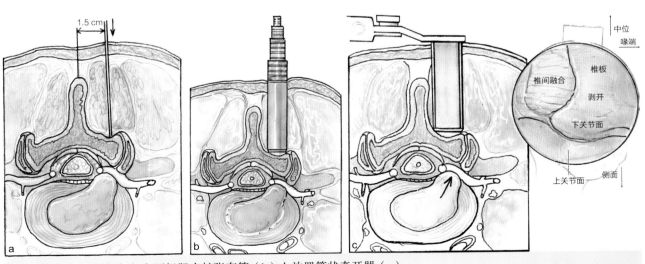

**图 13.4** 在克氏针（a）和逐级肌肉扩张套管（b）上放置管状牵开器（c）

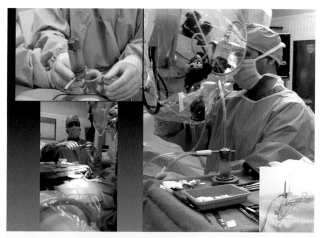

图 13.5 术中照片显示使用 BoneBac Press 收集磨削产生的自体骨屑以将其作为后续融合材料

带。尽量避免意外的硬膜囊撕裂。用扭转动作将黄韧带自背侧和尾侧剥离，然后用 Kerrison 椎板咬骨钳将黄韧带咬除（图 13.6）。

## 13.5　椎间盘切除

一旦黄韧带被充分切除，横穿神经根就可以很容易地被看到。使用吸引器，神经根向内侧缩回以保护神经根。探查硬膜外间隙。使用双极烧灼钳或含有止血剂的棉球来止血。

在这一点上，可以看到椎间盘突出。如果椎间盘尚未挤压，则使用环切开刀在椎间盘上进行穿孔。用微型脑垂体钳取出椎间盘。紧密堆积的椎间盘可以被整体移除，而其他分离的椎间盘相对较软并且以零碎的方式被移除。检查椎间隙是否有残留碎片，以便尽可能多地移除椎间盘。我们不刮除相邻的椎体终板，因为这会切断终板的血运，并有可能导致椎间盘突出复发。最后，对神经根进行探查，以确认已获得足够的减压（图 13.6）。

## 13.6　缝合和术后护理

缝合前充分冲洗手术部位。使用双极电凝对椎旁肌行充分止血。1~2 次间断缝合以重新闭合筋膜层。以内翻缝合关闭皮下组织。将 Mastisol 皮肤黏

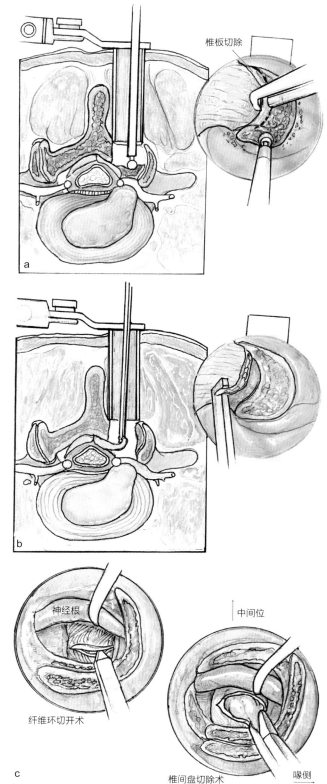

图 13.6　a. 使用 Kerrison 椎板咬骨钳和磨钻行椎板切除术，同时保留黄韧带；b. 显露黄韧带边缘并切除韧带；c. 显露走行根，使用 11 号手术刀行纤维环切开术

合剂和 Steri-Strips 用于手术切口，然后以无菌自粘敷料覆盖。另外，用 Dermabond 重新闭合皮肤（图 13.7）。

手术在门诊进行。术后，患者被送到门诊病房进行观察和恢复。患者通常于进食、活动或排便后的 1~2 天内出院。术后第 2 周行第一次随访。部分患者的症状在术后可立即缓解，而另一些患者则需较长时间恢复。

此外，笔者还发现，利用从手术部位收集的自体骨移植物进行椎板重建可使椎板缺损处获得生物学修复，减少神经周围瘢痕的形成（图 13.8）。

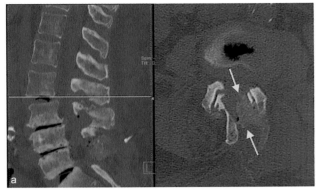

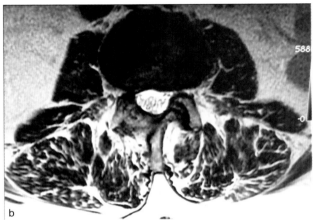

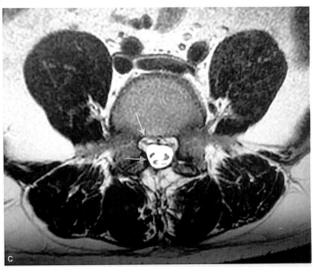

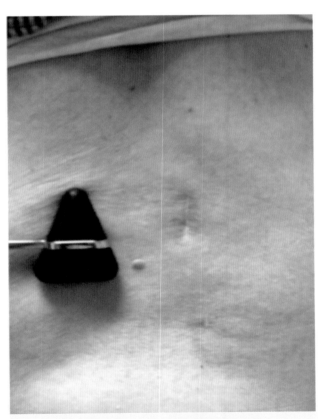

图 13.7　腰椎显微镜下椎间盘切除术后的切口外观

图 13.8　a. 微创椎板切除术后，使用 BoneBac Press 自手术部位收集的自体骨移植物进行生物学椎板重建术后的即刻 CT，箭头所示为自体骨重建后的椎板；b. 术后 6 个月 MRI 显示右侧椎板缺损重建；c. 传统腰椎椎板切除术后的 MRI，显示神经周围瘢痕形成以及椎板和棘突缺失（黄色箭头所示为神经周围的瘢痕形成，蓝色箭头所示为缺失的椎板和棘突）

## 13.7 临床结局

对 150 例患者资料行初步分析，显示患者的临床结局令人满意。患者的年龄为 18~76 岁（平均为 44 岁），其中男性 93 例，女性 57 例。采用 METRx MED 系统以改善椎间盘突出继发的神经压迫。手术节段：L2~L3 3 例（2%），L3~L4 12 例（8%），L4~L5 53 例（35.3%），L5~S1 82 例（54.6%）。结果评估基于改良的 MacNab 标准。研究结果见表 13.1。此外，MED 技术具有显著的经济优势，缩短了重返工作的时间（平均为 17 天）和住院时间（平均为 7.7 小时），通过熟练操作缩短了手术时间（最后 30 例患者为 75 分钟）。少数患者出现术后并发症：8 例（5.3%）硬膜囊撕裂，术中即刻修复；1 例（0.7%）表面伤口感染，通过口服抗生素成功控制；1 例（0.7%）出现迟发性假性硬膜膨出。

表 13.1 根据改良的 MacNab 标准的评估结果

| 效果 | 结果 | 定义 |
| --- | --- | --- |
| 优 | 77% | 疼痛和功能完全恢复 |
| 良 | 17% | 偶尔疼痛，恢复正常工作 |
| 中 | 3% | 部分功能改善，未能恢复正常工作 |
| 差 | 3% | 无症状和功能的改善，需再次手术 |

其他团队也研究了 METRx 显微内镜系统的效果，其结果与上述报道的结果类似。具体来说，微创 MED 方法的视觉模拟评分（visual analog scale，VAS）和 Oswestry 功能障碍指数（Oswestry Disability Index，ODI）问卷系统评分与开放性手术相比，差异无统计学意义。此外，所有研究均报道微创 MED 的手术时间和住院时间更短，失血量较少。

## 13.8 显微内镜技术的其他应用

如前所述，使用 MED 技术行腰椎间盘切除术的学习曲线较长。当外科医生可以熟练地进行手术

操作，且能保证手术安全、有效时，便可将该技术扩展至其他脊柱退行性疾病的治疗上。该系统可在腰椎椎管狭窄的治疗中经同侧单一切口实现双侧减压。内镜可帮助外科医生实现对侧减压，因其能显示管状牵开器术区范围之外的椎板下结构。该技术可获得与开放性手术相似的疗效。Soliman 报道，在使用显微内镜技术行后路经颈椎椎板间椎间孔成形和椎间盘切除术来治疗颈椎间盘突出症时，术后日本骨科协会（Japanese Orthopaedic Association，JOA）评分、Odom 标准以及 VAS 评分均有明显改善，术后优良率达 91%。显微内镜下经椎间孔腰椎椎体间融合联合内固定也用于治疗腰椎滑脱症。以上相关研究均报道围手术期相关参数（如手术时间、失血量、术后恢复时间和术后疼痛程度等）得到明显改善。

## 13.9 结论

显微镜辅助下腰椎间盘切除术是治疗腰椎间盘突出症及腰椎退行性病变的一种安全且有效的微创手术方法。与内镜技术相比，该显微镜技术具有很多优点，包括可视化程度更高等。虽然该技术对习惯于传统开放式手术的外科医生来说是一个巨大挑战，但通过临床实践掌握此技术，可于门诊开展相关手术，并能改善患者的围手术期和术后结局。

### 参考文献

1. Hellinger J. Technical aspects of the percutaneous cervical and lumbar laserdisc-decompression and -nucleotomy. *Neurol Res* 1999;21(1):99–102
2. Marks RA. Transcutaneous lumbar diskectomy for internal disk derangement: anew indication. *South Med J* 2000;93(9):885–890
3. Maroon JC, Onik G, Vidovich DV. Percutaneous discectomy for lumbar disc herniation. *Neurosurg Clin N Am* 1993;4(1):125–134
4. Foley KT, Smith MM. Microendoscopic discectomy. *Tech Neurosurg* 1997;3:301–307
5. Perez-Cruet MJ, Smith M, Foley K. Microendoscopic lumbar discectomy. In: Perez-Cruet MJ, Fessler RG, eds. *Outpatient Spinal Surgery*. St Louis, MO: Quality Medical Publishing; 2002:171–183
6. Casal-Moro R, Castro-Menéndez M, Hernández-Blanco M, Bravo-Ricoy JA, Jorge-Barreiro FJ. Long-term outcome after microendoscopic diskectomy for lumbar disk herniation: a prospective clinical study with a 5-year follow-up. *Neurosurgery* 2011;68(6):1568–1575
7. Perez-Cruet MJ, Foley KT, Isaacs RE, et al. Microendoscopic

lumbar discectomy: technical note. *Neurosurgery* 2002;51(5, Suppl):S129–S136

8. Jhala A, Mistry M. Endoscopic lumbar discectomy: experience of first 100 cases. *Indian J Orthop* 2010;44(2):184–190

9. Kulkarni AG, Bassi A, Dhruv A. Microendoscopic lumbar discectomy: technique and results of 188 cases. *Indian J Orthop* 2014;48(1):81–87

10. Wu X, Zhuang S, Mao Z, Chen H. Microendoscopic discectomy for lumbar disc herniation: surgical technique and outcome in 873 consecutive cases. *Spine* 2006;31(23):2689–2694

11. Perez-Cruet MJ, Bean JR, Fessler RG. Microendoscopic lumbar discectomy. In: Perez-Cruet MJ, ed. *An Anatomic Approach to Minimally Invasive Spine Surgery*. London, U.K.: CRC Press Taylor & Francis Group; 2006:539–555

12. Castro-Menéndez M, Bravo-Ricoy JA, Casal-Moro R, Hernández-Blanco M, Jorge-Barreiro FJ. Midterm outcome after microendoscopic decompressive laminotomy for lumbar spinal stenosis: 4-year prospective study. *Neurosurgery* 2009;65(1):100–110

13. Mobbs RJ, Li J, Sivabalan P, Raley D, Rao PJ. Outcomes after decompressive laminectomy for lumbar spinal stenosis: comparison between minimally invasive unilateral laminectomy for bilateral decompression and open laminectomy: clinical article. *J Neurosurg Spine* 2014;21(2):179–186

14. Pao JL, Chen WC, Chen PQ. Clinical outcomes of microendoscopic decompressive laminotomy for degenerative lumbar spinal stenosis. *Eur Spine J* 2009;18(5):672–678

15. Soliman HM. Cervical microendoscopic discectomy and fusion: does it affect the postoperative course and the complication rate? A blinded randomized controlled trial. *Spine* 2013;38(24):2064–2070

16. Isaacs RE, Podichetty VK, Santiago P, et al. Minimally invasive microendoscopy-assisted transforaminal lumbar interbody fusion with instrumentation. *J Neurosurg Spine* 2005;3(2):98–105

# 14 管状通道内镜下腰椎椎间孔切开术和椎间盘切除术

Joachim M. Oertel, Benedikt W. Burkhardt

## 14.1 引言

腰椎间盘突出症是腰椎神经结构受压的常见原因。腰椎神经根病是脊柱外科医生最常处理的症状之一。保守治疗失败时，应考虑手术治疗。数十年来，腰椎间盘切除术和神经根减压术是治疗此类疾病最常用的手术方法。传统的开放入路手术可导致椎旁肌肉损伤。至 20 世纪 70 年代，手术显微镜的使用可提供更好的照明条件，使"小切口"入路手术成为可能，使该技术得到进一步发展。然而，该技术仍可导致严重的医源性创伤。

20 世纪 90 年代早期，经皮扩张系统被引入腰椎手术，通过扩张肌肉取代将肌肉自骨性结构上剥离的操作。1996 年，Foley 和 Smith 引入一种新的系统，术者通过内镜实现可视化操作，使用标准开放式双手显微外科技术进行腰椎间盘相关手术。利用该系统，术者通过扩张椎旁肌肉进入腰椎，具有肌肉损伤小、术后疼痛轻、恢复过程快、住院时间短等优点。即使是复发性椎间盘脱垂也可成功治疗。虽然中期结果与标准的显微椎间盘切除术相同，但应用管状系统的短期疗效是明显的。本章介绍使用管状通道下内镜系统（EasyGO, Karl Storz GmbH & Co. KG, Tuttlingen, Germany）行腰椎椎间孔切开术和椎间盘切除术。

## 14.2 适应证

- 腰椎间盘突出症。
- 腰椎侧隐窝狭窄症。
- 腰椎中央椎管狭窄症。
- 腰椎滑膜囊肿。

## 14.3 禁忌证

脊柱不稳。

## 14.4 病例介绍

- 54 岁男性，既往有轻度腰痛病史。主诉左侧坐骨痛持续 8 周，下肢疼痛的 VAS 评分为 8 分，保守治疗效果不佳。
- 负重后，出现左足下垂。
- MRI 显示 L4~L5 节段中央椎管狭窄伴中度椎间盘突出且部分向尾侧移位（图 14.1）。

## 14.5 术前计划

- 根据术前影像学资料（MRI、CT、脊髓造影、脊髓造影后 CT）仔细分析理想的手术入路。
- 如果不能排除脊柱不稳，建议行侧位的屈曲位和伸展位 X 线检查。

## 14.6 患者体位及麻醉（视频 14.1）

视频 14.1 内镜管状系统的应用

- 手术于全身麻醉下进行。围手术期使用抗生素。
- 患者取俯卧位，居中卧于手术台正中。颈部处于中立位，腹部悬空，置于 Wilson 体位架上。对骨性突起部位予以妥善保护。通过 C 臂 X 线机行侧位透视以确定病变节段（图 14.2）。
- 于患侧正中棘突旁约 2 cm 处取皮肤切口，根据所选工作通道，取一长度为 1.0~2.5 cm 的纵向切口（图 14.3a）。
- 切开腰背肌筋膜。虽然一些外科医生推荐使用导丝，但笔者更倾向于在侧位透视定位下，将初级

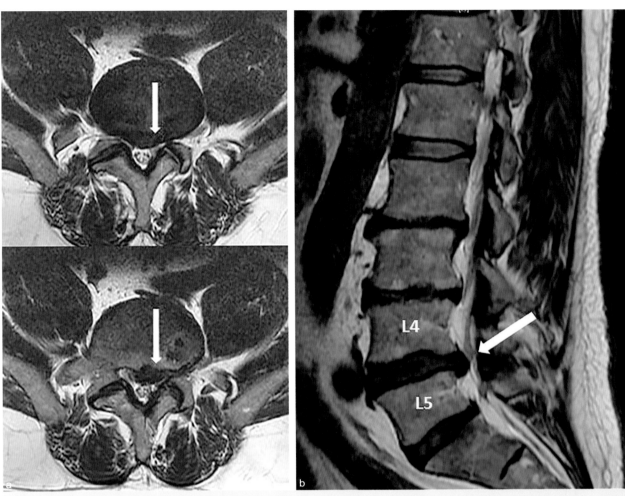

图 14.1  a. 术前横断面 MRI 显示中度椎间盘突出（上图箭头）和向尾端移位的椎间盘脱垂（下图箭头）；b. 术前矢状位 MRI，箭头所示为突出的椎间盘

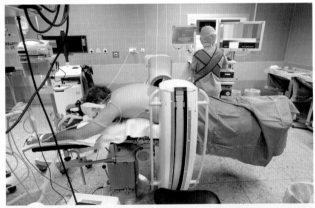

图 14.2  患者体位和手术室布置

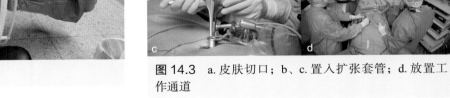

图 14.3  a. 皮肤切口；b、c. 置入扩张套管；d. 放置工作通道

扩张套管直接触及上位椎体椎板的骨表面。通过置入不同型号的扩张套管，软组织和肌肉被推开并被逐步扩张。组织扩张后，将工作通道放置于

椎板 – 小关节复合体上，通过连接至内镜固定臂固定通道位置（图 14.3、14.4）。

● 引入内镜（其与三芯片高清摄像头和光电缆相连）。

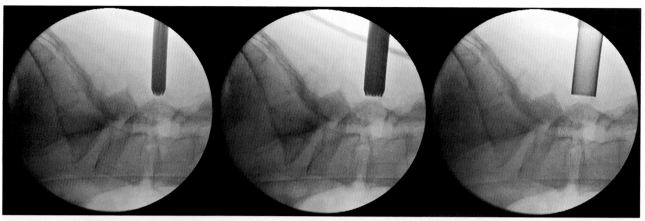

图 14.4 从左至右依次显示透视下扩张套管系统的应用以及工作通道的定位

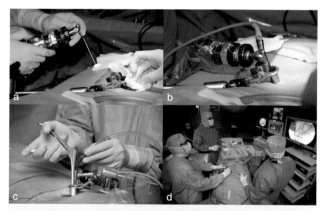

图 14.5 a、b. 置入内镜；c. 双手操作；d. 手术室的布置

- 全高清内镜设备通常放置于术者的对侧，以便术者行双手操作时能获得舒适的姿势（图 14.5）。

## 14.7 内镜手术技术（视频 14.2）

视频 14.2 内镜下管状辅助腰椎间盘切除术

- 置入 30° 内镜后，用双极

电凝（图 14.6a）和髓核钳（图 14.6b）去除残余肌肉组织，以显露棘突的骨性部分、椎板以及椎板间隙（图 14.6c）。

- 在骨质增生和（或）韧带骨化的情况下，应使用金刚砂磨钻进行部分椎板切除术，以显露黄韧带（图 14.7a~c）。笔者推荐使用金刚砂磨钻来降低硬膜囊撕裂或神经束损伤的风险。

- 当椎板间隙开窗至足够大时，使用剥离器或神经钩自椎板下表面从内侧至外侧分离黄韧带（图 14.7d~f）。

- 当黄韧带自椎板上剥离后，即使用 Kerrison 椎板咬骨钳切除韧带，并继续从内侧至外侧、从头侧到尾侧行椎板切除（图 14.8）。

- 随后，扩大椎板间开窗，继续减压神经孔外侧及尾侧区域。可能需要调整工作通道的位置，以获得最佳手术视野。

- 必要时，切除小关节最内侧部分。

- 术中可使用侧位 X 线透视来控制椎板切除或椎

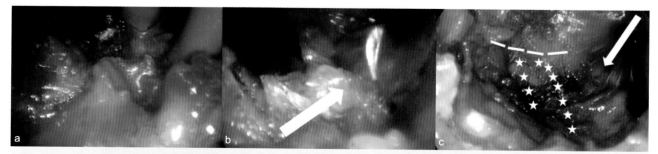

图 14.6 用双极电凝（a）和髓核钳（b）去除残余肌肉和软组织，从而显露棘突和椎板间隙（c）。线段为棘突的一部分；五角星为椎板；箭头指向椎板间隙

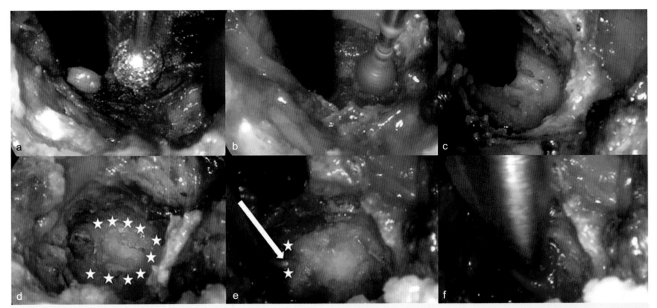

图 14.7　用金刚砂磨钻切开椎板（a、b），显露黄韧带（c）。确认黄韧带（d，五角星）后，用神经钩（箭头）移动韧带（e，五角星）。Kerrison 椎板咬骨钳切除韧带（f）。方位：每个图像的上部为内侧，下部为外侧，左边是头侧，右边是尾侧

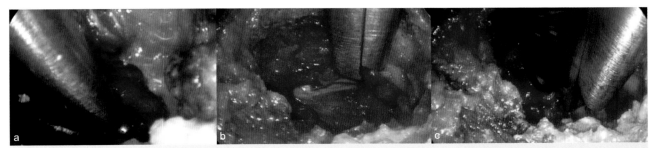

图 14.8　用 Kerrison 椎板咬骨钳显露硬膜并切开椎间孔。方位：每个图像的上部为内侧，下部为外侧，左边是头侧，右边是尾侧

间孔成形的范围。

- 在椎间孔成形及神经根减压后，将神经钩置入椎间孔，检测减压是否充分。
- 显露并减压神经根后，使用神经钩向内侧牵拉神经根，暴露后纵韧带，观察韧带下的椎间盘突出。
- 利用组织剪打开后纵韧带。
- 随后，用髓核钳切除突出的椎间盘，行椎间盘切除术（图 14.9）。
- 当椎板及椎间孔成形和椎间盘切除完成后，使用神经钩检测减压是否充分（图 14.10a、b）。
- 当出现弥漫性出血时，使用涂有人凝血因子纤维蛋白原和凝血酶的明胶海绵控制出血（图

14.10c）。

- 在椎板及椎间孔成形和椎间盘切除完成后，建议在内镜监视下取出工作通道，以便发现并立即处理椎旁肌的出血源。对胸腰筋膜较薄的患者，可采用 2-0 缝合线间断缝合胸腰筋膜。对肥胖患者，宜先将皮下组织缝合，然后再进行皮下缝合。若使用皮肤黏合剂，患者可于术后第一天洗澡。

## 14.8　技巧

- 通道的路径应垂直于病变部位。若不能直达靶点，残余结缔组织和肌肉组织易脱垂至工作鞘管

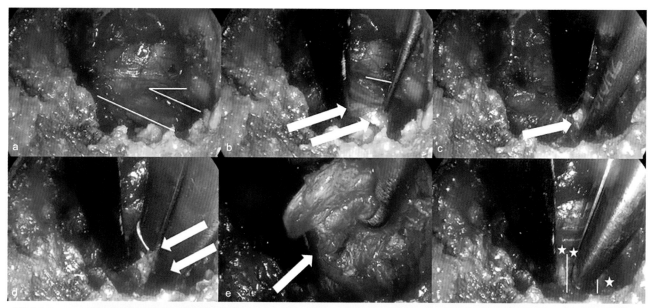

**图 14.9**　a. 显露硬膜囊和自硬膜囊外侧发出的神经根（白线）；b. 利用神经钩（神经根腋下用白线标出）向内侧牵拉神经根，从而暴露突出的椎间盘（箭头）；c. 用内镜剪剪开后纵韧带（箭头）；d、e. 用髓核钳（箭头）切除突出的椎间盘（箭头）；f. 随后用髓核钳行椎间盘切除术（白线）并回纳神经根（五角星）。方位：每个图像的上部为内侧，下部为外侧，左边是头侧，右边是尾侧

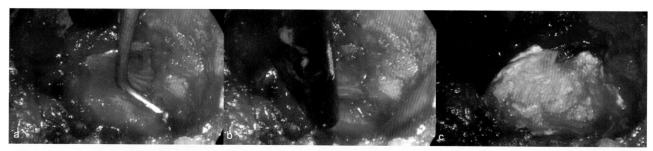

**图 14.10**　a、b. 利用神经钩检测减压是否充分；c. 含纤维蛋白的明胶海绵的使用

之下，从而阻碍手术过程的顺利进行。

- 皮肤切口过短会导致工作鞘管置入困难。若鞘管置入时张力过大，鞘管周围皮肤易发生缺血、坏死。
- 扩张系统的应用应在透视指导下进行，以确保工作鞘管在椎板处位于最佳位置。
- 若需在肥胖患者中使用较长的工作通道，应使用直径更大的工作通道，因为通道的深度可限制操作工具的使用角度。
- 建议从内侧至外侧、从头侧至尾侧显露硬膜和神经根，以避免硬膜囊撕裂和神经根损伤。
- 紧密闭合筋膜层以防止皮下血肿。
- 因手术切口很小，即使术后极小的出血也可导致

明显的硬膜外血肿。因此，若有任何疑虑，建议留置切口引流管。

- 最重要的是：若术者对术中情况感到困惑，建议切换至开放式显微手术进行显露。

## 14.9　术后管理

- 术后镇痛可使用一种非甾体抗炎药（NSAID）联合质子泵抑制剂。
- 必要时，术后可使用弱效口服麻醉药。
- 手术当天即恢复活动应是所有患者的目标。
- 术后第 1 天鼓励患者下地活动。
- 术后 4~6 周内应避免负重或腰椎过度扭转。

- 建议使用物理疗法加强核心肌肉训练，情况许可时也可进行运动锻炼。

## 参考文献

1. Mixter WJ. Rupture of the lumbar intervertebral disk: an etiologic factor for so-called "sciatic" pain. *Ann Surg* 1937;106(4):777–787
2. Caspar W. A new surgical procedure for lumbar disc herniation causing less tissue damage through a microsurgical approach. *Adv Neurosurg* 1977;4:74–80
3. Yasargil M. Microsurgical operation of herniated lumbar disc. *Adv Neurosurg* 1977;4:81
4. Khoo LT, Fessler RG. Microendoscopic decompressive laminotomy for the treatment of lumbar stenosis. *Neurosurgery* 2002;51(5, Suppl):S146–S154
5. Palmer S, Turner R, Palmer R. Bilateral decompression of lumbar spinal stenosis involving a unilateral approach with microscope and tubular retractor system. *J Neurosurg* 2002;97(2, Suppl):213–217
6. Rosen DS, O'Toole JE, Eichholz KM, et al. Minimally invasive lumbar spinal decompression in the elderly: outcomes of 50 patients aged 75 years and older. *Neurosurgery* 2007;60(3):503–509
7. O'Toole JE, Eichholz KM, Fessler RG. Surgical site infection rates after minimally invasive spinal surgery. *J Neurosurg Spine* 2009;11(4):471–476
8. Kim KT, Lee SH, Suk KS, Bae SC. The quantitative analysis of tissue injury markers after mini-open lumbar fusion. *Spine* 2006;31(6):712–716
9. Oertel JM, Mondorf Y, Gaab MR. A new endoscopic spine system: the first results with "Easy GO". *Acta Neurochir (Wien)* 2009;151(9):1027–1033
10. Smith JS, Ogden AT, Shafizadeh S, Fessler RG. Clinical outcomes after microendoscopic discectomy for recurrent lumbar disc herniation. *J Spinal Disord Tech* 2010;23(1):30–34

# 15 经通道腰椎椎板切除和椎间孔成形椎管减压术

Mengqiao Alan Xi, Mick Perez-Cruet

## 15.1 引言

腰椎椎管狭窄症是导致老年人腰痛、腿痛、功能障碍和生活质量下降的主要原因之一。老化的椎间盘易发生一系列生物学变化，导致其结构退变。随着椎间盘高度的降低，椎管和椎间孔容积受限，导致椎管狭窄。黄韧带和小关节继发性肥厚将进一步加重椎管狭窄。手术治疗此种病理变化效果明确，可直接处理与年龄相关的脊柱整体结构的退变。随着人口老龄化的加剧，越来越多的腰椎椎管狭窄患者接受手术治疗，以改善其生活质量。

腰椎椎管狭窄症的诊断依赖于临床和影像学证据。典型症状包括单侧或双侧腰痛、下肢痛、无力、感觉障碍和神经源性跛行。虽然其他症状相对明显，但神经源性跛行不易与血管源性跛行相区分。其特点是当腰椎处于屈曲状态时症状缓解。自行车测试可作为有用的诊断方法，患者骑行于固定自行车上，身体保持前倾，疼痛减轻提示神经源性跛行，而疼痛加重则提示血管源性跛行。神经症状

倾向于保持良性直至疾病晚期椎间孔面积严重缩小时。马尾神经损伤可由急性椎间盘突出于已狭窄的椎管节段引起，导致自主神经紊乱，如膀胱功能丧失。

若首诊时上述症状或体征严重，则应首选 X 线平片检查以明确是否存在运动节段疾病。一旦确诊，可完善腰椎 MRI 检查。MRI 上详细的软组织图像对识别椎间盘异常、关节突和黄韧带增生肥厚以及神经结构受压特别有帮助（图 15.1）。此外，脊髓造影结合 CT 可用于不宜行 MRI 检查的患者，如患者既往通过手术置入金属植入物的情况。重要的是，影像学上所显示的狭窄的椎管可能并不是症状性的。仅当影像学显示椎管狭窄且继发临床相关症状或体征时，手术才有必要，尽量避免不必要的减压手术以免引起相关并发症。

## 15.2 腰椎减压的手术选择

目前，微创脊柱手术（MIS）作为传统开放手

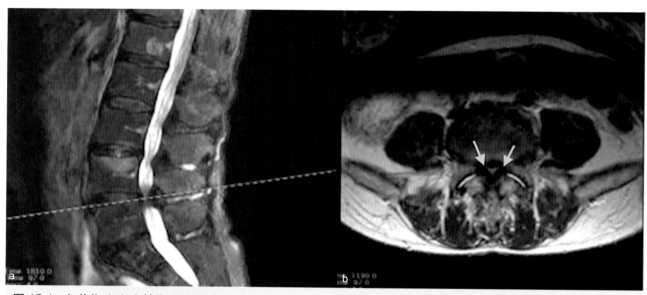

图 15.1 矢状位（a）和轴位（b）T2 加权 MRI 显示 L4~L5 水平严重的椎管狭窄和黄韧带肥厚（黄色箭头）

术的替代方法，已获得外科医生的普遍认可。开放减压手术通过大切口进入腰椎，剥离椎旁肌肉，通常需切除双侧椎板及整块棘突和相关韧带（包括黄韧带等）。虽然此方法可实现椎管内结构的完全减压，但它对已退变的脊柱会造成进一步破坏，并可导致过度减压，还去除了不属于责任病变的脊柱重要结构（如棘突和棘间韧带）。手术创伤和组织碎片

可引起神经周围瘢痕的广泛形成，导致开放手术的不良后果（图15.2）。椎旁肌肉（作为脊柱重要的支持结构）的广泛牵拉和损伤常导致瘢痕形成。

微创椎板切除术是治疗腰椎椎管狭窄症较为精准的方法。在此方法中，显微镜或内镜下的视觉路径是通过一系列通道下的肌肉扩张获得的，以此可保护大部分椎旁肌肉组织。最初采用双侧入路，于

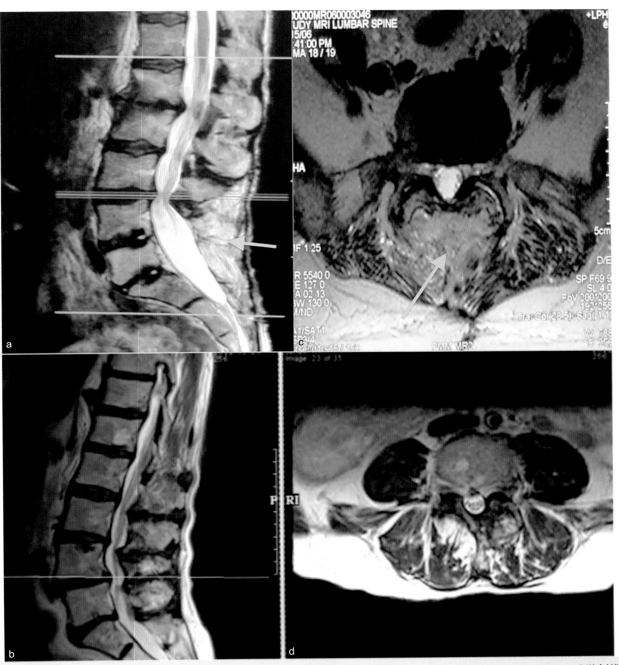

图 15.2　矢状位（a）和轴位（b）T2加权MRI显示开放式椎板切除术后。矢状位（c）和轴位（d）MRI显示微创椎板切除术后。值得注意的是，开放式减压术后多出现椎旁广泛瘢痕形成（黄色箭头），而微创入路则没有瘢痕形成

腰椎病变节段的一侧取成对切口。后来，单侧入路可进一步减少软组织损伤，促进术后恢复。经单一椎旁切口，通过扩张肌肉进入脊柱，可首先减压同侧椎板和侧隐窝区域。然后重新调整工作通道以建立通向对侧区域的路径，以此可打薄棘突和对侧椎板，使对侧神经孔获得充分减压。骨性结构减压完成后，可继续切除黄韧带并进行关节突关节融合。此技术已被充分改进，可确保充分的神经减压，同时可完成关节突关节融合，利于防止椎管狭窄复发。

然而，在对侧减压过程中，因术者视线易受工作通道的遮挡，对外科医生来说操作仍具有挑战性。内镜摄像系统可捕捉工作通道范围以外的图像，并将其投射至显示器。操作器械可在摄像系统的引导下，对不可直视区域完成手术操作。然而，内镜系统展现的是二维图像，而不是外科显微镜显示的立体三维图像，这是其主要缺点之一。此外，

需要大量实践练习才能达到手-眼协调的内镜操作水平。因此，在获得丰富的操作经验、达到更熟练的技术水平之前，不建议对病态肥胖患者或翻修手术病例实施此类手术。内镜的镜头尖端易被污染，术中需经常清洁，导致手术时间延长。所以笔者放弃使用内镜，转而发展一种使用显微镜的技术。为方便对侧减压，将患者略微向对侧倾斜，调整管状牵开器使之朝向外侧，打薄棘突和对侧椎板。通过此种方式，可获得良好的显微视野以实现充分减压。

METRx 系统（Medtronic，Memphis，TN）是最早被用于行微创椎板切除术的器械之一。笔者所在的团队对使用此系统有丰富的经验。管状牵开器有不同的直径，包括 14~26 mm 的不锈钢材料或 18 mm 的一次性材料。通常使用直径 18 mm 的管状牵开器行微创椎板切除术。最近，随着新系统的研制成功，可避免使用克氏针或肌肉扩张套管，且提供的脊柱入路更为安全（图 15.3）。长而细的卡

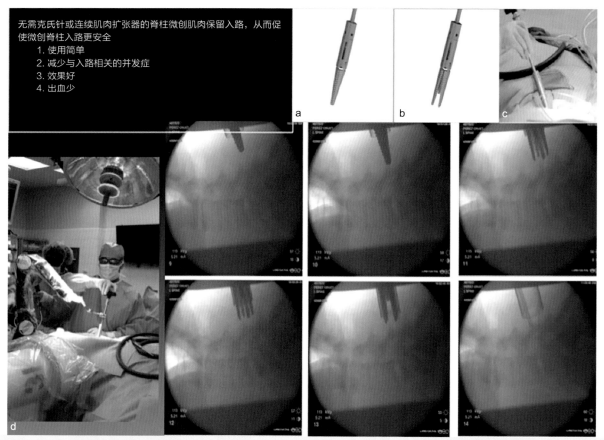

图 15.3　模型图（a、b）、照片（c）和术中透视图像（d）显示了一步牵开器及其应用（Thompson MIS, Salem, NH），它通过一种分裂肌肉的方式接近脊柱。该技术可防止肌肉损伤，减少出血

口器械便于观察工作通道内术野。该系统的临床安全性和有效性已被多项研究证实。本章描述微创椎板切除技术。

## 15.3　术前准备

手术室需足够的空间，以容纳 C 臂 X 线机及显微镜。C 臂 X 线机用于侧位成像。在全身麻醉下，以标准的手术方式进行患者准备，常规消毒铺巾。患者俯卧于 Wilson 体位架上，并置于可透视手术台上。脊柱屈曲以增大椎板间隙和棘突间隙，为手术器械提供更多操作空间。腹部悬空，通过降低腹部压力减少术中静脉出血。

## 15.4　管状工作通道的建立

确定正确的手术节段后，在中线外侧 1.5 cm 处插入一根 18 号脊柱穿刺针。透视检查用于确定正确的节段，即责任椎间盘。椎管狭窄通常发生于椎间盘层面，因此，适当安置管状牵开器有助于实现充分的神经减压。必要时重新置入穿刺针。在责任椎间盘层面，于中线外侧约 1.5 cm 处，用手术刀或 Bovie 电刀取平行于棘突的切口。平行于棘突切开腰背筋膜，以利于肌肉扩张器通过肌肉置入脊柱。切口的大小应与最后一级管状牵开器的直径相同。

切开腰背筋膜后，一步扩张器通过椎旁肌朝向小关节突复合体置入（图 15.4）。或者，可利用初级和随后的肌肉扩张器接近脊柱，将适当长度的管状牵开器通过终级扩张器或撑开的一步扩张器置入（图 15.5）。透视显像用于指导操作并确认管状牵开器的最终位置。管状牵开器被固定于自由臂，继而被固定于手术台上。选择尽可能短的管状牵开器到达椎板，以便在锁定位置时管状牵开器的顶部紧贴患者皮肤。

## 15.5　同侧减压

将显微镜移入手术视野，用电刀切除软组织，

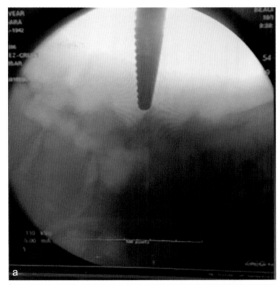
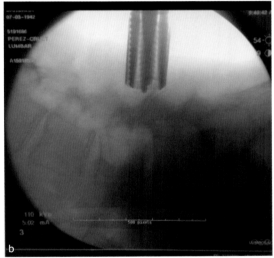
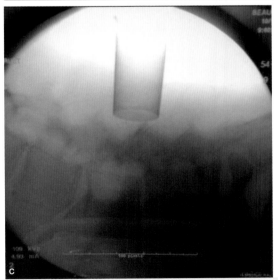

图 15.4　a. 术中透视图像显示一步扩张器接近脊柱；b. 打开扩张器并在其上放置管状牵开器；c. 移除扩张器，将管状牵开器留在原位

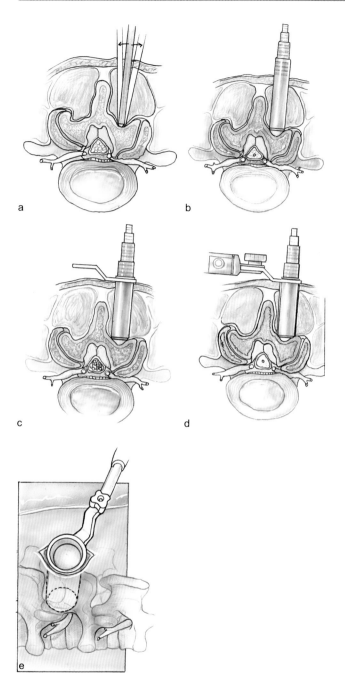

图 15.5　a. 置入初级肌肉扩张器；b. 然后逐级置入肌肉扩张器；c. 将管状牵开器放置于终级肌肉扩张器上；d、e. 将管状牵开器锁定于可伸缩自由臂上并移除肌肉扩张器

暴露同侧椎板和小关节复合体。如有必要，可使用侧位透视再次确认正确的手术节段。使用 M8 切割磨钻切除同侧椎板，暴露黄韧带的外侧边缘（图15.6）。

　　使用 BoneBac Press 收集所有磨削的自体骨移

植物，并在减压完成后进行双侧关节突融合（图15.7）。

## 15.6　对侧减压

　　当同侧椎板切除术完成后，通过轻微倾斜手术台，使患者向术者对侧倾斜 5°~10°。避免过度倾斜手术台，以免造成患者移动。然后将管状牵开器由外侧向内侧倾斜，以观察对侧棘突基底部（图15.8）。获得对侧减压最佳效果的关键是构建良好的视线，避免不恰当的姿势。如有需要，可适当

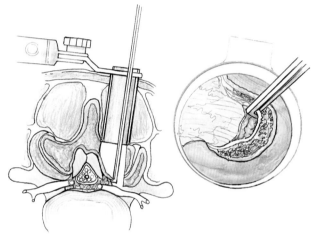

图 15.6　同侧椎板切除术使用高速磨钻中的切割钻头。在骨性结构减压过程中，暴露黄韧带，但将其留于原位，以保护深层的神经结构和硬膜囊

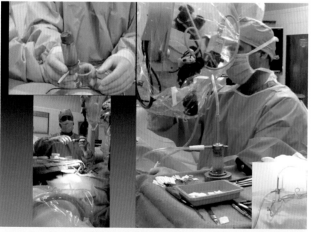

图 15.7　术中使用 BoneBac Press（Thompson MIS）。从手术部位采集磨削的自体骨移植物，用于椎板切除减压术后的双侧关节突后方原位融合

升高手术台。术者应保持符合人体工程学的舒适姿势。

在磨削过程中保持黄韧带完整以保护硬膜。长锥形钻头是理想的选择（图 15.9）。

对黄韧带的两个瓣叶予以原位保留，中线由两个瓣叶之间的分离间隙确定。黄韧带切除后，使用 Kerrison 椎板咬骨钳咬除，或用磨钻进一步打磨残留的骨性包壳。当骨性结构减压完成后，首先切除同侧黄韧带，然后切除对侧黄韧带（图 15.10）。$CO_2$ 激光可使对侧黄韧带皱缩，可更容易、更安全地利用 Kerrison 椎板咬骨钳切除黄韧带，并可减少硬膜被切开的发生率（图 15.10）。

充分减压后，将利用 BoneBac Press 收集的自体骨移植物填充至双侧去皮质的关节突关节内，完成后外侧融合，从而实现手术节段稳定，并防

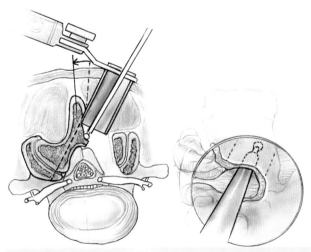

图 15.8 同侧椎板切除术后，手术台向远离术者方向倾斜，管状牵开器由外侧向内侧倾斜，观察棘突基底部。用 Bovie 电刀去除棘突基底部的软组织，并用磨钻打磨棘突、对侧椎板和对侧关节突复合体的内侧面

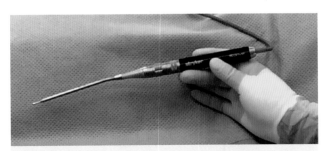

图 15.9 使用长锥形 Stryker 钻头进行微创椎板切除术

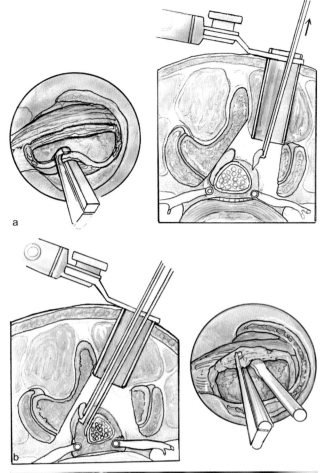

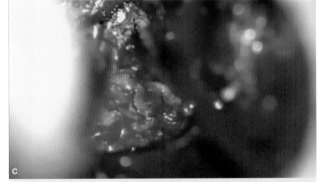

图 15.10 a. 实现骨性结构减压后，首先在同侧切除黄韧带；b. 同侧减压完成后，切除对侧黄韧带；c. $CO_2$ 激光可使对侧黄韧带皱缩，然后用 Kerrison 椎板咬骨钳将其去除

止腰椎椎管狭窄症的复发（图 15.11）。通常情况下，此方法也可用于修复同侧椎板切除术后的骨缺损，并减少神经周围瘢痕形成（图 15.12，视频 15.1）。

视频 15.1 对侧减压治疗腰椎椎管狭窄症

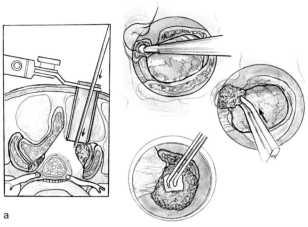

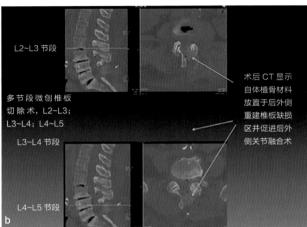

**图 15.11** a.将从手术部位收集的修剪后自体骨移植物植于去皮质的同侧和对侧关节突复合体上，以实现后方关节融合。b.术后即时 CT 显示微创椎板切除和植骨

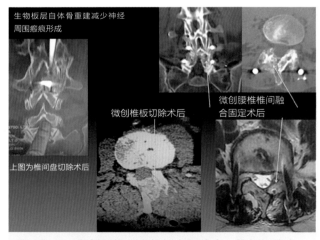

**图 15.12** 微创腰椎显微椎间盘切除术、椎板切除术、经椎间孔腰椎椎体间融合术后 6~12 个月的 CT 图像。注意后路融合和椎板缺损的重建。对术后 MRI 图像的回顾显示，使用这种技术可以减少神经周围瘢痕的形成

减压相邻节段时，移除管状牵开器并如前所述接近脊柱，然后重复这个过程。使用此方法可对 4 个相邻的狭窄节段进行减压。

## 15.7　缝合和术后护理

在关闭切口前，用 Bovie 电刀、骨蜡和凝血酶浸泡的明胶海绵充分止血。取出管状牵开器，扩张的肌肉回弹至正常解剖位置。使用 2-0 Vicryl 缝线间断闭合腰背筋膜。采用皮下缝线和皮肤胶重新闭合皮肤边缘。对于病态肥胖患者或接受再次手术的患者，通常使用皮肤钉或缝合线闭合皮肤切口。

相对较小的切口和椎旁解剖结构的保留可加快术后恢复。手术后，患者被送到门诊病房。患者可在耐受范围内恢复正常的体力活动。大多数患者在 2 天内出院。

## 15.8　结论

微创椎板切除术是治疗腰椎椎管狭窄症的有效方法。尽管早期学习曲线较长，但该方法可产生积极的治疗结果，减小组织创伤、改善术后疼痛、缩短恢复时间，使患者受益。掌握这种技术，可帮助外科医生以较好的成本和效益比获得良好的临床结果。

### 参考文献

1. Deyo RA, Weinstein JN. Low back pain. *N Engl J Med* 2001;*344*(5):363–370
2. Benoist M. Natural history of the aging spine. *Eur Spine J* 2003;*12*(Suppl 2):S86–S89
3. Weinstein JN, Tosteson TD, Lurie JD, et al; SPORT Investigators. Surgical versus nonsurgical therapy for lumbar spinal stenosis. *N Engl J Med* 2008;*358*(8):794–810
4. Hofstetter CP, Hofer AS, Wang MY. Economic impact of minimally invasive lumbar surgery. *World J Orthop* 2015;*6*(2):190–201
5. Yukawa Y, Lenke LG, Tenhula J, Bridwell KH, Riew KD, Blanke K. A comprehensive study of patients with surgically treated lumbar spinal stenosis with neurogenic claudication. *J Bone Joint Surg Am* 2002;*84-A*(11):1954–1959
6. Aryanpur J, Ducker T. Multilevel lumbar laminotomies: an alternative to laminectomy in the treatment of lumbar stenosis. *Neurosurgery* 1990;*26*(3):429–432
7. Postacchini F, Cinotti G, Perugia D, Gumina S. The surgical treatment of central lumbar stenosis. Multiple laminotomy

compared with total laminectomy. *J Bone Joint Surg Br* 1993;*75*(3):386–392

8. Young S, Veerapen R, O'Laoire SA. Relief of lumbar canal stenosis using multilevel subarticular fenestrations as an alternative to wide laminectomy: preliminary report. *Neurosurgery* 1988;*23*(5):628–633

9. Castro-Menéndez M, Bravo-Ricoy JA, Casal-Moro R, Hernández-Blanco M, Jorge-Barreiro FJ. Midterm outcome after microendoscopic decompressive laminotomy for lumbar spinal stenosis: 4-year prospective study. *Neurosurgery* 2009;*65*(1):100–110

10. Khoo LT, Fessler RG. Microendoscopic decompressive laminotomy for the treatment of lumbar stenosis. *Neurosurgery* 2002;*51*(5, Suppl):S146–S154

11. Mobbs RJ, Li J, Sivabalan P, Raley D, Rao PJ. Outcomes after decompressive laminectomy for lumbar spinal stenosis: comparison between minimally invasive unilateral laminectomy for bilateral decompression and open laminectomy. Clinical article. *J Neurosurg Spine* 2014;*21*(2):179–186

# 16 经通道内镜下腰椎半椎板切除术和椎间孔成形术

Benedikt W. Burkhardt, Joachim M. Oertel

## 16.1 引言

腰椎椎管狭窄症和腰椎间盘突出症可引起跛行或腰椎源性放射痛,疼痛沿皮节分布区域向下肢放射,继发感觉障碍和运动功能丧失。这是脊柱外科医生必须处理的常见症状。保守治疗效果不佳时,应考虑手术治疗,以使神经结构减压。腰椎椎间盘切除术和椎板椎间孔成形术是治疗该区域病变最常见的手术方法。传统的开放入路手术由于组织剥离广泛,易导致椎旁肌及中线结构的损伤。随着手术显微镜的使用,术中可获得更好的术野照明,脊柱手术入路得到进一步发展,并于 20 世纪 70 年代出现了"微创开放"入路。然而,显著的医源性创伤仍不可避免。20 世纪 90 年代初期,管状扩张系统首次应用于腰椎手术。该系统通过扩张肌肉,取代了将其自骨性结构上剥离。

Foley 和 Smith 于 1997 年首次介绍了在显微镜(或有额外的内镜辅助)下,以标准的开放式双手显微外科技术进行腰椎间盘手术。该技术使用显微外科器械和内镜监视,称为显微内镜椎间盘切除术(MED)。该技术具有肌肉损伤小、术后疼痛轻、术后恢复快、住院时间短等优点。此外,经通道系统手术后的治疗效果与标准显微外科手术相当。相关研究已证实,部分颈椎或腰椎退行性疾病可通过显微内镜技术获得有效治疗。本章主要介绍使用通道内镜系统行内镜下腰椎半椎板切除术和椎间孔成形术。

## 16.2 适应证

- 同侧单节段或双节段腰椎椎管狭窄。
- 双侧单节段或双节段腰椎椎管狭窄。
- 侧隐窝狭窄伴或不伴韧带下椎间盘突出。

- 小关节增生肥大伴腰椎侧隐窝或椎间孔狭窄。
- 椎间孔骨性结构狭窄和腰椎滑膜囊肿。

## 16.3 禁忌证

- 脊柱不稳。

## 16.4 病例介绍

- 65 岁男性,脊柱源性跛行及左下肢放射痛 6 个月。有轻度腰痛病史。腿部疼痛的视觉模拟评分为 7 分 /10 分。步行距离减少到 50~100 m。保守治疗效果不佳。
- 术前检查发现:左侧足下垂(4/5 轻瘫),股四头肌无力(4/5 轻瘫)。
- 脊髓造影后 CT 显示 L3~L4 和 L4~L5 节段黄韧带肥大,导致中央椎管狭窄(图 16.1)。

## 16.5 术前计划

- 根据术前影像学资料(MRI、CT、脊髓造影后CT)仔细分析理想的手术入路。
- 若未能排除脊柱不稳,应拍摄侧位的屈曲位和伸展位 X 线片。

## 16.6 患者体位及麻醉(另见第 14 章)

- 手术于全身麻醉下进行。围手术期使用抗生素。
- 患者取俯卧位,居中卧于手术台上。腹部悬空,并置于 Wilson 体位架上。对骨性突起部位予以妥善保护。通过 C 臂 X 线机侧位透视图像确定病变节段。
- 于减压同侧正中棘突旁约 2 cm 处取皮肤切口。

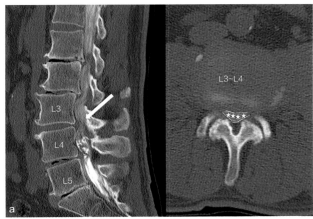

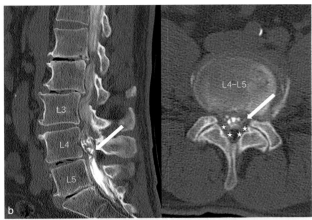

图 16.1　a. 术前矢状位和轴位脊髓造影后 CT 扫描显示硬膜囊（五角星）受压严重，L3~L4 及以上节段造影剂阻塞（箭头）；b. 术前矢状位和轴位脊髓造影后 CT 扫描显示增生肥厚的黄韧带（左侧图片中的箭头及右侧图片中的五角星）和受压的硬膜囊（右侧图片中的箭头）

双侧减压时，皮肤切口应该更偏外侧，以便操作时更好地调整角度。根据所选工作通道，皮肤切口的长度通常取 1.1~2.3 cm。

- 剥离肌筋膜后，在侧位透视的指导下，将初级扩张套管直接触及上位椎体椎板的骨表面。通过置入不同型号的扩张套管，软组织和肌肉被推开并被逐步扩张。组织扩张后，将工作通道放置于椎板 – 小关节复合体上，通过连接至内镜固定臂固定通道位置。
- 对于单节段减压，工作通道应垂直于椎间隙放置。
- 对于双节段减压，工作通道应垂直于椎板放置。
- 根据手术过程和计划的工作通道位置调整皮肤切口。

## 16.7　内镜手术技术（视频 16.1）

视频 16.1　内镜下管状辅助双侧腰椎减压术

- 置入 30° 内镜后，用髓核钳和双极电凝（箭头）去除残余肌肉和结缔组织（图 16.2a~c），以显露椎板（图 16.2d，五角星）。
- 随后，用金刚砂磨钻打薄椎板（图 16.2e、f）。
- 若发生小关节动脉出血，可使用双极电凝控制出血（图 16.3a）。
- 显露黄韧带后，在打薄棘突之前，通过磨削棘突基底部（五角星）减压（图 16.3b~d）。
- 在减压过程中，可重新安置工作鞘管，以获得更好的视野。
- 对侧减压前，必须识别棘突基底部（图 16.3e）。
- 当黄韧带充分显露后，可用神经钩将其与硬膜囊分离（图 16.3e、f）。
- 可使用髓核钳去除黄韧带，进一步减压硬膜囊（图 16.4a）。
- 然后可使用 2 mm、3 mm 和（或）4 mm Kerrison 椎板咬骨钳移除韧带，并继续从内侧至外侧、从头侧到尾侧进行减压（图 16.4b~f）。
- 对于半椎板切除术，可直接定位并切除椎板（图 16.5）。对于椎间孔成形术，一般建议先进行椎板间开窗，然后于头侧扩大椎间孔，直至神经孔的上方区域。需重新安置工作通道，以更好地观察手术区域。
- 对于关节突关节肥大的病例，必须切除关节突关节内侧 1/3，以便进入同侧侧隐窝和神经孔。
- 术中可通过置入神经钩并进行侧位透视来检查减压范围（图 16.6）。
- 双侧减压依然遵循从头侧到尾侧、从内侧至外侧的顺序。通过使用吸引器将硬膜囊轻轻推离 Kerrison 椎板咬骨钳的顶端，可降低意外损伤硬膜囊的风险（图 16.7）。
- 神经钩用于控制对侧减压的程度。
- 如有必要，可磨除和（或）切除残余的骨或韧带结构，以达到充分减压。

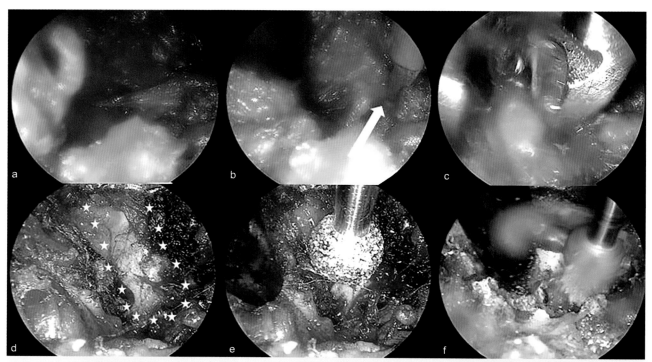

**图 16.2** a~c. 用髓核钳和双极电凝去除残余结缔组织（b，箭头）并显露椎板；d. 识别椎板（五角星）；e、f. 随后用金刚砂磨钻打薄椎板。方位：每个图像的上部是内侧，下部是外侧，左边是头侧，右边是尾侧

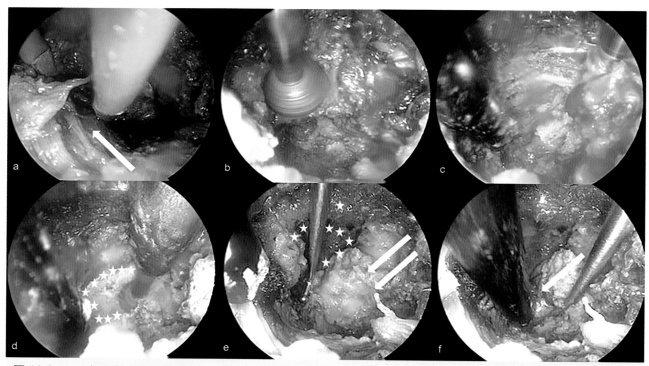

**图 16.3** a. 双极电凝止血（箭头）；b~c. 用金刚砂磨钻和 Kerrison 椎板咬骨钳打薄椎板，行半椎板切除术；d. 半椎板切除范围用五角星标记；e. 对侧减压前必须确定棘突基底部（五角星）；f. 随后，用显微神经钩将黄韧带（箭头）自硬膜囊上分离。方位：每个图像的上部是内侧，下部是外侧，左边是头侧，右边是尾侧

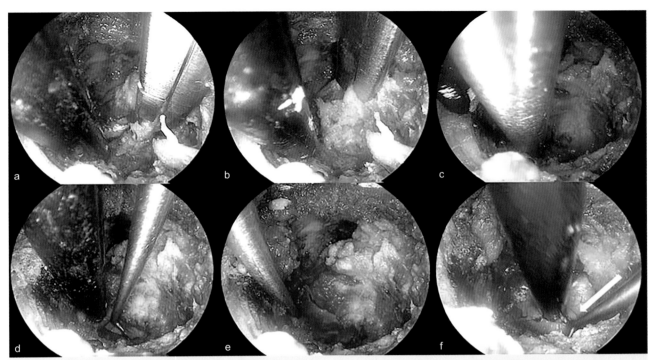

**图 16.4**　a. 用髓核钳切除游离的黄韧带；b、c. 使用 2 mm、3 mm 和（或）4 mm 的 Kerrison 椎板咬骨钳从头侧至尾侧、从内侧至外侧切除黄韧带；d. 如有粘连，应用显微神经钩分离硬膜囊和韧带；e. 确保充分减压；f. 在椎间孔成形术中，使用神经钩（箭头）充分深入椎间孔以确保神经根充分减压，并保持小关节的完整性。方位：每个图像的上部是内侧，下部是外侧，左边是头侧，右边是尾侧

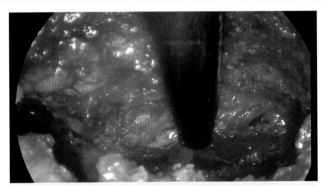

**图 16.5**　通过半椎板切除以去除侧隐窝顶部，从而实现同侧减压。左下角可见减压的神经根。方位：上部是内侧，下部是外侧，左边是头侧，右边是尾侧

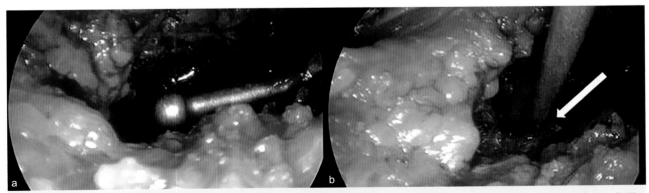

**图 16.6**　a. 从头侧至尾侧使用神经钩；b. 可将神经钩置入神经孔（箭头）以验证减压程度。方位：每个图像的上部是内侧，下部是外侧，左边是头侧，右边是尾侧

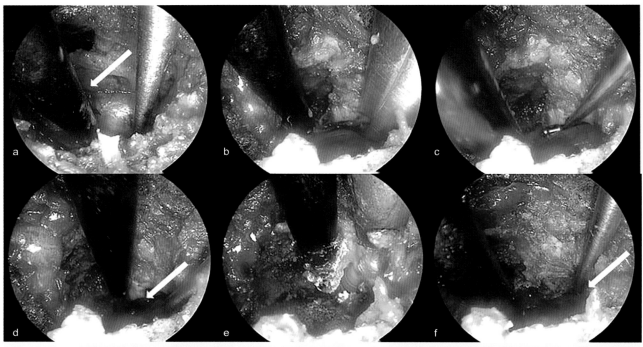

**图 16.7** a~c. 对侧减压时,工作鞘管更偏向内侧。从头侧至尾侧、从内侧至外侧进行减压。使用吸引器(箭头)将硬膜囊轻轻推离 Kerrison 椎板咬骨钳顶端,可降低硬膜囊意外破损的风险。d. 可用神经钩(箭头)控制减压范围。e、f. 随后,可用金刚砂磨钻磨除残余骨或韧带结构,直至充分减压(箭头为神经钩)。方位:由于是对侧减压,所以每张图像的上部为外侧,下部为内侧,左边是头侧,右边是尾侧

- 术后,可通过 CT 和(或)MRI 显示减压程度(图 16.8)。

## 16.8 技巧

- 入路路径应直接到达减压区域。若工作套管倾斜,残余的结缔组织或肌肉组织将脱垂进入手术区域。
- 对于双节段减压,工作通道应垂直于两节段间的椎板。
- 双侧减压时,皮肤切口较单侧减压时更偏外侧(约 3 cm),以便更好地调整角度。
- 手术区域越深(如在肥胖患者中),工作套管的角度越难调整。因此,对于过度肥胖的患者,应使用直径更大的工作套管,以获得更充足的操作空间。

- 为避免硬膜囊撕裂或神经根损伤,减压顺序应从头侧至尾侧、从内侧至外侧,以顺应神经根的自然走行和硬膜囊表面的自然形状。这在严重的腰椎椎管狭窄症的手术治疗中尤为重要。

## 16.9 术后管理(另见第 14 章)

- 术后镇痛可使用一种非甾体抗炎药(NSAID)联合质子泵抑制剂。
- 必要时,术后可使用弱效口服麻醉药。
- 手术当天即恢复活动应是所有患者的目标。
- 在出现硬膜囊撕裂的情况下,部分外科医生会要求患者卧床休息 3~5 天。
- 术后 4~6 周内应避免负重或腰椎过度扭转。
- 建议使用物理疗法以强化核心肌肉。

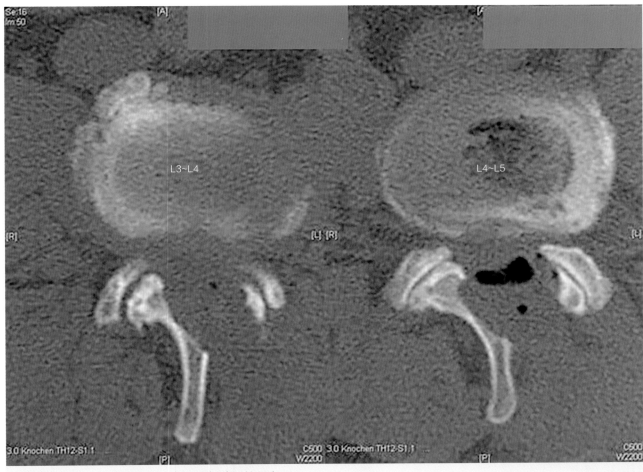

图 16.8 术后 CT 扫描显示双节段双侧减压的程度

## 参考文献

1. Mixter WJ. Rupture of the lumbar intervertebral disk: an etiologic factor for so-called "sciatic" pain. *Ann Surg* 1937;*106*(4):777–787

2. Caspar W. A new surgical procedure for lumbar disc herniation causing less tissue damage through a microsurgical approach. *Adv Neurosurg*. 1977;*4*:74–80

3. Yasargil MG. Microsurgical operation of herniated lumbar disc. *Adv Neurosurg* 1977;(4):81

4. Khoo LT, Fessler RG. Microendoscopic decompressive laminotomy for the treatment of lumbar stenosis. *Neurosurgery* 2002;*51*(5, Suppl):S146–S154

5. Palmer S, Turner R, Palmer R. Bilateral decompression of lumbar spinal stenosis involving a unilateral approach with microscope and tubular retractor system. *J Neurosurg* 2002;*97*(2, Suppl):213–217

6. Rosen DS, O'Toole JE, Eichholz KM, et al. Minimally invasive lumbar spinal decompression in the elderly: outcomes of 50 patients aged 75 years and older. *Neurosurgery* 2007;*60*(3):503–509

7. O'Toole JE, Eichholz KM, Fessler RG. Surgical site infection rates after minimally invasive spinal surgery. *J Neurosurg Spine* 2009;*11*(4):471–476

8. Kim KT, Lee SH, Suk KS, Bae SC. The quantitative analysis of tissue injury markers after mini-open lumbar fusion. *Spine* 2006;*31*(6):712–716

9. Benedikt W. Burkhardt, Mohsin Qadeer, Joachim M. K. Oertel, Salman Sharif. Full endoscopic interlaminar lumbar disc surgery: is it the Gold standard yet? World Spinal Column Journal, Volume 5 / No: 2 / 2014

10. Joachim M. Oertel, Mark Philipps, Benedikt W. Burkhardt. Endoscopic posterior cervical foraminotomy as a treatment for osseous foraminal stenosis. *World Neurosurg* 2016; 91: 50-57

11. Benedikt W. Burkhardt, Simon Müller, Joachim Oertel. The influence of prior cervical surgery on surgical outcome of endoscopic posterior cervical foraminotomy for osseous foraminal stenosis. *World Neurosurg* 2016 Jul 29. pii: S1878-8750(16)30619-2. doi: 10.1016/j.wneu.2016.07.075

12. Joachim M. Oertel, Benedikt W. Burkhardt. Endoscopic surgical treatment of lumbar synovial cyst. World Neurosurg. 2017 Feb 26. pii: S1878-8750(17)30248-6. doi: 10.1016/j.wneu.2017.02.075.

13. Joachim M. Oertel, Benedikt W. Burkhardt. Endoscopic Intralaminar Approach for the Treatment of Lumbar Disc Herniation. World Neurosurg. 2017 Apr 5. pii: S1878-8750(17)30455-2. doi: 10.1016/j.wneu.2017.03.132.

14. Benedikt W. Burkhardt, Melanie Wilmes, Salman Sharif, Joachim M. Oertel. The visualization of the surgical field in tubular assisted spine surgery: Is there a difference between HD-endoscopy and microscopy? Clin Neurol Neurosurg. 2017 Apr 11;158:5-11. doi: 10.1016/j.clineuro.2017.04.010.

15. Joachim M. Oertel, Benedikt W. Burkhardt. Full endoscopic treatment of dural tears in lumbar spine surgery Eur Spine J. 2017, May 20 doi: 10.1007/s00586-0*17-5105-8*.

16. Oertel JM, Mondorf Y, Gaab MR. A new endoscopic spine system: the first results with "Easy GO". *Acta Neurochir (Wien)* 2009;*151*(9):1027–1033

17. Philipps M, Oertel J. High-definition imaging in spinal neuroendoscopy. *Minim Invasive Neurosurg* 2010;*53*(3):142–146

# 17 超声骨解剖器在脊柱微创手术中的应用

Shrinivas M. Rohidas

## 17.1 引言

在过去的 20 年里，脊柱外科在手术显微镜、高速钻头和带有高清（HD）摄像头的内镜的帮助下取得了巨大的进步。内镜的成角能力使其很容易进入椎管内相对一侧的狭窄通道。然而，当内镜钻头与狭窄通道中的软组织（如硬膜、神经根、脊髓和血管）相邻时，即使是在内镜放大的高清摄像头的视野下，钻探也可能损伤这些重要组织。在切除靠近脆弱组织的坚硬结构时，这样风险很大。此外，需要冷却液来保护软组织免受热损伤。为此内镜手术可能不得不频繁中断，以进行冲洗和抽吸，以清除镜头上的碎片及镜头上的水雾。不建议使用棉花保护周围的软组织，因为棉花有与高速钻头缠绕的风险。高速钻头很危险，特别是在结构精细的深部通道中。

几十年来，超声吸引器已经被有效地用于清除大型脑肿瘤和一些脊柱肿瘤。现在超声骨解剖器可用于颅底手术和脊柱手术。本章讨论了超声骨解剖器在使用脊柱内镜技术的脊柱微创手术中的临床应用。

## 17.2 临床资料和方法

笔者在脊柱退行性疾病手术中使用 Sonoca 300 超声骨解剖器 / 切割器 / 锉刀，并配合内镜系统。该手术装置由带冲洗和抽吸的电源单元、脚踏开关、手柄和各种尖端组成。机头呈卡口形状，有冲洗和抽吸通道（图 17.1）。

骨解剖器手柄重 80 g，工作长度为 100 mm，刀尖宽度为 4.5 mm，高度为 3.5 mm。冲洗是从外面通过鞘进行的，抽吸是通过中央通道进行的，频率为 35 kHz（图 17.2~17.4）。

切割器的工作长度为 100 mm，频率为 35 kHz，切尖直径为 3 mm，切尖长度为 7 mm，切割宽度为 0.8 mm。冲洗是从外面进行的，没有抽吸功能（图 17.5、17.6）。

锉刀频率为 35 kHz，工作长度为 100 mm，锉刀面积为 4 mm²。冲洗是从外到内的，没有抽吸功能。切割器可重复使用，因为其可以高压灭菌；但锉刀和刀尖不能重复使用，因为在骨组织上使用后，刀尖会变钝（图 17.7、17.8）。

在内镜双侧腰椎减压术、后路颈椎间盘切除椎管减压术和内镜下颈椎前路椎间盘切除术中，使用超声骨解剖器 / 切割器 / 锉刀切除硬膜、神经根和血管附近的骨。

## 17.3 超声波的基础知识

超声波的运动以赫兹（Hz）为计量单位。例如，25 kHz 等于 25 000 Hz，等于每秒 25 000 个周期。一个周期是 1 Hz（图 17.9）。低于 20 Hz 是次声波，20 Hz 到 20 kHz 是声音的可听频谱。超声

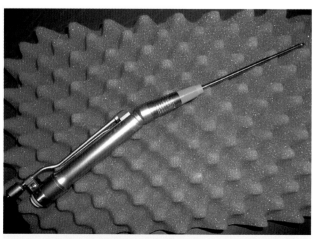

图 17.1 罗希达斯（Rohidas）博士与泽林（Soering）共同研发的超声骨解剖器

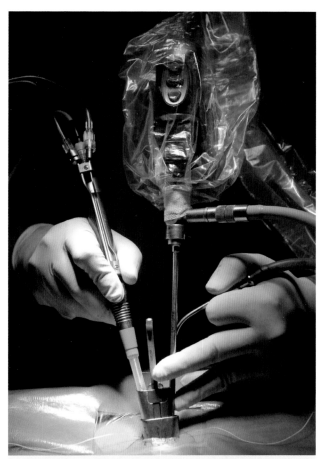

图 17.2　与脊柱内镜配合使用的超声骨解剖器

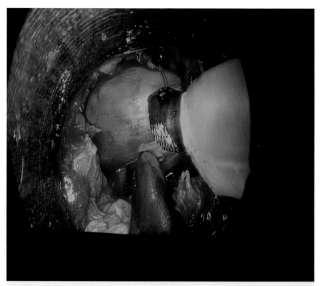

图 17.4　超声骨解剖器尖端的锯齿

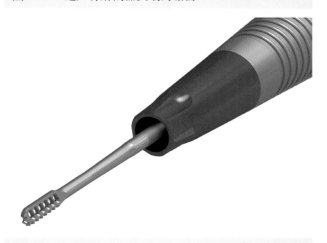

图 17.5　超声切割器

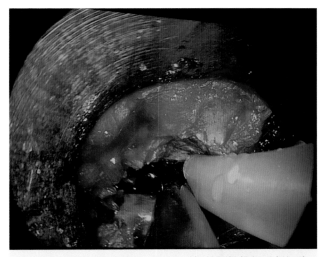

图 17.3　超声骨解剖器，用于对对侧的腰椎椎板进行切除

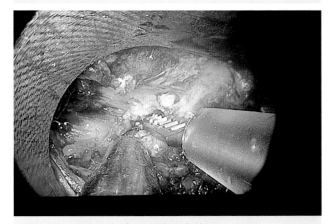

图 17.6　切割器与脊柱内镜配合使用

波的频率是 20 kHz 到 20 MKz。适合超声解剖的频率为 20~60 kHz（图 17.10）。发电机将主电压转换成所需频率的电能。然后，转换器将电能转换为机械能。压电石英堆将发电机的电能转换为声极尖端的纵向、变形的机械振动。声极的设计使得整个系统（转换器、最终质量、声极）处于共振状态。远

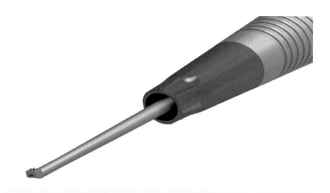

图 17.7　超声锉刀

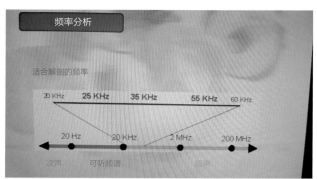

图 17.10　解剖所用的超声频率

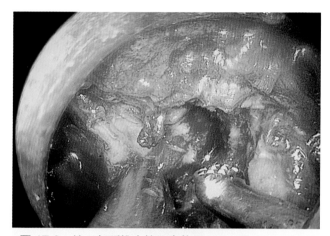

图 17.8　锉刀与颈椎内镜配合使用

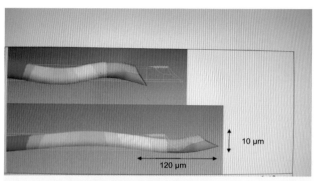

图 17.11　显示尖端往复运动和形变的示意图

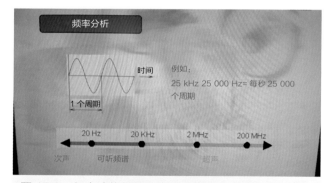

图 17.9　超声波能量的基本物理知识

端的距离为 120 μm，形变移动距离约为 10 μm（图 17.11）。超声切割利用了 3 种物理效应：气蚀、机械磨损和热效应。

### 17.3.1　气蚀

压力的波动是由振动声电极引起的。超声电极尖端的向前运动使周围的液体被置换，而向后运动迫使液体返回。周围液体的压力在高值和低值之间变化得很快。由于周围介质的高速和质量惯性，回流的液体不能完全补偿体积。在向后运动的过程中，压力快速下降并导致液体蒸发和形成小气泡。在向前运动的过程中，压力上升，气泡破裂。内爆的气泡将高能脉冲传输到其邻近区域。因此，一系列事件如下。

● 形成小气泡。
● 气泡的形成是因为周围的液体蒸发。
● 气泡随后达到最大体积。
● 内爆始于气泡单侧压力的改变。
● 液体穿透气泡壁，产生冲击波。

### 17.3.2　机械磨损

在坚硬、坚固的表面上，声极的振荡运动就像一个锉刀。由于边缘和尖端的摩擦和磨损，不能跟随声电极振动的骨组织被粉碎。由于软组织具有弹性，软组织被推离声极尖端，因此不会发生磨损。这是超声骨解剖器的基本原理。

### 17.3.3 热效应

振动声电极在液体中产生摩擦热，并直接作用在相关组织上。热的好处是它对软组织有凝结作用。对于骨骼，通过持续冲洗尖端可以防止局部过热。

## 17.4 手术技巧

### 17.4.1 内镜下单侧入路双侧腰椎椎管减压术

脊柱内镜系统用于内镜下单侧入路双侧椎管减压术以治疗退行性腰椎管狭窄症。脊柱内镜的角度被用来接近对侧侧隐窝。内镜和手术器械位于棘突底部的椎管内，狭窄的侧隐窝处。在严重的内侧小关节肥大所致的退行性椎管和侧隐窝狭窄中，侧隐窝因水肿受压的神经根而受损。在狭窄的通道里使用钻头是很困难的。钻头打滑或后退可能会伤及神经根。采用超声骨解剖器 / 锉刀 / 切割器切开对侧椎板和内侧小关节，将它们的尖端保持在靠近骨组织的位置，然后打开脚踏开关。使用尖端从一侧到另一侧以及往复的刮擦移动可以去除骨。冲洗速度为 7~9 ml/min，抽吸压强为 80 托（Torr）。内镜镜片因冲洗液和骨尘而起雾。在使用过程中，将超声刀尖端稍稍抽出，以便使冲洗液清洗镜头，然后继续进行操作。这一动作既清洁了镜头尖端，又清洁了手术区域，还有助于减少使用过程中产生的热量。

在近 6 年的时间里，笔者在 755 例腰椎内镜检查中，对 100 例患者应用了超声骨解剖器 / 锉刀 / 切割器。超声骨解剖器 / 锉刀 / 切割器可用来刮除延伸至神经根的粗大骨赘，并对对侧椎板和内侧小关节进行削除。此外，在经椎间孔入路中，神经孔在峡部被扩大，以减压出口根。超声骨切割器用于在更高的腰椎水平上切除底部棘突增生变厚的基底部。在腰椎区，椎板间距离和椎弓根间距离从最低的 L5~S1 处向颅侧前进时变窄。正因为如此，棘突的基底部也变得更厚。笔者在较高的腰椎水平使用切割器切割棘突的基底部，以达到对侧的

侧隐窝和椎管（图 17.12~17.14）。

### 17.4.2 内镜下颈椎间盘切除术及椎管减压术

笔者使用脊柱内镜经颈椎后入路进行椎间孔切开术和单侧入路的对侧椎管减压术。用超声骨解剖器 / 锉刀加宽神经孔，对神经根进行减压。颈椎管减压是通过从底部切开棘突基底部和对侧椎板实现

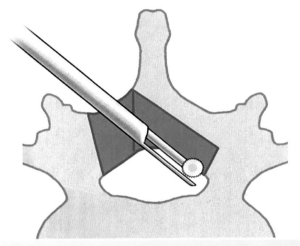

**图 17.12** 在腰椎椎管狭窄症中使用钻头切开对侧椎板的示意图

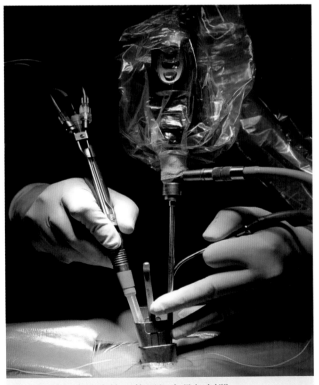

**图 17.13** 脊柱内镜下使用超声骨解剖器

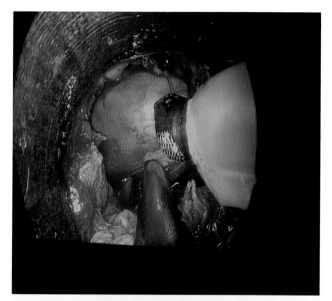

图 17.14　超声骨解剖器和脊柱内镜

的。内镜和工作器械都在椎管内。颈部空间很小，颈髓不能用棉絮将其推到一边，这与腰部不同。在腰部，硬膜管可以被推到一边，以创造更多的空间。在这条狭窄的通道中，钻头在光滑的椎板上打滑或异动可能会导致严重的并发症，如脊髓损伤导致四肢瘫痪。超声骨解剖器 / 锉刀 / 切割器在棉絮上使用，而不推动颈髓。棉絮和冲洗液有助于防止热传递。在 31 例颈椎后路手术中，23 例使用了超声骨解剖器 / 锉刀 / 切割器（图 17.15、17.16）。

### 17.4.3　内镜下前路颈椎间盘切除术及椎管减压术

　　笔者使用内镜通过经颅入路处理椎间盘突出症。操作窗口为 8~10 mm。从硬膜套管到椎动脉内侧边界的神经根长度约为 6 mm。超声骨解剖器用于切除椎动脉内侧缘以上的骨组织，其有助于保护椎动脉及其周围的静脉丛。对于使用这种方法和这种小窗口的椎管减压，必须使用吸引器和工作器械。使用工作器械时，不能对电源线施加压力。用一把带有上切刃的锉刀来切开头侧和尾侧椎体。使用锉刀是安全的，因为刀刃总是远离电源线。在 52 例颈椎前路内镜椎间盘切除术中，44 例应用了超声骨解剖器 / 锉刀（图 17.17~17.19）。

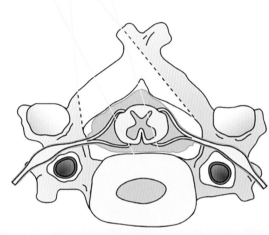

图 17.15　显示对颈椎椎管狭窄行对侧椎板下切的角度示意图

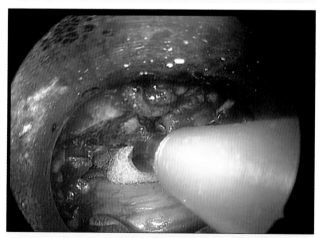

图 17.16　超声骨解剖器用于颈椎椎管狭窄症对侧椎板的切开。其尖端在椎板下的对侧椎管内

### 17.5　结果

　　术中无重大手术相关并发症，如脊髓损伤、神经根损伤或椎动脉损伤。术后无脑脊液漏发生。所有使用超声骨解剖器的病例均未发生术中硬膜损伤和伤口感染。

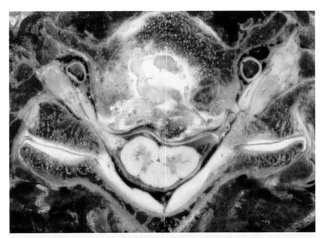

图 17.17 退行性病变中的颈髓和神经根受压

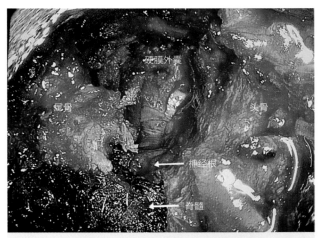

图 17.19 颈椎病变处减压神经根和脊髓的内镜视图

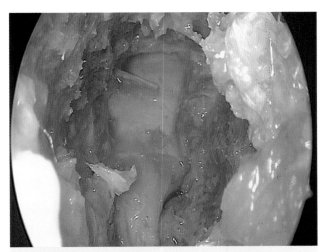

图 17.18 经干入路颈根脊髓减压术（尸体解剖）

## 17.6 讨论

据报道，与脊柱手术相关的并发症的发生率为 8.6%（1 569/18 334），并发症包括全身性并发症、神经和脑膜并发症、血管并发症、感染、植骨失败和机械问题。其中，与钻孔相关的并发症包括脊髓和神经根损伤、食管穿孔、血管损伤和脑脊液漏。因此，医源性并发症相对较少，但有时会危及生命，如颈椎前路手术中的脊髓损伤、血管损伤和咽部损伤。微创脊柱手术采用小切口，手术通道狭窄。在这么窄的通道里使用内镜钻头需要技能培训。由于钻探过程中存在医源性损伤的风险，培养年轻的内镜脊柱外科医生是一项非常具有挑战性的

任务。超声骨解剖器的使用降低了手术并发症的发生率。

超声吸引器是 1947 年研发的，起初它被用于去除牙菌斑。Flamm 等于 1978 年在动物大脑研究中测试了超声吸引器，以评估其有效性和安全性。同年，他们将超声吸引器应用于脑膜瘤和神经鞘瘤的切除。

在脊柱手术中使用高速钻头时，硬膜、神经组织和血管总是有损伤的风险。尽管使用高清摄像头，在狭窄的通道中可以获得非常好的视野，但微创脊柱手术也不能完全避免这些风险。在脊柱手术中，为了避免钻头相关的并发症，外科医生必须用双手握住钻头。在使用脊柱内镜（系统）时，要像拿铅笔一样握住钻杆，并将其支撑在工作通道上，这样它就不会掉到深处，因此外科医生应侧向移动钻头，而不是前后移动。钻尖始终与吸引器和内镜成 12° 角，但钻头很难保持远离棉絮的角度。在狭窄的通道里很难在很深的部位使用棉球。

该手柄重量非常轻（80 g），有助于减少长时间使用时操作者的疲劳。为了防止对脆弱神经组织的直接热损伤，笔者在术中进行持续冲洗。为了更安全地避免热损伤，建议间歇性地使用钻头。此外，只要有可能，笔者都会在神经根和脊髓上使用棉球，以防止由手柄打滑或回弹而造成的直接机械损伤。与机械钻头不同，超声钻头没有卡住棉球的风险。

内镜镜片在使用过程中会因骨尘和冲洗液而变脏。一种简单的方法就是拿出超声骨刀手柄以清洁内镜镜片，而不是拿出钻头来清理。用刮刀和刀尖可以做到这一点，但使用内部有吸引通道的解剖尖端，大块的骨碎片可能会堵塞吸引通道。此时，外科医生必须拿出手柄并移除挡板。这可能是一个耗时的步骤。

超声骨刀不能代替常规的内镜钻头。从神经结构中取出大量的骨是非常耗时的。因此，它必须专门用于切除神经、脊髓或血管附近的骨，以缩短手术时间。

上文描述的手术步骤中超声骨解剖器 / 锉刀 / 切割器的操作技术与其他常规器械（如钻头和 Kerrison 椎板咬骨钳）的技术是相同的。在腰椎管狭窄症中，通过单侧入路实现双侧椎管减压，由于肥厚的内侧小关节压迫水肿性走行根，对侧侧隐窝减压术很难进行，难点包括深度、狭窄的空间以及无法控制仪器的尖端。超声骨解剖器 / 锉刀的刀刃口总是远离神经和硬膜。除了超声设备的基本安全性外，肥厚的小关节与骨解剖器 / 锉刀的刀刃之间的夹角有助于将神经结构的损伤降至最低。同样的情况也适用于颈椎后路减压和颈椎间盘切除加脊髓减压术。超声仪器的尖端也应远离神经结构。在颈椎后入路中不可能使用 Kerrison 椎板咬骨钳，因为

没有移动空间。使用钻头也很困难，因为椎板和黄韧带的边缘很滑。在这种情况下，使用超声骨解剖器 / 锉刀更安全，因为即使它意外滑过椎板，也不会对硬膜、脊髓和神经根造成影响。此外，钻头上的棉球也不会缠绕在一起。

超声骨解剖器 / 锉刀 / 切割器在脊柱内镜手术中能够提供很大的帮助且安全性较高，可减少并发症的发生。然而，这项新技术的学习曲线很陡峭。

## 参考文献

1.  Flamm ES, Ransohoff J, Wuchinich D, Broadwin A. Preliminary experience with ultrasonic aspiration in neurosurgery. *Neurosurgery* 1978;2(3):240–245

2.  Inoue T, Ikezaki K, Sato Y. Ultrasonic surgical system (SONOPET) for microsurgical removal of brain tumors. *Neurol Res* 2000;22(5):490–494

3.  Sawamura Y, Fukushima T, Terasaka S, Sugai T. Development of a handpiece and probes for a microsurgical ultrasonic aspirator: instrumentation and application. *Neurosurgery* 1999;45(5):1192–1196

4.  Hadeishi H, Suzuki A, Yasui N, Satou Y. Anterior clinoidectomy and opening of the internal auditory canal using an ultrasonic bone curette. *Neurosurgery* 2003;52(4):867–870

5.  Inoue H, Nishi H, Shimizu T, et al. Microsurgical ligamentectomy for patients with central lumbar stenosis: a unilateral approach using an ultrasonic bone scalpel. *Spinal Surgery* 17(2)

6.  Yamamoto H. Nationwide survey for spine surgery. Japan Spine Research Society, a committee report. *Spine Surgery* 1999;10(2):332–339

7.  Epstein F. The Cavitron ultrasonic aspirator in tumor surgery. *Clin Neurosurg* 1983;31:497–505

# 18 微创管状通道减压术治疗椎间孔狭窄

Jung-Woo Hur, Jin-Sung Luke Kim

## 18.1 引言

神经根病最常见的原因是神经根管狭窄，后者可能由脊柱的各种病理（包括脊椎病、腰椎滑脱、骨赘和椎间盘突出）所致。根据狭窄病变的位置，腰椎椎管狭窄可细分为中央型狭窄（指内侧狭窄，特别是影响马尾神经）、侧隐窝狭窄和椎间孔狭窄（图 18.1）。椎间孔狭窄可进一步分为孔内狭窄和孔外狭窄。腰椎椎间孔 / 椎间孔外椎管狭窄（lumbar foraminal/extraforaminal spinal stenosis, LFSS）是一种容易被外科医生忽视的棘手疾病，可导致背部手术失败综合征（failed back surgery syndrome，FBSS）。从椎管到椎间孔外区域的全长神经根减压通常具有挑战性，因为很难确定神经受压迫的确切位置，这使得保留后部成分比较困难。

## 18.2 病理生理和临床症状

LFSS 是指椎弓根内侧缘和外侧缘之间的神经受压。各种类型的退行性改变，如椎间盘间隙变窄、退行性腰椎侧凸、椎间盘膨出、椎体骨赘形成、椎体向前或向后滑脱和黄韧带肥大都可以引起 LFSS。

虽然 LFSS 被认为是一种相对少见的疾病，但据 Kunogi 等报道，在腰椎退行性疾病的外科治疗中，有 8% 的病例涉及 LFSS。此外，Burton 等报道，60% 的 FBSS 病例是由 LFSS 的漏诊所致。

LFSS 的症状与一般腰椎椎管狭窄引起的神经根病相似。患者可能出现单侧椎间孔受压和以单侧神经根性疼痛为特征的临床症状，伴有或不伴有无力。背部疼痛通常很轻微。对行非手术治疗但症状仍然存在的患者，建议手术治疗。

## 18.3 LFSS 的治疗方案

目前治疗 LFSS 的手术策略可以分为两类：需要腰椎融合术和不需要腰椎融合术。LFSS 的传统手术方法是进行广泛的双侧椎板减压术，同时切除关节突关节内侧部分，以减压受影响的神经结构。虽然这种入路可以成功地缓解神经压迫症状，但开放入路也有缺点，包括软组织剥离量、失血量、术后疼痛，以及潜在的医源性脊柱节段不稳定。在治

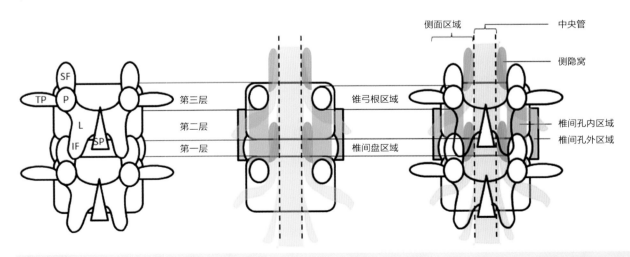

图 18.1 腰椎椎间孔的解剖示意图。SF—上关节突；IF—下关节突；L—椎板；P—椎弓根；SP—棘突；TP—横突

疗年迈、虚弱的患者时，更需慎重考虑开放入路。如果切除脊柱组织后存在脊柱不稳定的风险，或者存在明显的脊柱畸形（如脊柱侧凸或腰椎滑脱），则通常会进行融合术。

由于尚无成熟的影像学技术来诊断 LFSS，通常很难确定神经卡压的位置，因此，在大多数情况下，对从椎管内到椎间孔外（IVF）的整个范围内的神经（神经根、背根神经节和脊神经）都必须减压。此时，通常会进行小关节全切除联合脊柱内固定融合术，在其他许多情况下这不是必要的。虽然联合内侧小关节切开和外侧开窗可以保留关节后部分，但这种方法不能对保留的关节间下方的神经进行减压。此外，椎间孔内病变的深层位置使手术在技术上更具挑战性和侵袭性。

避免融合的手术策略包括传统的开放式椎间孔减压术、完全内镜下经皮椎板间 / 经椎间孔减压术、相对新颖的微型柔性刨削刀片减压技术，以及侵袭性更小的技术，即通过远外侧横突间入路或保留小关节的对侧入路使用管状或类似的牵开器。自 1945 年 Briggs 和 Krause 提出椎间隙切开术以来，开放式减压术一直是治疗神经根病的金标准。目前，开放式手术要么基于正中入路，要么基于椎旁入路。虽然正中入路简单、直接，但过去其一直与组织损伤和失血有关（图 18.2）。

最近引入了一种完全内镜下的椎板间入路，用于治疗中央型和椎间孔狭窄（图 18.3）。虽然内镜手术在理论上是创伤最小的，但器械的可移动性有限，修复任何医源性硬膜损伤存在困难以及陡峭的学习曲线仍然是需要克服的问题。

腰椎椎间孔减压的最新技术是使用一种柔性微型刨削刀片，使椎间孔由内而外扩大。该技术的主要好处是能够在任何椎间盘水平对所有 4 个神经根（2 个出口根和 2 个走行根）进行减压，在中间的椎板间隙中只需行一个切口和椎板切开即可。与微创对侧入路一样，仅切除极少量的骨组织即可进入病变部位（图 18.4）。然而，微型刨削刀片入路不适用于椎间孔孔前壁的病变，也不适合合并中央型狭窄的患者，除非首先对狭窄进行治疗。另一个主

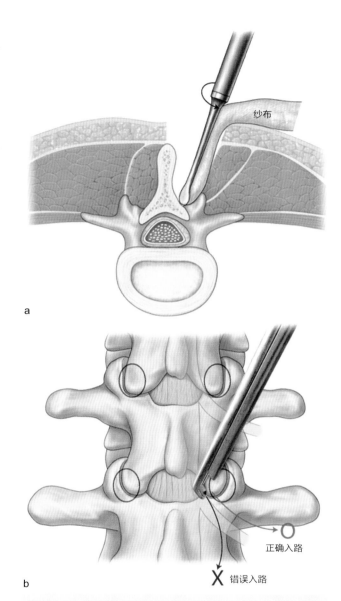

图 18.2 传统的正中开放式椎间孔切开术治疗腰椎神经根病变

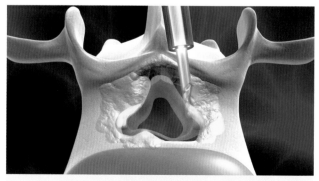

图 18.3 完全内镜下椎板间入路治疗椎管和椎间孔狭窄的示意图

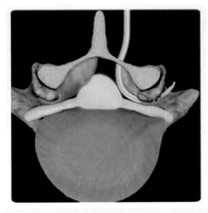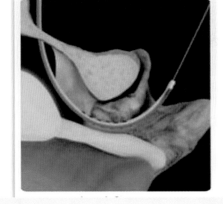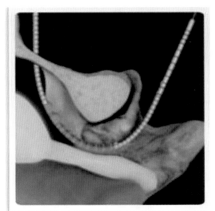

**图 18.4** 柔性刨削刀片方法示意图

要的限制是在手术过程中不能直接看到出口根。柔性刨削刀片的有效性和安全性还需要进一步研究。

Wiltse 和 Spencer 于 1988 年描述了椎旁入路，该入路造成的组织损伤较少（图 18.5）。远外侧入路对于治疗椎间孔狭窄是有效的，但由于骨质障碍，不适用于合并的中央型病变和 L5~S1 处的椎间孔狭窄。

采用对侧入路，只需行一次切开即可进入对侧孔、双侧侧隐窝和中央管并进行减压，与此同时保持机械稳定性。因此，对侧入路可应用于多种形式的腰椎椎孔狭窄性病变（包括椎间盘突出、骨赘形成、骨质增生和 I 级腰椎滑脱）。这也是治疗 L5~S1 椎间孔狭窄的理想方法，因为髂骨的位置可能会妨碍经远外侧入路进入椎间孔。

## 18.4 微创减压技术

Foley 和 Smith 等提出的显微内镜椎间盘切除术（MED）已广泛用于腰椎间盘突出症的治疗。近年来，随着手术技术和器械的进步，脊柱显微内镜也开始应用于其他各种疾病，如腰椎椎管狭窄症和 LFSS。现在许多医疗机构都使用微创技术进行中央减压和椎间盘切除术。

对于椎间孔/椎间孔外的腰椎病变，如远外侧腰椎间盘突出症（far-lateral lumbar disk herniation，FLDH），特别是远端综合征，脊柱显微内镜手术更便捷且带来的损伤更小，逐渐替代传统手术，成

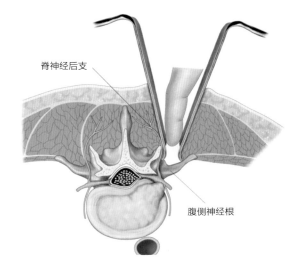

脊神经后支

腹侧神经根

a

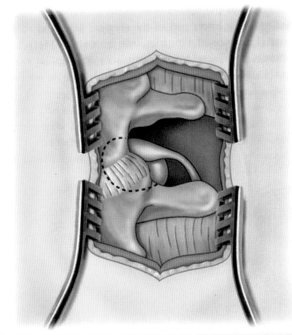

b

**图 18.5** 椎旁肌肉切开入路治疗腰椎椎间孔狭窄

为标准手术。以前在许多 LFSS 病例中没有避免脊柱融合减压的可能性，而在 MED 的帮助下，可以避免脊柱融合。微创入路的优点包括组织剥离减少、避免脊柱融合、失血减少、术后疼痛减轻、住院时间缩短和患者术后可以更早地活动。

## 18.5 管状/肌间入路

最近，新型微创技术已经可以用于腰椎减压，利用管状牵开器系统来限制椎旁肌肉损伤。通过使用管状牵开器系统，外科医生可以深入内部并获得相对自由的角度，这使得现有的 MED 方法具有更小的侵入性。随着这种手术经验的积累，外科医生现已常规使用管状牵开器系统和手术显微镜来治疗腰椎管狭窄症患者。

METRx 系统是第一个商品化的管状牵开器系统（图 18.6）。在该系统推出之前，一直使用窥器或聚乙烯管作为管状扩张器系统。该系统的最大优点是将内镜技术应用于传统外科手术。该系统可以在显微镜下查看内镜图像和直观的手术图像，然后可以根据外科医生的目标使用这些图像。此外，由于 METRx 系统是分开肌肉而不是切断肌肉，因此有可能通过减少肌肉损伤来最大限度地减轻术后背部疼痛。

当管状牵开器系统用于腰椎减压时，在透视下定位旁正中切口。椎旁肌肉的连续扩张（而不是肌肉剥离）用来创建一个向下到达椎板的工作入口，管状牵开器（图 18.6、18.7）由此插入。然后，外科医生可以使用内镜或显微镜进行放大和照明，从而使脊柱的解剖可视化。管状牵开器系统的使用在理论上可以减少椎旁肌肉的损伤和手术出血量，并缩短恢复时间。

该术式有一些缺点需要克服。首先，需要适当的手术工具和手术技能，因为外科医生必须在狭窄的空间内工作。此外，在如此有限的空间内，外科医生可能会对解剖结构产生混淆。另一个问题是有效减压的局限性。外科医生必须意识到，即使手术在狭窄的空间内有效完成，如果空间内产生小的血

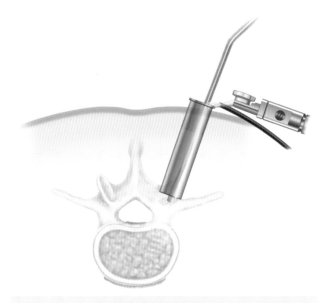

**图 18.6** METRx 管状牵开器系统

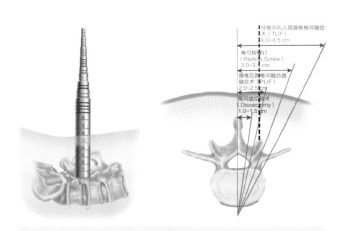

**图 18.7** Insight 管状牵开器系统

肿，也会立即出现症状。显微镜下手术可以提供直观的手术图像，但在光线有限的狭窄空间中使用工具可能会遮挡或干扰图像。为了解决这些问题，建议使用具有出色准直能力和良好照明的高性能显微镜。另一种解决方案是将光纤光源连接到管的一端以帮助观察，但这需要相当高的额外成本，因为该设备昂贵且用途有限。还有一个不容忽视的问题：过度使用单极凝血器会削弱"较小侵入性"的初衷。此外，清理手术区域时，可能会增加附着的韧带和肌肉的损伤。

## 18.6　患者选择：纳入和排除标准

纳入标准：存在与椎间孔／椎间孔外椎间盘突出或狭窄相关的单侧神经根症状；术前影像学显示椎间孔狭窄的证据，例如，神经根造影后的 CT 图像显示神经根卡在椎间孔内区（图 18.8），旁矢状面 MRI 显示神经根周围的脂肪组织在孔内区消失（图 18.9）；至少 6 周的非手术治疗失败。如果患者有明显更严重的单侧椎间孔和（或）椎间孔外压迫症状，则应将其纳入。在某些模棱两可的情况下，会进行选择性神经根阻滞，以达到暂时缓解疼痛的目的。

排除标准：双侧神经根病变；不稳定，定义为达到 4 mm 平移或 10° 角运动；合并同一水平的椎管内椎间盘突出或狭窄；既往脊柱手术史。如果患者表现出明显的机械性背痛，也会被排除在外。同样，在没有滑脱的患者中，如果患者主要表现为背部疼痛而不是单侧神经根病，则排除在外。如果其症状的原因是小关节囊肿、肿瘤或创伤，也应排除。

## 18.7　外科技术与策略

手术通常在全身麻醉下进行，但也可以根据外科医生的偏好使用硬膜外麻醉或脊椎麻醉。通常在手术开始时给予预防性抗生素。患者俯卧在可透视的脊柱框架上，便于腹部减压和透视成像。在无菌准备和铺巾后，使用 X 射线图像增强器确认手术节段水平，并用记号笔在皮肤上标记。

### 18.7.1　远侧横突间入路（视频 18.1）

视频 18.1　微创椎管减压术，L5~S1

在中线外侧 2.5~3.5 cm 处做一个长 16~22 mm 的纵向皮肤切口（16~22 mm 的皮肤切口通常足以用八角形手法在 3 个平面上减压；如果

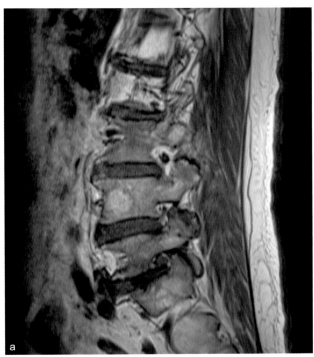

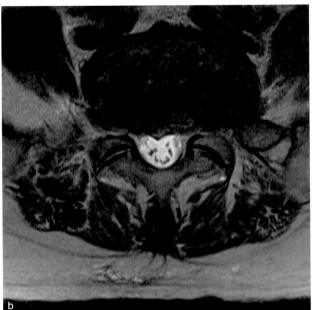

图 18.9　术前 MRI 显示椎间孔内 L5 神经周围脂肪组织消失

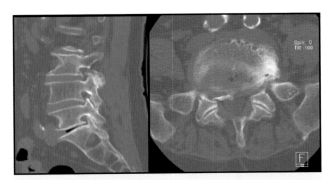

图 18.8　L5 神经根病患者的术前 CT 表现。L5 神经根被卡在椎间孔区域的外侧部分

皮肤在颅尾方向上移动得不够充分，无法在 3 个平面上减压，就需要另外做一次皮肤切开）。各种管状牵开器系统可用于手术。腰骶筋膜切开后，可辨认多裂肌和最长肌，并用指尖进行分离，一般不用导丝。依次插入逐级扩张器，最后将直径为 16~22 mm 的管状牵开器安装到位。

首先，通过电灼完全暴露上位椎体的横突底部的尾侧半和峡部的外侧边缘。由于手术需要精确的入路，而且很难看到整个区域，完全暴露这一区域是必要的一个关键步骤，可避免外科医生在狭窄的手术视野中迷失方向。

使用金刚砂钻头，从椎弓根底部向椎管内侧大约 1/3 的椎弓根被去除，内侧和尾侧皮质保留。使用钻头将椎弓根的内侧和尾侧皮质逐渐磨薄。切除椎弓根皮质后，神经根即可见。切除从椎管到椎间孔外区域压迫神经的因素，以使神经根、背根神经节和脊神经减压（图 18.10）。去除椎弓根尾侧可消除上下方向上的狭窄，切除黄韧带或下位椎体上关节突颅侧部可消除前后方向上的狭窄。由于管状牵开器是以向内倾斜的方式放置的，减压可以到达椎管的侧缘，而不会损伤小关节和关节间部等后部结构。

在病变位于 L5~S1 节段的患者中，髂嵴可能成为手术操作的障碍，限制经外侧入路到达病变。

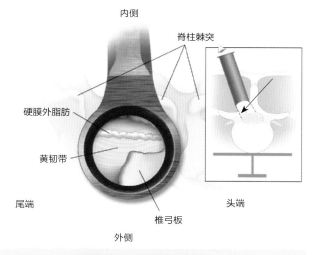

**图 18.10** 远侧横突间入路减压手术示意图。箭头表示椎间孔被去除部分的面积。根据狭窄情况进行额外的减压：椎弓根部分切除、椎间盘切除和椎间孔外减压

在这种情况下，管状牵开器从颅侧插入，避开髂嵴。术前应用 CT 或 MRI 评估并确认管状牵开器的插入方向和皮肤切开点。L5~S1 水平的外科标志是 L5 横突、关节间部和骶翼。显微镜下，L5 横突下缘、关节间部外侧、上小关节外侧缘和骶翼均可用高速钻切除。腰骶韧带切除后，L5 神经根的神经节就暴露出来。

在这个手术过程中，首先可以部分切开椎弓根的尾部，然后在椎间孔区域内识别神经根。Yoshimoto 等提出了另一种方法，即首先识别椎间孔外区域的脊神经，然后向椎间孔区域减压。然而，在某些情况下，由于神经根动脉的背侧支通过横韧带走行到背侧，所以识别椎间孔外区域的脊神经相对困难。此外，粘连或压迫有时会使识别受累的脊神经变得困难。首先切开椎弓根尾部可以最大限度地减少出血的风险，使孔区神经根更容易辨认，因此更安全。

### 18.7.2 小关节保留的对侧入路

患者取俯卧位，给予全身麻醉，在靶平面中线外侧 1.5~2.0 cm 处行小切口，对肥胖者行稍大的切口。在整套管状扩张器上放置 18 mm 或 19 mm 的管状牵开器，在显微镜下暴露椎板的下缘以及棘突的下缘和基底部。减压是逐步进行的，先行同侧椎板切开，然后使用气动钻头和 2 mm、3 mm 的 Kerrison 椎板咬骨钳。为了适当显示对侧椎板下结构，手术台向远离主刀医生的方向倾斜，管状牵开器向内侧倾斜。接下来，使用钻头和咬骨钳对棘突的基底部和对侧椎板进行底切。使黄韧带向两侧和颅侧暴露，直到其插入椎板下方。在钻探过程中，保留黄韧带以保护硬膜。接下来，将神经拉钩插入两侧黄韧带中线相交处，该区域通常通过硬膜外脂肪识别，然后使用 Kerrison 咬骨钳切除黄韧带。完全切除黄韧带后，显露硬膜并得以减压。这项技术将硬膜损伤的风险降至最低，且对侧侧隐窝和对侧走行根可完全减压（图 18.11）。

接下来，一个小球尖探针被插入孔内，并通过侧位透视确认其处于正确的节段和位置。通常需要

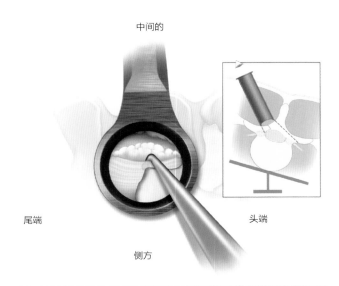

图 18.11　管状牵开器在垂直位置和中间成角度的位置，以接近对侧

将手术台向远离外科医生的方向倾斜，以允许牵开器的角度向内侧倾斜，并获得更好的进入对侧椎间孔的轨迹。然后用钻头向下切开对侧面，同时用纤细的尖端的抽吸功能来保护硬膜。触诊上面的椎弓根，并显示出口神经根。然后使用 Kerrison 咬骨钳对出口根进行完全减压。通过神经拉钩和前后透视证实侧向延伸后达到的充分减压效果。最后一步，如果临床需要，将手术台和牵开器恢复至初始位置，并完成同侧减压。在有双侧下肢症状的患者中，通过增大管状牵开器的倾斜角度，在某些情况下甚至向术者侧（同侧）进行减压；有时，手术台也向术者侧倾斜，这样可以很好地显示硬膜囊的同侧侧面和同侧行走神经根，并对同侧侧隐窝进行减压。

## 18.8　术后护理

筋膜、皮下组织和皮肤按常规方式闭合。皮肤边缘使用皮肤黏合剂，以便及早洗澡。皮下组织注射长效局部麻醉药以减轻切口疼痛，然后用一小块敷料覆盖。鼓励患者在术后第 1 天戴着软支架行走。引流管通常在手术后 2 天拔除。大多数患者在手术后数天内出院。鼓励患者早日恢复行走和日常生活活动。通过口服弱效麻醉药或非甾体抗炎药来

镇痛，具体取决于患者的喜好。在术后早期（通常在术后第 2 天开始）鼓励患者核心肌肉稳定性的康复训练和有氧运动。

## 18.9　并发症

虽然管状减压术的潜在并发症与传统的开放手术并无明显不同，但某些并发症的发生率明显降低。例如，使用管状牵开器系统进行腰椎减压后出血、伤口感染、医源性不稳定和医疗情况恶化的发生率低于开腹椎板切除术。

最常见的并发症是不完全减压和硬膜撕裂。尤其要注意不要撕裂硬膜，因为椎间孔狭窄患者大多年龄偏大，其硬膜较薄。硬膜裂伤（硬膜意外切开）可以通过缝合修复或硬膜封闭剂处理，具体取决于硬膜切开的位置、大小和严重程度。由于暴露于管状牵开器系统而产生的"死腔"最小，与传统的椎板切除术相比，术后发生硬膜皮肤瘘的风险降低。小而稳定的撕裂可以用少量止血剂和硬膜封闭剂（例如纤维蛋白胶）成功处理；较大的撕裂或神经根外露的撕裂应直接缝合修复。虽然技术难度很高，但可以将小针头和显微脑垂体手术仪器作为针头驱动器，并使用关节镜下的打结器来协助打结，就可以完成。在大多数情况下，在满意的硬膜修复后患者不需要长时间卧床休息。

绝对控制出血是至关重要的。由于手术部位空间狭小，即使是很小的血肿也可能导致严重的神经压迫，并可能需要再次手术。

管状通道术后的感染率非常低。罕见伤口感染，出现时应给予清创和抗生素治疗。由于避免了长时间的麻醉、大量失血和长时间卧床，即使在老年人群中，管状入路减压后的医源性并发症也很少见。

## 18.10　优势

使用管状技术最大的好处是能够以相对自由的角度深入机体，侵入性较小。不必一定采用 Wiltse

等报道的脊柱旁后入路，并且可以从最外侧的位置以较大的倾斜角度插入管状牵开器。此外，斜视内镜扩大了视野。这项技术实现了从椎管到椎间孔外区域的全长神经减压，而不会损伤后部组织，如小关节和关节间部。此外，使用管状牵开器可以最大限度地减少对肌肉的侵入和损伤。Yoshimoto 等研究表明，术后 C 反应蛋白水平和手术部位疼痛的视觉模拟评分与接受 MED 的患者相当。

传统的经同侧正中入路进行椎间孔切开、椎板切除和椎板切开，一直是治疗各种形式的椎管狭窄最常用的方法。传统入路的主要局限性包括必须部分或全部切除小关节才能进入椎间孔（这可能导致不稳定），难以显示椎间孔内的内容物，以及增加手术失血量。

## 18.11　缺点

管状手术的缺点之一是外科医生的学习曲线陡峭。他们必须建立手眼协调，并且无法获得三维视野。此外，在这种方法中，外科医生必须从外侧向内侧明显倾斜地观察孔区。这是普通的直视手术中没有的经历。因此，为了避免手术中出现定向障碍，提前了解斜位构型是很重要的。在外科医生熟悉该方法之前，建议借助透视检查。

## 18.12　结论

微创管状减压术治疗椎间孔及椎间孔外狭窄具有良好的临床效果，可以避免腰椎融合术的并发症。

## 参考文献

1. Kunogi J, Hasue M. Diagnosis and operative treatment of intraforaminal and extraforaminal nerve root compression. *Spine* 1991;*16*(11):1312–1320
2. Burton CV, Kirkaldy-Willis WH, Yong-Hing K, Heithoff KB. Causes of failure of surgery on the lumbar spine. *Clin Orthop Relat Res* 1981; (157):191–199
3. Weinstein JN, Tosteson TD, Lurie JD, et al; SPORT Investigators. Surgical versus nonsurgical therapy for lumbar spinal stenosis. *N Engl J Med* 2008;*358*(8):794–810
4. Lauryssen C. Technical advances in minimally invasive surgery: direct decompression for lumbar spinal stenosis. *Spine* 2010;*35*(26, Suppl):S287–S293
5. Briggs H, Krause J. The intervertebral foraminotomy for relief of sciatic pain. *J Bone Joint Surg Am* 1945;*27*:475–478
6. Foley KT, Smith MM. Microendoscopic discectomy. Techniques in neurosurgery 3. Philadelphia: Lippincott-Raven; 1997:301–307
7. Yoshimoto M, Takebayashi T, Kawaguchi S, et al. Minimally invasive technique for decompression of lumbar foraminal stenosis using a spinal microendoscope: technical note. *Minim Invasive Neurosurg* 2011;*54*(3):142–146
8. Yoshimoto M, Terashima Y, Kawaguchi S, et al. Microendoscopic discectomy for extraforaminal lumbar disc herniations. *Jpn J Spine Research Society* 2008;*19*:305
9. Khoo LT, Fessler RG. Microendoscopic decompressive laminotomy for the treatment of lumbar stenosis. *Neurosurgery* 2002;*51*(5, Suppl):S146–S154
10. Wiltse LL, Spencer CW. New uses and refinements of the paraspinal approach to the lumbar spine. *Spine* 1988;*13*(6):696–706

# 19 Destandau 技术：椎板间入路（腰椎间盘切除术 + 椎管减压术）

Shrinivas M. Rohidas

## 19.1 引言

腰椎间盘突出症是一种常见的疾病，其标准的手术治疗是后路椎间盘切除术。若使用脊柱内镜手术通道，可以采用相同的入路和手术技术，同时减少皮肤切口的大小和与入路相关的组织创伤，特别是对肥胖患者。脊柱内镜有助于治疗腰椎的任何深层病变（如椎间盘突出、狭窄和椎间孔型椎间盘突出）。利用内镜，外科医生的视野可聚焦在身体内部，接近要治疗的病变部位。减小切口长度不仅更美观，较短的入路和较短的切口长度还有助于减少术后切口的不适，利于快速恢复日常活动。

## 19.2 适应证

该技术适用于中央型、旁中央型、膨出型和移位型腰椎间盘突出症，伴有神经压迫和相关的椎管狭窄，且不能通过适当的保守治疗缓解。使用该技术可以接近从 L5~S1 到 L1~L2 的所有节段。中央型和极外侧型腰椎间盘突出症，以及椎间孔和椎间孔外椎间盘突出症，都可以用内镜治疗。腰椎椎管狭窄可采用单侧入路治疗，同时实现双侧侧隐窝和中央减压。内镜的多功能性在于其能够治疗各种腰椎疾病，包括任何类型的椎间盘突出症以及椎管狭窄。

## 19.3 禁忌证

伴有神经根病的严重腰椎不稳。

## 19.4 患者体位

腰椎间盘切除术中患者可以采用不同的体位，如俯卧位、侧卧位和膝胸位。俯卧位和膝胸位是使用内镜的自然体位。处于侧卧位时，脊柱内镜系统很难被支撑起来。笔者进行手术时，患者在一张平坦的手术台上取膝胸位，患者的膝关节和髋关节都是屈曲的，腹部在两腿之间完全松弛，同时有足够的棘间牵张，这在椎管狭窄的情况下是必要的。患者胸部下方有一个垫枕，头部低于尾端，允许静脉血在自然的重力作用下流向心脏，这有助于最大限度地减少静脉出血（图 19.1）。

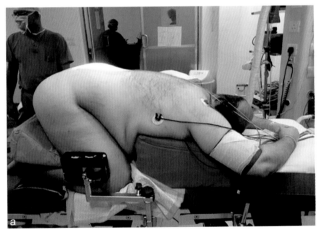

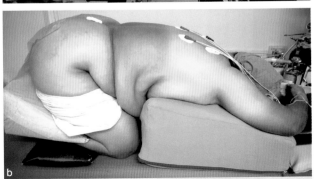

图 19.1 膝胸位，两腿之间的腹部完全松弛

## 19.5 椎间盘的定位

当外科医生限制切口大小时，有必要精确定位目标椎间盘区域。椎间盘区域的精确定位是在脊柱内镜装置的定位针的帮助下完成的。定位针用于侧位透视，患者置于膝胸位。定位针可在所有 3 个空间平面上移动，只需要侧位透视来确认椎间盘所在方位入针点是在确定椎间盘间隙的方向时获得的，因此，不需要单独进行正位和侧位定位（图 19.2、19.3）。

## 19.6 外科技术

### 皮肤切口

在侧位透视中标记椎间盘水平的同时，外科医生还应确定冠状面的入针点。切口距棘突中线 10~15 mm，切口长 15~20 mm。向同一方向切开筋膜，然后用长 12 mm 的骨刀将椎旁肌与棘突和棘间韧带分开。通过双极电凝控制肌肉收缩时的出血。

用两块带线的纱布横向收起被分离的肌肉。一块纱布穿过椎板、拉向头端，另一块则以类似的方式拉向尾部。然后将脊柱内镜的外管置于棘突内侧和分离肌肉的外侧之间。外管应该紧贴在棘突和肌肉之间。外管就位后，外科医生应看到外管头侧半暴露的椎板和尾侧半暴露的黄韧带，那么就可以确定相关椎间盘间隙的准确位置。

### 内镜组装的准备

将脊柱内镜的外管和内管 / 工作插件与常规仪器一起安装在仪器小车上。然后，将内镜的内管 / 工作插件放置在外管中，并用内置锁将其固定在近端位置。固定位置必须位于近端，以便在外管和内管 / 工作插件之间创建空间。如果内管放置在更远的位置，那么内镜将接触到下面的组织，外科医生将没有空间移动器械（这是外科医生在学习过程中会犯的错误之一）。然后将内镜放置在内镜通道中并固定。左手通过与 4 mm 的内镜通道相平行

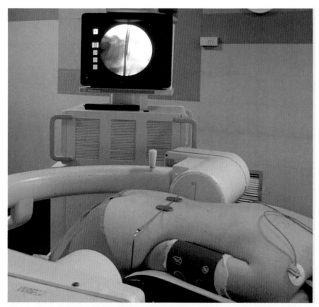

图 19.2 使用 C 臂侧位透视对椎间盘进行定位

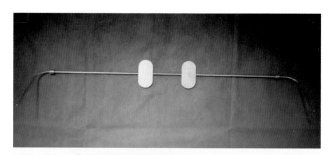

图 19.3 脊柱内镜中的腰椎定位针

的 4 mm 通道进行抽吸。工作器械的通道是脊柱内镜系统中最宽的，其直径为 12 mm。内镜和吸引器的两个 4 mm 通道相互平行，但手术器械的通道与这两个 4 mm 通道成 12°。抽吸 / 内镜和工作器械之间的 12° 夹角避免了器械的混淆，同时允许外科医生将 0° 内镜作为倾斜的内镜（图 19.4）。

### 内镜的灵活性和稳定性的基本理念

当内镜和吸引器分别连接到摄像机和吸引管时，整个系统应该保持相对稳定，而不会对电源线产生任何拉扯。左手的吸引装置用于移动整个系统，右手则控制和移动手术器械。外科医生可以用双手将整个系统（内镜和器械）向 4 个方向（即头端、尾端、内侧和外侧）移动。这意味着，当使用脊柱内镜系统时，外科医生必须平衡双手的力量，

这样整个系统才能向各个方向移动。因此，当外科医生用左手吸引器移动脊柱内镜系统时，右手的工作器械使系统稳定（图 19.5~19.7）。同样，当脊柱内镜系统随右手的工作器械移动时，系统通过左手的吸引器来保持稳定（图 19.8、19.9）。

外科医生必须一边盯着显示器，一边用左手抽吸，右手拿着工作器械来平衡脊柱内镜系统。外科医生必须学会基本的动作，以平衡并同时稳定系统（图 19.10）。这些是脊柱内镜操作的基础。

### 椎板切除

椎板的切除通常从棘突基底部的棘突和椎板交界处开始。45° Kerrison 咬骨钳用于切除椎板。继续从侧方和颅侧切除椎板，以便将椎板前下方附着的黄韧带与椎板分离开（图 19.11、19.12）。一旦掌握了学习曲线，外科医生就可以根据椎板间和椎弓根间窗口的大小改变入路。

例如，在 L5~S1 水平，在椎板间窗口较宽处，外科医生可以先分离黄韧带，然后在必要时切除部分椎板，以减压走行根。切除部分颅侧椎板和关节突，暴露硬膜囊外侧缘和走行根的肩部。

### 黄韧带切除

下一步，用棉球将硬膜向前推，以避免在切除黄韧带时意外损伤硬膜。通常使用 90° Kerrison 椎板咬骨钳切除黄韧带。切除黄韧带与尾板和内侧小关节的附着物，以减压走行根。

### 横断神经根减压

一旦确定硬膜囊的外侧缘，就可以确定横穿神经根的肩部。如有必要，可切开内侧小关节以充分减压走行根。棉状突被推向颅侧和外侧，以减压神经根的肩部。如果神经根没有得到充分的减压，外科医生将不能轻易通过棉状突。此时最好切开内侧小关节，在神经根的外侧留出更多的空间。棉状突将向内侧缩回神经根的肩部。然后，在 45° Kerrison 椎板咬骨钳的帮助下，将上关节突形成的内侧小关节切开，使神经根充分减压，直至神经孔出口。接着，另一个棉状突从减压的神经根外

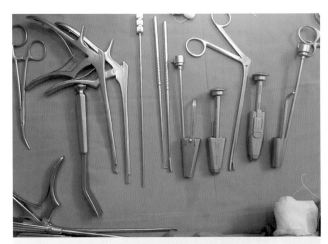

图 19.4　带常规脊柱器械的脊柱内镜器械

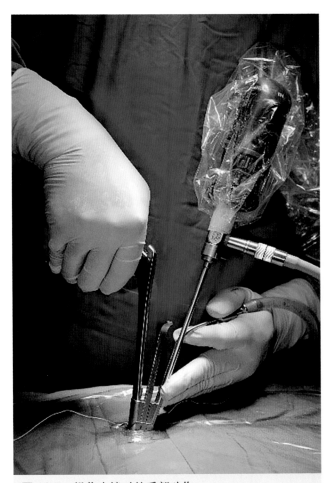

图 19.5　操作内镜时的手部动作

侧的尾侧通过，从而使神经根向内侧缩回，暴露椎间盘。

在神经根充分减压后，使用 2 个棉球来复位神经根，因为虽然在工作插件 / 内管中有内置的神经

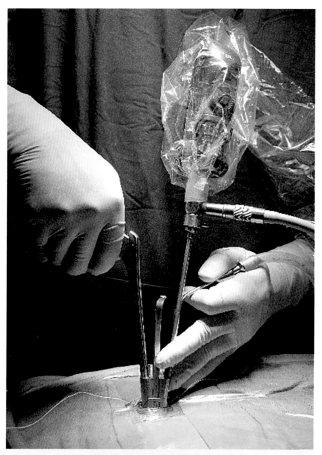

图 19.6　操作内镜时的手部动作

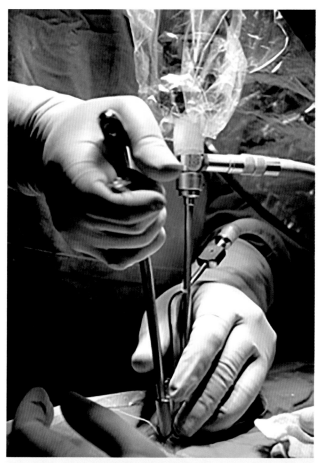

图 19.7　操作内镜时的手部动作

牵开器，但在最初的学习阶段最好不要使用神经根牵开器。脊柱内镜系统是一个可移动的系统，当使用神经根牵开器时，外科医生同时使用 3 种器械，即吸引器、工作器械（Kerrison 椎板咬骨钳或者髓核钳）和神经根牵开器。在使用这 3 种器械时，外科医生必须保持该系统的稳定，因为如果系统不保持稳定，神经根可能会在回缩的过程中受到创伤。因此，可用 2 个棉球来判断神经根减压是否充分。如果这 2 个棉球可以很容易地从肩部的神经根外侧通过，并在神经根的尾侧通过，那么意味着神经根得到了充分减压（图 19.13）。

　　神经根回缩后，暴露的椎间盘间隙上方的硬膜外静脉可以用内镜双极烧灼器烧灼。神经根回缩后，可见突出的椎间盘碎片，并行彻底性清楚。如果纤维环是松弛的，且完好无损，则使用环钻来打开纤维环。15 mm 的刀片也可以用来打开纤维

环，刀片的刀刃朝向背离神经根的方向。建议进行适当、充分性的椎间盘切除术，而不是进行激进、刺激性的椎间盘切除术（图 19.14）。用生理盐水冲洗椎间盘，以清除任何松散的椎间盘碎片。内镜通过工作通道进入椎间盘，以检查椎间盘切除后产生的空间。这是椎间盘切除的最后一步（图 19.15）。

### 关闭切口

　　脊柱内镜系统作为一个整体被取出。通过内镜双极电灼进行肌肉止血。筋膜和皮肤用 3-0 可吸收缝线缝合。不需要留置引流。

### 术后护理

　　拔管后患者被转移到恢复室。因为大多数患者没有导尿，当患者想要排尿时，会被动转移至房间内。术后 6 小时开始口服镇痛药，术后 24 小时后

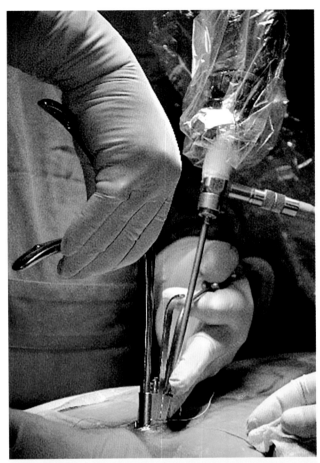

图 19.8　右手操作 Kerrison 椎板咬骨钳

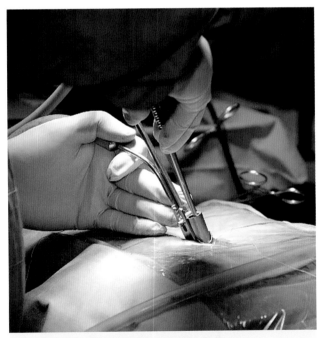

图 19.9　右手操作 Kerrison 椎板咬骨钳

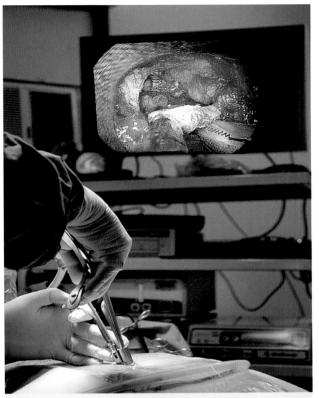

图 19.10　双手操作脊柱内镜的手眼协调

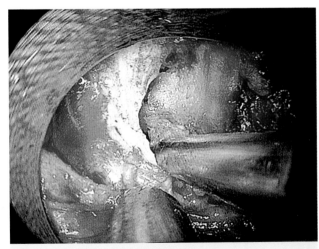

图 19.11　黄韧带从椎板上被剥离下来

患者可以出院。健康状况不佳的患者只有在病情稳定后才能出院。

## 19.7　腰椎椎管狭窄症的外科治疗技术

采用单侧入路，内镜下进行双侧椎管减压术。椎管减压术采用与椎间盘切除术相同的切口（图

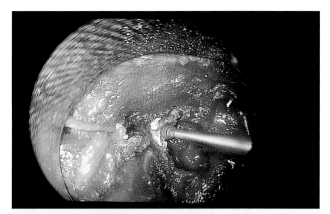

图 19.12 使用钻头去除椎板

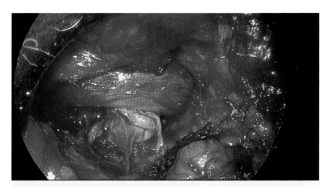

图 19.14 横穿神经根外侧突出的椎间盘

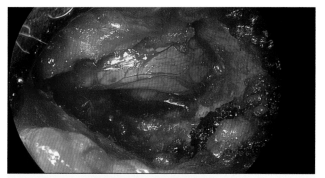

图 19.13 减压后的左侧走行根，可充分延展至巨大的椎间盘突出部位

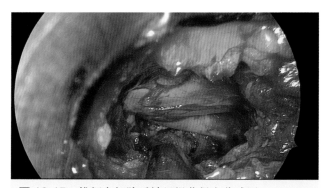

图 19.15 椎间盘切除后神经根获得充分减压

19.16）。同侧椎间神经根减压术的手术方法与单侧入路椎间盘切除术相同。然后，将整个脊柱内镜朝向相反的一侧组装。首先，使用 45° Kerrison 咬骨钳对棘突的基底部进行底切，由此形成一个宽大的开口容纳外管。脊柱内镜系统的角度约为 30°（图 19.17）。

棘突底部下切成 30° 角后，对侧椎板与工作器械在同一平面上相切。45° Kerrison 咬骨钳用于切开对侧椎板。在切开对侧椎板的过程中，黄韧带保持完好，以保护硬膜。头端对侧的椎板被切开以分离黄韧带，然后将黄韧带从尾侧分离，从中线向相对的外侧缘进行。接着在 45° Kerrison 咬骨钳的帮助下切开对侧的内侧面。当黄韧带从所有附着物上分离下来后，用 90° Kerrison 咬骨钳将其移除。在黄韧带下使用棉球保护硬膜。一旦黄韧带被切除，棉状突就会越过对面走行根的肩部，这将使神经根向内侧缩回。最后用 45° Kerrison 咬骨钳对硬膜和

神经根外侧缘进行减压。Kerrison 咬骨钳的刀刃总是远离神经根和硬膜，同时切开对侧的椎板、小关节和黄韧带。内镜钻头可以用来切开对侧的椎板和小关节（图 19.18~19.20）。

使用具有硬膜保护套的内镜钻头和棉球来保护硬膜。自 2009 年以来，笔者使用超声骨解剖器对严重椎管狭窄症患者的对侧椎板和小关节进行切开。超声骨解剖器、骨刀或锉刀可以乳化骨骼，但不会损伤软组织（图 19.21）。

## 19.8 结果

在笔者的微创脊柱外科和神经外科中心 Prakruti 诊所，2002—2014 年间，脊柱内镜系统用于 1006 例 1 个或多个节段的腰椎间盘切除、椎间盘切除加椎管减压和椎管减压而不切除椎间盘。这 1006 例手术都是由一名外科医生完成的，自 2002 年 9 月

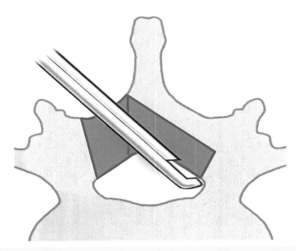

图 19.16　在腰椎椎管狭窄病例中用 Kerrison 咬骨钳向下切除对侧椎板的示意图

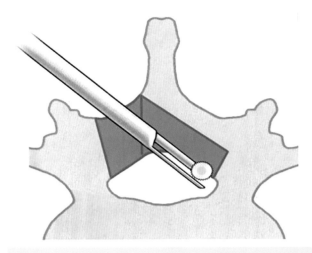

图 19.18　内镜钻头底切对侧椎板的示意图

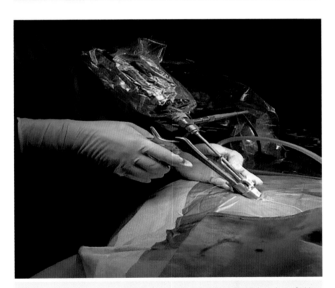

图 19.17　用 Kerrison 咬骨钳向下切除对侧椎板时，脊柱内镜的成角情况

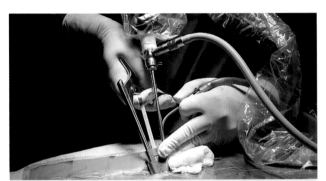

图 19.19　脊柱内镜的成角

以来，每年进行的手术例数分别为：2002 年，8 例；2003 年，38 例；2004 年，47 例；2005 年，48 例；2006 年，80 例；2007 年，83 例；2008 年，86 例；2009 年，104 例；2010 年，129 例；2011 年，140 例；2012 年，111 例；2013 年，105 例；2014 年 3 月前，27 例。治疗的病理改变是腰椎的退行性改变。坚持充分的神经减压和保持稳定的基本原则来维持运动节段意味着一些患者只需要接受椎间盘切除，另一些患者需要充分的椎间盘切除和椎管减压，还有一些患者只需要椎管减压。脊柱内镜系统可以经单侧入路行双侧神经管和双侧神经根减

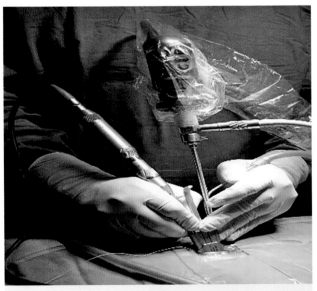

图 19.20　用内镜钻头向下切除对侧椎板

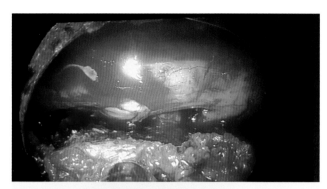

图 19.21　单切口双节段内镜下椎管减压术

压术。

　　在另一项研究的 1 000 例患者中，男性 642 例，女性 358 例，年龄区间为 14~82 岁。997 例患者行 MRI 检查，另外 3 例均行脊髓造影。990 例采用全身麻醉，2 例采用脊椎麻醉，8 例采用局部麻醉。内镜治疗的常见节段是 L4~L5、L5~S1、L4~L5 和 L5~S1，这是因为退行性改变在这些节段更常见。在 452 例接受 L4~L5 节段治疗的患者中，129 例接受了腰椎间盘切除术，286 例接受了腰椎间盘切除术和椎管减压术，37 例接受了单纯腰椎间盘减压术而未行腰椎间盘切除术。在接受 L5~S1 节段治疗的患者中，146 例接受了椎间盘切除术，92 例接受了椎间盘切除 + 椎管减压术，1 例接受了单纯椎管减压 + 椎间盘切除术，89 例接受了 L4~L5 和 L5~S1 内镜探查 89 例中，50 例经单一切口，采用尾侧椎体成角入路；8 例行椎间盘切除术，77 例行腰椎间盘切除加椎管减压术，4 例行单纯椎管减压术。在接受 L4~L5 和 L5~S1 单切口椎管减压术患者中，最常见的方法是通过 L5 半椎板切除术以达到充分的椎管减压。55 例患者接受了 L3~L4 水平的内镜治疗，其中 33 例仅行椎间盘切除，18 例接受了椎间盘切除和椎管减压术，4 例仅接受了椎管减压术。在 165 例接受多节段内镜手术的患者中，接受 L3~L4 和 L4~L5 节段手术患者共 85 例，接受 L2~L3 和 L4~L5 节段手术的患者共 13 例。为了接近这些节段，使用了两个不同的切口。与西方文献中椎间孔型腰椎间盘突出症的发生率（约 8%）相比，1 000 例中仅有 5 例接

受了经椎间孔入路来治疗远外侧腰椎间盘突出症。在这 5 例中，1 例是 1989 年 L4~L5 椎板切除术后 L3~L4 椎间盘再突出。3 例关节突关节滑膜囊肿压迫神经根，2 例在 L4~L5，1 例在 L5~S1。L5~S1 滑膜囊肿位于 1 年前进行的内镜椎间盘切除术的对侧，导致压迫性复发性神经根病变。上述研究结果摘要见箱 19.1。

　　在该项研究作者的系列文章中，作者报道了 29 例与内镜检查有关的硬膜穿孔。最初，在 2 例硬膜裂隙显著的病例中，手术入路转为开放式手术，对硬膜裂隙进行缝合。这 2 例病例曾做过开腹椎板切除术以切除椎间盘，并在此后出现了椎间盘突出的复发。在其余的情况下，用小块明胶海绵覆盖包裹就足够了。肌肉碎片可以用来填充撕裂处，也可以用纤维蛋白胶来封闭撕裂处。笔者遇到过有 4 例因手术相关的神经损伤导致无力，其中 2 例为滑脱合并椎管狭窄。6 例在内镜治疗后出现腰椎

箱 19.1　内镜手术结果总结

| |
| --- |
| 联合神经根 2 例（0.2%） |
| T12~L1：（CD + D）= 2 |
| L1~L2：5（D），1（CD + D）= 6 |
| L2~L3：7（D），5（CD + D）= 12 |
| L3~L4：33（D），18（CD + D），4（CD）= 55 |
| L4~L5：129（D），286（CD + D），37（CD）= 452 |
| L5~S1：146（D），92（CD + D），1（CD）= 239 |
| L4~L5 & L5~S1：8（D），77（CD + D），4（CD）= 89 |
| • 多节段腰椎间盘手术： |
| T12~L1 & L4~L5 = 1 |
| L1~L2 & L4~L5 = 1 |
| L1~L2 & L2~L3：2（CD + D）= 2 |
| L1~L2 & L3~L4：2（CD + D）= 2 |
| L1~L2，L4~L5，& L5~S1：1（CD）= 1 |
| L1~L2 & L5~S1：1（CD + D）= 1 |
| L2~L3 & L4~L5：2（D），11（CD + D）= 13 |
| L3~L4 & L4~L5：4（D），66（CD + D），15（CD）= 85 |
| L2~L3 & L3~L4：1（D），6（CD + D），1（CD）= 8 |
| L3~L4 & L5~S1：1（D），7（CD + D），1（CD）= 9 |
| L3~L4，L4~L5，& L5~S1：7（CD + D）= 7 |
| L2~L3，L3~L4 & L4~L5：4（CD + D），6（CD）= 10 |
| L2~L3，L3~L4 & L5~S1：1（CD + D）= 1 |
| L2~L3，L3~L4，L4~L5，& L5~S1：1（CD）= 1 |
| L1~L2，L2~L3，L3~L4，& L4~L5：1（CD）= 1 |
| L1~L2，L2~L3，L4~L5，& L5~S1：1（CD + D）= 1 |
| S1~S2：1（CD + D）= 1 |
| 缩写：D—仅椎间盘切除；CD + D—椎间盘切除 + 椎管减压；　CD—仅椎管减压（不切除椎间盘）。 |

炎，其中 4 例接受抗生素治疗和休息，2 例行椎板减压清创、抗生素治疗和完全卧床。9 例伤口感染需要局部清创和增加抗生素的使用，其他 4 例是因肌筋膜下遗留一块纱布，导致伤口感染。在 1 000 例内镜手术患者中，12 例复发：1 例椎间盘突出位于对侧，1 例位于对侧的滑膜囊肿导致复发症状，其余 10 例为复发性椎间盘突出症，与以往内镜手术在同侧。在这 10 例患者中，8 例在本中心接受了内镜椎间盘切除术，2 例在另一中心接受了开腹椎板切除术。笔者在 11 例椎管减压术中使用脊柱内镜成角至对侧时，可碰及棘突基底部。切口相对靠近棘突且为骨质疏松的老年患者是导致这一现象的一个因素，脊柱内镜入路一侧的棘突退行性成角改变是导致这一现象的另一种因素。这是导致术后入路部位疼痛的因素之一。在 L4~L5 节段以上椎管狭窄病例中，椎板间和椎弓根间距变小。在 45 例患者中，笔者不得不切除同侧小关节以使椎管和神经根减压。在所有这些病例中，对侧的小关节面是完整的，具有向下切开的椎板和肌肉的附着。这使得脊柱保持了运动节段的稳定性。

内镜下椎间盘切除、椎间盘切除 + 椎管减压术、单侧入路双侧椎管减压术的优良率达 95%。采用改良 McNab 评分标准，优良率为 2%，可评价率为 1%，较差评价率为 1%。

## 19.9　结论

使用脊柱内镜的内镜下脊柱手术技术，即 Destandau 技术，是一种安全的手术技术，尽管其学习曲线较为陡峭。一旦外科医生安全地通过了最初的学习阶段，都可以成功地治疗任何没有不稳定的腰椎退行性病变。对于中等身材瘦弱的患者切口可能保持不变，但在肥胖患者和腰椎椎管狭窄患者中，可移动式管状牵开器有助于通过一个小切口达到同样的效果。

## 参考文献

1. Isaacs RE, Podichetty V, Fessler RG. Microendoscopic discectomy for recurrent disc herniations. *Neurosurg Focus* 2003;*15*(3):E11
2. Maroon JC. Current concepts in minimally invasive discectomy. *Neurosurgery* 2002;*51*(5, Suppl):S137–S145
3. Park CK. The effect of patient positioning on intraabdominal pressure and blood loss in spinal surgery. *Anesth Analg* 2000;*91*(3):552–557
4. Destandau J. Endoscopically assisted lumbar microdiscectomy. *J Minim Invasive Spine Surg Tech* 2001;*1*(1):41–43
5. Nowitzke AM. Assessment of the learning curve for lumbar microendoscopic discectomy. *Neurosurgery* 2005;*56*(4):755–762
6. Khoo LT, Khoo KM, Isaacs RE, et al. Endoscopic lumbar laminotomy for stenosis. In: Perez-Cruet MJ, Fessler RG, eds. *Outpatient Spinal Surgery*. St. Louis: Quality Medical Publishing; 2002:197–215
7. Yadav YR, Parihar V, Namdeo H, Agrawal M, Bhatele PR. Endoscopic interlaminar management of lumbar disc disease. *J Neurol Surg A Cent Eur Neurosurg* 2013;*74*(2):77–81

# 20 内镜下经椎间孔入路腰椎间融合内固定术

Faheem A. Sandhu

## 20.1 引言

20 世纪初，后路腰椎融合技术往往难以成功。这导致 Muller 尝试通过前路手术治疗脊柱结核患者。20 世纪 30 年代，Burns 成功地进行了经腹腰椎间融合术治疗创伤性腰椎滑脱。20 世纪 40 年代，椎间融合技术进一步改进，通过切除棘突和椎板的形式将自体骨植入椎间隙。1953 年，Cloward 重新提出后路腰椎间融合术的概念，并主张用这种技术取代单纯的腰椎间盘切除术和椎板切除术。通过 Cloward 提出的后路腰椎间融合术（posterior lumbar interbody fusion，PLIF），可以不需要同时行前路手术，仅通过单纯背侧切口便可获得 360° 全方位的稳定。但是，我们不能忽略该入路可能引起的并发症，包括硬膜囊和神经根明显回缩造成的神经损伤以及脑脊液漏。

为了减少腰椎间融合术相关的并发症，Harms 和 Rolinger 在 1982 引入了另一种替代方法。通过单侧小关节切除的方法，经椎间孔开窗，放置钛网并植骨。相比于 PLIF，经椎间孔入路腰椎间融合术（transforaminal lumbar interbody fusion，TLIF）经单侧入路手术，同时可减少神经组织的回缩。TLIF 还可以给椎间植入物提供更大的前侧空间，从而实现更显著的椎间孔减压和腰椎前凸的恢复。此外，TLIF 可避免对对侧关节突关节和峡部造成破坏，从而使失血量明显减少。

腰椎间融合术的最新进展是微创（MI）/ 内镜技术的发展。为了充分暴露手术解剖结构，开放式 TLIF 入路需要进行大范围的肌肉剥离，这会导致肌肉复合体的破坏。这与腰椎间融合术的远期效果呈负相关。管状牵开器系统的发展使腰椎关节融合术得以实现，同时对软组织损伤降至最低。本章回顾了微创 / 内镜下 TLIF 的手术适应证、手术技巧以及如何避免并发症。

## 20.2 患者选择

### 20.2.1 适应证

- 伴有动态不稳定的 Ⅰ 级 / Ⅱ 级滑脱。
- 假关节形成。
- 椎板切除术后的腰椎后凸畸形。
- 退行性椎间盘疾病和机械性腰背痛伴有反复出现的激发试验阳性症状。
- 复发性椎间盘突出伴机械性腰背痛。
- 椎间盘切除术后间隙塌陷伴神经根病变。
- 3 个或 3 个以上节段的复发性椎间盘突出合并神经根病变。
- 创伤后的继发性不稳定。
- 伴有冠状位 / 矢状位失衡的腰椎畸形。

### 20.2.2 禁忌证

- 不伴畸形的多节段退行性椎间盘病变。
- 不伴机械性腰背痛或不稳定的单节段椎间盘疾病。
- 严重的骨质疏松症。

## 20.3 技术

手术设备

- 首选开放的 Jackson 手术台，因为它可以使腰椎前凸，减少腹内压力和硬膜外静脉充血。
- C 臂透视机。
- 可扩张性管状牵开器系统。
- 内镜，带前灯放大镜或显微镜。
- 高速电钻。

- 标准椎板切除 / 融合装置。
- 牵开器（7~14 mm）、铰刀、终板处理器。
- 椎间移植装置（聚醚醚酮融合器或钛金属融合器）。
- 植骨材料。
- 克氏针。
- 空心椎弓根螺钉。

## 手术室布置

- 手术床放在房间的中央。
- 麻醉装置放在手术床的头侧。
- C 臂透视架放置在手术入路对侧。
- 器械台应该放在主刀医生的后面，托盘放在患者足部的上方。

## 麻醉 / 肌电图

- 麻醉时应避免使用局部麻醉药、一氧化二氮和肌肉松弛药，以防止对肌电图结果产生干扰。

- 气管插管。
- 在将患者置于俯卧位之前，应先放置 Foley 导管，将肌电图导联置于下肢，并放入压迫装置。
- 术前应使用抗生素（如果患者对青霉素过敏，推荐使用头孢唑林或万古霉素）。

## 患者体位和设备的位置

- 患者俯卧于 Jackson 手术床上。
- C 臂用于定位和标记病变部位（图 20.1，视频 20.1）。

视频 20.1　微创经椎间孔入路腰椎间融合术

## 切口显露

- 距症状侧中线旁开 4 cm 做长约 2.5 cm 的纵行手术切口。
- 切口应该向下延伸到腰背筋膜（图 20.2）。
- 斯氏针以 35°~45° 插入关节突复合体，并行透视检查确认（图 20.3）。

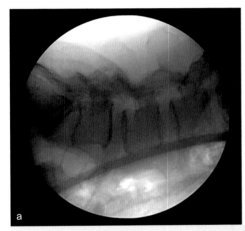

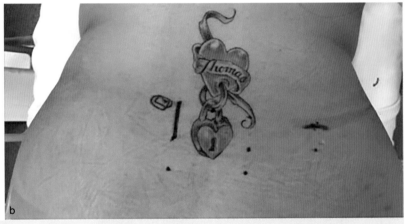

图 20.1　患者取俯卧位，通过 C 臂透视定位病变水平（a），在患者有症状的左侧标记长约 2.5 cm 的手术切口（b）

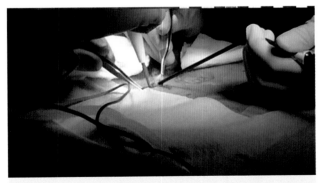

图 20.2　切开皮肤后，使用单极电凝自腰背筋膜向下切开

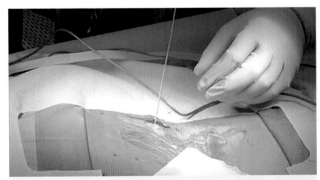

图 20.3　在小关节复合体上插入斯氏针，并通过透视确定正确的手术节段

- 使用逐级软组织扩张器和管状牵开器进行肌肉分离（图20.4）。
- 将管状牵开器用可柔性臂操作钳固定在手术台上，通过C臂透视确认位置正确（图20.5）。
- 用单极电凝烧灼、去除覆盖在椎板和关节突复合体上的软组织（图20.6）。

椎板切除术/关节突切除术

- 将工作通道向内侧倾斜，以便进行椎板切除和关节突切除。
- 用直头刮匙确定椎板的下缘。
- 使用弯头刮匙，在椎板下表面和黄韧带之间制造一个平面（图20.7）。

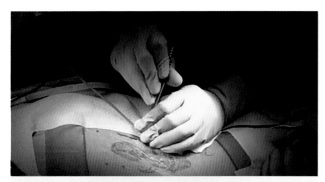

图20.4　依次放置肌肉分离扩张器；管状牵开器放在扩张器上，并用操作钳固定在手术台上

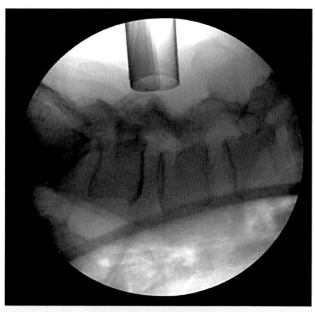

图20.5　管状牵开器已放置在椎板和小关节复合体上，并通过C臂透视再次确认其位于正确的节段

- 用高速钻头将椎板打薄（图20.8），然后用弯头椎板钳将其去除。减压范围应在椎间隙上下水平从一侧椎弓根延伸到另一侧椎弓根。
- 使用骨刀沿着关节突的内侧切开，并在峡部基底做一个垂直于此的切口来切除小关节（图20.9）。然后用咬骨钳切除椎板的其余部分。
- 切除全部关节突，以便放置椎间融合器。

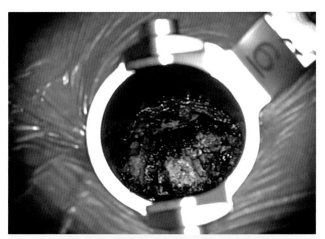

图20.6　用单极电灼切除椎板和小关节复合体上的软组织

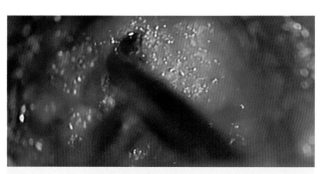

图20.7　使用带角度刮匙在黄韧带和硬膜囊之间创建一个平面

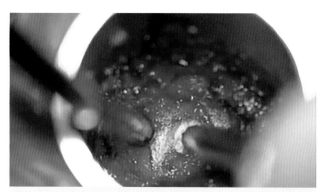

图20.8　使用高速电钻将椎板打薄

- 保留在椎板切除和关节突切除过程中取出的骨块,将其用于椎间融合和侧方融合。
- 用椎板咬骨钳去除黄韧带以便彻底减压(图

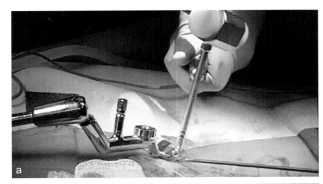

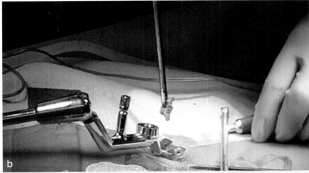

图 20.9 使用骨刀在关节突的内侧及底部做一垂直切口,以便切除峡部和关节突复合体

20.10)。

此时,硬膜囊、神经根和椎间盘间隙均可见。不要试图完全暴露出口神经根,因为通常非直视状态即可充分暴露椎间盘,同时这样做可以在放置融合器时保护背根神经节。

椎间融合

- 使用双极电凝烧灼硬膜外静脉(图 20.11)。
- 用 15 号刀片切开纤维环。
- 使用直头或弯头咬骨钳咬除椎间盘的同侧或对侧

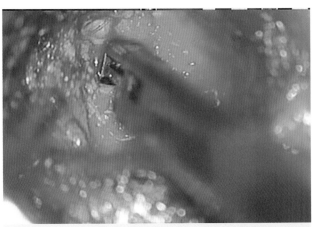

图 20.10 使用椎板咬骨钳去除黄韧带,完成硬膜囊减压

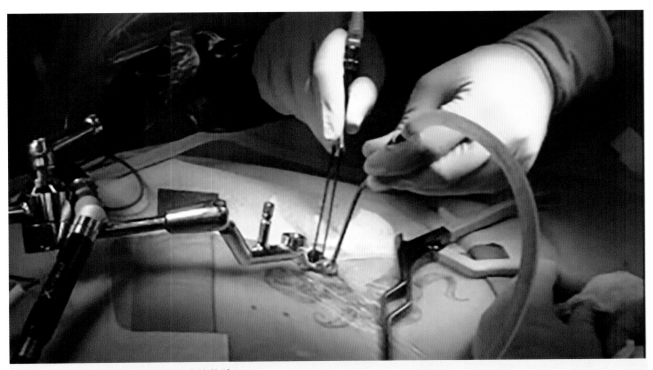

图 20.11 使用双极电凝烧灼硬膜外静脉

（图 20.12）。

- 使用各型号终板刮匙和铰刀处理软骨终板（图 20.13）。
- 使用直角咬骨钳移除碎屑，手术部位用大量含抗生素的生理盐水冲洗。
- 很大程度依靠可以上下调整角度的刮匙来处理终板，从而为下一步的融合做准备（图 20.14）。
- 使用逐级椎间盘间隙扩张器，使椎间隙被扩张到与相邻节段相接近的高度。
- 在新月形融合器里填塞植骨材料（图 20.15）。
- 将新月形融合器放置在椎间隙中，并通过透视确认位置正确（图 20.16）。
- 使用流动性止血药进行止血。
- 紧接着将管状牵开器向外倾斜，暴露横突和乳突。
- 使用高速钻头在椎弓根开口，并通过探针确保已深入椎体。侧位透视对置钉过程很有帮助。
- 直视下安装螺丝、连接杆和尾帽。或者可以移除牵开器并放置经皮椎弓根螺钉。
- 用高速钻头剥离横突，中间填充自体骨。
- 松质骨碎粒可以用于自体移植（图 20.17）。

## 仪器设备（同第 14 章）

- 放置另一个 C 臂，分别从正位和侧位使椎体间隙更清晰地显像。
- 将套管针经皮放置在椎弓根侧壁（正位图像上 3 点和 9 点位置），并在连续透视下将其仔细地穿过椎弓根，直至进入椎体。
- 拔除针头，将一根克氏针插入椎体内约 1 cm。
- 拔出经皮套管针，主刀医生注意不要移除克氏针，拍摄透视图像以确认克氏针的位置良好。
- 使用逐级扩张器依次扩张克氏针穿刺路径上的软组织。
- 针对穿刺定位过的椎弓根，置入空心椎弓根螺钉。
- 当空心椎弓根螺钉穿过椎弓根时，取出克氏针。
- 使用量尺判断连接杆的长度。
- 该连接杆通过卡槽连接到椎弓根固定系统上，并

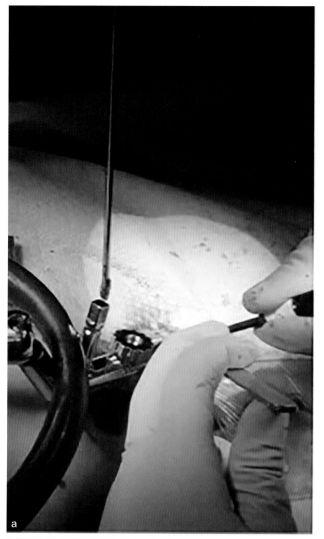

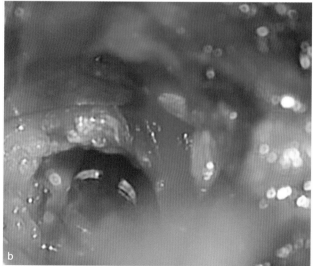

图 20.12　在用 15 号刀片切开纤维环后，使用直头或弯头咬骨钳咬除椎间盘的同侧或对侧

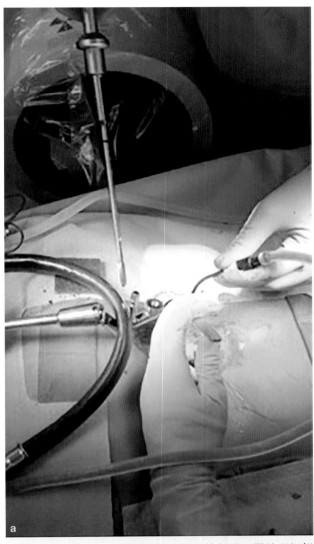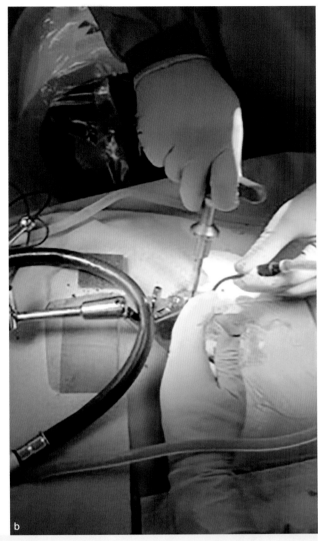

**图 20.13**　用各种型号的终板刮匙和终板处理器处理相邻椎体的软骨终板

穿过软组织和椎弓根螺钉头部。

- 如果不能在直视状态下在螺钉头部直接看到连接杆，则拍摄正位片以确认连接杆的位置是否正确。
- 安装尾帽，拧紧椎弓根螺钉，并使用扭矩限制扳手再次拧紧。
- 去除螺钉的延长部分。
- 用含抗生素的生理盐水充分冲洗伤口，并用可吸收缝线逐层缝合。
- 根据外科医生的喜好选择敷料。我们用 Steri-Stips、Telfa 非黏附性敷料和 Clear Tegaderm 敷料包扎伤口。

## 20.4　如何避免并发症

与所有外科手术一样，在微创 / 内镜下 TLIF 过程中可能会出现几种并发症。如果斯氏针或扩张器滑入椎板间隙，可能会发生硬膜撕裂和神经损伤。为了避免这种情况，可以在初始扩张器通过并经透视确认已连在骨上之后再取出克氏针。在减压过程中，通过使用直头和弯头刮匙来形成明确的平面，同样可以避免该并发症。在整个手术过程中都应该有良好的照明和直视效果。为避免椎间融合器前移，在椎间盘处理过程中应注意保留前纵韧带。在置入椎弓根螺钉的过程中可能会造成骨质破坏。通过充分透视确保克氏针在椎弓根轴线上居中，并

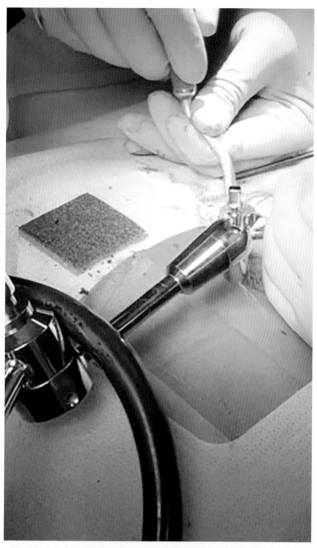

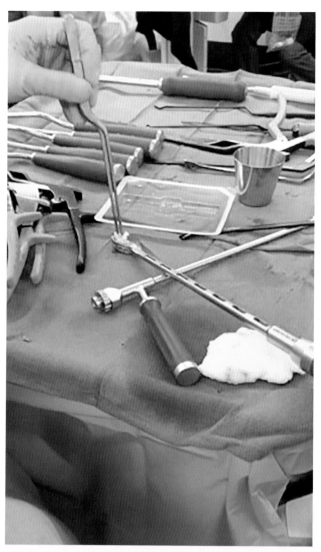

图 20.14　使用可以上下调整角度的刮匙来处理终板，为下一步的融合做准备

图 20.15　在新月形的椎间融合器中填塞植骨材料

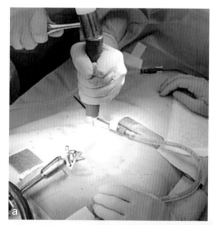

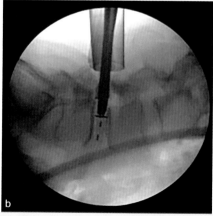

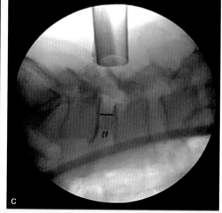

图 20.16　将新月形的融合器放置在椎间隙中，并通过透视确认位置正确

与椎体上终板平行，这样可以将并发症的风险降至最低。通过使用术中肌电图监测还可在椎间融合和内固定的整个过程中提供持续的神经功能反馈。尽管假关节不是一种直接并发症，但通过仔细处理终板可以将其发生率降至最低。因此，处理椎间盘通常是手术过程中耗时最长的环节。有经验的术者只

要操作时非常小心、注意细节，就可以完全避免并发症的发生。

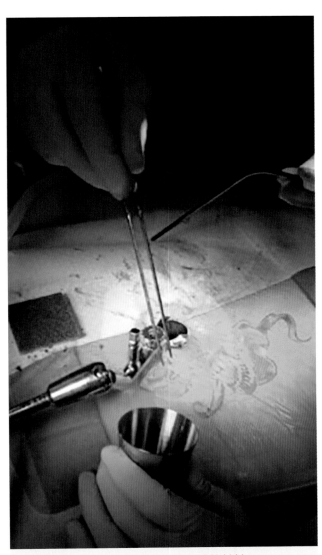

图20.17　松质骨碎粒可以用作骨移植材料

## 参考文献

1. Mummaneni PV, Lin FJ, Haid RW, et al. Current indications and techniques for anterior approaches to the lumbar spine. *Contemp Neurosurg* 2002;*24*(10):1–8
2. Briggs H, Milligan P. Chip fusion of the low back following exploration of the spinal canal. *J Bone Joint Surg.* 1944;*26*:125–130
3. Jaslow IA. Intercorporal bone graft in spinal fusion after disc removal. *Surg Gynecol Obstet* 1946;*82*:215–218
4. Cloward RB. The treatment of ruptured lumbar intervertebral discs by vertebral body fusion. I. Indications, operative technique, after care. *J Neurosurg* 1953;*10*(2):154–168
5. Cloward RB. Posterior lumbar interbody fusion updated. *Clin Orthop Relat Res* 1985;(193):16–19
6. Harms J, Rolinger H. [A one-stage procedure in operative treatment of spondylolisthesis: dorsal traction-reposition and anterior fusion (author's transl)]. *Z Orthop Ihre Grenzgeb* 1982;*120*(3):343–347
7. Whitecloud TS III, Roesch WW, Ricciardi JE. Transforaminal interbody fusion versus anterior-posterior interbody fusion of the lumbar spine: a financial analysis. *J Spinal Disord* 2001;*14*(2):100–103
8. Humphreys SC, Hodges SD, Patwardhan AG, Eck JC, Murphy RB, Covington LA. Comparison of posterior and transforaminal approaches to lumbar interbody fusion. *Spine* 2001;*26*(5):567–571
9. Hee HT, Castro FP Jr, Majd ME, Holt RT, Myers L. Anterior/posterior lumbar fusion versus transforaminal lumbar interbody fusion: analysis of complications and predictive factors. *J Spinal Disord* 2001;*14*(6):533–540
10. Mummaneni PV, Haid RW, Rodts GE. Lumbar interbody fusion: state-of-the-art technical advances. *J Neurosurg Spine* 2004;*1*:24–30
11. Isaacs RE, Podichetty VK, Santiago P, et al. Minimally invasive microendoscopy-assisted transforaminal lumbar interbody fusion with instrumentation. *J Neurosurg Spine* 2005;*3*(2):98–105
12. Foley KT, Holly LT, Schwender JD. Minimally invasive lumbar fusion. *Spine* 2003;*28*(15, Suppl):S26–S35
13. Kawaguchi Y, Yabuki S, Styf J, et al. Back muscle injury after posterior lumbar spine surgery. Topographic evaluation of intramuscular pressure and blood flow in the porcine back muscle during surgery. *Spine* 1996;*21*(22):2683–2688
14. Wetzel FT, LaRocca H. The failed posterior lumbar interbody fusion. *Spine* 1991;*16*(7):839–845
15. Cloward RB. Spondylolisthesis: treatment by laminectomy and posterior interbody fusion. *Clin Orthop Relat Res* 1981;(154):74–82
16. Hutter CG. Spinal stenosis and posterior lumbar interbody fusion. *Clin Orthop Relat Res* 1985;(193):103–114
17. Branch CL Jr. The case for posterior lumbar interbody fusion. *Clin Neurosurg* 1996;*43*:252–267

# 21 内镜下 / 经皮腰椎椎弓根螺钉内固定术

Faheem A. Sandhu, Josh Ryan, R. Tushar Jha

## 21.1 引言

在传统开放式手术中，过度剥离肌肉会造成一些并发症，脊柱微创手术发展的主要动力就是减少这些并发症。1988 年，Wiltse 和 Spencer 首次报道了在多裂肌和最长肌之间采用椎旁肌肉入路置入椎弓根螺钉，该手术为外科医生继续推进腰椎微创技术开创了一条道路。1982 年，Magerl 首次报道了经皮椎弓根螺钉置入术，其初始目的是作为外固定的一部分。2001 年，Foley 等报道了通过微创方法在经皮椎弓根螺钉之间插入纵向连接杆，标志着经皮椎弓根螺钉可用于内固定。之后出现了各种经皮椎弓根螺钉固定（PPSF）系统，同时内镜装置以各种方式与这些系统联合使用。本章将介绍传统的经皮椎弓根螺钉置入方法和内镜下椎弓根螺钉置入方法。

## 21.2 患者的选择

### 21.2.1 适应证

- 有症状的 Ⅰ 级或 Ⅱ 级椎体滑脱，包括椎板切除术后的椎体滑脱和椎体峡部裂引起的椎体滑脱。
- 前路融合手术，如前路腰椎椎间融合术（anterior lumbar interbody fusion，ALIF）、侧路腰椎椎间融合术（lateral lumbar interbody fusion，LLIF）、微创经椎间孔腰椎椎间融合术（MI-TLIF）及微创后路腰椎椎间融合术（MI-PLIF）。
- 复发性腰椎间盘突出伴有神经根症状，保守治疗无效。
- 腰椎椎体、椎弓根或小关节骨折导致不稳定，而神经结构完整的患者。椎弓根螺钉固定也适用于腰椎 Chance 骨折，以避免长时间外固定，使患

者得以早期活动。

- 退行性脊柱侧凸。
- 通过截骨来维持脊柱的稳定性。

### 21.2.2 相对禁忌证

- 病态肥胖患者，因为 Tubular 牵开系统可能不够长，影像学下解剖结构不清楚。
- 骨质疏松症患者，克氏针易穿透骨质。
- 曾在同一节段接受后路手术的患者，对其选择开放式手术可以避免遇到解剖异常的风险。
- 多节段畸形患者。
- 存在全身或脊柱活动性感染的患者。
- 对金属过敏者。

## 21.3 经皮技术

### 21.3.1 体位和麻醉

- 采用全身麻醉。患者取俯卧位，保持髋关节和膝关节屈曲，用体位垫支撑腹部，置于 Jackson 手术台上（图 21.1）。
- 如果 ALIF 或 LLIF 术后还要做经皮椎弓根螺钉加强固定，患者可能需要在之前的手术完成后将体位调整为俯卧位，然后才能进行下一步的手术。
- 有报道称，LLIF 术后患者处于侧卧位时，可进行经皮椎弓根螺钉置入术，说明该体位也可用于经皮椎弓根螺钉置入术，但对该技术的描述超出了本章的范围。
- 术中可以使用 3D 成像或 C 臂透视。两个 C 臂可以同时在正位和侧位平面上透视，从而避免单个 C 臂在不同平面之间移动（图 21.1）。
- 如果使用 C 臂，必须获得标准的正位片和侧位

片。标准的正位片会显示椎弓根中间有棘突的扁平椎板。标准的侧位片会显示椎板和椎弓根重叠。

- 患者消毒和铺巾的方式与开放式手术相同。

### 21.3.2 标记及皮肤切开

- 每个节段以椎弓根水平为中心分别做 2 个 1.5 cm 的垂直切口，距中线约 4 cm（图 21.2）。
- 体形偏大或者偏小的患者的切口可能需要离中线更远或者更近，依据穿过软组织的厚度而定。
- 使用锐性剥离或者单极电凝烧灼的方式通过腰背筋膜扩大切口。

### 21.3.3 套管针置入及组织扩张

- 示指穿过筋膜切口，触诊横突基底部。
- 或者，只需将套管针穿过皮肤和筋膜切口，向下插入横突和小关节面交界处的底部即可（图 21.3）。

- 正位透视下可见套管针应该位于椎弓根的外侧缘。
- 用骨锤轻敲套管针（图 21.4），直到针尖穿过椎弓根并到达椎弓根和椎体的交界处。随着套管针逐渐进入，间断检查正位和侧位透视图。当最终套管针从椎弓根进入椎体时，与穿刺点的距离应为 20 mm。最后的正位透视图应该显示套管针的尖端没有超过椎弓根的内侧缘。

### 21.3.4 螺钉置入

- 将套管针置入正确位置后，取出内套管（图 21.5），然后将克氏针插入穿刺套管（图 21.6），轻轻施加力量，将克氏针推入椎体。
- 将套管针从克氏针上取下，并确保不要将克氏针拉出（图 21.7）。
- 对每个椎弓根重复上述步骤，直到将克氏针都置

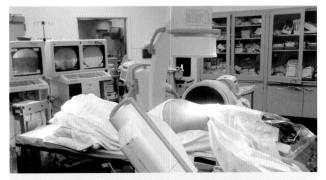

图 21.1 患者取俯卧位，髋关节和膝关节屈曲。在正位和侧位分别放置两个 C 臂，可加快手术过程

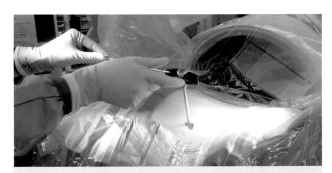

图 21.3 套管针通过皮肤和筋膜切口向下置入横突和小关节面交界处的底部

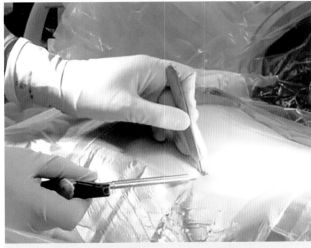

图 21.2 用手术刀做垂直切口，穿过腰背筋膜

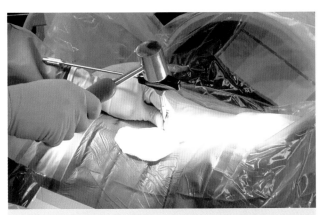

图 21.4 用骨锤敲击套管针，使之通过椎弓根并到达椎弓根和椎体的交界处，此处距离穿刺点约 20 mm 深

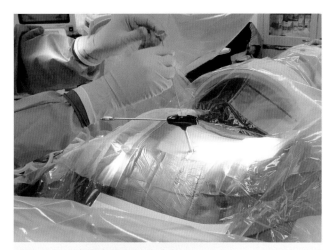

**图 21.5** 拔除套管针的内套管

入目标椎弓根。通过透视从正位和侧位确认所有克氏针位于适当的位置（图 21.8）。

- 在克氏针上拧紧一个空心丝锥（如需要的话），可轻敲克氏针直至椎弓根基底。神经肌电图（EMG）可检测是否存在内侧或下壁缺损。
- 拔掉克氏线上的空心丝锥，将椎弓根螺钉通过克氏针，穿过椎弓根，进入椎体（图 21.9a）。当螺钉进入椎体时取出克氏针（图 21.9b）。将螺丝头

沿头尾方向对齐，以便连接杆通过。每个螺钉都有可拆卸的延伸器连接到头部，以形成一个小的工作通道，自该通道可以看到螺钉头部并允许连接杆通过。

### 21.3.5 插入连接杆

- 通过在螺钉最头端和最尾端放置卡尺来确定连接杆的最适长度（图 21.10）。连接杆的一端固定于固定器上。纵向推进连接杆的另一端，使之进入切口的最上方或最下方（图 21.11a），直至最近的螺钉头部（图 21.11b）。
- 以弧形运动的方式将连接杆的自由端向下一个螺钉头部推进，同时在推进过程中将连接杆由垂直位置逐渐向水平位置移动（图 21.12）。对于较长的连接杆，需要在远处重新打开一个切口以完成连接杆置入的弧形运动。
- 继续上述步骤，直到连接杆准确地固定在每个螺钉的头部。如果使用弧形连接杆，可以在插入前使用记号笔在连接杆凸侧做纵向标记，以便在原位观察到螺钉的凸侧。

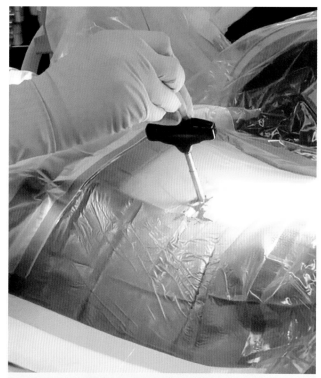

**图 21.6** 轻柔地插入克氏针并将其推入椎体

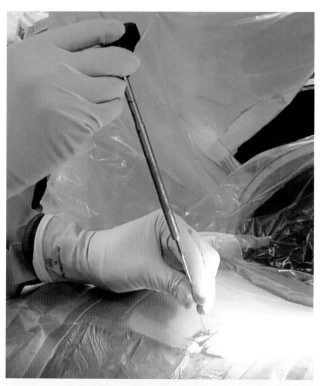

**图 21.7** 把套管针从克氏针上拔除

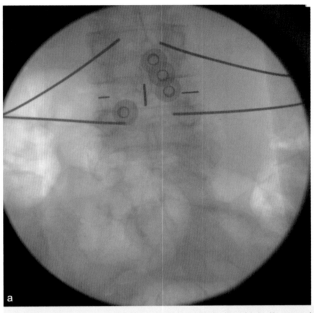
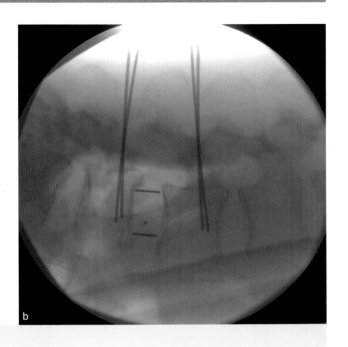

图 21.8 通过正位和侧位透视确认所有克氏针的位置正确

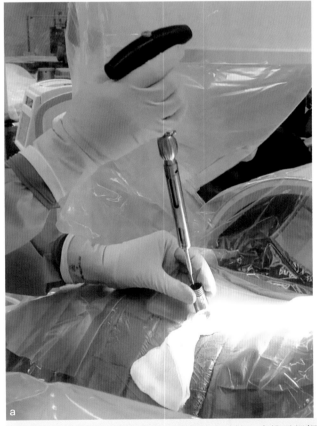
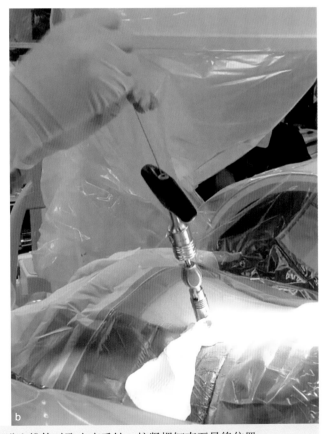

图 21.9 在透视下将椎弓根螺钉穿过克氏针，当椎弓根螺钉进入椎体时取出克氏针。拧紧螺钉直至最终位置

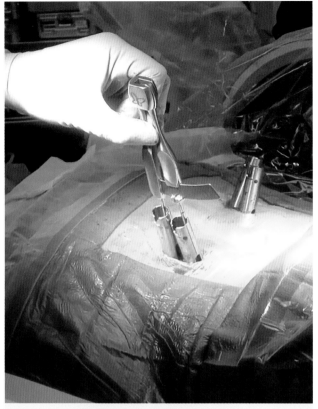

图 21.10 卡尺插入螺钉的最头端及最尾端，以确定连接杆的最适长度

- 可以将内镜置入每个螺钉的工作通道，以更好地观察连接杆正确通过螺钉头部的通道。
- 将连接杆放置在适宜位置，先将其放置于第一个螺钉头部，并手动拧紧螺钉头上的尾帽。如果是2个节段的操作，优先放置中间的尾帽。
- 如果需要的话，大多数内固定系统都有复位工具来帮助脊柱对齐。连续操作，直到所有尾帽均已手动拧紧。
- 借助导轨施加反向扭矩，并使用力矩扳手紧固每个尾帽。最终透视显示螺钉和连接杆的位置适当（图 21.13）。

## 21.4 内镜技术

- 这项技术最多可以用于2个节段的手术，并允许外科医生在椎弓根螺钉内固定的同时进行后外侧融合。
- 通过扩大工作通道，可以实现后外侧组织的剥

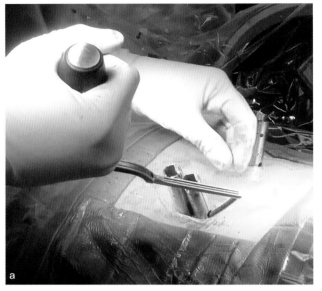

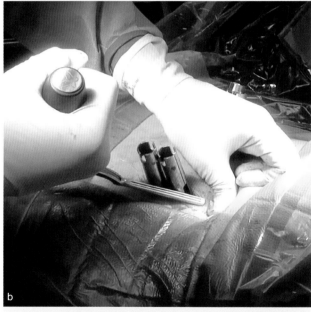

图 21.11 将连接杆固定在固定器上，自由端纵向向下推进至位于最上方切口的螺钉头部

离。该技术还允许外科医生通过同一切口同时进行微创减压或椎间融合（视频 21.1）。

### 21.4.1 体位和麻醉

- 采用全身麻醉，患者体位、术前准备和铺巾方法与经皮椎弓根螺钉置入相同。

视频 21.1 经皮椎弓根螺钉置入

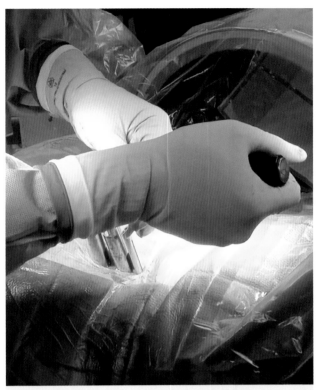

图 21.12 连接杆以弧形运动的形式向前穿过软组织，并适当地放置在下部螺钉的头部

## 21.4.2 标记和皮肤切口

- 在椎弓根水平处做 2 个垂直切口，每个切口长约 2.5 cm，距中线旁开约 4 cm。该技术总共只需要 2 个切口，而不是每个节段都需要行 2 个切口。

- 体形偏大或者偏小的患者的切口可能需要离中线更远或者更近，具体依据穿过软组织的厚度而定。

- 使用锐性剥离或者单极电凝烧灼的方式通过腰背筋膜扩大切口。

## 21.4.3 套管针置入及组织扩张

- 用示指穿过筋膜切口，触诊横突基底部。

- 或者，只需将套管针穿过皮肤和筋膜切口，向下插入横突基底部和小关节的交界处即可。

- 正位透视下可见套管针应该位于椎弓根的外侧缘。

- 用骨锤轻敲套管针，直到它穿过椎弓根并到达椎弓根和椎体的交界处。随着套管针逐渐进入，间

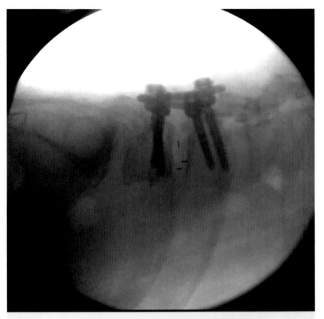

图 21.13 透视图像显示椎弓根螺钉和连接杆在手术结束时处于适当位置

断检查正位和侧位透视图。当最终套管针从椎弓根进入椎体时，距离穿刺点应该有 20 mm。最后的正位透视图应该显示套管针的尖端没有超过椎弓根的内侧缘。

## 21.4.4 螺钉插入

- 将套管针置入正确的位置后，取出内套管，然后将定位针穿过套管针。用木槌轻敲定位针，使之向前推进，直至在侧位透视下，骨缘后方仍能看到 1~2 cm 的定位针。

- 取下套管针，注意不要将定位针拔出。

- 通过相同的两个切口重复之前的步骤，直到定位针被放置在手术所需的椎体上，并通过正位和侧位透视确认所有螺钉的位置适当。

- 在导丝上插入逐级组织扩张器并缓慢推进，以创建通过筋膜的通道。有一种可扩张的微创管状牵开器，例如 FlexPosure 装置，适用于 2 个节段的操作，并且可以充分暴露所有目标节段。

- 管状牵开器可用于减压或椎间融合手术，或将其置于基准针上方，伴随椎弓根螺钉的插入而向前移动。

- 将内镜穿过工作通道，用单极电凝切除椎弓根螺

钉进钉部位周围的软组织。与此同时，内镜也可用于协助减压或椎间融合操作。

- 可在此时或置入螺钉后使用高速磨钻去除后侧骨质，以便进行后外侧融合。
- 在可以充分看到基准针的情况下，轻敲基准针直至其到达椎弓根基底部。使用肌电刺激检测是否存在内侧或下壁破裂。
- 拆卸丝锥和基准针，将椎弓根螺钉插入准备好的钉道入口，使之穿过椎弓根进入椎体。将螺钉头部头尾方向对齐，以便连接杆的通过。

### 21.4.5　插入连接杆

- 连接杆插入每个椎弓根螺钉头部的方法与经皮椎弓根螺钉相同。
- 将内镜穿过工作通道来直视观察连接杆是否完全插入每个螺钉头部。

## 21.5　并发症及其预防

已有文献报道了一些内镜下／经皮椎弓根螺钉置入的潜在并发症。近来文献中经常讨论的一个并发症是在置钉过程中上关节面遭到破坏，可能导致邻椎病，不过这需要更多的研究来证实。2011 年，Patel 等在一项单盲尸体研究中评估了 4 名骨科医生在 4 个标本上经皮置入 48 枚腰椎椎弓根螺钉时上节段小关节破坏的发生率。他们发现 28 颗螺钉（58%）存在关节突破坏，而 8 颗螺钉（16.7%）位于关节内。Babu 等 2012 年的一项随机对照研究评估了开放式（126 例）和经皮（153 例）腰椎椎弓根螺钉置入后关节突破坏的发生率，回顾性分析采用术后 CT 扫描来评估关节突破坏是否存在。研究发现，经皮组 3 级（关节内）关节突破坏的发生率明显高于开放组（8.5% vs 2.0%，P=0.0059）。而在 1 级（关节外，25.0% vs 26.8%，P=0.70）和 2 级（≤ 1 mm 的关节穿透，7.1% vs 4.9%，P=0.34）关节突破坏方面，两组之间没有显著差异。2013 年 Jones-Quaidoo 的一项类似的回顾性分析显示：264 枚经皮置入的腰椎椎弓根螺钉中，36 枚（13.6%）

位于关节内；而 263 枚经开放式手术置入的椎弓根螺钉中 16 枚（6.1%）位于关节内（P=0.005）。2013 年，Yson 等进行了一项回顾性分析，比较了术中 3D CT（O 臂）引导下开放式手术和经皮腰椎椎弓根螺钉置入的关节突破坏发生率（以前报道的研究中使用 C 臂透视）。研究发现，在使用 3D 术中引导时，开放组关节突破坏的发生率明显高于经皮组（26.5% vs 4%，P<0.000 1）。降低关节突破坏发生率的关键在于术中充分地透视定位。如果使用双平面透视，获得标准的正位片和侧位片是避免置钉位置错误的关键因素。既往研究表明，术中 3D 引导可降低经皮手术病例中关节突破坏的发生率。此外，除了术中成像外，内镜技术还有助于外科医生在直视下看到周围解剖结构和置入椎弓根螺钉。

另一个潜在的并发症是内镜下／经皮椎弓根置入时发生椎弓根断裂。2012 年，Raley 和 Mobbs 开展了一项回顾性分析，对 424 例经皮置入胸腰椎椎弓根螺钉患者进行了术后 CT 评估。结果有 41 例（9.7%）发生错位，尽管仅有 2 例骨折为 3 级（均导致椎弓根骨折），且仅有 1 例患者伴有神经功能缺损（L4 神经根病）。2013 年，Heintel 等进行了一项类似的研究，评估对创伤性骨折患者行经皮胸腰椎椎弓根螺钉置入的情况。共 502 枚置入的螺钉中，8 枚螺钉位置错误，仅有 3 枚螺钉致椎弓根内侧断裂（均为胸椎）。其中 1 例患者因术后神经功能障碍而需行翻修手术。Oh 等在 2013 年的回顾性分析中比较了开放式和经皮腰椎椎弓根螺钉置入的准确性。他们发现两组之间椎弓根壁穿透率的发生率的差异置入（开放组为 13.4%，经皮组为 14.3%，P=0.695）无统计学意义。与高位节段的关节突破坏一样，在内镜下／经皮椎弓根螺钉置入过程中避免椎弓根断裂在很大程度上依赖于足够的影像学引导支持。

除了确保透视时拍摄标准的正位片和侧位片（或使用 3D 引导）外，还有一个重点是在套管针置入过程中间断地监测正位片。在正位片上，针尖最初应自椎弓根最外侧面进入，一旦进入椎体，不应超过椎弓根外侧至内侧距离的 3/4。如果套管针不容易通过，可能是位于椎弓根或关节突的皮质骨内，必要时应在术中成像下改变进针的方向。此外，当套管针穿过椎弓根时，特别是当破口位于椎弓根的内侧或下方时，刺激诱发肌电图应答可作为另一种外科医生检测椎弓根壁破裂的工具。Wang 等对 93 例经皮腰椎椎弓根螺钉共 409 枚置入患者进行了前瞻性评估。术中对带绝缘套管的套管针给予肌电刺激，阈值 < 12 mA 提示存在椎弓根破裂。通过术中或术后 CT 扫描对患者进行评估，共发现 5 例存在破口，而术中 EMG 均未提示存在破口（假阴性率为 1.2%）。3 例发生椎弓根内侧断裂，2 例存在术后神经症状。有 35 枚螺钉的刺激阈值在 12 mA 以下，但螺钉位置正确，这说明假阳性率为 8.6%。在 2 例病例中，由于刺激应答数值低于阈值，随即在术中对螺钉轨迹进行了调整，并最终确认了正确的位置。因此，肌电刺激可以作为外科医生避免椎弓根断裂的一种工具，但由于其并不是完全可靠的，影像学引导仍然是避免这一并发症的主要措施。最后，医生应在术前通过对影像学进行仔细的骨解剖学检查和椎弓根的测量，以选择大小合适的椎弓根螺钉，从而避免因螺钉过大而导致椎弓根断裂。

一种罕见但具有潜在破坏性的并发症是椎体前方结构（主动脉、髂血管、肠道等）被克氏针或螺钉穿透。Raley 等报道了 424 例克氏针穿过经皮椎弓根螺钉的病例，4 例前路 X 线检查出椎体断裂（0.94%）；1 例患者出现腹膜后出血和肠梗阻，并通过保守治疗解决。当多种器械通过克氏针并在其之上推进时，保持克氏针的稳定是防止这种并发症的一个最重要的办法。克氏针可能会无意被推入松质骨，尤其是丝锥穿过松质骨或患者合并骨质疏松症时。如果在其他器械通过的过程中出现克氏针向前推进，应进行侧位透视，以确认克氏针没有超过椎体的前缘。同样，标准的侧位透视图对于辨别克氏针尖端的实际位置也至关重要。

另外，一种"无克氏针"系统已经被研发，它由一个附加攻丝和扩张系统的套管针组成。该系统允许在不使用克氏针的情况下置入经皮椎弓根螺钉，从而避免与克氏针相关的并发症。最后，与克氏针一样，椎弓根螺钉本身也可能对椎体前方的结构造成损伤，在螺钉拧入的过程中，通过小心操作和间断性透视确认，可以避免这些损伤。

## 参考文献

1. Wiltse LL, Spencer CW. New uses and refinements of the paraspinal approach to the lumbar spine. *Spine* 1988;*13*(6):696–706
2. Magerl F. External skeletal fixation of the lower thoracic and the lumbar spine. In: Uhthoff HK, ed. *Current Concepts of External Fixation of Fractures*. Berlin: Springer-Verlag; 1982:353–366
3. Foley KT, Gupta SK, Justis JR, Sherman MC. Percutaneous pedicle screw fixation of the lumbar spine. *Neurosurg Focus* 2001;*10*(4):E10
4. Johnson JN, Wang MY. Stress fracture of the lumbar pedicle bilaterally: surgical repair using a percutaneous minimally invasive technique. *J Neurosurg Spine* 2009;*11*(6):724–728
5. Schizas C, Kosmopoulos V. Percutaneous surgical treatment of chance fractures using cannulated pedicle screws. Report of two cases. *J Neurosurg Spine* 2007;*7*(1):71–74
6. Voyadzis JM, Anaizi AN. Minimally invasive lumbar transfacet screw fixation in the lateral decubitus position after extreme lateral interbody fusion: a technique and feasibility study. *J Spinal Disord Tech* 2013;*26*(2):98–106
7. Kwon JW, Jahng TA, Chung CK, Kim HJ, Kim DH. Endoscope-assisted pedicle screw fixation using the pedicle guidance system. *Korean J Spine* 2008;*5*(3):190–195
8. Patel RD, Graziano GP, Vanderhave KL, Patel AA, Gerling MC. Facet violation with the placement of percutaneous pedicle screws. *Spine* 2011;*36*(26):E1749–E1752
9. Babu R, Park JG, Mehta AI, et al. Comparison of superior-level facet joint violations during open and percutaneous pedicle screw placement. *Neurosurgery* 2012;*71*(5):962–970
10. Jones-Quaidoo SM, Djurasovic M, Owens RK II, Carreon LY. Superior articulating facet violation: percutaneous versus open techniques. *J Neurosurg Spine* 2013;*18*(6):593–597
11. Yson SC, Sembrano JN, Sanders PC, Santos ER, Ledonio CG, Polly DW Jr. Comparison of cranial facet joint violation rates between open and percutaneous pedicle screw placement using intraoperative 3-D CT (O-arm) computer navigation. *Spine* 2013;*38*(4):E251–E258
12. Raley DA, Mobbs RJ. Retrospective computed tomography scan analysis of percutaneously inserted pedicle screws for posterior transpedicular stabilization of the thoracic and lumbar spine: accuracy and complication rates. *Spine* 2012;*37*(12):1092–1100
13. Heintel TM, Berglehner A, Meffert R. Accuracy of percutaneous pedicle screws for thoracic and lumbar spine fractures: a prospective trial. *Eur Spine J* 2013;*22*(3):495–502
14. Oh HS, Kim JS, Lee SH, Liu WC, Hong SW. Comparison between the accuracy of percutaneous and open pedicle screw fixations in lumbosacral fusion. *Spine J* 2013;*13*(12):1751–1757
15. Harris EB, Massey P, Lawrence J, Rihn J, Vaccaro A, Anderson DG. Percutaneous techniques for minimally invasive posterior lumbar fusion. *Neurosurg Focus* 2008;*25*(2):E12
16. Wang MY, Pineiro G, Mummaneni PV. Stimulus-evoked electromyography testing of percutaneous pedicle screws for the detection of pedicle breaches: a clinical study of 409 screws in 93 patients. *J Neurosurg Spine* 2010;*13*(5):600–605
17. Spitz SM, Sandhu FA, Voyadzis JM. Percutaneous "K-wireless" pedicle screw fixation technique: an evaluation of the initial experience of 100 screws with assessment of accuracy, radiation exposure, and procedure time. *J Neurosurg Spine* 2015;*22*(4):422–431

# 22 360° 内镜辅助微创经椎间孔腰椎间融合术

Alvaro Dowling, Sebastián Casanueva Eliceiry, Gabriela C. Chica Heredia,
Jonathan S. Schuldt

## 22.1 引言

近年来，寻求微创、有效的解决方案已成为大多数脊柱外科医生的共同趋势。最初，由于学习曲线的原因，微创外科（MIS）的结果与传统外科相似，呈现出一些复杂性。随后，在对 MIS 手术的发展加大投资研究后，这种结果变得普遍存在并具有显著的争议性。现在，两种干预的结果相似，但 MIS 的并发症发生率较低。微创经椎间孔腰椎间融合术（MIS-TLIF）与开放式 TLIF 或其他标准的腰椎融合术相比没有明显的缺点。最近的研究表明，使用 MIS-TLIF 后，失血、麻醉用药、假关节形成和感染的风险都降低了。各种术后恢复和疼痛评分通常都持续改善。

MIS 与内镜的结合可以直接显示重要的解剖结构，并使神经根从压迫或粘连中解脱出来。此外，通过进行椎间孔成形术，可以在椎间隙创造足够的空间来放置椎间融合器，这一点对于 L5~S1 节段特别有意义。

笔者增加了生物疗法来促进椎间融合：BMC（干细胞）、PRP（富血小板血浆及生长因子）和同种异体骨移植（图 22.1）。这种方法可以提高椎体细胞融合率。

有了 MIS 内镜辅助的 TLIF，通常可以融合 1~3 个节段，偶尔可以融合 4 个节段，这取决于患者的脊柱解剖结构。

## 22.2 术前计划

对于术前成像，笔者更喜欢使用 MRI 和坐立式动态 X 线片（图 22.2、22.3）。在可行的情况下，CT 能更准确地评估骨结构的大小。中立位 X

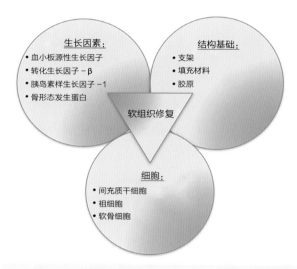

**图 22.1** 生物支柱。最佳软组织修复和椎间融合需要结构基础、细胞和生长因子

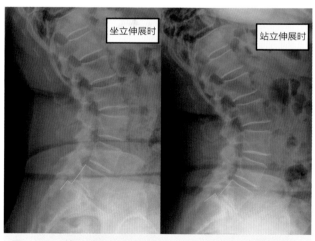

**图 22.2** 伸展时的动态 X 线片显示出明显的不稳定

线片（图 22.4）提供了有关脊柱生理曲度变化的信息。需要考虑的解剖结构包括如下。

● 椎弓根：测量椎弓根的直径、长度和方向。轴位和矢状位图像是精确测量所必需的（图 22.5）。这与计划螺钉如何放置有关。

● 小关节：使用小关节螺钉时，小关节的方向很重

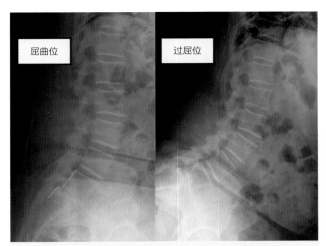

图22.3 屈曲时的动态X线片显示出明显的不稳定

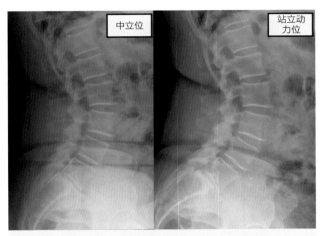

图22.4 中立位X线片没有显示明显的不稳定

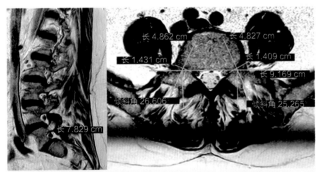

图22.5 轴位和矢状位MRI。术前计划时应对椎弓根的长度、直径和方向进行分析

要（图22.6）。

- 椎管狭窄：椎管狭窄在解剖学上可分为中央型和周围型。周围型狭窄分为侧隐窝狭窄、侧方狭窄和椎间孔狭窄（图22.7）。根据狭窄类型，制订相应的减压计划。

L5~S1节段的注意事项如下。

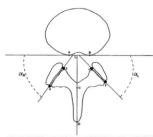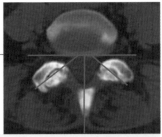

图22.6 关节突关节面的角度。较大的α角使经关节突螺钉的置入更加困难

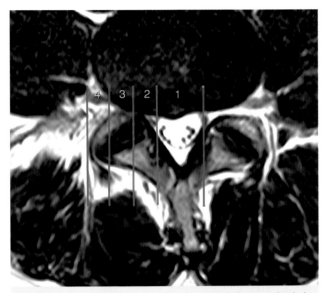

图22.7 椎管狭窄的分型。1—中央型狭窄；2—侧隐窝狭窄；3—椎间孔狭窄；4—极外侧狭窄

- 髂嵴：较高的髂嵴会阻碍套管针进入L5~S1椎间盘。有时，较大的髂骨张开角度（术前评估）有利于套管针进入该节段（图22.8）。

- 椎间盘的倾斜度：水平的椎间盘在放置椎间盘笼时会更加困难。可用矢状位影像评估椎间盘的倾斜度（图22.9）。

- 小关节的大小：如果套管针不能到达椎间盘，较大的小关节可能需要用环钻进行椎孔成形术，也可以使用手动钻机。一旦内镜可以进入神经孔，钻头就可以扩大区域，松解受压的神经根，使外科医生能够到达椎间隙。

根据笔者的经验，如果术前计划周密，并发症的发生风险和手术时间会有明显改善。在C臂的引导下，用消毒过的标记笔，沿着棘突中线，在距棘突8~12cm的皮肤上画出横向标记（图

22.10）。在侧位和后前位（PA）图像上标记椎间隙。在 PA 视图中，通过倾斜 C 臂来标记前凸矫正后的目标节段水平。对椎弓根也要进行标记；在侧位视图中，标记椎间盘的倾斜度。

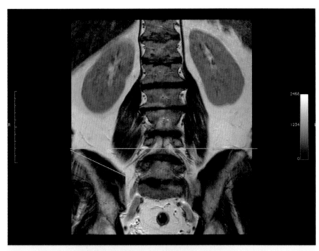

**图 22.8** 术前计划时对髂嵴的解剖进行研究。如果高位髂骨合并巨大关节突关节和同水平 L5~S1 椎间盘相结合，则必须重新考虑经椎间孔入路

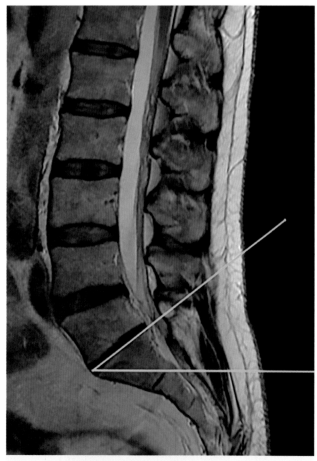

**图 22.9** 椎间盘的倾斜角度尤其与高位髂骨相关

## 22.3 体位与麻醉

脊柱外科手术的发展也促进了医学其他领域的进步。新的麻醉技术已经被开发出来，以帮助监测和改善患者的预后。在 Das 等的研究中，手术医生和麻醉师团队倾向于用右美托咪定和丙泊酚持续输注，以便在监护麻醉护理（monitored anesthesia care，MAC）下实施清醒镇静。当达到恰当的镇静状态时，外科医生可以在患者处于局部麻醉状态下进行手术，这确实可以缓解患者的焦虑和疼痛。2% 利多卡因用于皮肤的局部麻醉，而 1% 利多卡因用于整个肌肉内工作通道。清醒患者的反馈（身体和语言）是外科医生能得到的最准确的反馈。

持续的神经功能监测可以减少并发症，提高成功率。即使患者在有问题时可以大声说出来，但需要麻醉师也一直在检查生命体征的变化。一些研究已经支持 MIS 和这种麻醉方法的结合。

患者取俯卧位，脊柱轻微屈曲。特殊设计的手术台可以提高术者的操作状态，并允许 C 臂在手术台的下方和上方自由移动。此外，还需要专门用来容纳患者腹部的空隙。由于适当引流 Batson 丛，腹内压力降低，因此出血减少。C 臂透视机放置在手术部位的对侧（图 22.11，视频 22.1）。

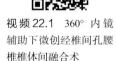

视频 22.1 360° 内镜辅助下微创经椎间孔腰椎椎体间融合术

## 22.4 后路减压

在中央型椎管狭窄病例中，手术的第一步是中央减压，将逐级扩张器和管状牵开器直接放置在椎弓根上 13 mm（图 22.12）。减压从近端半椎板切除开始，然后是完全的小关节切除，最后是远端半椎板切除。分离黄韧带是为了实现神经结构的完全减压。

由于倒锥效应（图 22.13），可以通过一个小切口旋转和改变接近角度，使用单一的切口，通过向内侧倾斜管状牵开器来获得对侧神经根减压。由于这一优势，笔者不喜欢固定管状牵开器，而是采用徒手操作（图 22.14）。在症状明显为双侧的病例中，可以使用管状牵开器进行对侧入路手术，尽管这是相当罕见的。

当能够移动走行根而不伴随疼痛时，减压就完成了。左侧椎板切除术后脊柱的后视图如图 22.15 所示。

## 22.5　后外侧入路的器械放置

使用标准扩张系统将 20° 高清内镜放置在 7 mm 工作套管内。内镜以 45° 的角度进入该区域，根据患者的体形大小和脂肪组织的厚度，切口位于距中线 8~12 cm 处。

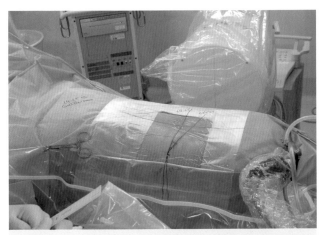

图 22.10　术前标记位点在 PA 和侧视图上。标记 L4~L5 和 L5~S1

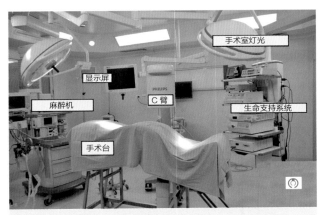

图 22.11　手术台和手术室的不同设备

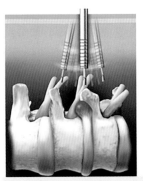 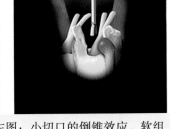

图 22.13　倒锥效应。左图：小切口的倒锥效应，软组织损伤小，手术范围宽。右图：开放入路，软组织退缩性损伤，手术范围较窄

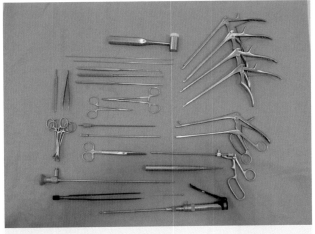

图 22.12　后路减压的外科器械

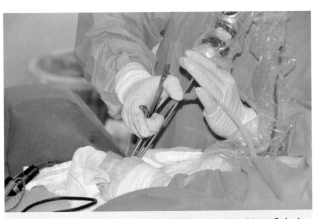

图 22.14　徒手技术。这使得外科医生可以用双手自由移动手术器械

## 22.6　椎管成形术：椎间盘和终板的准备

椎间孔成形术是对出口根和走行根进行适当的减压和松解，主要有两个目的：减少神经根受压症状，使椎间融合器和异体移植物进入椎间隙。患者处于清醒镇静状态，因此手术操作引起的任何神经根刺激都会被注意到。椎间孔成形术采用由内向外的技术（图22.16、22.17）。从关节突关节开始减压并朝向关节部方向，松解出口根，结束于椎弓根尾侧，松解走行根。进行内镜下减压术时可行广泛的椎间孔成形术，并极大地改善了现有暴露椎间盘的途径。内镜和椎间融合器械可在轴位和矢状面上广泛移动。为了了解神经根的松解状态，必须观察硬膜的搏动和染色情况。

笔者倾向于常规进行椎间盘造影术来观察和确认受累节段（图22.18）。通过记录纤维环缺口压力和病损髓核的体积，可以对受损的腰椎手术节段的椎间盘进行定量测量。

使用抓钳提取突出或被挤出的椎间盘碎片（图22.19）。这一步特别有帮助，因为固定架的放置可能会挤压任何剩余的椎间盘碎片，导致持续的压迫症状。

在某些情况下，特别是在进入L5~S1节段时，如果遇到高髂嵴，关节突干扰套管针通道，必须进行环钻减压，以创造足够的工作区，以便直接观察神经根（图22.16、22.17）。

使用4 mm圆形钻头、铰刀和环钻处理椎体终板，破坏终板结构，使哈弗氏系统的椎体节段发生损伤，从而产生点状出血。这些血液提供骨骼生长成形所需的营养（图22.20）。该过程中需要使用双极射频（RF）和生理盐水。

## 22.7　生物因素

使用2个注射器从患者的髂骨提取30 ml骨髓组织（图22.21）。骨髓抽吸物似乎比外周血含有更多的造血细胞、内皮细胞和间充质干细胞。多功能间充质干细胞能够形成成骨细胞，以促进骨再

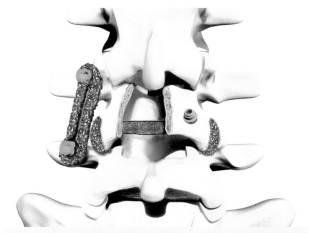

图22.15　混合系统的后视图，左后路减压术。左侧2枚椎弓根螺钉，在椎弓根间区植入同种异体骨。右侧有一颗椎板关节突螺钉

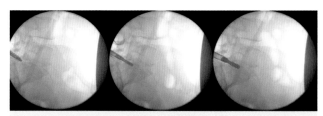

图22.16　使用钻头进行人工椎间孔成形术

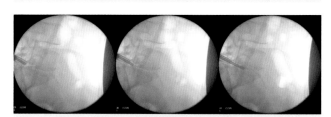

图22.17　使用环钻进行人工椎间孔成形术

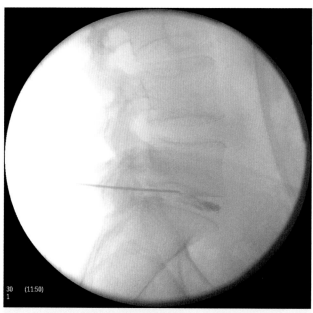

图22.18　L5~S1椎间盘造影术。Dallas 4级

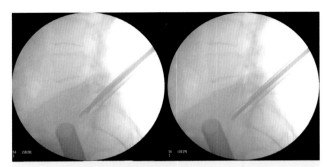

图 22.19　用髓核钳切除椎间盘

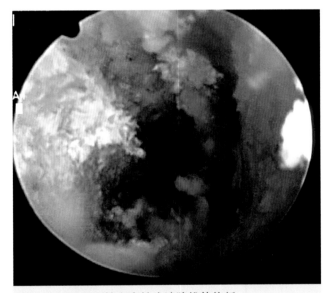

图 22.20　用环钻和磨钻头清除椎体终板

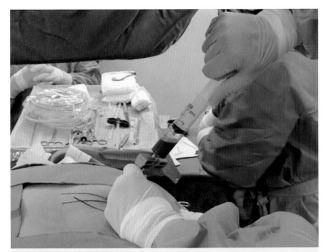

图 22.21　从髂骨中提取骨髓组织

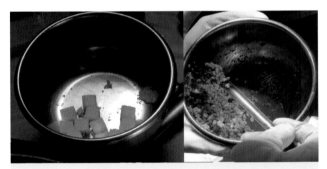

图 22.22　同种异体骨移植。左：混合前的同种异体骨移植物。右：同种异体骨移植物 +BMC+PRP

生，这使得移植骨髓抽吸物成为骨再生的一种有前景的方法。用于细胞治疗的骨髓样本中，有学者对骨髓间充质干细胞数量进行定量研究，通过采用流式细胞术，发现患者之间存在低相关性即高变异性，从 0.0017% 到 0.0201% 不等。所有培养的 MSC 都附着在塑料培养皿上，并显示出分化为成脂细胞和成骨细胞的能力。骨髓组织经过处理被带回手术室，与同种异体移植支架和富血小板血浆（PRP）混合（图 22.22）。

PRP 被定义为血小板浓度高于基线的自体血液的血浆部分。血液正常的血小板计数为（150~350）×10^9/L，平均为 200×10^9/L。当被激活时，血小板会释放对骨愈合起重要作用的生长因子，如血小板衍生生长因子、转化生长因子 -β、血管内皮生长因子等。这些生长因子可影响骨细胞

的趋化、分化、增殖和合成活性，从而调节生理性重建和骨愈合。

最近对动物模型的研究表明，当 PRP 与合适的支架结合使用时，可以有效促进体内的骨形成。同种异体骨髓浓缩物和活化的 PRP 可以达到与自体移植物相同的融合率（图 22.1）。

## 22.8　骨笼测量，同种异体骨移植和笼放置

在椎间空间中放置一个椎间融合器测量仪，以测量将要使用的椎间融合器的大小。根据患者的解剖结构，约 10 ml 混合有骨髓浓缩物（BMC）和生长因子的同种异体骨（图 22.23）混合在椎间隙的前部和外侧区域，形成锚状，并为放置椎间融合器留下足够的空间，其先前已填充有同种异体骨（图 22.24）。这增加了融合器的接触表面。正位和侧位

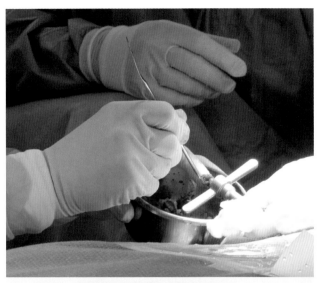

图 22.23 将同种异体骨植入椎间隙

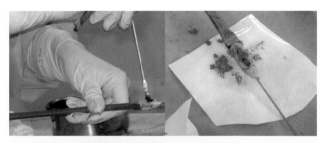

图 22.24 同种异体骨笼

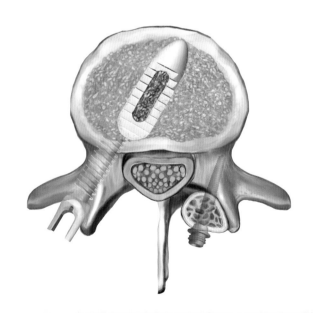

图 22.25 混合系统的轴向视图。左侧是椎弓根螺钉，右侧是枢椎椎弓根螺钉。融合器与椎板成 45° 角置入椎间隙

X 线用于检查融合器的位置，融合器应位于中线。

置入椎间融合器后，在直视下对神经孔进行仔细清洁，以确保区域内无植骨残留物，并复查椎间融合器的位置。

斜置椎间融合器必须与椎板后缘成大约 45° 角置入椎间隙，以获得更好的稳定性（图 22.25）。空隙中填满了相同的移植材料。根据笔者的临床经验，这种手术技术可以提高重建运动节段的生物力学稳定性，降低椎间下沉的发生率。

PA 和侧位 X 线用于通过两个位置的可视化 X 线标记检查来确保椎间融合器的正确放置（图 22.26）。一旦椎间融合器被满意地放置在两个椎体之间，椎间高度就会增加。可以使用可撑开的融合器和其他内置物，高度可达 9 ~ 13 mm。

## 22.9 螺钉放置准备

使用 12.7 cm 的小关节穿刺针导入至椎弓根。在椎弓根上放置金属导向器。扩张器用于扩张手术路径上的肌肉。使用空心棘轮丝锥穿入穿刺针并随其导入，为螺钉的置入创造所需的空间（图 22.27）。

## 22.10 椎弓根和小平面 – 椎弓根螺钉

椎弓根螺钉的放置是通过术前轴位 MRI 或 CT 图像来规划的。空心椎弓根螺钉有不同的尺寸可供选择，直径为 5.5~7.5 mm，长度为 30~65 mm（图 22.28）。确定外侧到内侧和头端到尾端的螺钉轨

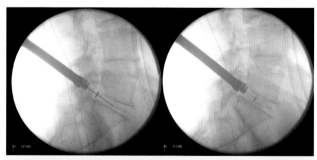

图 22.26 放置保持架的 X 线导轨。此为保持架放置顺序的侧视图

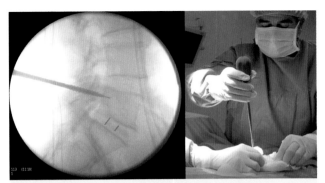

图 22.27　空心丝钉允许创建放置螺钉的路径

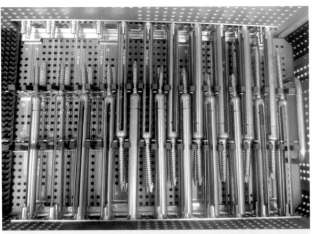

图 22.28　椎弓根螺钉。根据术前计划，使用相应长度和直径的螺钉

迹，以避免损伤神经根或硬膜囊。一旦建立了骨隧道，并在透视下进行控制，就可以放置最终的螺钉。当螺钉前进时，为了保持正确的方向，可以借助 X 线来控制。当出现放射性疼痛时，需检查螺钉的放置情况，并根据需要调整方向。

螺钉放置后，插入剪式卡 R，以获得将要使用的杆的长度。然后根据外科医生的喜好，弯曲选定的棒杆。使用有角度的杆插入器实现杆的插入（图 22.29），此时可以使用透视控制来辅助。

为了锁定融合系统，将一颗固定螺钉放在棒的顶部，将其锁定在椎弓根螺钉的头部。辅助锁定装置可以从中分离出来（图 22.30）。横突和椎弓根间骨面的剥离是用钻头刮匙完成的。将部分同种异体骨、BMC 和 PRP 混合物放置在先前准备好的骨面上以促进融合（图 22.31）。

椎弓根螺钉固定的另一种选择是经关节突关节螺钉固定，两种方式的成功率相同。笔者倾向于在可能的情况下进行 360° 经椎弓根融合，或者根据临床患者的解剖结构进行 270° 融合。可以开发出两种融合技术的混合方法，一侧放置椎弓根螺钉，对侧放置一个小平面螺钉（图 22.25）。

小平面螺钉系统有不同的尺寸可供选择，直径为 4.3~5.0 mm，长度为 20~40 mm，其深浅程度用钻孔进行标记。螺钉从内侧到外侧、从头端到尾端，将小关节朝向椎弓根固定。

值得一提的是，根据患者的病理和解剖，经关节突螺钉固定有其适应证和禁忌证。当发现小椎弓根或椎弓根骨折时，该方法可以被视为一种有帮助

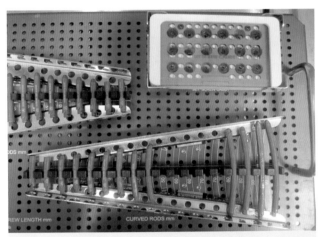

图 22.29　将棒放置在两个椎弓根螺钉之间以固定它们

的选择；但当必须切除小关节或有腰椎峡部裂时，则不是一个恰当的选择。术后要对螺钉和椎间融合器的位置进行影像学检查，需要拍摄 PA 和侧视图（图 22.32）。

## 22.11　临床经验

### 22.11.1　材料和方法

研究纳入了 2010—2013 年在本院接受经椎间孔腰椎间融合术（TLIF）的 65 例患者。手术前，使用 Oswestry 残疾指数（Oswestry Disability Index，ODI；第 2 版）和腰椎视觉模拟评分（VAS）对每例患者的臀部、腿部和足部疼痛进行

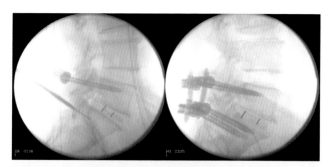

图 22.30 影像学检查。左：将椎弓根螺钉放在右侧 S1 椎弓根上。右：用 4 个椎弓根螺钉和 2 根棒来固定。保持架放置正确

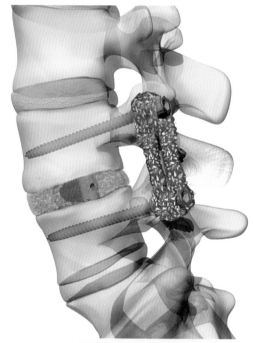

图 22.31 混合系统的矢状面观。左侧放置了 2 枚椎弓根螺钉，右侧放置了 1 枚十字螺钉。同种异体椎弓根移植物已就位，其周围有同种异体骨移植的骨笼

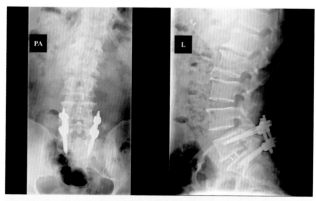

图 22.32 360° L5~S1 腰椎间融合术后的影像学检查

评估，分别在术后 1 个月、3 个月、1 年和 2 年进行评估。数据收集是由门诊的一名工作人员进行的，该工作人员没有参与患者的临床护理。然后，一位认证的统计学家对收集到的数据进行了分析。

### 22.11.2 分析

65 例患者参加了这项研究；62 例接受了术后持续 2 年的随访。62 例患者的 TLIF 过程中均使用了内镜。所有患者在纳入研究之前都签署了知情同意书。4 例患者最终因错过间歇性随访而被排除在研究之外。对其余 58 例接受 TLIF 的患者的临床结果进行分析。因此，89.2% 的患者获得了完整的 2 年随访，其中男性 35 例，女性 23 例，中位年龄为 53 岁。

ODI 问卷上测量的变量是疼痛强度、日常生活活动、举起物体、行走、坐下、站起、睡眠、性生活、社交活动和旅行情况。评分都在 0~5 分，0 分表示没有疼痛或功能障碍，5 分表示有严重疼痛和功能障碍。在这项纵向队列研究中，没有重复试验，也没有对照组。

### 22.11.3 结果

术前和术后 1 年评估的 ODI 具有显著差异。患者有 94.25% 的时间改善。腰椎和臀部 VAS 评分结果显示，术后改善率为 86.36%。术后小腿 VAS 评分平均提高 95.65%。内镜辅助 MIS-TLIF 术前、术后 1 个月、术后 3 个月、术后 1 年、术后 2 年 ODI 评分分别为 50.9 分、25.7 分、16.3 分、13.2 分、9.1 分。在术后 3 个月和 6 个月时进行 CT 扫描以评估融合状态，结果显示患者的融合率达到 92%。

## 22.12 并发症

1 例出现神经系统并发症，伴有 L5 神经麻痹和足下垂，术后 3 个月功能恢复良好。在另 1 例患者中，由于松动，不得不将小关节椎弓根螺钉转换为非节段椎弓根螺钉结构。另一名患者在术后

CT 扫描中发现了无症状偏内侧的椎弓根螺钉。患者在 12 小时内接受了翻修手术，以重新定位椎弓根螺钉。1 例患者出现硬膜撕裂，用胶原蛋白贴片（DuraGen）进行治疗，患者在 24 小时后出院，并被建议在家中观察，卧床休息 5 天。该例患者无头痛或脑脊液漏。另 1 例患者出现深静脉血栓，接受标准抗凝治疗。

1 例术后出现严重的轴性腰痛，MRI 显示椎间盘炎症，所有血液学检测指标都在正常范围，故诊断为无菌性椎间盘炎，并用镇痛药和腰带进行治疗。患者被带回手术室，采集样本进行微生物培养，并用生理盐水和抗生素溶液冲洗椎间盘。所有的测试结果都是阴性的。患者的症状不到 5 天就消退了。上述并发症在所有患者中的发生率为 1.53%。

在发生了并发症、需要翻修手术的患者中，很明显，微创椎弓根螺钉的翻修适合选择经皮将椎弓根螺钉重新连接到延长组件和管状牵开器上。然而，将延长组件和输送工具重新连接到椎弓根螺钉结构上可能存在一定程度的困难，可能需要一些实践练习。

在椎弓根螺钉复位操作过程中，笔者使用渐进式扩张管在内镜下进入椎弓根螺钉复位区域。可以在屏幕上直观地监视输送器械与椎弓根螺钉的重新连接情况。即使是经验丰富的外科医生，重新定位椎弓根螺钉结构也可能大大增加手术时间。

## 22.13　讨论

MIS-TLIF 技术已被证实可以减少对椎旁肌肉系统的损伤、术后恢复时长、住院时间和感染风险。该技术造成的手术伤口小，仅导致轻微出血。使用 MIS-TLIF 技术，患者可以在 24 小时内出院。相比之下，一项研究报道，常规开放式 TLIF 后的平均住院时间为（9.3 ± 2.6）天。

全静脉麻醉或联合使用少量麻醉气体的全身麻醉可能比 MAC 有优势：减少术后恶心和更快苏醒。而局部麻醉联合镇静时，MAC 提供了在手术过程中能够与患者沟通的优势。神经损伤的预防显然值得关注，在手术期间进行快速唤醒测试的能力是有用的，而不是依赖术中通过肌电图、感觉或运动诱发电位进行神经监测，特别是对外科新手来说。笔者认为在全身麻醉下实施内镜辅助的 MIS-TLIF 是有风险的。然而，每个外科医生都应该根据具体的实际情况与患者和麻醉团队讨论合适的麻醉方案。

根据笔者的经验，内镜辅助手术最大的优势之一就是具备较好的处理 L5~S1 水平的能力。为了在内镜直视下减少组织损伤并改善受损神经根的减压释放效果，可通过管状牵开器进行后路减压，该牵开器通过逐级扩张管放置。

根据 100 多例在 MIS-TLIF 期间使用内镜的经验，建议在内镜直视下处理 L4~L5 和 L5~S1 节段，以对有症状的受压神经根进行适当的松解和减压。

通过 Kambin 三角进入椎间盘，进行椎间盘切除和终板准备，以放置椎间融合器，可以直接、方便地进入椎间隙，同时在神经根周围（特别是侧隐窝周围）产生极少的瘢痕组织影响。

笔者认为，在椎间孔成形术中对 L5 神经根进行直接根部可视化（DRV），并通过松解因椎间孔韧带和椎间孔内静脉复合体引起的粘连来松解减压 L5 神经根，是进入椎间隙以便放置融合器所不可或缺的。在椎间孔成形术中，神经根暴露和活动相结合，降低了神经根损伤的风险，否则很难达到这个水平。内镜辅助 TLIF 可以在椎间盘切除和终板准备过程中直接显示神经元件和椎体终板，与传统的 TLIF 或非可视化的 TLIF 相比，这是一个明显的优势。

在 L5~S1 节段，几乎所有病例都必须进行椎间孔成形术，因为进入 Kambin 三角的狭窄入口可能会被肥大的小关节复合体、横突和骶翼所破坏。过度破坏解剖结构可能会对由外至内进入椎间孔的手术造成额外的障碍。椎间孔成形术可以大大降低术后神经性麻痹、神经损伤和疼痛的风险，这些通常都是由背根神经节受刺激引起的。

椎管成形术可能有助于更好地准备终板，以实现最完全的椎间融合。除了椎间融合器外，笔者还提倡使用植骨技术，如进行同种异体骨移植，将移植物放置在融合器的前面和两侧，使骨移植物围绕在融合器周围。单侧小关节后路椎弓根螺钉内固定可缩短手术时间，减少术后疼痛。

评估髂嵴的形态对于 L5~S1 和 L4~L5 两个节段都很重要。当存在高位髂嵴时，也可能存在问题。当侧位 X 线片上髂翼突出于 L4~L5 椎间盘水平以上，或 L5~S1 椎间盘水平存在骨盆后倾时，外科医生应警惕经孔入路的可行性，传统的 TLIF 入路可能更适合这些患者。在选择患者进行手术时应考虑与内镜辅助 MIS-TLIF 相关的重要的学习曲线的因素。

内镜辅助下 MIS-TLIF 技术利用了传统的经椎间孔腰椎间融合术。较小的切口、较少的术后疼痛、较少的出血量和 MAC 相结合，可使患者在24 小时内出院。

## 22.14 结论

根据笔者的经验，建议在 MIS-TLIF 期间借助内镜，并结合使用经皮椎弓根螺钉，由此作为开放式 TLIF 的替代方法。其他团队也报道了使用 MIS-TLIF 的良好临床结果：住院时间更短，并发症更少，术后用药更少，费用更低。

较多关于患者使用的椎间融合器和经椎弓根螺钉固定系统的描述。内镜辅助下经后外侧椎间孔入路的 TLIF 是通过现有的神经孔进行的，对起支撑作用的活跃的椎旁肌肉的破坏最小，对骨骼的切除最小。相比之下，在经典的 TLIF 中，椎板的下部和上、下关节突或其中的一些增生物质，通常与黄韧带一起被切除。

因此，内镜辅助 TLIF 入路似乎是一种先进的、侵入性较小的外科技术，在大多数情况下，它只需要部分切除腰椎小关节，即其前部直接面对腰椎间盘。患者的整体症状明显减轻，使该技术更适合老年人。总体而言，内镜辅助的 TLIF 可用于出现慢性疼痛综合征但拒绝接受开放手术的高危患者。

## 参考文献

1. Goldstein CL, Macwan K, Sundararajan K, Rampersaud YR. Perioperative outcomes and adverse events of minimally invasive versus open posterior lumbar fusion: meta-analysis and systematic review. *J Neurosurg Spine* 2015:1–12

2. Li YB, Wang XD, Yan HW, Hao DJ, Liu ZH. The long-term clinical effect of minimal-invasive TLIF technique in 1-segment lumbar disease. *J Spinal Disord Tech* 2015

3. Sidhu GS, Henkelman E, Vaccaro AR, et al. Minimally invasive versus open posterior lumbar interbody fusion: a systematic review. *Clin Orthop Relat Res* 2014;472(6):1792–1799

4. Khan NR, Clark AJ, Lee SL, Venable GT, Rossi NB, Foley KT. Surgical outcomes for minimally invasive vs open transforaminal lumbar interbody fusion: an updated systematic review and meta-analysis. *Neurosurgery* 2015;77(6):847–874

5. Wong AP, Smith ZA, Stadler JA III, et al. Minimally invasive transforaminal lumbar interbody fusion (MI-TLIF): surgical technique, long-term 4-year prospective outcomes, and complications compared with an open TLIF cohort. *Neurosurg Clin N Am* 2014;25(2):279–304

6. Phan K, Mobbs RJ. Minimally invasive versus open laminectomy for lumbar stenosis—a systematic review and meta-analysis. *Spine* 2015

7. Gupta A, Kukkar N, Sharif K, Main BJ, Albers CE, El-Amin III SF. Bone graft substitutes for spine fusion: a brief review. *World J Orthop* 2015;6(6):449–456

8. Landi A, Tarantino R, Marotta N, et al. The use of platelet gel in postero-lateral fusion: preliminary results in a series of 14 cases. *Eur Spine J* 2011;20(Suppl 1):S61–S67

9. Lee WC, Park JY, Kim KH, et al. Minimally invasive transforaminal lumbar interbody fusion in multilevel: comparison with conventional transforaminal interbody fusion. *World Neurosurg* 2015

10. Min SH, Yoo JS. The clinical and radiological outcomes of multilevel minimally invasive transforaminal lumbar interbody fusion. *Eur Spine J* 2013;22(5):1164–1172

11. Azimi P, Mohammadi HR, Benzel EC, Shahzadi S, Azhari S. Lumbar spinal canal stenosis classification criteria: a new tool. *Asian Spine J* 2015;9(3):399–406

12. Weber C, Rao V, Gulati S, Kvistad KA, Nygaard ØP, Lønne G. Inter- and intraobserver agreement of morphological grading for central lumbar spinal stenosis on magnetic resonance imaging. *Global Spine J* 2015;5(5):406–410

13. Harasymczuk P, Kotwicki T, Koch A, Szulc A. The use of computer tomography for preoperative planning and outcome assessment in surgical treatment of idiopathic scoliosis with pedicle screw based constructs—case presentation. *Ortop Traumatol Rehabil* 2009;11(6):577–585

14. Das S, Ghosh S. Monitored anesthesia care: an overview. *J Anaesthesiol Clin Pharmacol* 2015;31(1):27–29

15. Avitsian R, Manlapaz M, Doyle J. Dexmedetomidine as a sedative for awake fiberoptic intubation. *Trauma Care J* 2007;17:19–24

16. Chen HT, Tsai CH, Chao SC, et al. Endoscopic discectomy of L5–S1 disc herniation via an interlaminar approach: prospective controlled study under local and general anesthesia. *Surg Neurol Int* 2011;2:93

17. Gertler R, Brown HC, Mitchell DH, Silvius EN. Dexmedetomidine: a novel sedative-analgesic agent. *Proc Bayl Univ Med Cent* 2001;14(1):13–21

18. Tobias J. Dexmedetomidine in trauma anesthesiology and critical care. *Trauma Care J* 2007;17:6–18

19. Shriver MF, Zeer V, Alentado VJ, Mroz TE, Benzel EC, Steinmetz

MP. Lumbar spine surgery positioning complications: a systematic review. *Neurosurg Focus* 2015;*39*(4):E16

20. Johnson RG. Bone marrow concentrate with allograft equivalent to autograft in lumbar fusions. *Spine* 2014;*39*(9):695–700

21. Smiler D, Soltan M, Albitar M. Toward the identification of mesenchymal stem cells in bone marrow and peripheral blood for bone regeneration. *Implant Dent* 2008;*17*(3):236–247

22. Alvarez-Viejo M, Menendez-Menendez Y, Blanco-Gelaz MA, et al. Quantifying mesenchymal stem cells in the mononuclear cell fraction of bone marrow samples obtained for cell therapy. *Transplant Proc* 2013;*45*(1):434–439

23. Rodriguez IA, Growney Kalaf EA, Bowlin GL, Sell SA. Platelet-rich plasma in bone regeneration: engineering the delivery for improved clinical efficacy. *BioMed Res Int* 2014;*2014*:392398

24. Mayer HM. *Minimally Invasive Spine Surgery: A Surgical Manual.* Springer Science & Business Media; 2005

25. Chin KR, Newcomb AG, Reis MT, et al. Biomechanics of posterior instrumentation in L1–L3 lateral interbody fusion: pedicle screw rod construct vs transfacet pedicle screws. *Clin Biomech (Bristol, Avon)* 2015

26. Kretzer RM, Molina C, Hu N, et al. A comparative biomechanical analysis of stand alone versus facet screw and pedicle screw augmented lateral interbody arthrodesis: an in vitro human cadaveric model. *J Spinal Disord Tech* 2013;*1*:40–47

27. Agarwala A, Bucklen B, Muzumdar A, Moldavsky M, Khalil S. Do facet screws provide the required stability in lumbar fixation? A biomechanical comparison of the Boucher technique and pedicular fixation in primary and circumferential fusions. *Clin Biomech (Bristol, Avon)* 2012;*27*(1):64–70

28. Beaubien BP, Mehbod AA, Kallemeier PM, et al. Posterior augmentation of an anterior lumbar interbody fusion: minimally invasive fixation versus pedicle screws in vitro. *Spine*

2004;*29*(19):E406–E412

29. Zeng ZY, Wu P, Mao KY, et al. [Unilateral pedicle screw fixation versus its combination with contralateral translaminar facet screw fixation for the treatment of single segmental lower lumbar vertebra diseases]. *Zhongguo Gu Shang* 2015;*28*(4):306–312

30. Awad BI, Lubelski D, Shin JH, et al. Bilateral pedicle screw fixation versus unilateral pedicle and contralateral facet screws for minimally invasive transforaminal lumbar interbody fusion: clinical outcomes and cost analysis. *Global Spine J* 2013;*3*(4):225–230

31. Hsiang J, Yu K, He Y. Minimally invasive one-level lumbar decompression and fusion surgery with posterior instrumentation using a combination of pedicle screw fixation and transpedicular facet screw construct. *Surg Neurol Int* 2013;*4*:125

32. Sulaiman WAR, Singh M. Minimally invasive versus open transforaminal lumbar interbody fusion for degenerative spondylolisthesis grades 1-2: patient-reported clinical outcomes and cost-utility analysis. *Ochsner J* 2014;*14*(1):32–37

33. Peng CW, Yue WM, Poh SY, Yeo W, Tan SB. Clinical and radiological outcomes of minimally invasive versus open transforaminal lumbar interbody fusion. *Spine* 2009;*34*(13):1385–1389

34. Dhall SS, Wang MY, Mummaneni PV. Clinical and radiographic comparison of mini-open transforaminal lumbar interbody fusion with open transforaminal lumbar interbody fusion in 42 patients with long-term follow-up. *J Neurosurg Spine* 2008;*9*(6):560–565

35. Shunwu F, Xing Z, Fengdong Z, Xiangqian F. Minimally invasive transforaminal lumbar interbody fusion for the treatment of degenerative lumbar diseases. *Spine* 2010;*35*(17):1615–1620

36. Morgenstern R, Morgenstern C. *Endoscopically Assisted Transforaminal Percutaneous Lumbar Interbody Fusion. Endoscopic Spinal Surgery.* London: JP Medical Ltd; 2013:138–145

# 23 经皮同侧椎板关节突螺钉固定术

Ricardo B. V. Fontes, Richard G. Fessler

## 23.1 引言

1948 年，King 首次报道同侧关节突固定技术。该技术存在显著的失败率，并且需要卧床休息，与非融合手术（Hibbs 手术）几乎相同：特别是在多节段病例中，融合率下降到 50% 左右。1984 年，Magerl 描述了对椎板关节突螺钉轨迹的修正，但随着椎弓根内固定技术的出现及其更有利的生物力学特性，小关节固定技术不再使用。由于椎间融合术的应用增多和经皮置钉的方便性，关节突内固定技术在 21 世纪再次流行，成为腰椎侧位椎间融合术特别有吸引力的补充，因为其保留了后路手术的微创理念（视频 23.1）。

视频 23.1 经皮关节突螺钉

## 23.2 患者选择

### 23.2.1 适应证

● 后路椎间融合术的补充，特别是前路腰椎椎间融合术（ALIF）和侧路腰椎椎间融合术（LLIF），从 L1 到 S1。

### 23.2.2 禁忌证

● 广泛椎板切除术或关节面切除术。
● 椎间植骨植入后未复位的退行性椎体滑脱。
● 峡部滑脱或峡部裂。
● 2 个节段以上的固定。

## 23.3 技巧

### 23.3.1 术前计划

需拍摄腰椎 MRI 或 CT 脊髓造影（首选），以及腰椎屈伸位 X 线片。

### 23.3.2 麻醉和体位

全身麻醉（无神经肌肉阻滞）和神经生理监测［躯体感觉诱发电位（somatosensory evoked potential，SSEP）和 EMG］。患者俯卧于 Jackson 开放式支架手术台上，最大限度地增大腰椎前凸（图 23.1）。检查穿刺点。

### 23.3.3 定位

对手术节段的腰椎进行透视定位很有用。首选正位透视来标记切口；大多数情况下，术中也采用侧位透视检查。

### 23.3.4 进针点

在正位透视下，纵向标记手术节段头侧棘突尾缘上方的中线（例如，L3 头侧棘突尾缘标记用于 L4~L5 固定）（图 23.2）。

皮肤和软组织镇痛采用 2% 利多卡因和 1∶100 000 肾上腺素。在皮肤上做一个 1 cm 长的纵向切口。

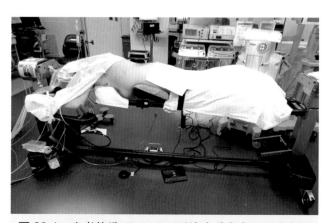

图 23.1 患者俯卧于 Jackson 开放式手术台上，最大限度地增大腰椎前凸

### 23.3.5 插入导丝

将 Jamshidi 针向尾侧并沿外侧插入，直至其与尾侧下关节突内侧缘水平对接并融合（图 23.3）。然后在侧位透视下确认 Jamshidi 针的位置，以确保其瞄准椎弓根尾端。在透视下，插入克氏针，依次缓慢穿过下关节突和关节突的表面骨皮质，进入椎弓根（图 23.4）。导丝穿过椎体后壁不能超过 15 mm。

### 23.3.6 扩张、钻孔、攻丝

管状工作通道在导丝上前进，直到停靠在关节突处。在导丝上插入空心钻，穿过关节进入椎弓根。不要超出椎体后壁 15 mm（图 23.5）。

对于关节硬化、骨质量差或使用更大直径（6 mm）螺钉的患者，可选空心螺钉，且非常有用。

### 23.3.7 螺钉装配和插入

小关节固定是延迟固定的一种形式。利用部分螺纹螺钉，可以固定关节突。可以使用直径 5 mm 或 6 mm 的螺丝；笔者通常使用的螺杆长度为 30~40 mm。

多轴环作为螺钉头的底座，将其平稳转动以实现滞后固定。在插入前应将多轴环装在螺钉上。

在侧位透视下将螺钉插入导丝上方。一旦螺钉进入椎弓根，导丝就可以安全地取出。一旦螺钉牢固地固定在其多轴底座上，即可拆除工作通道（图 23.6）。

单侧固定是可行的，因为这是对椎间融合的补充，首选双侧螺钉。

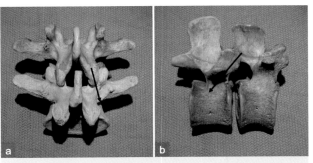

图 23.2 腰椎显示小关节固定的进入点（红点）。箭头显示计划的关节固定轨迹。a. 后面观；b. 侧面观

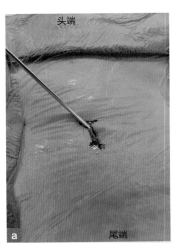
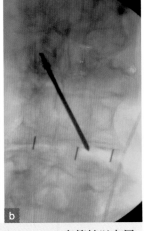

图 23.3 棘突上方的中线切口和 Jamshidi 套管针以向尾侧和外侧倾斜的角度接触下关节突融合处。中线切口通常位于同一水平面的头端，与套管针的轨迹尾端相重合

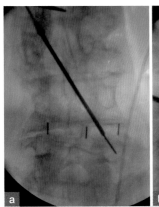
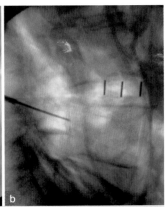

图 23.4 导丝通过关节进入椎弓根。要非常小心，注意不要将导丝推进到离椎体后壁 15 mm 处。a. 正位视图；b. 侧位视图

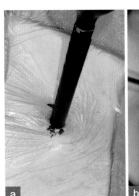
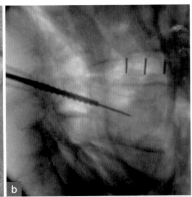

图 23.5 a. 扩张器穿过导丝；b. 钻头穿过导丝

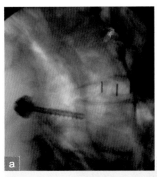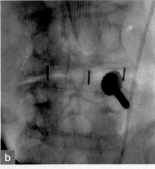

图 23.6 将螺钉及其多轴环穿过导丝，然后将导丝取下。a. 正位视图；b. 侧位视图

### 23.3.8 并发症的预防和治疗

导丝不能向前超过椎体后壁 15 mm。

在推进导丝前，确保导丝牢固地固定在下关节突上。建议在有完整椎板的患者中尝试前几个步骤，以避免导丝不慎穿透硬膜。

操作导丝时，应避免离轴压力，避免导丝弯曲。

避免螺钉过紧，因为螺钉过紧可能会损害关节突关节，导致固定不稳。如果出现这种情况，再次插入导丝，将螺钉换为更大直径的螺钉或改用椎弓根固定。

### 23.3.9 缝合切口

如果可以看到筋膜，可用 Vicryl 0 号线缝合。否则，皮下平面用 3-0 Vicryl 线间断缝合，皮肤用 5-0 Monocryl 线连续缝合。

## 23.4 术后护理

手术后患者可立即行走。出院更多地取决于椎间融合术式的类型和大部分术前症状的恢复情况（前路或经椎间入路）。一旦患者能够正常行走和排尿，就可以出院回家，通常需要住院 1~3 天。

因为椎旁肌肉的神经是完整的，肌肉痉挛可通过抗痉挛药物（如美索巴莫片 500 mg 口服，每日 4 次；或巴氯芬 10 mg 口服，每日 3 次）来控制（图 23.7）。

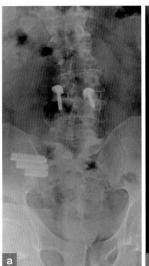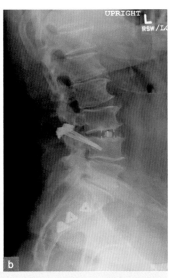

图 23.7 最终 X 线片显示双侧小关节固定伴经皮椎体间融合。在正位视图下，螺钉轨迹略有分散。a. 正位视图；b. 侧位视图

### 参考文献

1. Boucher HH. A method of spinal fusion. *J Bone Joint Surg Br* 1959;*41-B*(2):248–259
2. King D. Internal fixation for lumbosacral fusion. *J Bone Joint Surg Am* 1948;*30A*(3):560–565
3. Su BW, Cha TD, Kim PD, et al. An anatomic and radiographic study of lumbar facets relevant to percutaneous transfacet fixation. *Spine* 2009;*34*(11):E384–E390

# 24 极外侧内镜下侧方腰椎间融合术及其器械

Jin-Sung Luke Kim, Choon Keun Park

## 24.1 引言

腰椎间融合技术，如后侧腰椎间融合术、经椎间孔腰椎间融合术、前侧腰椎间融合术和轴向腰椎间融合术，对有腰椎不稳定和长期慢性腰痛的退变性腰椎疾病一直是有效的外科治疗方法。自Pimenta于2006年首次介绍腹膜后经腰大肌微创侧方腰椎融合术以来，侧方腰椎间融合术的个案报道越来越多。侧方腰椎间融合术有很明显的优势，如皮质骨椎间融合器，较少的软组织损伤，后方韧带和肌肉可提供保护，较少的出血，较短的手术时间，以及早期回归工作。因为这些原因，许多脊柱外科医生更偏好采用侧方腰椎间融合术，特别对老年患者和身体虚弱的患者。

## 24.2 患者的选择

### 24.2.1 适应证

- 不稳定的椎间盘退变性疾病。
- 椎间盘突出复发。
- 椎板切除后综合征。
- 邻近节段病变，需要追加手术治疗。
- 退行性/峡部裂型腰椎滑脱。
- 退行性脊柱侧弯（脊柱右侧/左侧弯曲）。
- 后方假关节（原先的手术处未融合）。

### 24.2.2 禁忌证

- L5~S1 患者。
- 高髂嵴伴 L4~L5 节段症状。
- 旋转角度超过 30° 的腰椎畸形。
- 大于 2° 的退行性腰椎滑脱。
- 左侧和右侧腹膜后瘢痕（如胀肿或既往手术所致）。
- 需要通过同一入路直接减压。

## 24.3 外科技术

手术需要患者在全麻和侧卧位下进行（图24.1）。术中通过 C 臂透视来确定椎间盘和椎体边缘。术者可以站在患者的前方和后方。手术切口长2.0~2.5 cm，分别切开腹内斜肌、腹外斜肌、腹横肌（视频24.1），然后暴露腹膜后间隙。外科医生用示指识别腰大肌，并在神经监测的透视引导下将导针插入椎间盘间隙。依次使用逐级扩张器，并使用柔性臂将直径为22 mm 的管状牵开器固定在手术台上（图24.2）。

视频 24.1 内镜直视下腰椎间植骨融合术中肌层显露

在术中 C 臂透视下用刮匙、铰刀和长髓核钳取出椎间盘。最后通过直接外侧椎间融合入路小心放置一个前凸（6° 或 12°）的融合器。融合器中包含同种异体骨颗粒和脱钙骨基质（视频24.2）。在中度到严重骨质疏松的情况下，可以从髂骨获得松质骨。在移除牵开器系统后逐层关闭伤口。使患者变换到俯卧位，在后方使用经皮椎弓根螺钉

视频 24.2 外科 C 臂引导下的手术

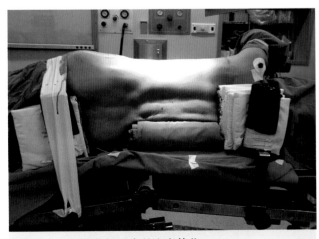

图 24.1 直接外侧融合的患者体位

固定（图 24.3）。

患者麻醉苏醒后，可以在 2~3 天后出院。可以遵医嘱服用一些非阿片类镇痛药、非甾体抗炎药、肌肉松弛药。

## 24.4 病例说明

67 岁女性出现右腿 L3~L4 皮节的疼痛、慢性下腰部疼痛和神经性间歇性跛行，体格检查提示双侧直腿抬高试验阴性，踝关节背屈肌力 4 级。术前 X 线和 MRI 检查提示右侧椎间孔狭窄，L3~L4 和 L4~L5 节段退变腰椎滑脱和退变腰椎侧弯（图 24.4、24.5）。

麻醉苏醒后行术后 MRI 等影像学检查，结果证实 L3~L4 和 L4~L5 的椎间孔狭窄成功减压（图 24.6）。术后 MRI 和 X 线检查证实椎间隙高度恢复，向前滑脱得以被矫正（图 24.6~24.8）。术前右侧腿痛和间歇性跛行等症状完全消失。

## 24.5 并发症

关于 LLIF 的并发症发生率仍然有一些争议，包括术中发生率较高的腰大肌损伤、腹壁轻度瘫痪、不能行直接减压治疗的腰椎椎管狭窄、骨质疏

松患者的椎间融合器下沉（图 24.9、24.10）。对于反对 LLIF 的脊柱外科医生，最重要的软组织损伤问题是手术中腰大肌损伤。然而许多研究人员报告称，与手术相关的腰大肌损伤是暂时的，而且大多数患者在手术前并没有这些症状。

## 24.6 讨论

腰椎间融合术是治疗成人脊柱节段不稳定的金标准，节段不稳定可以伴随慢性和使人衰弱的临床症状。由于微创器械的优点，微创脊柱外科越来越受欢迎，特别是腰椎间融合术。然而关于外科手术策略仍然存在很大的差异和争议，且临床证据相当有限。临床偏好的外科技术有 PLIF、TLIF、ALIF、DLIF 或者 XLIF，近来微创技术的优点增加了对 DLIF 或 XLIF 的关注，脊柱外科医生认为 DLIF 或 XLIF 是 ALIF 的变体，且创伤更小。极外侧入路被认为是进入椎间隙的高效方法，极外侧腰大肌入路是在 Mayer（1997 年）和 McAfee（1998年）提出的技术基础上发展起来的。经腰大肌入路依赖于从外侧腹膜后间隙进入腹膜后并分开腰大肌。也可以通过小切口从侧前方到达腰椎，以保护脊柱侧方的肌肉结构。

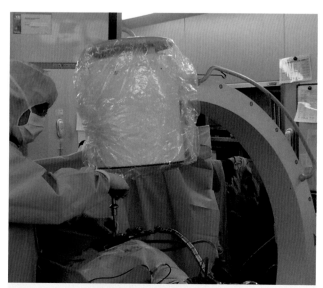

图 24.2 管状牵开器和柔性臂安装在手术台上

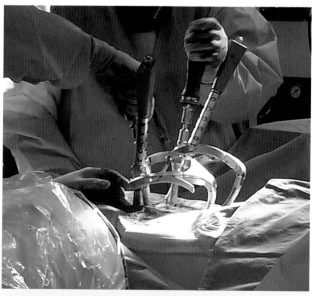

图 24.3 在患者体位改变为俯卧位后，使用经皮椎弓根螺钉进行后方固定

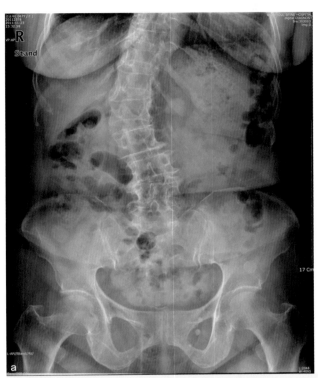
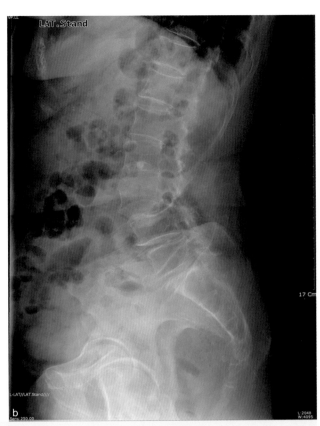

图 24.4　术前 X 线片显示退变性滑脱（L3~L4、L4~L5）和脊柱侧凸

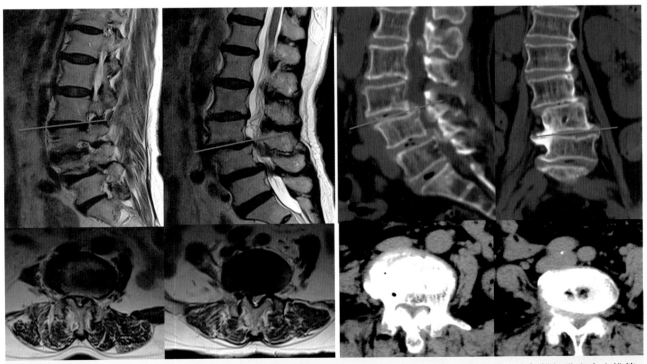

图 24.5　术前 MRI 显示 L3~L4、L4~L5 右侧椎间孔和中央椎管狭窄。CT 显示 L4~5 右侧骨赘，右侧椎间孔和中央椎管狭窄

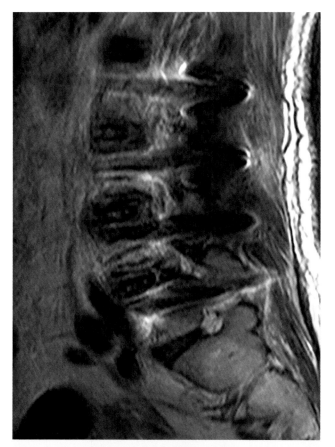

图 24.6　术后 MRI 提示椎间孔得到较好的减压

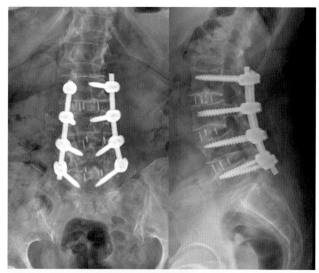

图 24.7　术后 X 线片显示脊柱侧凸得到矫正，滑脱复位

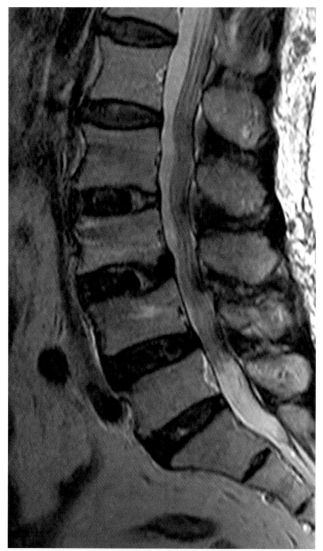

图 24.8　术后 MRI 提示中央椎管得到较好的减压

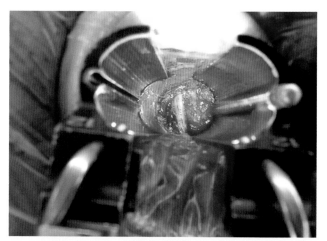

图 24.9　术中可见管状牵开器内腰椎神经的病变

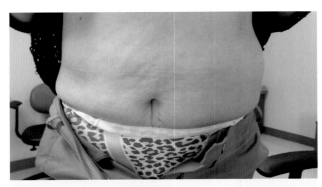

图 24.10　术后躯干肌肉萎缩

　　XLIF 入路因许多脊柱外科医生和公司的大量努力而被优化了，它有很多优点，如较广泛的椎间体融合、较少的软组织损伤、后方韧带和肌肉可以保护、较少的出血、较短的手术时间和可早期回归工作。不过许多研究报道该技术有较高的入路相关并发症发生率，这些并发症如术中腰大肌损伤高发、腹壁轻度瘫痪、腰椎管狭窄不能直接减压、骨质疏松患者椎间融合器下沉，不能对椎管内直接减压。尽管许多研究报道入路相关腰大肌损伤是暂时的，症状可在数周内恢复，但一些个案报道，有患者在术后一年内持续存在肌力下降和疼痛。此外，考虑到神经解剖，腰丛相关并发症在 L4~L5 节段的发生率要高于其他节段。

## 24.7　总结

　　DLIF 或 XLIF 相对较新，有证据表明其融合率较高，且能降低发病率和死亡率。此外，近来出现了腰椎斜外侧椎间融合术（oblique lumbar interbody fusion，OLIF）、直接外侧椎间融合术（direct lateral interbody fusion，DLIF）的变体，在腰大肌损伤的情况下，使用前外侧入路牵开器，尽管这些手术的临床效果仍然需要被评估。

## 参考文献

1. DiPaola CP, Molinari RW. Posterior lumbar interbody fusion. *J Am Acad Orthop Surg* 2008;*16*(3):130–139
2. Sears W. Posterior lumbar interbody fusion for degenerative spondylolisthesis: restoration of sagittal balance using insert-and-rotate interbody spacers. *Spine J* 2005;*5*(2):170–179
3. Ekman P, Möller H, Tullberg T, Neumann P, Hedlund R. Posterior lumbar interbody fusion versus posterolateral fusion in adult isthmic spondylolisthesis. *Spine* 2007;*32*(20):2178–2183
4. Rosenberg WS, Mummaneni PV. Transforaminal lumbar interbody fusion: technique, complications, and early results. *Neurosurgery* 2001;*48*(3):569–574
5. Sclafani JA, Kim CW. Complications associated with the initial learning curve of minimally invasive spine surgery: a systematic review. *Clin Orthop Relat Res* 2014;*472*(6):1711–1717 Review
6. Kim JS, Jung B, Lee SH. Instrumented minimally invasive spinal-transforaminal lumbar interbody fusion (MIS-TLIF); minimum 5-year follow-up with clinical and radiologic outcomes. *J Spinal Disord Tech* 2012;
7. Kim JS, Choi WG, Lee SH. Minimally invasive anterior lumbar interbody fusion followed by percutaneous pedicle screw fixation for isthmic spondylolisthesis: minimum 5-year follow-up. *Spine J* 2010;*10*(5):404–409
8. Ishihara H, Osada R, Kanamori M, et al. Minimum 10-year follow-up study of anterior lumbar interbody fusion for isthmic spondylolisthesis. *J Spinal Disord* 2001;*14*(2):91–99
9. Hofstetter CP, Shin B, Tsiouris AJ, Elowitz E, Härtl R. Radiographic and clinical outcome after 1- and 2-level transsacral axial interbody fusion: clinical article. *J Neurosurg Spine* 2013;*19*(4):454–463
10. Ozgur BM, Aryan HE, Pimenta L, Taylor WR. Extreme lateral interbody fusion (XLIF): a novel surgical technique for anterior lumbar interbody fusion. *Spine J* 2006;*6*(4):435–443
11. Rodgers WB, Gerber EJ, Patterson J. Intraoperative and early postoperative complications in extreme lateral interbody fusion: an analysis of 600 cases. *Spine* 2011;*36*(1):26–32
12. Phillips FM, Isaacs RE, Rodgers WB, et al. Adult degenerative scoliosis treated with XLIF: clinical and radiographical results of a prospective multicenter study with 24-month follow-up. *Spine* 2013;*38*(21):1853–1861
13. Castro C, Oliveira L, Amaral R, Marchi L, Pimenta L. Is the lateral transpsoas approach feasible for the treatment of adult degenerative scoliosis? *Clin Orthop Relat Res* 2014;*472*(6):1776–1783
14. Ahmadian A, Verma S, Mundis GM Jr, Oskouian RJ Jr, Smith DA, Uribe JS. Minimally invasive lateral retroperitoneal transpsoas interbody fusion for L4–5 spondylolisthesis: clinical outcomes. *J Neurosurg Spine* 2013;*19*(3):314–320
15. Graham RB, Wong AP, Liu JC. Minimally invasive lateral transpsoas approach to the lumbar spine: pitfalls and complication avoidance. *Neurosurg Clin N Am* 2014;*25*(2):219–231
16. Ahmadian A, Deukmedjian AR, Abel N, Dakwar E, Uribe JS. Analysis of lumbar plexopathies and nerve injury after lateral retroperitoneal transpsoas approach: diagnostic standardization. *J Neurosurg Spine* 2013;*18*(3):289–297
17. Mayer HM. A new microsurgical technique for minimally invasive anterior lumbar interbody fusion. *Spine* 1997;*22*(6):691–699
18. McAfee PC, Regan JJ, Geis WP, Fedder IL. Minimally invasive anterior retroperitoneal approach to the lumbar spine. Emphasis on the lateral BAK. *Spine* 1998;*23*(13):1476–1484

# 25 内镜下切除硬膜内髓外占位性病变

Shrinivas M. Rohidas

## 25.1 引言

在过去的 20 年中，脊柱外科手术越发微创化，旨在预防手术入路相关的组织创伤。微创脊柱手术是一个现在常用的术语，但事实上，是一个容易误导的术语，因为微创脊柱外科手术将目标区域的创口最大化。该手术在追求手术精准性方面与开放手术是一致的，即在微创脊柱手术中需充分给受压迫的神经结构减压，但对手术入路相关的周围组织的创伤是最小化的。

正如 MacNab 所说："无论使用什么技术来减压神经根，如果不能完全减压或者导致并发症，就没有为患者提供很好的服务。"建议大家在脊柱外科手术中铭记这一原则。脊柱微创手术中，需要对每例患者的临床症状、体征、影像学结果进行仔细评估。如果受压神经根 / 脊髓减压不充分，那么受压的症状和体征将持续存在。如果减压范围过大或过度，那么现有的脊柱稳定性就有可能受到损害。因此，必须在充分减压和不损害现有稳定性之间保持平衡。对于每例患者、每种手术、脊柱的稳定程度及所治疗的疾病，这种平衡都是不同的，取决于每位脊柱外科医生及医生使用的技术。难以保持这种平衡也是导致脊柱微创手术和脊柱内镜手术学习曲线陡峭的因素之一。

## 25.2 Destandau 技术

法国波尔多的神经外科医生 Jean Destandau 在 1993 年开发了一种脊柱内镜手术技术。该技术基于内镜、吸引通道及工作通道之间的三角测量关系。

对于 Destandau 的技术，笔者使用脊柱内镜（由外套管、内套管及内窥组成）。与脊柱内镜配合

使用的内镜长约 18 cm、刚性、直的 0° 内镜（即可作为膀胱镜、关节镜、鼻窦镜等的通用内镜）。脊柱内镜最初用于腰椎间盘突出症。腰椎手术靶区是椭圆形的，在两个椎板之间，内侧为棘突，外侧为关节突关节内侧面，故内镜外套管是椭圆形（而不是圆形）的。内套管和工作通道及外套管可锁定匹配。在管与管之间可适当地伸缩（图 25.1）。

整个工作通道内有 4 个内置通道。在工作通道的左侧，有 2 个彼此平行的直径 4 mm 的通道。内侧的 4 mm 通道用于放置内镜，内镜用锁固定。外侧的 4 mm 通道用于放置吸引管。而最大的直径为 9 mm 的通道用于器械操作（图 25.2）。

放置内镜和吸引器的通道与器械宽通道成 12°

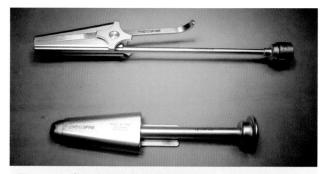

**图 25.1** 脊柱内镜的外套管和内套管（工作通道）

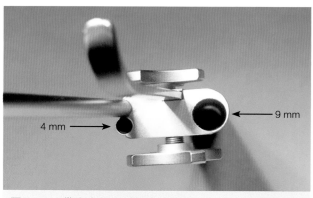

**图 25.2** 带有全部通道的脊柱内套管。直径 9 mm 的通道为工作通道，2 个 4 mm 通道用于放置吸引器和内镜

夹角。由于这个夹角，0° 内镜可以作为一个角度镜使用，有助于最大限度地减少内镜尖端的雾化。当内镜和器械平行工作时，器械就会混在一起，此时外科医生必须使用一个带有倾斜角度的内镜。第 4 通道为神经根牵开器，用于将神经根向内侧牵开，以显露椎间盘间隙。外套管和内套管固定后，两者之间有一个人为创造的空间。这是器械操作的工作空间。一旦切除了骨组织，就可以将内套管向下推。如果外套管和内套管之间没有空隙，内镜就会接触到前面的组织，这会妨碍外科医生的视野。此外，如果套管之间没有保持足够的空间，将会有液体溅到内镜镜片上。

手术操作时，医生左手持吸引器，右手操作器械。外科医生可用左手持吸引器在内侧、外侧、头端和尾端方向上移动整个系统，同样的动作也可以用右手持器械完成。双手工作时可以保持内镜的稳定性。当外科医生左手在工作时，持器械的右手要保持内镜的稳定；反之，当外科医生使用器械时，持吸引器的左手要保持内镜的稳定。在看屏幕上的图像时，双手的动作必须同步。外科医生应该学会如何保持双手动作的同步性，以及如何在看屏幕图像时使用双手。这些是脊柱外科中 Destandau 技术的基础（图 25.3~25.5）。一旦积累了足够的经验，脊柱内镜手术就可以用于切除小的硬膜内髓外肿瘤（大多数是后侧或外侧的）。对胸部前方的肿瘤进行切除较为困难，可以通过定位针和 C 臂机对肿瘤的位置进行精确定位。首选正中切口，而不是旁正中切口。骨膜下剥离肌肉并切除棘突。然后将带有 2 个小牵开器的外套管固定在脊柱内镜系统中。在内镜视野下，用 Kerrison 椎板咬骨钳进行椎板切除。在硬膜囊的外侧边缘放置小而薄的明胶泡沫（而不是烧灼硬膜外静脉），以控制硬膜外渗血。用 15 mm 的刀切开硬膜，用剪刀延长切口。通过外套管在硬膜两侧边缘予以缝线固定。再一次用牵开硬膜两侧边缘的缝线将外套管固定。如果定位正确，且没有管道移位所致的占位性损伤，则可以看到大部分占位性病变压迫脊髓。用小刮匙和内镜下的角度射频电极完成分离，切除占位性病变。用剪刀或电极术切除神经根粘连。用活检钳小心钳住占位性病变组织，并随内镜一起取出（图 25.6~25.8）。

使用 2 mm 钛夹闭合硬膜。钛夹过去被用于心脏手术，以夹闭动脉壁。将用缝线悬吊的硬膜边缘对合在一起，再用钛夹固定。钛夹细长，可通过脊柱内镜的工作通道。肌肉和皮肤用 2.0 可吸收线缝合（图 25.9~25.12）。

2004—2011 年，笔者用脊柱内镜治疗 14 例硬膜内肿瘤患者，其中男性 6 例、女性 8 例，年龄 22~73 岁。11 例为腰椎或胸椎的神经纤维瘤，3 例为脊膜瘤（表 25.1）。

13 例患者术后完全康复；1 例患者术前痉挛性截瘫部分恢复，该患者能够在最小的支撑下行走，

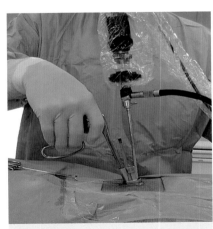

**图 25.3**　右手持 Kerrison 椎板咬骨钳进行内镜下减压

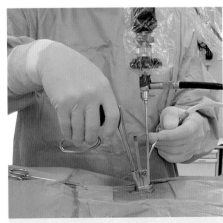

**图 25.4**　右手持 Kerrison 椎板咬骨钳，左手持吸引器，保持内镜稳定

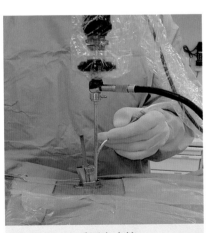

**图 25.5**　左手固定内镜

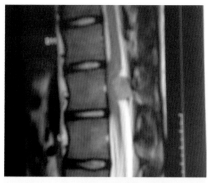

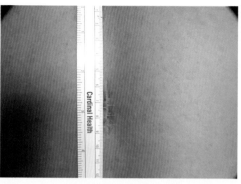

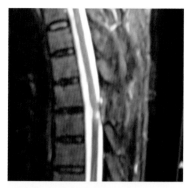

图 25.6 MRI 显示胸椎段硬膜内占位性神经纤维瘤

图 25.7 内镜下切除占位性病变的手术切口

图 25.8 术后 MRI

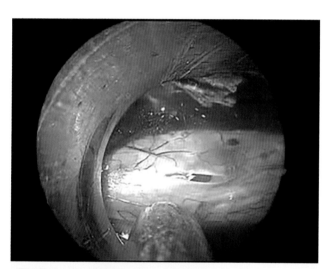

图 25.9 切开硬膜

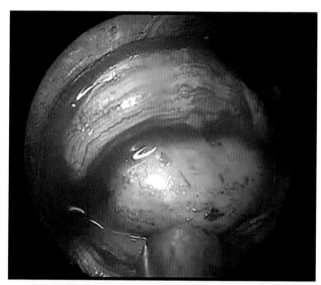

图 25.10 显露硬膜内占位性神经纤维瘤

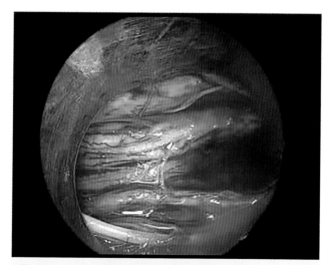

图 25.11 占位性神经纤维瘤切除后的脊髓

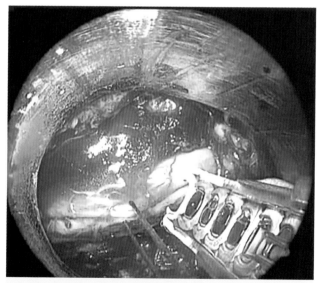

图 25.12 用钛夹闭合硬膜

表 25.1 因占位性病变行手术患者的人口学数据

| 编号 | 年龄／岁 | 性别 | 定位 | 病理 | 术前症状 | 术后6周检查 |
|---|---|---|---|---|---|---|
| 1. 747/2004 | 22 | 男 | T12 硬膜内 | 神经纤维瘤 | 下肢轻瘫 | 完全恢复 |
| 2. 142/2005 | 60 | 女 | T8~T9 硬膜内 | 脊膜瘤 | 下肢轻瘫，肛门括约肌受累 | 完全恢复 |
| 3. 1311/2006 | 50 | 男 | T4~T5 硬膜内 | 神经纤维瘤 | 痉挛性截瘫 | 完全恢复 |
| 4. 1317/2006 | 62 | 男 | T12~L1 硬膜内 | 神经纤维瘤 | 下肢轻瘫 | 完全恢复 |
| 5. 821/2007 | 84 | 女 | T6~T7 硬膜内 | 神经纤维瘤 | 下肢轻瘫 | 部分恢复 |
| 6. 1363/2007 | 69 | 女 | T7~T8 硬膜内 | 脊膜瘤 | 下肢轻瘫 | 完全恢复 |
| 7. 256/2009 | 60 | 女 | L3~L4 硬膜内 | 神经纤维瘤 | 神经根症状，肌力下降 | 完全恢复 |
| 8. 1061/2009 | 73 | 女 | T6~T7 硬膜内 | 脊膜瘤 | 痉挛性截瘫，括约肌受累 | 完全恢复 |
| 9. 981/2010 | 48 | 男 | L2~L3 硬膜外左侧神经根腋下 | 神经纤维瘤 | 神经根症状，肌力下降 | 完全恢复 |
| 10. 516/2011 | 41 | 女 | L3 硬膜内及硬膜外双哑铃形 | 神经纤维瘤 | 神经根症状，肌力下降 | 完全恢复 |
| 11. 1479/2011 | 41 | 男 | L1~L2 硬膜内 | 神经纤维瘤 | 下肢轻瘫 | 完全恢复 |
| 12. 1592/2012 | 58 | 女 | L4~L5 硬膜内 | 神经纤维瘤 | 神经根症状 | 完全恢复 |
| 13. 735/2013 | 30 | 男 | 右侧 L5~S1 硬膜内 | 神经纤维瘤 | 神经根症状，肌力下降 | 完全恢复 |
| 14. 1926/2013 | 65 | 女 | T9~T10 硬膜内左侧和前方 | 神经纤维瘤 | 痉挛性截瘫 | 部分恢复 |

但双下肢痉挛没有完全恢复。该患者有 T9~T10 椎体后方脊膜瘤，肿瘤位于脊髓前方。术后无脑脊液漏及伤口感染。

## 25.3 结论

小的硬膜内髓外肿瘤可以用脊柱内镜安全、有效地切除。该方法是一项微创技术，对于经验丰富的外科医生，该方法切口小、出血量较少、住院时间较短，表明脊柱内镜技术可能是传统开放手术技术的一种替代方案。

**参考文献**

1. Tredway TL, Santiago P, Hrubes MR, et al. Minimally invasive resection of intradural extramedullary spinal neoplasms. *Neurosurgery 58*(Operative neurosurgery Suppl. 1): 52–57
2. Destandau J. Endoscopically assisted lumbar microdiscectomy. *J Minimally Invasive Spinal Technique* 2001;*1*(1):41–43

# 26  腹腔镜和内镜辅助下的腰椎斜外侧椎间融合术

Ji-Hoon Seong, Jin-Sung Luke Kim

## 26.1 腹腔镜辅助下腰椎斜外侧椎间融合术

### 26.1.1 背景

经腹膜后入路腹腔镜辅助脊柱手术并不是一项新的手术技术。1996 年 Peretti 等详细描述了 4 例腹腔镜辅助下腹膜后外侧入路腰椎椎间融合术的手术技术，Henry 和 Regan 也证实腹腔镜辅助下经腹膜后入路行前路腰椎椎间融合术是安全、有效的。

尽管腹腔镜曾用于辅助腰椎微创手术，但近年来其受欢迎程度一直在下降，这可能是由于腰椎微创手术设备和器械的不断发展，特别是前方或侧方腹膜后入路的管状牵开器系统的不断成熟。在腰椎斜外侧椎间融合术（OLIF）中会遇到很多意外情况，如通道被腹膜后血管阻挡、输尿管结构或神经结构异常。这时盲目放置 OLIF 扩张器有可能会损伤重要解剖结构，采用腹腔镜辅助可以提供良好的手术视野，减少入路相关的并发症。

### 26.1.2 临床表现

72 岁女性患者，长期腰痛伴右下肢放射痛。术前影像学检查：X 线片显示腰椎退行性后凸及侧凸改变（图 26.1）；矢状位和轴位 MRI 显示腰椎退行性后凸，L2 相对 L3 发生向前退行性滑脱，L3~L4 和 L4~L5 水平中央型狭窄伴椎间孔狭窄（图 26.2）。

### 26.1.3 术前计划

通过右侧腹膜后入路行腹腔镜辅助下 OLIF 手术。

### 26.1.4 手术技术

首先通过腹腔镜切口插入 Veress 气腹针，然后通过 Veress 气腹针向腹膜后间隙充满二氧化碳气体。然后放置直径 10 mm 的套管针，腹腔镜通过套管针进入腹腔，检查腹膜后间隙，确定无腹腔内脏器损伤，切开第 2 和第 3 个套管针入口，放置 2 个 5 mm 套管针（图 26.3）。

在 C 臂和腹腔镜引导下，在椎间盘上方插入 OLIF 逐级扩张器和牵开器（图 26.4、26.5）。

### 26.1.5 结果

手术充分减压，术后 X 线片显示脊柱侧凸和后凸得到改善（图 26.6）。

## 26.2 内镜辅助下腰椎斜外侧椎间融合术

### 26.2.1 背景

直接外侧椎间融合术（DLIF）的优点：充分的椎间植骨实现间接减压，组织损伤小，保留后方韧带和肌肉，出血量小，手术时间短，恢复快。因此，许多学者提倡在年老体弱患者中使用 DLIF。但是，由于 DLIF 手术仍然有很多缺点，如术中有很高的腰丛损伤或腹壁肌肉麻痹性萎缩风险，且对腰椎椎管狭窄无法直接减压，因此许多医生并不主张行 DLIF 手术。

OLIF 手术是 DLIF 的一种改良手术，虽然其临床结果仍在评估，但其采用的斜外侧入路可以很好地减少腰丛损伤。同时，为了克服 DLIF 的缺点，笔者在 OLIF 通道下使用脊柱内镜系统。在内镜的帮助下，术者可以在镜下直接切除椎间盘。OLIF 的斜外侧入路的通道可以帮助脊柱外科医生

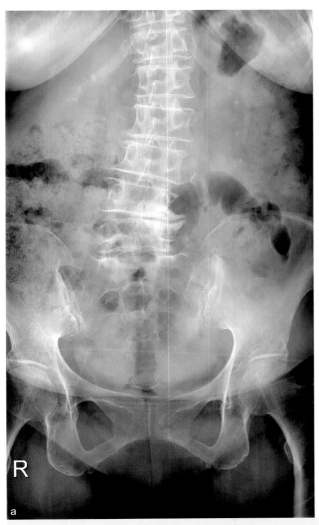
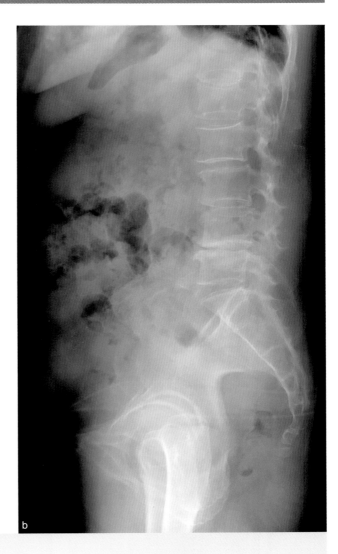

图 26.1　X 线平片显示腰椎退行性后凸及侧凸

直接进入靶点，并能对椎管内甚至对侧椎间孔进行减压。

### 26.2.2　术前计划

通过 OLIF 手术恢复椎间隙高度，同时矫正椎体滑脱畸形。

植入 OLIF 融合器前，需要在内镜下取出破裂的椎间盘，因为在 DLIF 或 OLIF 手术中，不可能直接取出椎间盘，这是由于椎间盘的位置太深，管状撑开器的直径太小而难以直接减压并取出破裂的椎间盘。

### 26.2.3　手术技术

手术在全身麻醉下进行，患者取右侧卧位。在 C 臂透视引导下，用无菌记号笔在体表皮肤标记椎间盘和椎体前缘。与 DLIF 不同的是，OLIF 手术操作是在患者身体前方进行的。进行一个节段的融合时，一般取长 2.0~2.5 cm 的皮肤斜切口，平行于腹外斜肌、腹内斜肌和腹横肌肌纤维进行连续的肌肉钝性剥离，辨别腹膜后脂肪和腰大肌，触摸腰大肌前部使其缩回，以防止腰丛损伤。在透视引导下，将一根导针插入椎间盘间隙，并用逐级扩张器扩张，最后将直径 22 mm 的管状撑开器通过万向臂固定在手术台上。

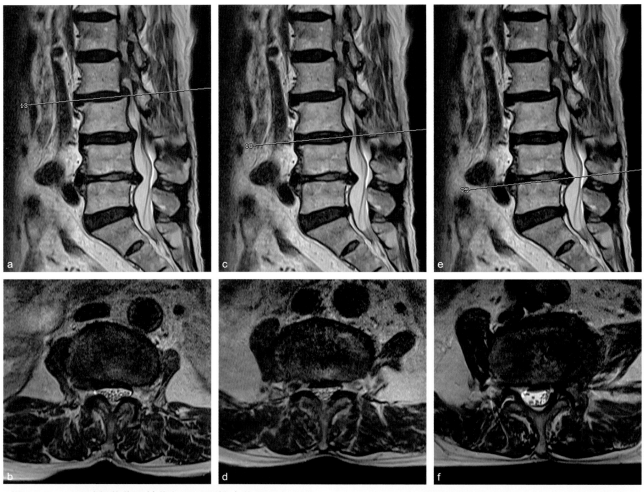

图 26.2　MRI（矢状位和轴位）显示腰椎多节段退变

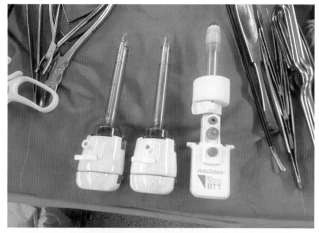

图 26.3　腹腔镜套管针

在 C 臂透视引导下，切除椎间盘组织，并使用刮刀、铰刀和加长髓核钳处理终板。

脊柱内镜系统可用于植入椎间融合器前剩余椎间盘的清除，即当椎间盘切除后，闭孔器和工作通道在椎间盘切除区域向前推进，以便在植入融合器前进一步切除剩余的椎间盘（图 26.7）。

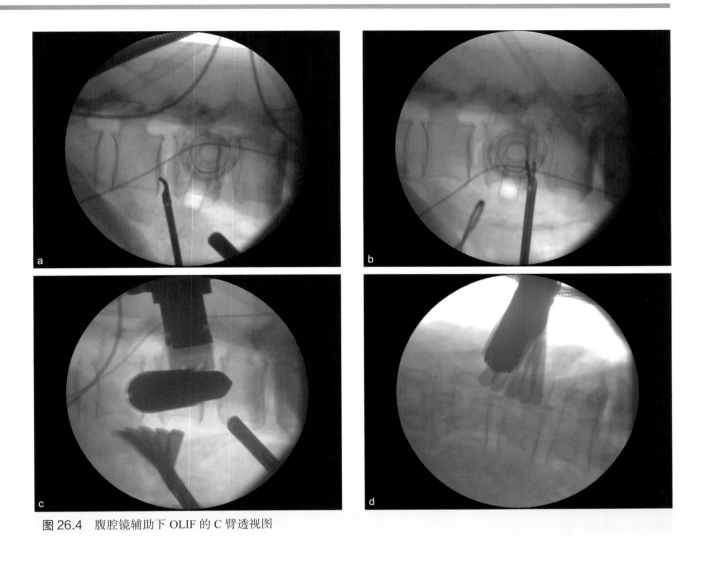

图 26.4　腹腔镜辅助下 OLIF 的 C 臂透视图

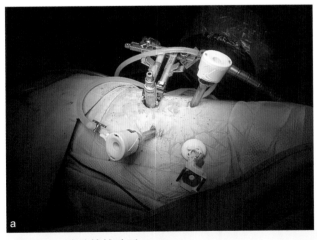

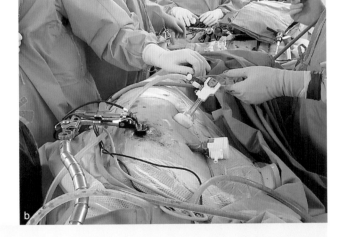

图 26.5　腹腔镜辅助下 OLIF

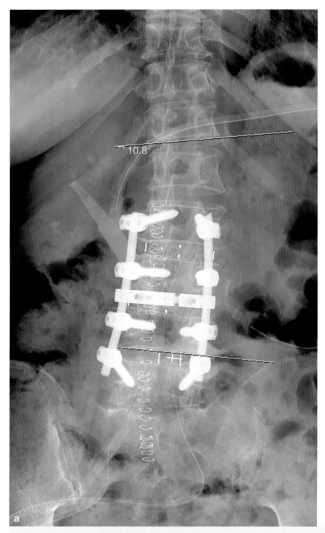
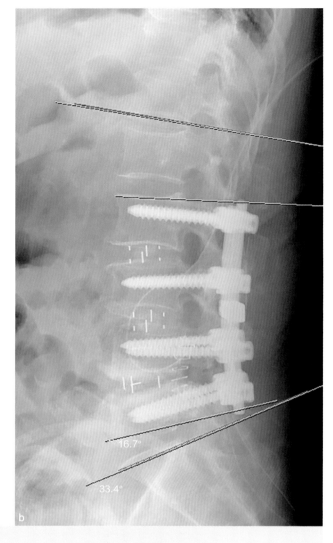

**图 26.6** 术后 X 线片

在内镜磁性成像系统下可以明确定位后纵韧带（PLL）的位置，切除椎间盘后部。术中一般先用生理盐水冲洗，镜下见后纵韧带漂浮良好，明确位置后，将后纵韧带背侧的破裂椎间盘切除。通过该系统，术者不仅可以探查椎管中央部分，也可以探查对侧神经孔，切除破裂的椎间盘碎片，必要的话，术者还可以切除后纵韧带，探查硬膜外腔隙。最后，经通道植入融合器，拆除撑开系统，逐层闭合伤口。患者更换为俯卧位，采用经皮椎弓根螺钉系统行后路内固定。

### 26.2.4 典型病例

病例 1

61 岁女性，慢性腰痛合并右腿 L3 和 L4 神经支配区域皮肤疼痛，神经源性间歇性跛行。体格检查：右侧直腿抬高试验 30°，踝关节背屈无力，肌力 4 级。MRI 显示 L3~L4 右侧椎间孔椎间盘突出，L4~L5 中央型椎间盘突出伴双侧椎间孔狭窄（图 26.8、26.9，视频 26.1）。

视频 26.1 脊柱内镜辅助下显微腰椎斜外侧椎间融合术

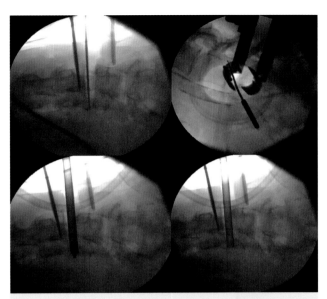

图 26.7 在 C 臂透视引导下，用于内镜下椎间盘切除术的闭孔器和工作通道向前推进

成功切除 L3~L4 椎间孔突出的椎间盘，术后 MRI 和 X 线检查证实椎间盘高度恢复，滑脱得以矫正（图 26.10、26.11）。术前右腿痛和间歇性跛行症状完全消失。

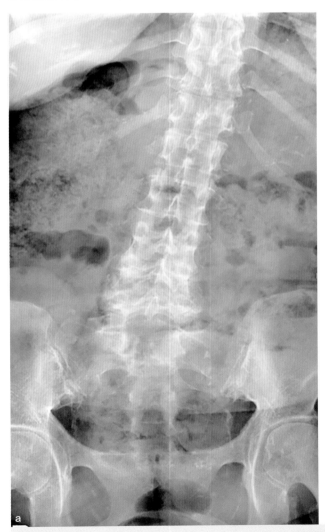

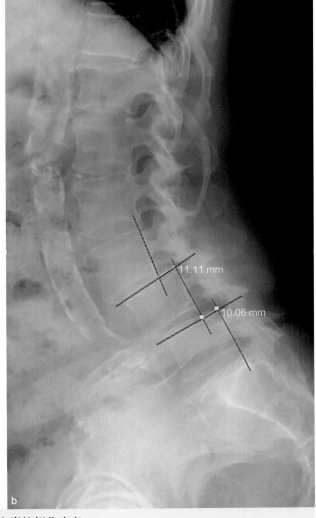

11.11 mm

10.06 mm

图 26.8 术前 X 线片显示 L3~L4 和 L4~L5 椎体退行性滑脱和脊柱侧凸改变

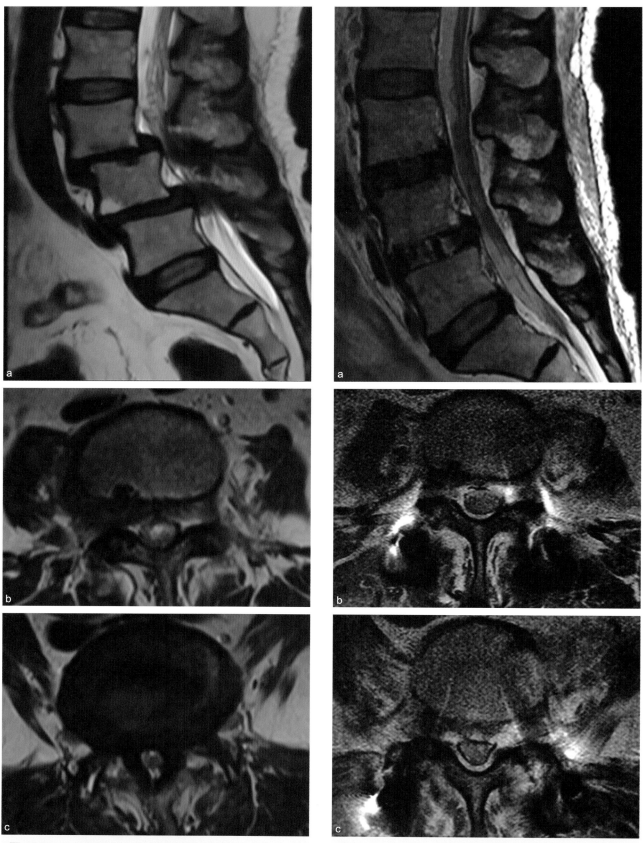

图26.9 MRI 显示 L3~L4 右侧椎间孔椎间盘突出和 L4~L5 中央型椎间盘突出伴双侧椎间孔狭窄

图26.10 术后 MRI 显示中央和椎间孔区域已减压

**病例 2**

70 岁女性，双侧大腿后外侧和小腿牵涉痛，由于严重的放射性腿痛和神经源性间歇性跛行，患者行走距离不超过 10 m。

体格检查：双侧直腿抬高试验 30°，双下肢踝关节和跨趾背屈无力，肌力 4 级。X 线片和 MRI 显示 L3~L4 中央偏右侧椎间盘突出，合并中央狭窄，L3~L4 轻度不稳定，L4~L5 和 L5~S1 椎间盘高度中度丢失，但与近期出现的症状无关（图 26.12~26.14）。

术后 X 线片显示椎间盘高度恢复，滑脱得以矫正（图 26.15），术后 MRI 证实 L3~L4 中央和偏中央的突出椎间盘被成功切除（图 26.16），术前症状完全消退。

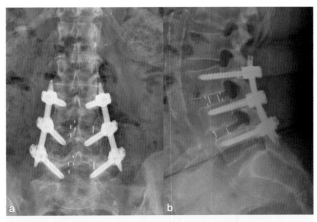

图 26.11　术后 X 线片显示椎间盘高度恢复，前滑脱和脊柱侧凸得以矫正

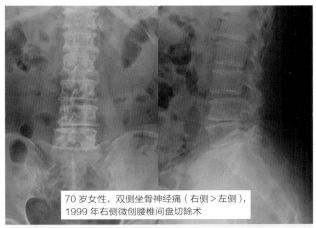

70 岁女性，双侧坐骨神经痛（右侧＞左侧），1999 年右侧微创腰椎间盘切除术

图 26.12　术前 X 线片显示 L3~L4 退行性滑脱，L4~L5、L5~S1 椎间盘高度丢失

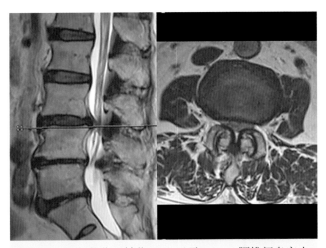

图 26.13　矢状位和轴位 MRI 显示 L3~L4 腰椎间盘突出

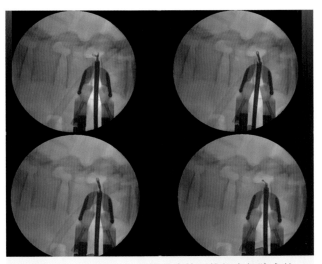

图 26.14　在 C 臂引导下推进内镜下椎间盘切除术的工作通道和脊柱内镜，通过 C 臂透视可观察到弹性内镜钳和探针

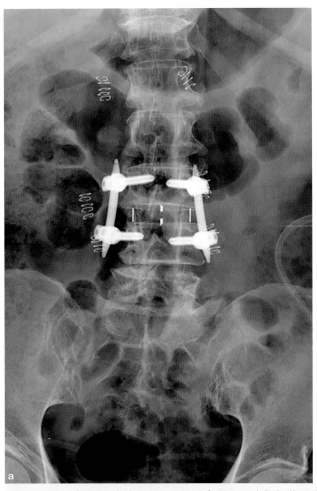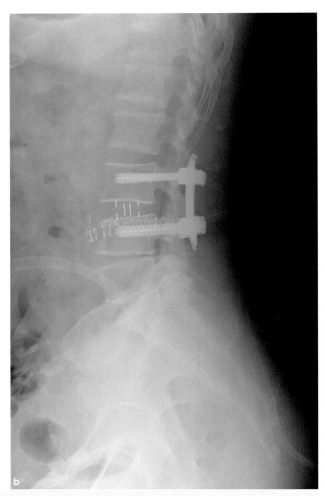

**图 26.15** 术后 X 线片显示 OLIF 融合器和经皮螺钉位置良好

病例 3

72 岁女性，坐骨神经痛和神经源性间歇性跛行。

术前和术后 X 线片和 MRI 显示突出的椎间盘被切除，L4~L5 冠状位失衡和脊椎滑脱被纠正（图 26.17、26.18）。术中 C 臂图像显示弹性内镜钳和探针（图 26.19a、b）及置入的融合器（图 26.19c、d）。

## 26.2.5　并发症

手术并发症包括交感神经功能障碍（图 26.20）和肠梗阻。

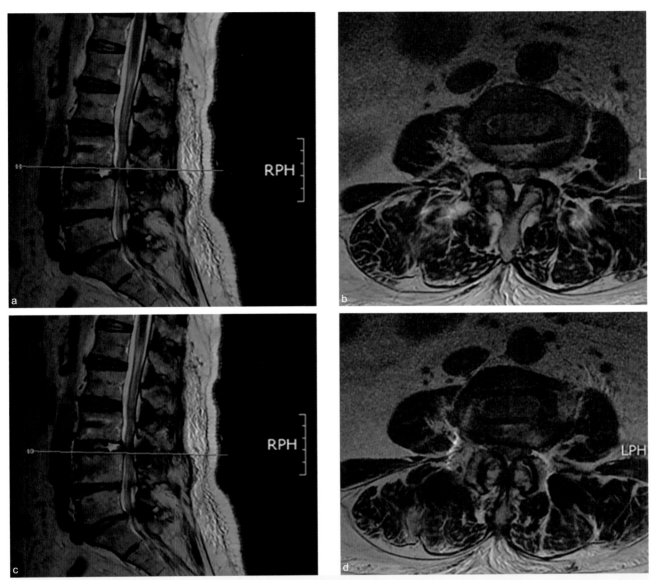

图 26.16 术后矢状位和轴位 MRI 显示 L3~L4 硬膜囊得以减压。RPH—右相位；LPH—左相位。

### 26.2.6 结论

对于一些特殊的病例，脊柱外科医生可以在脊柱内镜的帮助下，在内镜下直接取出椎间盘碎片。由于 OLIF 采取的是斜向入路，它可以帮助脊柱外科医生直接进入靶点，对椎管内或对侧椎间孔进行减压。

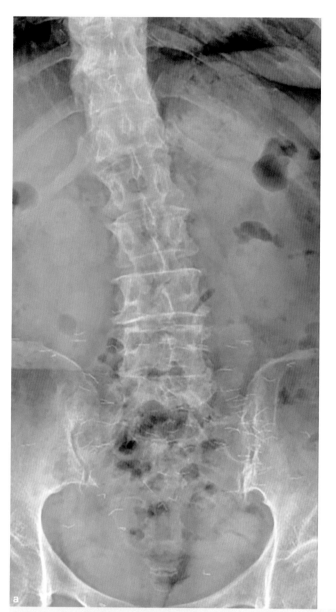
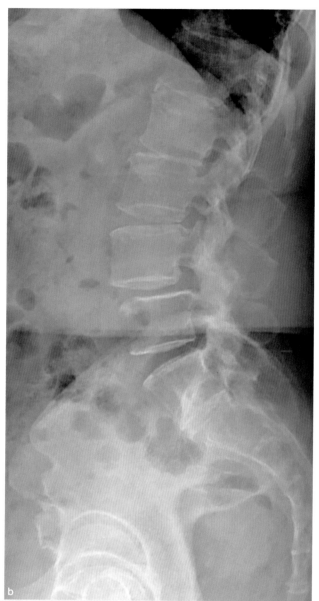

图 26.17　术前（a、b）和术后（c、d）X 线显示术后 L4~L5 冠状面和矢状面序列恢复

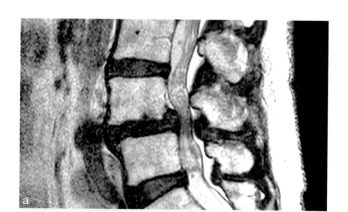
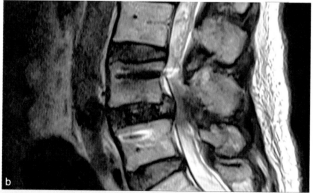

图 26.18　术前（a、c）和术后（b、d）MRI 显示硬膜囊得以减压和通过 OLIF 植入的融合器位置良好

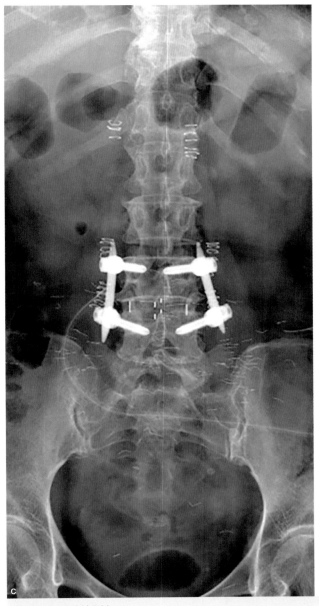

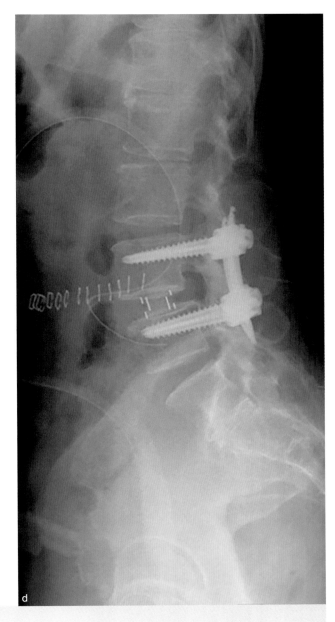

图 26.17 （续图）

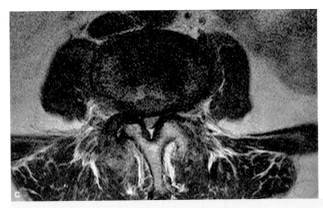

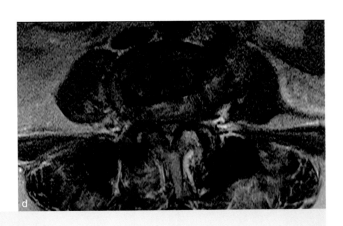

图 26.18 （续图）

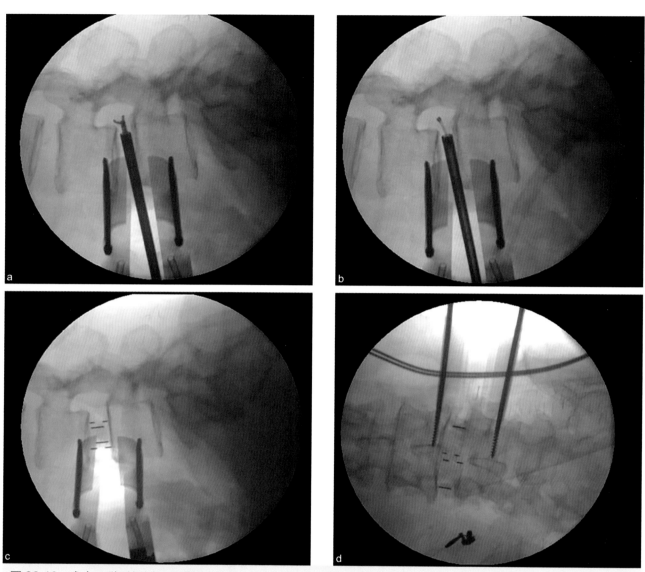

**图 26.19** 术中 C 臂透视图显示弹性内镜钳和探针（a、b）和融合器的位置（c、d）

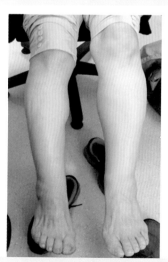

**图 26.20** OLIF 术中损伤交感神经导致左腿肿胀和不适等并发症，并发症大多数是暂时的

## 参考文献

1. de Peretti F, Hovorka I, Fabiani P, Argenson C. New possibilities in L2–L5 lumbar arthrodesis using a lateral retroperitoneal approach assisted by laparoscopy: preliminary results. *Eur Spine J* 1996;*5*(3):210–216

2. Henry LG, Cattey RP, Stoll JE, Robbins S. Laparoscopically assisted spinal surgery. *JSLS* 1997;*1*(4):341–344

3. Regan JP, Cattey RP, Henry LG, Robbins S. Laparoscopically assisted retroperitoneal spinal surgery. *JSLS* 2006;*10*(4):493–495

4. Kepler CK, Sharma AK, Huang RC, et al. Indirect foraminal decompression after lateral transpsoas interbody fusion. *J Neurosurg Spine* 2012;*16*(4):329–333

5. Oliveira L, Marchi L, Coutinho E, Pimenta L. A radiographic assessment of the ability of the extreme lateral interbody fusion procedure to indirectly decompress the neural elements. *Spine* 2010;*35*(26, Suppl):S331–S337

6. Houten JK, Alexandre LC, Nasser R, Wollowick AL. Nerve injury during the transpsoas approach for lumbar fusion. *J Neurosurg Spine* 2011;*15*(3):280–284

# 27 脊柱内镜下去神经支配射频术治疗慢性腰背痛

Won-Suh Choi, Jin-Sung Luke Kim

## 27.1 引言

腰痛的终生患病率为 60%~80%。据报道，持续 3 个月或更长时间的慢性腰痛（chronic low back pain，CLBP）的终生患病率为 4%~10%。各种产生疼痛的来源，包括椎间盘、背部肌肉组织、小关节和骶髂关节都可以引起 CLBP。这些疼痛病因可以叠加，确定疼痛病因是成功治疗 CLBP 的第一步。

小关节引起的腰痛，也称小关节综合征（FJS），是 CLBP 的主要病因。据报道，其患病人数占 CLBP 患者总数的 15%~45%。其症状可能与椎间盘突出相似，腰部屈曲后背伸会加剧疼痛。

骶髂关节（SIJ）也是 CLBP 的主要疼痛来源之一，但经常被忽视，其患者人数占 CLBP 患者总数的 10%~33%。由于其症状是非特异性的，有时可能类似腰椎间盘突出症，这加大了诊断难度。骶髂关节疼痛可发展为邻近节段出现病理改变的一种形式，尤其是在融合手术后。

目前针对小关节综合征和骶髂关节疼痛的标准治疗是关节内注射类固醇药物，对小关节综合征的治疗针对的是其相关神经背侧支的内侧分支，而对骶髂关节引发的慢性腰痛则针对骶神经的外侧分支。这些治疗可以在门诊进行，易于操作，并具有额外的诊断价值。然而，由于作用持续时间短，患者的症状可能会复发，并且总是存在与重复注射类固醇相关的局部和全身并发症的发生风险。

在透视引导下对上述结构进行射频消融（RFA）可提供更持久的效果。然而，通常需要广泛地消融才能取得令人满意的疼痛缓解效果。广泛地消融也会在相邻的肌肉和韧带结构上留下瘢痕，而瘢痕本身可能成为 CLBP 的病因。通过内镜引导下的直接可视化，可以在不损坏附近结构的情况下

进行更精确的操作和有效的神经消融（视频 27.1）。

视频 27.1 内镜下射频消融神经根切断术治疗慢性腰背痛

## 27.2 适应证和禁忌证

### 27.2.1 内侧支 RFA

- 至少已接受 2 个月的保守治疗和药物治疗，包括镇痛药和物理治疗。
- 在不同的情况下进行了两次诊断性内侧分支阻滞，治疗后疼痛都减轻 50% 以上。
- 任何因骨折、感染或病理原因引起的 CLBP 患者，或有可能引起继发性问题的患者，均要排除在外。

### 27.2.2 骶髂关节 RFA

- 至少已接受 2 个月的保守治疗和药物治疗，包括镇痛药和物理治疗。
- 在不同的情况下进行了两次诊断性关节内和（或）椎间孔周围骶髂关节阻滞，两次手术后疼痛减轻均超过 50%。
- 任何因骨折、感染或病理原因引起的 CLBP 患者，或有可能引起继发性问题的患者，均要排除在外。

## 27.3 手术操作

在可透视的手术台上，患者俯卧于胸垫上。静脉注射小剂量芬太尼和咪达唑仑用于轻度麻醉。在手术开始之前，患者会完全了解手术的所有细节。在整个手术过程中，患者处于持续监护中并与外科医生保持沟通。

对患者进行术前无菌准备和消毒、铺巾，需要

使用透视设备（如 C 臂）来确认手术标记点和检查内镜的位置（图 27.1）。

## 27.4　操作技术

### 27.4.1　内侧支 RFA

小关节受目标椎骨水平和其上一节段的背侧支的内侧支支配（图 27.2）。因此，要成功地缓解小关节引起的疼痛，目标节段上方一级的内侧分支也需要消融。消融的靶点是横突与上关节突（SAP）基部的交界处（图 27.3）。在使用 C 臂确认目标水平后，通过 22 号脊柱针在进针部位注射 0.5% 利多卡因。在透视引导下，一根 18 号针停靠在目标点上。接下来，用 11 号手术刀稍微扩大皮肤切口，并通过开口连续插入克氏针、闭孔器和斜面工作套管（图 27.4）。通过 C 臂透视确认插管位置正确后，将内镜通过插管推进，双极电凝器通过内镜的开口推进。

在整个过程中保持连续冲洗以获得工作区域的

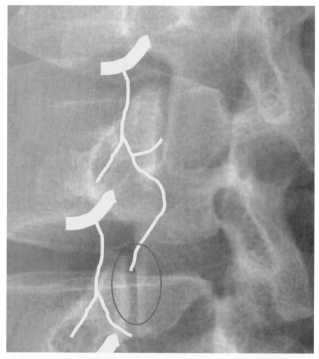

**图 27.2**　腰椎关节突关节（或称小关节）具有双重神经支配。它由同水平的上行内侧支以及其上方节段的下行内侧支支配

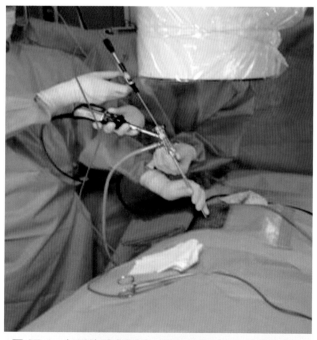

**图 27.1**　与开放手术相同，对患者进行术前无菌准备和消毒、铺巾。设置 C 臂以在手术过程中的各个节点确认内镜的位置。助手可以帮助握住套管或内镜，减轻外科医生的疲劳

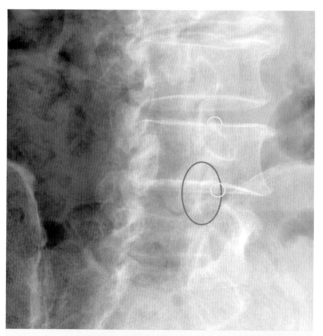

**图 27.3**　RFA 的目标是横突与上关节突的交界处。该位置在 C 臂斜位图像上显示最佳。在治疗 L4~L5 小关节的关节病（红色圆圈）时，RFA 的目标有 2 处（黄色圆圈）

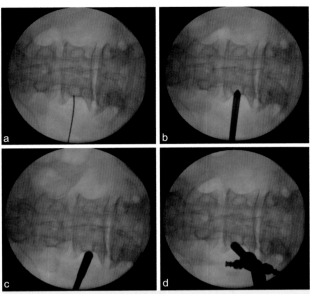

图 27.4  手术过程中的 C 臂前后位像。a. 首先，将 18 号针停靠在目标点上，在横突和上关节突的交界处。b、c. 用 11 号刀片扩大开口后，将闭孔器和斜面工作套管插入 18 号针形成的轨迹。d. 最后，通过工作套管引入内镜

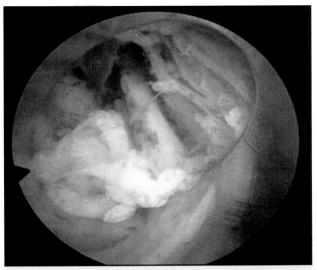

图 27.5  内侧支的内镜视图，因为它在上关节突（SAP）和横突（TP）的交界处向尾部走行

清晰视野，并防止双极尖端炭化。首先消融横突底部的软组织。消融这个区域应该会引起疼痛，因为内侧支（有时是外侧支）穿过这个区域。使用内镜可以在该位置看到内侧支（图 27.5），但并非在所有情况下都是如此。然而，即使内侧支不可见，也能够在内镜下看到骨性标志和消融区域。有时，消融过程中引起的疼痛让患者难以承受，在这种情况下，会在消融前通过 18 号针头向目标注射 0.5~1 ml 利多卡因。烧蚀最好在 2~3 秒的短脉冲内完成，以防止过度烧焦。该过程一直持续到刺激消融区域不会引起任何明显的疼痛。

### 27.4.2  骶髂关节 RFA

C 臂传感器向头侧倾斜 10°~15°，并向对侧倾斜 10°~15°，以获得的角度观察骶髂关节后部的最佳视野。皮肤进针点是后骶髂关节的下方（图 27.6），在进针点注射 1% 利多卡因。将一根 18 号的针插在覆盖骶髂关节的骨间韧带上。然后将导丝穿过针头，取出针头，用 11 号刀片加宽入口。通过皮肤切口沿导丝插入空心的导入器，并沿导入器

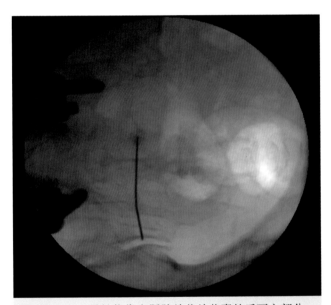

图 27.6  18 号针停靠在骶髂关节关节囊的后下方部分

推进无斜面的工作套管，直到它接触到后骶髂关节。取出导入器后，通过套管引入内镜。套管的最终位置通过透视再次确认（图 27.7）。

在内镜下，使用通过内镜工作通道引入的双极电凝器消融后骶髂韧带及其上的软组织。首先，消融支配骶髂关节后囊的穿支（图 27.8）。目视确认骶髂后长韧带后，沿着韧带的路线向头端进行 RFA，直到髂后上棘的水平。然后将透视镜倾斜回前后视图，并倾斜头侧直到 S1~S3 骶骨孔清晰可

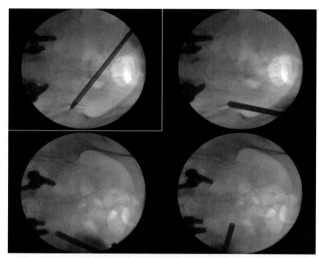

图27.7　内镜插管尖端在手术过程中不同位置的透视图。插管尖端可以在皮下平面内移动，并且可以重新定位，而不会引起太多不适

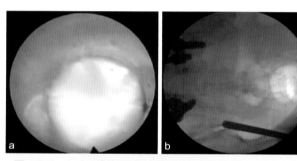

图27.8　（a）覆盖骶髂关节囊的后长韧带。（b）前后透视图像上套管尖端的相应位置

见。接下来，使用套管的摆动动作，套管的尖端沿着皮下平面向 S1~S3 骶椎孔外侧区域移动，并沿着 S1~S3 骶骨孔外侧边缘形成一条状的射频损伤带。偶尔用内镜检查套管尖端的位置。在可能的情况下，尝试目视确认从骶骨孔发出并走向骶髂关节的侧支，以准确损伤神经。与患者保持沟通，以了解每个刺激引起的疼痛程度以及疼痛最剧烈的区域。在整个过程中持续进行生理盐水冲洗，以尽量减少对周围结构的热损伤和过度炭化。

目标点消融完成后，取出内镜和套管，用尼龙线进行简单缝合，外敷无菌敷料。

## 27.5　如何避免并发症

内镜镜头有时可能会被血液和碎屑遮挡。在开

始消融前，始终用双极探头接触骨。如果不确定双极尖端的位置，请始终使用 C 臂进行检查。除非完全确定位置，否则不要烧蚀。若消融到神经根和血管结构，会导致灾难性的后果。

进行椎间孔周围的射频消融时，注意不要让双极尖端进入骶椎间孔。如果不确定上述情况，请进行 C 臂透视。

## 27.6　术后注意事项

- 患者可以在手术后立即活动。
- 患者可以在术后当天出院。
- 术后当天患者可能会感到手术部位不适，但会逐渐缓解。应予以镇痛药以减轻过渡期间的疼痛。

### 参考文献

1. Boswell MV, Trescot AM, Datta S, et al; American Society of Interventional Pain Physicians. Interventional techniques: evidence-based practice guidelines in the management of chronic spinal pain. *Pain Physician* 2007;*10*(1):7–111
2. Katz JN. Lumbar disc disorders and low-back pain: socioeconomic factors and consequences. *J Bone Joint Surg Am* 2006;*88*(Suppl 2):21–24
3. Freburger JK, Holmes GM, Agans RP, et al. The rising prevalence of chronic low back pain. *Arch Intern Med* 2009;*169*(3):251–258
4. Poetscher AW, Gentil AF, Lenza M, Ferretti M. Radiofrequency denervation for facet joint low back pain: a systematic review. *Spine* 2014;*39*(14):E842–E849
5. Manchikanti L, Pampati V, Fellows B, Bakhit CE. Prevalence of lumbar facet joint pain in chronic low back pain. *Pain Physician* 1999;*2*(3):59–64
6. Schwarzer AC, Aprill CN, Bogduk N. The sacroiliac joint in chronic low back pain. *Spine* 1995;*20*(1):31–37
7. D'Orazio F, Gregori LM, Gallucci M. Spine epidural and sacroiliac joint injections—when and how to perform. *Eur J Radiol* 2015;*84*(5):777–782
8. Maigne JY, Planchon CA. Sacroiliac joint pain after lumbar fusion. A study with anesthetic blocks. *Eur Spine J* 2005;*14*(7):654–658
9. Sembrano JN, Polly DW Jr. How often is low back pain not coming from the back? *Spine* 2009;*34*(1):E27–E32
10. Bowen V, Cassidy JD. Macroscopic and microscopic anatomy of the sacroiliac joint from embryonic life until the eighth decade. *Spine* 1981;*6*(6):620–628
11. Saito T, Steinke H, Miyaki T, et al. Analysis of the posterior ramus of the lumbar spinal nerve: the structure of the posterior ramus of the spinal nerve. *Anesthesiology* 2013;*118*(1):88–94
12. Cohen SP, Abdi S. Lateral branch blocks as a treatment for sacroiliac joint pain: a pilot study. *Reg Anesth Pain Med* 2003;*28*(2):113–119
13. Hansen HC, McKenzie-Brown AM, Cohen SP, Swicegood JR, Colson JD, Manchikanti L. Sacroiliac joint interventions: a systematic review. *Pain Physician* 2007;*10*(1):165–184
14. Kapural L, Nageeb F, Kapural M, Cata JP, Narouze S, Mekhail N. Cooled radiofrequency system for the treatment of chronic pain

from sacroiliitis: the first case-series. *Pain Pract* 2008;*8*(5):348–354

15. Cohen SP, Chen Y, Neufeld NJ. Sacroiliac joint pain: a comprehensive review of epidemiology, diagnosis and treatment. *Expert Rev Neurother* 2013;*13*(1):99–116

16. Cox RC, Fortin JD. The anatomy of the lateral branches of the sacral dorsal rami: implications for radiofrequency ablation. *Pain Physician* 2014;*17*(5):459–464

17. Stelzer W, Aiglesberger M, Stelzer D, Stelzer V. Use of cooled radiofrequency lateral branch neurotomy for the treatment of sacroiliac joint-mediated low back pain: a large case series. *Pain Med* 2013;*14*(1):29–35

18. Cavanaugh JM, Lu Y, Chen C, Kallakuri S. Pain generation in lumbar and cervical facet joints. *J Bone Joint Surg Am* 2006;*88*(Suppl 2):63–67

19. Lakemeier S, Lind M, Schultz W, et al. A comparison of intraarticular lumbar facet joint steroid injections and lumbar facet joint radiofrequency denervation in the treatment of low back pain: a randomized, controlled, double-blind trial. *Anesth Analg* 2013;*117*(1):228–235

20. Roberts SL, Burnham RS, Ravichandiran K, Agur AM, Loh EY. Cadaveric study of sacroiliac joint innervation: implications for diagnostic blocks and radiofrequency ablation. *Reg Anesth Pain Med* 2014;*39*(6):456–464

# 28 脊柱手术中的视频望远镜操作显微镜

Doniel Drazin, Adam N. Mamelak

## 28.1 引言

手术技术上最近出现了一种"外视镜",这是一种刚性棒透镜系统,其外观和功能与标准内镜非常相似,但焦距较长,为 25~30 cm,位于手术腔外。外视镜与机械或气动示波器一起使用,允许快速重新定位和重新聚焦。该装置已被命名为视频望远镜操作显微镜,video telescope operating microscope,即 VITOM(Karl Storz Endoscopy,德国图特林根)(图 28.1)。由于手术可视化是通过监视器实现的,外科医生能够以舒适、手臂弯曲的姿势坐着或站着,颈部或手臂的拉力最小,从而减少手术疲劳和末端震颤。作者先前曾报道过他们在有限的颅内手术(松果体区、后颅窝)以及脊柱手术中使用该系统的手术经验。

## 28.2 VITOM 组件

VITOM 由刚性镜头望远镜、摄像头、光源和视频显示器组成。

### 28.2.1 外视镜

外视镜是一个 8 mm 可高压灭菌的刚性透镜望远镜(型号为 E 1051–1,Karl Storz Endoscopy,德国图特林根),外径为 10 mm,轴长为 14 cm(图 28.2)。

### 28.2.2 光源

使用市售的 300 W 氙光纤光源(Xenon Nova 300,Karl Storz)(图 28.3)。

### 28.2.3 摄像头

摄像头是一个三芯片、可消毒的高清数字化相

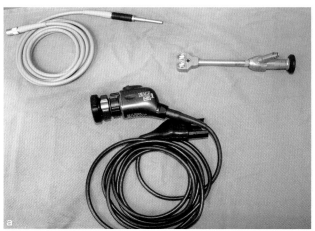

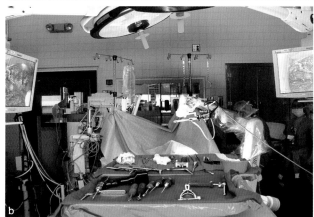

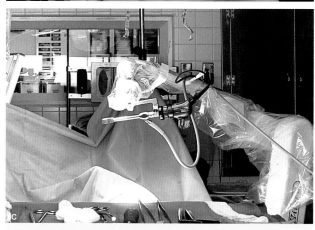

图 28.1 a. VITOM;b. 手术室设置有 VITOM 外视镜、摄像机和连接在气动支架上的灯,以及双屏显示器;c. VITOM 系统的特写视图

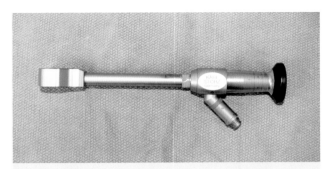

图 28.2 外视镜

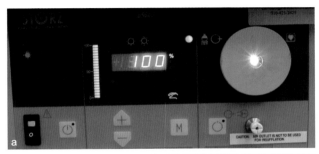

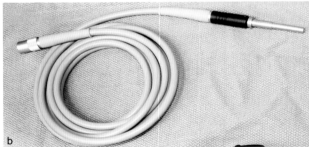

图 28.3 光源（a）和光缆（b）

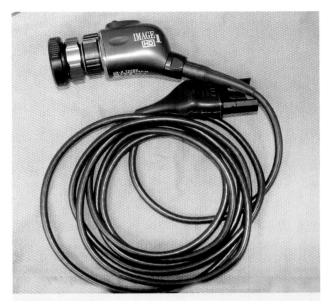

图 28.4 摄像头

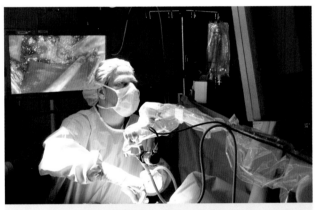

图 28.5 VITOM 和高清监视器在手术台对侧、外科医生的眼睛水平的位置示例。第二个高清监视器在外科医生后面，供助手使用

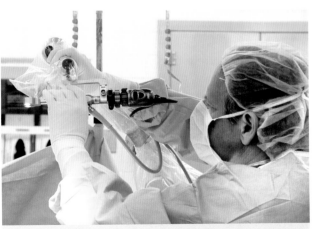

图 28.6 调整气动内镜支架的外科医生（UniArm，日本东京三谷株式会社）

机（HD A3，Karl Storz），具有光学变焦和对焦功能（图 28.4）。

### 28.2.4 视频显示和记录

使用医疗级 23 英寸高清（200 万像素）视频监视器（加利福尼亚州圣何塞 NDS 外科成像公司）（图 28.5）。

### 28.2.5 望远镜支架

望远镜由一个气动内镜支架（UniArm，三谷株式会社，日本东京）固定在适当的位置，可进行大范围的运动。该装置允许按钮快速重新定位，误差最小（图 28.6）。

## 28.3 VITOM：体位与麻醉

气动伸缩架的定位是手术成功的重要组成部分。术前定位需要预先考虑如何将万向臂放置在手术室内，并使其覆盖手术区域。重要的是，万向臂要与外科医生保持舒适的距离，以便重新定位。此外，在悬挂遮盖之前，外科医生需要检查万向臂是否可以向各个方向自由移动。

高清监视器的位置对外科医生的舒适性和易用性来说是一个关键因素。视频监视器的最佳位置是距离外科医生 60~90 cm，在手术台的对面、助手的右侧，与眼睛水平。这使得监视器可以占据大部分外科医生的视野（图 28.5）。第二个监视器放置在外科医生后面和右边类似的位置，使助手可以看到相同的视野（图 28.7）。VITOM 在整个手术过程中垂直于皮肤表面，因为切口指向脊髓（图 28.8）。

## 28.4 VITOM：C4~C6 节段前路颈椎间盘切除融合术

### 28.4.1 病例介绍（视频 28.1）

视频 28.1　应用 VITOM 视频望远镜进行颈椎前路椎间盘切除术的手术技术

40 岁男性，在过去 2 年中有右上肢疼痛和感觉异常的病史。右上臂和前臂外侧以及拇指和环指都有麻木和刺痛感。患者主诉颈部疼痛，疼痛偶尔会放射到右上肢。

患者尝试过针灸、整脊、理疗和硬膜外类固醇注射，但症状都没有得到完全缓解。他只能依靠大量镇痛药来缓解疼痛。

MRI 显示 C4~C5 和 C5~C6 椎间盘突出，伴有明显的颈椎椎管狭窄、右侧 C5~C6 椎间孔狭窄和退行性椎间盘病变（图 28.9）。患者要求手术干预。

手术选择右侧入路，皮肤切口位于甲状软骨水平（图 28.10）。完全切除突出的椎间盘碎片后，可见减压后搏动的硬膜（图 28.11）。

在插入各种脊柱内固定工具的同时，常常可

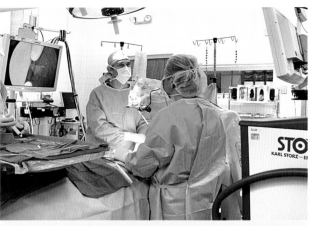

图 28.7　手术室内高清监视器的摆放位置

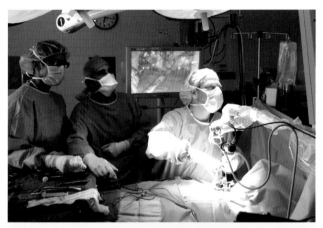

图 28.8　VITOM 术中定位，垂直于皮肤表面

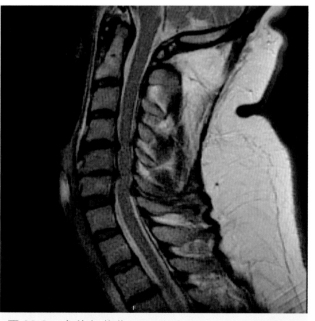

图 28.9　术前矢状位 MRI 显示 C4~C5 和 C5~C6 椎间盘突出合并颈椎椎管狭窄

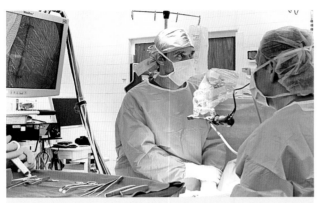

图 28.10 C4~C6 颈椎前路椎间盘切除椎间融合术
（ACDF）的皮肤切口（甲状软骨水平）

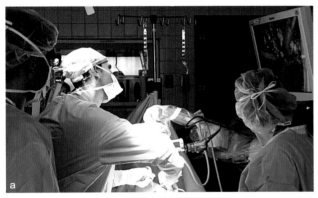

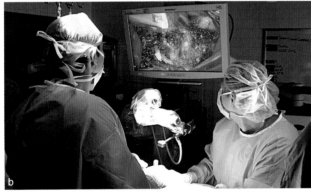

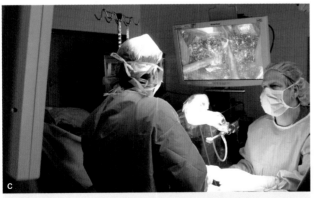

图 28.11 a. 用 Kerrison 咬骨钳取出椎间盘的 VITOM
视图；b. 移除椎间盘碎片；c. 切除椎间盘和韧带后，可
显示其下方搏动的硬膜

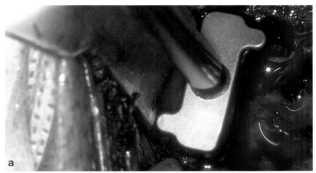

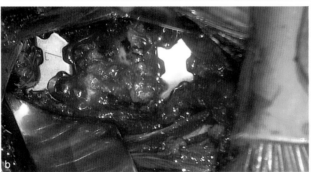

图 28.12 a. 植入物模板放置的 VITOM 视图，无须重
新定位；b.VITOM 视图显示了 2 个节段的最终植入物和
螺钉

以将 VITOM 留在手术区（图 28.12）。手术取得了
充分的减压效果。术中 X 线、术后定位和 CT 片
显示了 C4 ~ C6 颈椎前路椎间盘切除椎间融合术
（ACDF）良好的内置物位置（和手术效果）（图
28.13）。

## 28.5 VITOM：优势

VITOM 与手术显微镜的相似之处在于，
VITOM 位于体腔外，焦距较大。

对于大多数脊柱手术，VITOM 可以在整个手
术过程中垂直于皮肤表面，因为切口指向脊髓。

VITOM 提供了更大的视野和更长的工作距
离，并允许放置传统的脊柱内固定设备。

由于高清摄像头可以 360° 旋转，VITOM 图像
能够调整到与外科医生操作方向相一致的位置，从
而避免了图像倒置的问题。

住院医生和手术室工作人员对监视器上的高清
图像质量非常满意，因为这有助于他们在脊柱显微
手术中对解剖结构的细微差别进行观察。

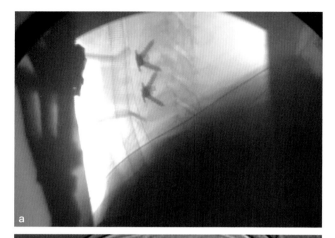

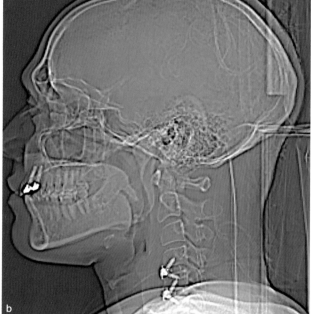

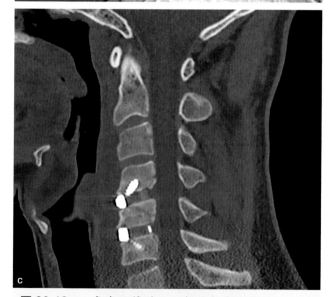

图 28.13　a. 术中 X 线片；b. 术后定位 X 线片；c. CT
显示 C4~C6 ACDF 内置物位置良好

## 参考文献

1. Birch K, Drazin D, Black KL, Williams J, Berci G, Mamelak AN. Clinical experience with a high definition exoscope system for surgery of pineal region lesions. *J Clin Neurosci* 2014;*21*(7):1245–1249
2. Shirzadi A, Mukherjee D, Drazin DG, et al. Use of the video telescope operating monitor (VITOM) as an alternative to the operating microscope in spine surgery. *Spine* 2012;*37*(24):E1517–E1523
3. Mamelak AN, Drazin D, Shirzadi A, Black KL, Berci G. Infratentorial supracerebellar resection of a pineal tumor using a high definition video exoscope (VITOM). *J Clin Neurosci* 2012;*19*(2):306–309

# 29 胸椎的应用解剖与经皮入路

Gun Choi, Alfonso García, Ketan Deshpande, Akarawit Asawasaksakul

## 29.1 引言

Hans Christian Jacobaeus 是瑞典斯德哥尔摩的一名内科学教授,因在 1910 年完成了第一例胸腔镜手术而闻名。该开创性手术对结核性胸膜粘连进行了松解。1990 年,随着标准内镜检查引入视频成像技术,现代胸腔镜时代由此开启。Mack 和同事以及 Rosenthal 和同事先后于 1993 年和 1994 年较早报道了视频辅助胸腔镜手术(video-assissted thoracoscopic surgery,VATS)技术。胸椎间盘突出症首先通过胸腔镜脊柱手术治疗。

为了进一步减少组织创伤和改善预后,经皮内镜下胸椎间盘切除术(percutaneous endoscopic thoracic diskectomy,PETD)被开发出来,通过直接后入路或后外侧入路治疗胸椎间盘突出症。Jho 描述了用的 4 mm 0° 和 70° 内镜行经椎弓根胸椎间盘切除术的技术,需要相对较小的切口(1.5~2.0 cm)和最小的组织剥离。这项技术避免了在胸腔镜手术中为进行术后胸腔引流而行胸壁皮肤切口。此外,Chiu 等证实了后外侧内镜下胸椎间盘切除术,然后使用 4 mm 的 0° 内镜应用低能量非消融性激光进行热成形术的安全性和有效性。目前,PETD 已被视为一种安全的手术,其治疗效果与治疗胸椎间盘突出症的经典手术相似或更好。

## 29.2 介绍

胸椎间盘突出症在适应证、手术技术和潜在并发症方面给脊柱外科医生带来了独特的挑战。有症状的胸椎间盘突出症是一种相对罕见的情况,在所有椎间盘突出症中占比不到 1%。与颈椎和腰椎相比,胸椎的活动度较小,导致胸椎的屈曲、伸展和旋转程度降低,这可能是症状性胸椎间盘突出症发

病率较低的主要原因(图 29.1~29.3)。

胸椎间盘突出症通常是一种急性事件,临床上表现为急性下肢轻瘫甚至截瘫。对文献进行回顾可以发现,患者的表现可能非常多变。胸椎间盘突出症与全身性疾病、心脏疾病、肾脏疾病和骨科疾病相似。神经源性跛行最常见的原因是腰椎椎管狭窄,尽管也有学者报道这是下胸椎间盘突出症的表现。

少数胸椎间盘突出症患者可能需要手术治疗,他们会出现各种各样的症状。对此,已经开发了多种手术方法来治疗胸椎间盘突出症。这些手术包括后路、后外侧入路、外侧入路、经胸入路和胸腔镜入路。脊柱外科医生在治疗这些患者时遇到的困难明显源于较少的病例与大量已开发的外科技术之间的反差。胸椎区域的椎间盘突出症是一种极具挑战性的疾病,因为胸椎管在所有脊椎区域中最窄,胸髓的血液供应不稳定,而且进入胸腔区域的通路更加复杂(图 29.4)。治疗胸椎间盘突出症的各种方法各有优缺点。

前入路和侧入路可使外科医生最大限度地接触椎间盘和椎体,但这些入路也会使肺、心脏和大血管处于危险之中。虽然后路手术在本质上更安全,但它们与大量失血、椎旁疼痛和潜在的不稳定性相关。

PETD 是传统开放性椎间盘切除术的替代手术,其结果可与开放性椎间盘切除术相媲美,在某些情况下甚至优于开放性椎间盘切除术。PETD 通常是在局部麻醉下进行的,术后疼痛非常轻微,保留了正常的脊柱旁和胸部结构,可以将术后硬膜外瘢痕形成和不稳定的发生风险降至最低。然而,PETD 的学习曲线是陡峭的,所以在决定实施PETD 之前,外科医生必须熟悉腰椎内镜手术。

此外,尽管并发症的发生率较低,但仍可能

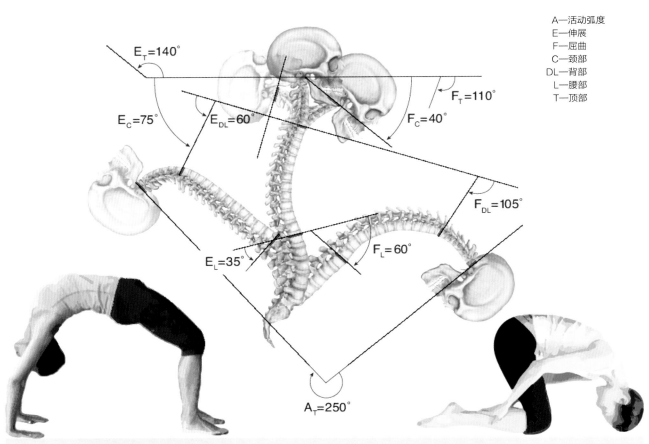

A—活动弧度
E—伸展
F—屈曲
C—颈部
DL—背部
L—腰部
T—顶部

图 29.1 脊柱节段的活动度，重点是胸椎的屈曲和伸展活动度（经 Kapandji AI 许可使用。引自 *The Physiology of the Joints: The Spinalco column, Pelvic Girdle and Head, 6th ed., 2011*）

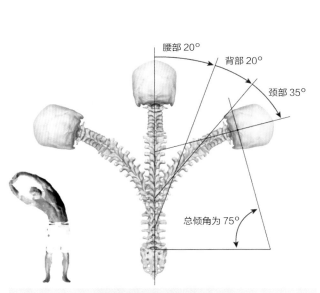

图 29.2 脊柱的整体侧屈和每个节段在这一运动中所构成的活动度（经 Kapandji AI 许可使用。引自 *The Physiology of the Joints: The Spinal column, Pelvic Girdle and Head, 6th ed., 2011*）

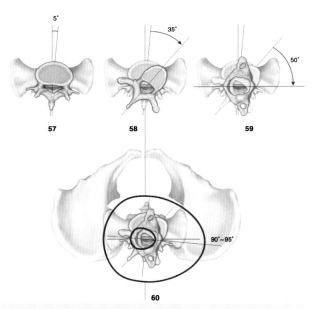

图 29.3 每个脊柱节段的轴向旋转。胸椎的可移动角度为 35°（经 Kapandji AI 许可使用。引自 *The Physiology of the Joints: The Spinal column, Pelvic Girdle and Head, 6th ed., 2011*）

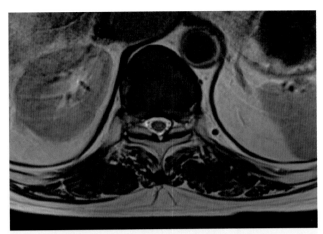

图 29.4　胸部区域容纳突出的髓核的空间很小，髓核突出会对鞘囊施加压力，而减压可能会导致神经损伤

发生轻微并发症（如突出的椎间盘切除或减压不完全），以及严重并发症［如神经血管损伤、肺损伤、脊髓损伤和（或）脊柱炎。基于这些原因，一种新的治疗胸椎间盘突出症的方法被开发出来。

PETD 使脊柱外科医生可以通过微创的后路治疗胸椎间盘突出症，手术出血量少，患者可以于手术当天出院，术后疼痛大大减轻，恢复时间短。

## 29.3　解剖学评估

彻底了解脊柱解剖学对于全面评估和治疗胸椎间盘突出症患者至关重要。在决定进行内镜椎间盘切除术之前，必须考虑胸椎解剖的几个方面。

- 胸椎的大小由上至下依次增大。
- 因为胸椎与肋骨关系密切，所以其机械强度比脊柱的其他部分要高。
- 与颈椎和腰椎相比，胸椎管为脊髓提供的自由空间更小。
- 从头侧到尾侧，胸椎椎间孔大且呈椭圆形，与上腰椎相似。
- 胸椎水平的壁内成分与腰椎水平的不同之处在于，它有很多根，缓冲液较少，这使得它更容易受到激光的热损伤致使根性损伤或硬膜撕裂。（图 29.5~29.8）。

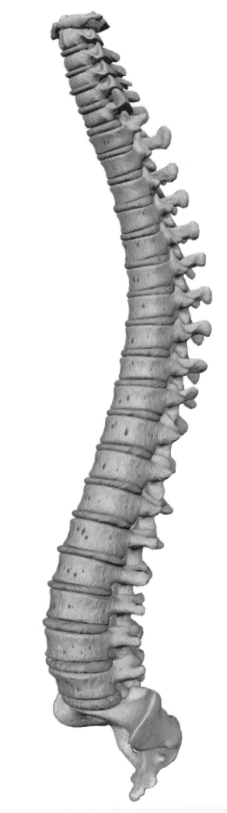

图 29.5　胸椎节段显示为绿色。它是脊柱中活动度较小的部分，因为它与胸腔关系密切，这也为胸椎提供了额外的稳定性

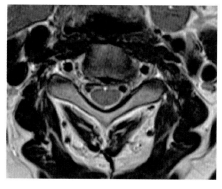
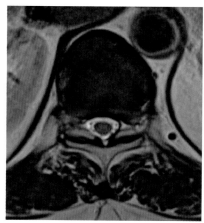
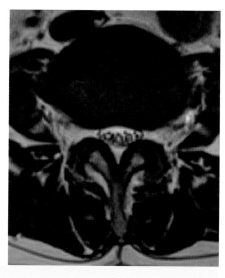

图 29.6 胸椎管为脊髓提供的自由空间更小

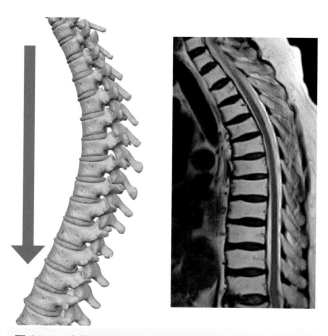

图 29.7 胸椎的大小由上至下依次增大

图 29.8 胸椎椎间孔从头侧到尾侧呈椭圆形，与上腰椎相似

## 29.4 目标

- 切除胸椎间盘突出碎片。
- 保留胸椎后方结构。
- 避免后路手术相关并发症，如后胸痛、胸腔积液、气胸和 Horner 综合征。
- 胸椎间盘突出症微创手术选择。
- 在局部麻醉下进行手术，使其成为门诊手术。

## 29.5 优势

- PETD 是一种在局部麻醉下有意识镇静的微创手术。
- 它可以避免与开放手术相关的并发症。
- 它保留了正常的解剖结构。
- 切口小，美观程度令人满意。

## 29.6　患者选择

- 和任何外科手术一样，患者的选择非常重要。
- 做好身体检查，注意胸前和胸后区域的感觉障碍，可能有助于做出正确的诊断。
- 必须进行详细的病史检查，仔细询问任何近期的创伤、感染或恶性病史。
- 临床医生必须将病史与检查结果联系起来。

## 29.7　适应证

- 经 CT 和 MRI 证实的胸椎间盘突出症（无钙化）（图 29.9）。
- 经临床和放射学检查证实，也被选择性神经根阻

滞结果所证实。
- 轴性疼痛和（或）根性疼痛，包括肩胛间痛、胸腰痛、前辐射性胸痛、肋间疼痛或下腰痛。
- 无钙化的椎间盘突出症所致的轻度脊髓病。
- 保守治疗失败。

## 29.8　禁忌证

- 硬的或钙化的椎间盘。
- 胸椎后纵韧带骨化。
- 急性退行性脊髓病。
- 严重的椎间盘间隙狭窄。
- 严重的脊髓压迫。

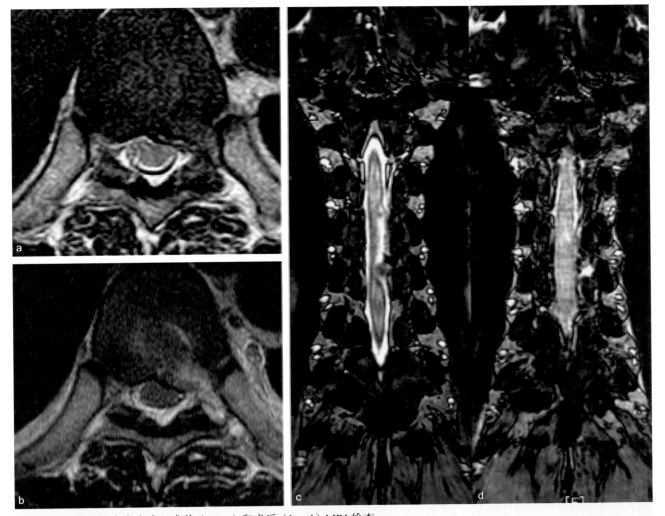

**图 29.9**　胸椎间盘突出症，术前（a、c）和术后（b、d）MRI 检查

# 参考文献

1. Fessler RG, O'Toole JE, Eichholz KM, Perez-Cruet MJ. The development of minimally invasive spine surgery. *Neurosurg Clin N Am* 2006;*17*(4):401–409
2. Mack MJ, Regan JJ, Bobechko WP, Acuff TE. Application of thoracoscopy for diseases of the spine. *Ann Thorac Surg* 1993;*56*(3):736–738
3. Rosenthal D, Rosenthal R, de Simone A. Removal of a protruded thoracic disc using microsurgical endoscopy. A new technique. *Spine* 1994;*19*(9):1087–1091
4. Jho HD. Endoscopic microscopic transpedicular thoracic discectomy. Technical note. *J Neurosurg* 1997;*87*(1):125–129
5. Chiu JC, Negron F, Clifford T, Greenspan M, Princethal RA. Microdecompressive percutaneous discectomy: spinal discectomy with new laser thermodiskoplasty for non-extruded herniated nucleosus pulposus. *Surg Technol Int* 2000;*8*:343–351
6. Lee HY, Lee S, Kim D, et al. Percutaneous endoscopic thoracic discectomy: posterolateral transforaminal approach. *J Korean Neurosurg Soc* 2006;*40*(1):58–62
7. Eichholz KM, O'Toole JE, Fessler RG. Thoracic microendoscopic discectomy. *Neurosurg Clin N Am* 2006;*17*(4):441–446
8. Adams MA, Hutton WC. Prolapsed intervertebral disc. A hyperflexion injury 1981 Volvo Award in Basic Science. *Spine* 1982;*7*(3):184–191
9. White AA, Panjabi MM. *Clinical Biomechanics of the Spine.* Philadelphia, PA: JB Lippincott; 1990
10. Eleraky MA, Apostolides PJ, Dickman CA, Sonntag VK. Herniated thoracic discs mimic cardiac disease: three case reports. *Acta Neurochir (Wien)* 1998;*140*(7):643–646
11. Georges C, Toledano C, Zagdanski AM, et al. Thoracic disk herniation mimicking renal crisis. *Eur J Intern Med* 2004;*15*(1):59–61
12. Hufnagel A, Zierski J, Agnoli L, Schütz HJ. [Spinal claudication caused by thoracic intervertebral disk displacement]. [In German.] *Nervenarzt* 1988;*59*(7):419–421
13. Morgenlander JC, Massey EW. Neurogenic claudication with positionally dependent weakness from a thoracic disk herniation. *Neurology* 1989;*39*(8):1133–1134
14. Isaacs RE, Podichetty VK, Sandhu FA, et al. Thoracic microendoscopic discectomy: a human cadaver study. *Spine* 2005;*30*(10):1226–1231
15. Le Roux PD, Haglund MM, Harris AB. Thoracic disc disease: experience with the transpedicular approach in twenty consecutive patients. *Neurosurgery* 1993;*33*(1):58–66
16. Perez-Cruet MJ, Kim BS, Sandhu F, Samartzis D, Fessler RG. Thoracic microendoscopic discectomy. *J Neurosurg Spine* 2004;*1*(1):58–63
17. Fessler RG, Sturgill M. Review: complications of surgery for thoracic disc disease. *Surg Neurol* 1998;*49*(6):609–618
18. Pait TG, Elias AJ, Tribell R. Thoracic, lumbar, and sacral spine anatomy for endoscopic surgery. *Neurosurgery* 2002;*51*(5, Suppl):S67–S78
19. el-Kalliny M, Tew JM Jr, van Loveren H, Dunsker S. Surgical approaches to thoracic disc herniations. *Acta Neurochir (Wien)* 1991;*111*(1-2):22–32
20. Lee SH, Lim SR, Lee HY, et al. Thoracoscopic discectomy of the herniated thoracic discs. *J Korean Neurosurg Soc* 2000;*29*(12):1577–1583
21. Choi KY, Eun SS, Lee SH, Lee HY. Percutaneous endoscopic thoracic discectomy; transforaminal approach. *Minim Invasive Neurosurg* 2010;*53*(1):25–28

# 30 经皮内镜下胸椎间盘切除术的手术技巧

Gun Choi, Akarawit Asawasaksakul, Alfonso García

## 30.1 引言

在 MRI 未普及时，有症状的胸椎间盘突出症在脊柱外科手术中是一种罕见的疾病，仅占所有椎间盘突出症的 1%。在 MRI 普及时，可以更容易地检测到胸椎间盘突出症，但治疗非常困难，因为可能需要经胸或胸膜外入路。

最近，随着内镜脊柱手术和器械的发展，通过经皮内镜技术可以进行胸椎椎间盘切除术，但该技术要求很高。现在有以下两种方法可用。

- 经皮内镜下胸椎间盘切除术（PETD）。
- 经皮内镜下胸椎间盘切除术（PETA+LASE）。

本章重点介绍 PETD（视频 30.1）。

视频 30.1 经皮内镜下胸椎间盘切除术 (PETD)

## 30.2 PETD 的适应证

- 胸旁正中或椎间孔软性椎间盘突出。
- 在上胸椎水平，弥漫性隆起性软性椎间盘突出。
- 保守治疗疼痛无效。

## 30.3 PETD 的禁忌证

- 椎间盘钙化。
- 后纵韧带骨化（OPLL）。
- 中央型椎间盘突出。
- 严重压迫或神经功能障碍。
- 血管结构异常。

## 30.4 特殊器械和术前计划

实施 PETD 所需的手术室设置和器械见图 30.1

和图 30.2。CT 和 MRI 对于术前计划是必要的，不仅是为了确定患者是否适合接受经皮胸腔手术，也是为了计划导针的轨迹。轴位 MRI 或 CT 用于设计皮肤入针点（图 30.3）。

## 30.5 体位与麻醉

- 患者俯卧在可透视的手术台上，背部朝上。手臂放在头的前方。

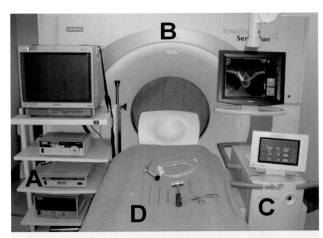

图 30.1 A 为内镜装置，B 为 CT 扫描仪，C 为激光设备，D 为内镜、扩张器等手术器械

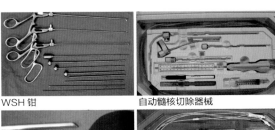

WSH 钳　　　　　　自动髓核切除器械

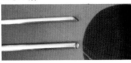

WSH 斜形套筒

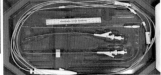

激光试剂盒

图 30.2 实施经皮内镜胸椎间盘切除术所需的器械

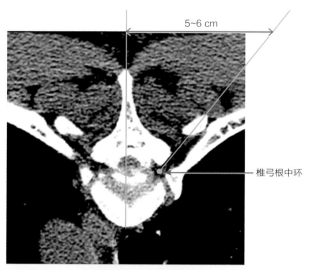

图 30.3 在轴位 CT 扫描上所做的测量，以确定皮肤入口点

- 使用 1% 利多卡因局部麻醉，加上丙泊酚和芬太尼的清醒镇静，允许患者在整个手术过程中持续反馈，避免对神经结构的任何损害。
- 节段和标志性标记是在 C 臂成像下确定的。皮肤入针点的横向坐标是通过从皮肤的中线到外侧关节突关节面边缘并延伸到皮肤表面来确定的。

## 30.6 插针技术

- 必须使用侧位和正位透视来精确定位手术节段，可从骶骨或 C1 节段开始定位。
- 该过程需要连续或间断的 CT 引导。CT 引导更精确，但不是必需的。
- 由于胸椎间盘比腰椎间盘更凹陷，腰椎透视标志物不能用于胸椎间盘。由于胸椎间盘凹陷，胸椎间盘突出症只能通过椎间孔区进入。
- 皮肤进入点是基于从目标区域（在肋骨和小平面之间）投射到皮肤的假想线确定的。通常轴向 CT 扫描或 MRI 上中线外侧 5~6 cm 就是入针点。
- 针的方向应与相应水平处的终板平行。
- 将针刺入胸椎间盘最安全的路径是肋头和胸椎小关节之间（图 30.4）。
- 对于较大的患者，需要更外侧的入路，以减少在椎间盘切除过程中对脊髓的损伤。

- 始终将针放在肋头部的后方，因为胸膜位于肋骨的前方（图 30.5）。
- 把针尖向孔内推进，直到它接触到椎体外表面。此时，注入 1% 利多卡因 1~1.5 ml 周围浸润，以减轻针刺引起的环形疼痛，然后继续进针（图 30.6）。
- 在这个阶段进行椎间盘造影术是一种激发性测试，并对突出的碎片进行染色。

## 30.7 椎间盘造影术

- 注射针头，注射 2~3 ml 不透射线的染料、靛洋

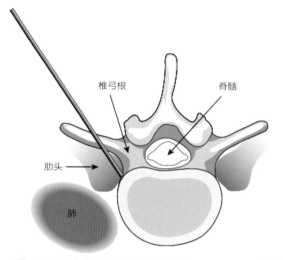

图 30.4 肋头和小关节之间的针

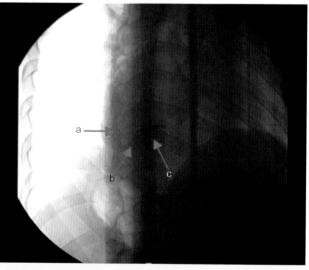

图 30.5 C 臂斜位。注意针在所需的椎间盘空间内（a），在椎弓根之间（b），在肋头部后面（c）

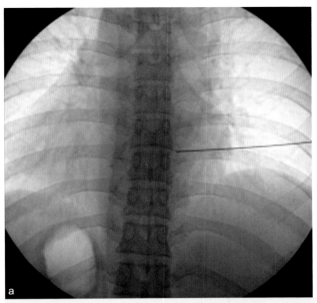 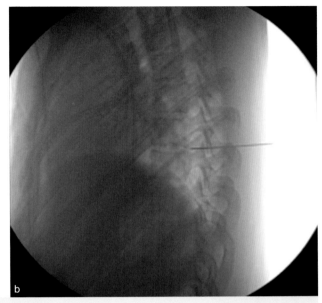

图 30.6　C 臂切面显示针尖位于纤维环外侧（a），侧位显示针尖位于椎后线（b）

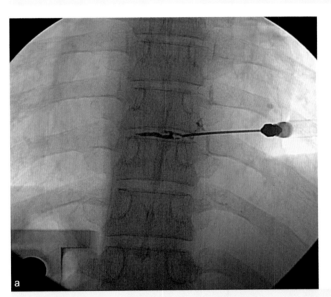 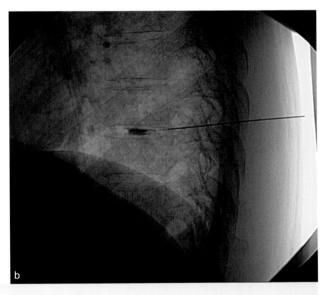

图 30.7　正位（a）和侧位（b）椎间盘造影术

红和生理盐水（2∶1∶2）的混合物，进行椎间盘造影（图 30.7）。

- 注射的混合物通常会泄漏，并倾向于沿着突出的轨迹穿过撕裂的纤维环。
- 靛洋红作为碱性物质，选择性地对变性的酸性髓核进行染色，并在内镜检查中帮助识别突出的椎间盘。
- 最终针被推入椎间盘的中心区域。

## 30.8　密闭器和工作通道定位

- 将一根 0.8 mm 的钝头导丝穿过已经插入的针，然后拔除针。
- 做一个长约 5 mm 的皮肤切口。
- 皮下肌束是通过将尺寸从 1 mm 到 5 mm 的逐级扩张器来形成的。
- 撤除扩张器后，在影像增强器的作用下，一个锥形钝头的闭孔器通过导丝进入小关节的后外侧边缘（图 30.8）。

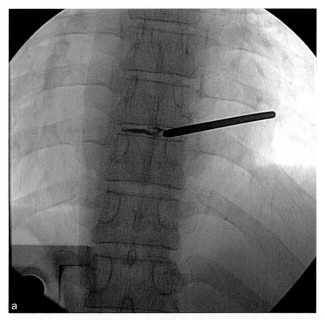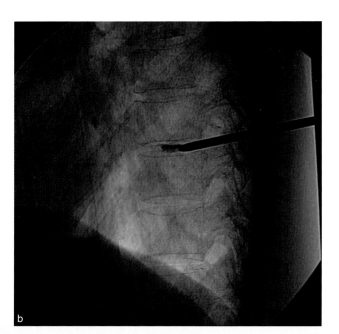

**图 30.8** 在透视引导下，锥形钝头的闭孔器进入目标位置

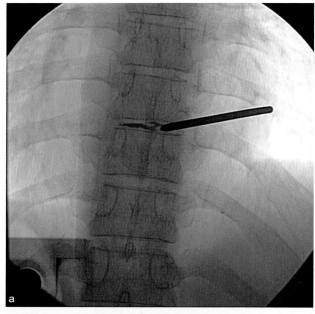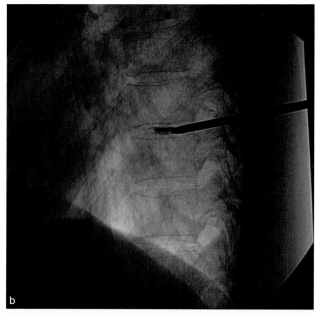

**图 30.9** 工作插管的最终位置：在正位片中，插管位于椎弓根中线的侧方（a）；在侧位片中，插管位于椎体后方（b）

- 进一步扩张路径以容纳工作插管，直到斜面开口朝向内侧和下方，插管尖端压缩正位于椎弓根中线外侧的环形，然后通过工作通道（图 30.9）。

## 30.9 内镜手术

- 必须保持正确的方向，避免不慎进入椎管，损害脊髓或离开神经根。

- 放置内镜后，用射频双极探头或激光切除覆盖在视野上的肌肉和软组织。

- 暴露应包括近端横突和外侧小关节。减少对脊髓的侧向操作是必要的，因此，必须放置针和扩张器。

- 可能需要在上胸椎水平插入插管行孔成形术。

- 使用磨钻去除上小平面的侧面。
- 当椎间盘间隙显露，就可执行环切术（图 30.10）。
- 最初，用 Ho:YAG 激光消融椎间盘组织，在后环下区域形成一个间隙（激光设置：重复频率 15~25 PPS、15~25 W 和 2 000~5 000 J）。
- 初始减压后，导管略微向后拉或向后倾斜，露出椎间孔硬膜外间隙或通过自动核切割器（图 30.11）。
- 胸椎间盘突出的剩余突出部分可以通过激光消融、通过工作通道内镜使用内镜钳或通过自动核切割器移除。
- 通过工作套管的轻微旋转，剩余的突出碎片进入视野，并通过使用 Ho:YAG 激光侧面发射的激光探针将其从周围的粘连中释放出来。
- 也可以借助钝探针，将碎片送入视野。
- 通常可用内镜抓取钳抓取尾部，轻轻拉出碎片。
- 通过肉眼检查硬膜囊及其附近是否有更多的碎片，可以检查现有神经根减压的充分性。
- 突出的椎间盘被切除后，充分冲洗术野，细致止血。
- 最后，用温和而缓慢的旋转动作拔出插管。
- 皮肤切口用一条尼龙缝线缝合，并使用无菌敷料。

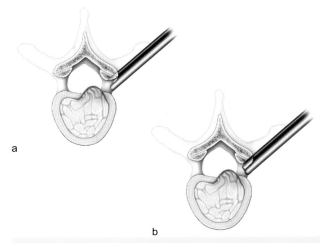

**图 30.10** 插管角度适当倾斜以便于开孔（a、b）

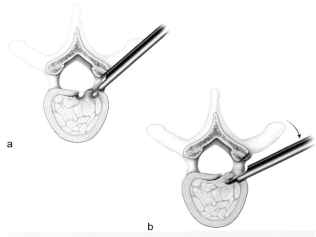

**图 30.11** 对半技术（一半在椎间盘内，一半在硬膜外）。在椎间盘内进行减压后，插管被稍微抽出（a）或向后倾斜（b）以暴露破裂的椎间盘碎片的硬膜外部分

## 30.10 专家建议

- 只有训练有素、熟悉经皮脊柱内镜手术的脊柱外科医生才能进行 PETD 手术。
- 正确的手术计划和详细的诊断可以预防并发症。
- 在选择 PETD 之前，最好熟悉经皮内镜下腰椎间盘切除术。

## 30.11 避免并发症

- 胸椎间盘突出症的外科治疗有潜在的破坏性并发症。
- 胸段脊髓，尤其是上胸段，处于脊髓血管供应的分水岭，容易出现缺血性并发症。虽然胸髓根部损伤没有颈椎或腰椎根部损伤的高发生率，但由于胸髓血供稀少，胸髓损伤可能会使患者截瘫。
- 胸椎区域的椎间盘和椎间孔形状不同（比腰椎更凹陷），如果不考虑解剖学上的差异，胸椎组织就有受伤的风险。
- 在整个插针过程中，根据正位和斜位片的引导，针尖应该保持在肋头和椎弓根之间。
- 应先进行神经减压，再进行椎间盘内减压，然后行椎管内椎间盘突出切除术。
- 仔细监测患者的反应，以及时发现任何潜在的神经损伤，这一点至关重要。

- 与手术相关的疼痛应用 1% 利多卡因处理，同时保留神经反应。
- CT 引导下的手术比单纯透视引导更安全。
- 只有经选择性根管阻滞证实的症状性软性椎间盘突出症才应接受此手术。

## 30.12　术后注意事项

- 一旦手术完成，患者就可以活动。
- 患者可以在当天出院。

- 建议采用常规理疗方案，同时进行为期 3 天的口服抗生素治疗。

## 参考文献

1. Adams MA, Hutton WC. Prolapsed intervertebral disc. A hyperflexion injury. 1981 Volvo Award in Basic Science. *Spine* 1982;*7*(3):184–191
2. Arce CA, Dohrmann GJ. Thoracic disc herniation. Improved diagnosis with computed tomographic scanning and a review of the literature. *Surg Neurol* 1985;*23*(4):356–361
3. Lee HY, Lee SH, Kim DY, Kong BJ, Ahn Y, Shin SW. Percutaneous endoscopic thoracic discectomy: Posterolateral transforaminal approach. *J Korean Neurosurg Soc* 2006;*40*:58–61

# 31 后外侧内镜胸椎间盘切除术

John C. Chiu

## 31.1 引言

通过内镜治疗症状性胸椎间盘突出症的有效替代方法是后外侧内镜胸椎间盘切除术（PETD），它比目前传统的胸椎间盘手术和胸腔镜手术造成的组织损伤更小。本章讨论 PETD 手术的原理、适应证、器械、手术技术、安全性和有效性，以及用于椎间盘收缩和收紧的低能量非消融性激光技术（激光热盘成形术）。这种脊柱微创手术有许多优点，但医生需要透彻地了解 PETD 步骤、外科解剖学，参加特定的外科培训，在实验室积累实践经验，并与经验丰富的内镜外科医生密切合作，以及尽快掌握外科的前沿进展。

长期以来，脊柱外科医生一直在寻求治疗胸椎间盘突出症的方法。脊髓、神经、血管和肺部损伤的威胁催生了许多方法，包括后路椎板切除术（很少进行，因为它极有可能导致神经损伤）、肋骨横断切除术，以及经胸、经胸膜、经后外侧、经小关节保留椎弓根、经椎弓根，以及最新的经胸和经后外侧内镜手术。

因此，脊柱外科医生开发出许多灵巧的胸腔镜微创手术，包括电视胸腔镜手术（VATS）、胸交感神经切除术以及其他尝试减少手术创伤的术式。在过去，通常有相当大的脊髓压迫和神经缺陷时，才会考虑手术。有大量患者自述胸椎和脊柱旁疼痛、肋间或胸壁疼痛、上腹部疼痛，偶尔有胸椎间盘突出而引起的下腰痛，但无严重的神经功能障碍或明显的放射学异常。随着 MRI（首选）、CT 脊髓造影等诊断方法的改进，使得胸椎间盘突出症的诊断标准更加明确。这类患者如果不能被治愈，生活质量则会下降，即使尝试常规的手术治疗，也可能会出现严重的术后并发症。

随着激光椎间盘成形术的出现，PETD 已经从腰椎和颈椎区域使用的微创技术及进行胸椎间盘造影的基本方法中发展而来。作者几乎在所有病例中都使用了术前或术中椎间盘造影和疼痛刺激试验来确认诊断和治疗部位。

## 31.2 适应证

- 胸椎疼痛，常辐射至胸壁，可能因胸椎间盘突出而出现肋间分布的麻木和感觉异常。
- 至少 12 周保守治疗后症状无改善。
- MRI 或 CT 扫描阳性，与临床症状程度一致。
- 术前或术中确证的胸椎间盘突出和疼痛激发试验阳性。
- 多个胸椎间盘可一次治疗。

## 31.3 禁忌证

- 严重的脊髓压迫或影像学检查显示的完全阻塞。
- 严重的椎间隙狭窄或骨赘突入椎间隙的晚期脊椎病。

## 31.4 器械和准备

实施 PETD（类似于颈前入路显微下椎间盘切除术）所需的设备和手术器械如下（图 31.1、31.2）。
- 数字透视设备（C 臂）和监视器。
- 碳纤维手术台。
- 内镜吊塔，配备有数字视频监视器、数字成像文档/记录设备、光源、照片打印机和高清（HD）数码摄像系统。
- 4 mm 0° 内镜，3.5 mm 6° 手术内镜，2.5 mm 0° 和 30° 诊断学内镜。

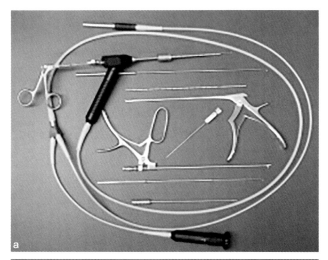
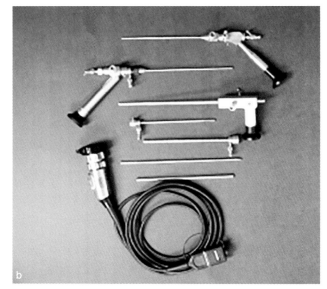
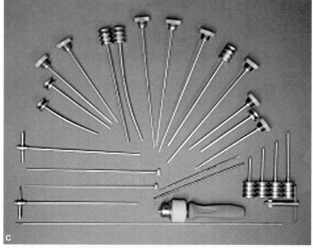
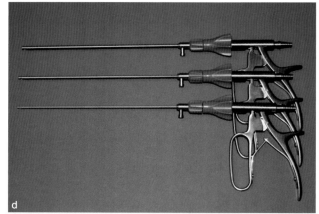

**图 31.1** 视频数字内镜吊塔和其他器械。视频数字内镜吊塔（a）。胸腔镜（0°、6°、30°）和高清数码摄像系统（b）。内镜工作套管系统、磨钻等（c）。长短不一的用于椎间盘切除术的器械，如各种类型的咬骨钳（d）

- 胸椎间盘切除套装（2.5 mm 和 3.5 mm）具有短的和长的椎间盘切除装置。
- 内镜抓钳。
- 内镜探头、锉刀和磨钻。
- 更强劲的齿状环钻，用于切除前后椎间盘间隙的骨刺和脊椎。
- Ho:YAG 激光发生器和 550 µm 带平尖直角（侧射）探头的钛裸光纤。

## 31.5 麻醉

患者在配备数字聚合技术和控制系统（如 SurgMatix）的数字化手术室（DOR）接受治疗，并在监测下清醒镇静和局部麻醉。麻醉师维持轻度镇静效果，使患者有自主反应。麻醉开始时，静脉注射 2 g 头孢唑林和 8 mg 地塞米松。表面脑电图可显示最佳麻醉状态。

## 31.6 体位

患者俯卧在手术台上，在胸部下方放置一块透明海绵，使其倾斜向上 20°（图 31.3a）。患者手臂放置于头端的臂板上。因为只使用局部麻醉和轻度镇静，所以用胶带限制四肢、臀部和肩部的活动度。

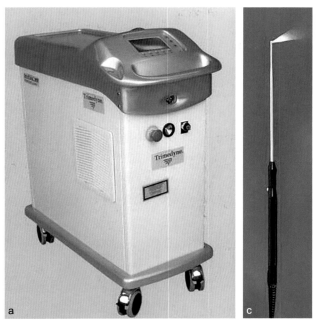

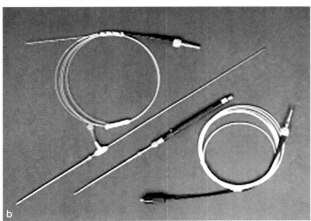

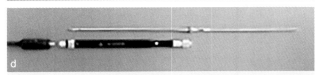

图 31.2 用于热椎间盘成形术的 Ho:YAG 激光设备。一台 85W 双脉冲 Ho:YAG 激光器（a）。550 μm 钬裸光纤，带瓣尖，直角（侧射）探头（b）。一次性侧射探头（c）。可重复使用的短侧射式探头（d）

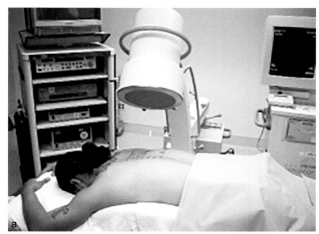

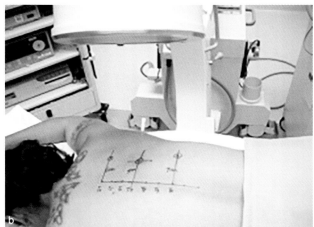

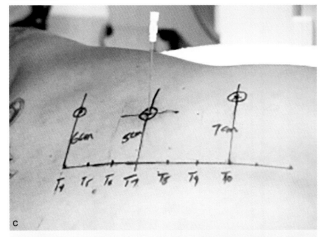

图 31.3 患者体位（a）。定位与皮肤标记（b）。放置针头（入口）（c）

## 31.7 定位

在 C 臂透视下，从第 12 根肋骨开始，由颈椎的 C7 向下，对上节段的胸椎间盘进行计数以定位。手术的中线、水平线和入口点（手术入口）用标记笔标记在皮肤上（图 31.3b）。使用无菌技术，在透视引导下将 18 号针插入椎间盘可以准确地识别椎间盘的水平（图 31.3c、31.4、31.5）。

在相应的胸椎间盘水平，入口在中胸部（T5~T8）距离中线 4~5 cm，在下胸部（T9~T12）和上胸部（T1~T4）距离中线 6~7 cm。在整个手术过程中，根据需要在两个平面上通过 C 臂透视检查器械的位置。在确定累及的水平后，将无菌电极放置在由该水平神经支配的肋间肌肉中，以进行持续的神经生理学肌电监测，并预先放置接地电极。

## 31.8 外科技术

局部麻醉后，在定位和透视引导下，将一根倾斜的 20 号脊椎针插入入口处（图 31.5）。在 C 臂透视引导下，针以 35°~ 45° 的角度从矢状面递增前进，指向椎间盘中心，进入位于肋椎关节外侧和肋横交界处椎弓根内侧线与肋头部之间的"安全区"（图 31.5）。在进针时，针尖须保持并沿肋头部的内侧方向，以避免从内侧进入椎管，同时须保

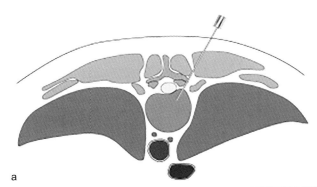

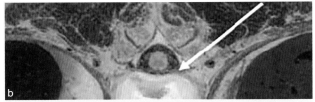

**图 31.4** 内镜下后外侧胸椎间盘切除术的手术方法。针放置的轴向示意图（a）。尸体冷冻切片图像显示了后外侧手术入路（b）

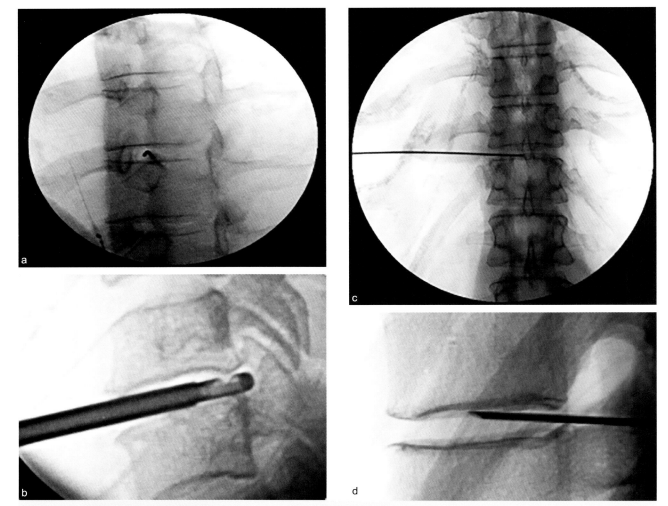

**图 31.5** 荧光显微镜观察或探针定位。针刺入椎间盘线和肋头之间神经孔的"安全区"（a、b）。探针放置到椎间盘中心（c、d）

持在肋椎交界处的内侧，避免刺穿胸膜。

在纤维环被刺穿后，针逐渐向椎间盘中心推进。取出穿刺针的针芯，注射 Isovue 造影剂，外科医生观察注射的难易和剂量，前后位和侧位投影的透视表现，并注意患者描述产生的任何疼痛的位置、节律和强度。如果椎间盘造影和疼痛激发试验是确证的，则可进行手术。

一根狭长的 30 cm 平直导丝通过放置椎间盘的椎管针进入椎间盘中心。然后取出针头。在患处做 3~4 mm 的皮肤切口。包含扩张器的套管通过导丝并推至椎间盘纤维环处。用环钻代替扩张器，切开纤维环。然后将套管向椎间盘深处推进一小段距离。操作镊子、环钻、激光探针和锉刀等器械对椎间盘进行减压（图 31.6~31.9）。

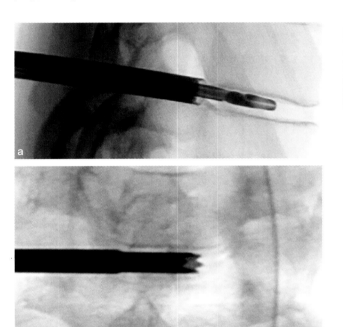
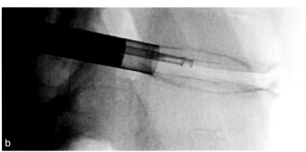
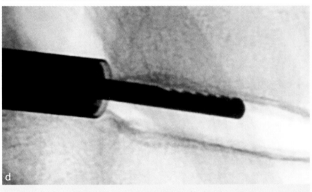

图 31.6 脊柱侧凸 PETD 的器械的透视图。分别为镊子（a）、环钻（b）、激光探针（c）和锉刀（d）

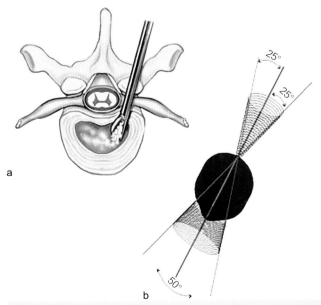
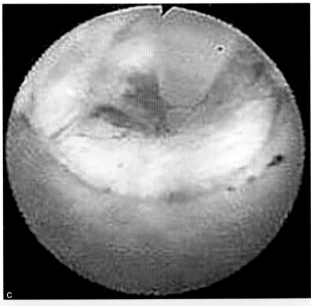

图 31.7 胸椎间盘切除术（a）的手术技术"扇形扫掠"手法（b）和激光热椎间盘成形术的内镜视图（c）

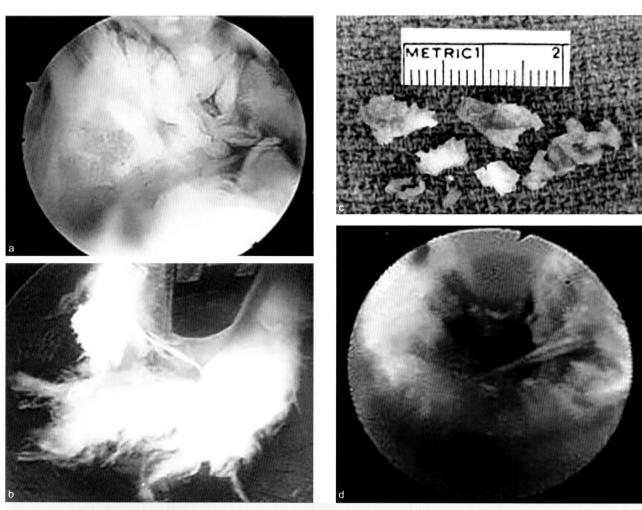

图 31.8　胸椎间盘切除术的内镜视图（a）。在内镜下去除突出的椎间盘（b）。取出椎间盘碎片（c）。激光应用于椎间盘解压（d）

椎间盘切除借助于套管可在 25° 内的范围产生摇摆偏移，这是一种从一侧到另一侧的"扇形扫掠"运动，这种运动使切除的椎间盘形成一个锥形区域，总计活动角度达 50°（图 31.7）。在手术过程中，利用内镜进行可视化，并在放大下使用刮刀、锉刀、镊子等去除突出的椎间盘和骨赘（图 31.8、31.9）。阻碍进入椎间盘间隙的大骨赘或肋骨上端可被移除，或可通过一套更加强劲的齿状环钻来打孔（图 31.6）。用 Ho:YAG 激光器（图 31.2）来灼烧多余的椎间盘（10 W 时为 500 J），然后在较低的功率设置下（5 W 时为 300 J）缩小和收缩椎间盘，进一步减小突出并硬化椎间盘组织，这就是激光热椎间盘成形术（表31.1）。该方法可能导致脊椎神经松解或去神经支

配。椎间盘切割器再次短暂地用于清除烧焦的碎屑。椎间盘间隙可以通过内镜直接观察，以确认椎间盘减压的情况（图 31.9）。移除探针和套管。伤口周围皮下浸润马卡因（0.25%），并用绷带包扎伤口。

表 31.1　激光热椎间盘成形术的激光参数设置 *

| 阶段 | 瓦（W） | 焦耳（J） |
|---|---|---|
| 第一 | 10 | 500 |
| 第二 | 5 | 300 |

* 激光能量的非消融水平，10Hz，5 秒打开和 5 秒关闭。

## 31.9　手术后护理

患者在离开手术室前要做神经学检查。在恢复

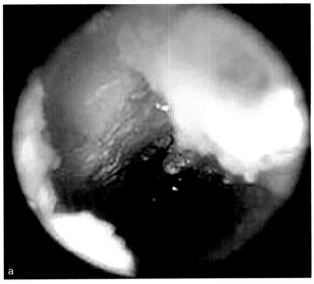

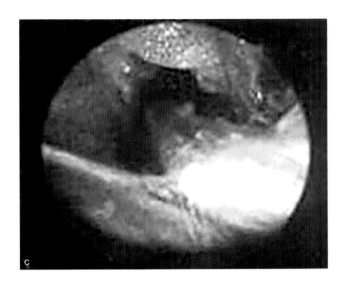

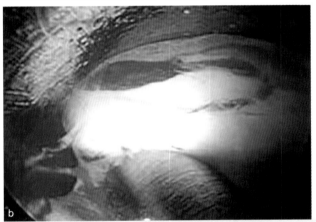

图 31.9　PETD 术后内镜视图。术后出现椎间盘缺陷和端板（a）。肋间神经下方用于椎间盘切除的髓核钳（b）。术后的肋间神经（c）

室进行的立位胸片排除了气胸的可能性。康复后立即开始下床活动，患者通常在手术后 1 小时出院。患者可以在术后第 2 天洗澡。有时需要使用温和的镇痛药和肌肉松弛剂。冰袋也是有用的。术后第 2 天开始可执行渐进式锻炼计划。只要不涉及繁重劳动和久坐，患者通常可以在 1~2 周内重返工作岗位。大多数患者都反馈这种手术非常有效。

## 31.10　结果

在 150 例连续治疗的患者中，总计 197 节胸椎间盘突出，96% 的患者的症状得到了极大地缓解。6 例患者（4%）仍有持续性胸痛，但总体上疼痛有所改善。术后数天患者即恢复正常活动，3~7 周完全恢复正常生活。

## 31.11　讨论

PETD 是一种微创手术，通过手术内镜治疗有症状的胸椎间盘突出，组织创伤小，死亡率低至 0。它有许多优点，但需要全面的外科解剖知识，PETD 操作过程，具体的手术培训和在实验室中实践经验，并通过与经验丰富的内镜外科医生密切合作，尽快全面掌握这项新技术，以使外科医生变得更加熟练，避免可能出现的复杂的并发症。

## 31.12 并发症和预防

全面了解胸椎和胸椎的手术操作与解剖结构，仔细筛选患者，术前做出合理的诊断和对应的手术方案。

术前评估有助于 PETD 的进行和预防潜在的并发症。所有开放入路的胸椎间盘手术的潜在并发症都是有可能发生的，但在 PETD 中是很少见的，不需要切除肋骨或人工肺萎陷。

- 气胸、肺损伤和术后肺不张：气胸是包括 PETD 在内的所有胸椎间盘手术的潜在并发症。应将脊椎穿刺针插入椎间盘的"安全区"，椎弓根间线位于神经孔的内侧，肋头位于神经孔的外侧，以防止其穿透胸膜。直接内镜检查有助于避免肺损伤，也就可避免肺不张。术后应立即进行胸部 X 线检查，排除气胸，如果有气胸则立即处理。

- 感染可以通过仔细的无菌操作来避免，术中应预防性静脉注射抗生素，与开放的后外侧和经胸入路以及多孔胸腔镜手术相比，PETD 的切口面积要小得多。

- 无菌性椎间盘炎可以通过以"蝴蝶结"方式瞄准激光束来预防，以避免损坏终板（6 点和 12 点）。

- 血肿（皮下血肿和深血肿）：PETD 可发生血肿（皮下血肿和深部血肿），但通过精细的技术可最小化血肿：小切口（3 mm），允许患者在手术前 1 周内不使用阿司匹林或其他非甾体抗炎药，手术后前 5 分钟在手术部位上方应用指压或静脉输液袋，之后使用冰袋。

- 血管损伤：胸主动脉及其节段性分支、肋间动脉和静脉、奇静脉、半奇静脉和副半奇静脉，在开胸手术和侧、前、后侧入路中都有危险。严格操作并掌握相关外科解剖学知识来避免此类损伤。PETD 尚未发现血管损伤的报道。

- 神经损伤：神经损伤非常罕见，目前还没有脊髓损伤的报道。神经根损伤（肋间神经）虽然有可能导致肋间神经痛或胸痛，但通过术中对肋间肌肉进行神经生理学监测（EMG/NCV），在手术节段及其下方是可以避免神经根损伤的。通过使用

直接内镜可视化（图 31.9），可以避免与开胸手术和胸腔镜手术相关的肋间损伤。在笔者所在中心的 300 多例病例中，没有发现神经损伤。最初的脊椎穿刺针可以放在肋骨的后上表面，进入神经孔的"安全区"，避免肋间神经位于肋骨下表面的肋骨沟内。这种手法，加上仔细观察椎弓根间线的边界，能够保护脊髓。

- 交感神经丛和交通支压迫：手术时仰卧位可避免对臂丛的压迫，这种压迫可能会导致压缩性神经丛成形术。该并发症发生的可能性很小。观察副胸腺区的手术解剖，并将针放在"安全区"内，应该足以防止该并发症的发生。

- 过度镇静：体表脑电图监测可避免过度镇静，更准确地估计镇静深度，减少麻醉药用量，防止过度镇静或镇静不足。患者能够在整个过程中做出反应，这为评估他们的镇静水平提供了进一步的手段。

- 定位不当：所有椎间盘手术的一个主要并发症是手术定位错误。正确利用 C 臂透视进行解剖定位，避免了由于器械放置不当或操作在错误的椎间盘水平引起的并发症。常规疼痛激发试验和椎间盘造影可进一步证实水平是否正确。

- 硬膜撕裂在所有其他入路的颈椎间盘中都很常见，但在 PETD 中尚未见报道。

- 软组织损伤：在许多椎间盘手术中，由于长时间强力回缩造成的软组织损伤与 PETD 无关。

- 椎间盘组织减压不充分：通过使用多种方式，包括使用钳子、环钻、椎间盘切割器、钻头和刮刀，以及应用激光汽化组织和进行热椎间盘成形术，可以最大限度地避免椎间盘的减压不充分。

## 31.13 优势

PETD 的优势众多。

- 不需要全身麻醉。
- 通常在局部麻醉下进行。
- 切口小，瘢痕较少。
- 失血量少。

- 零死亡率。
- 不需要肺部塌陷或开胸。
- 术后无胸腔积液、肋间神经痛和气胸，无明显感染。
- 避免损伤血管。
- 不切除肋骨。
- 不需要脊柱融合或固定。
- 不解剖肌肉、骨骼、韧带或操作硬膜囊、脊髓或神经根。
- 很少或根本没有硬膜外出血。
- 术后最少使用镇痛剂。
- 当天门诊手术。
- 身体和心理创伤较小。
- 不会促进脊柱节段的进一步不稳定。
- 早日恢复正常活动，包括工作。
- 费用低于传统的腰椎间盘切除术。
- 多节段腰椎间盘切除术可行且耐受性良好。
- 对有心肺问题的高危患者、老年人和病态肥胖症患者的挑战最小。
- 手术当天可以开始锻炼计划。
- 直接内镜检查和确认手术效果，有助于获得安全有效的结果。

## 31.14　劣势

该技术不适合于严重的胸椎间盘突出并伴有严重的神经功能障碍（截瘫）的脊髓压迫的患者，以及严重的先天性或获得性椎管狭窄的患者。对于严重脊椎病和椎孔狭窄的患者，这项技术可能不适合，因为插入内镜可能不可行。

## 31.15　病例

一名 24 岁的男性患者，顽固性背部疼痛和肌肉痉挛 2 个月余。在疼痛水平附近可触摸到胸旁肌痉挛。神经学检查显示 T10 和 T12 皮肤处有痛觉减退。MRI 显示两个突出的胸椎间盘（在 T10 和 T12 节段）。物理治疗、镇痛剂和硬膜外类固醇注射并不能缓解患者的不适。胸部 X 线片显示胸椎 13 个，肋骨 13 个，其中颈椎 7 个，腰椎 5 个。患者分别于 T10~T11、T12~L1 行 PETD 治疗。手术后，他的症状得到了很好的缓解。术前术后对比 MRI 扫描显示突出的椎间盘消失（图 31.10）。

## 31.16　结论

后路内镜下胸椎间盘切除加激光加压（热椎间盘成形术）是一种安全、相对容易和有效的手术方法。这是一种微创、创伤较小的门诊手术，其结果是发病率较低，恢复更快，并节省了大量的经济成本。在一项多中心研究（26 860 例）中，经皮内镜腰椎间盘切除术的死亡率为 0，发病率不到 1%，

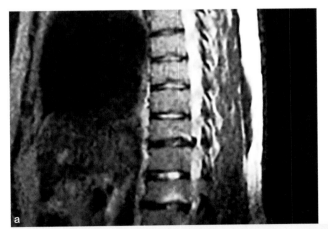
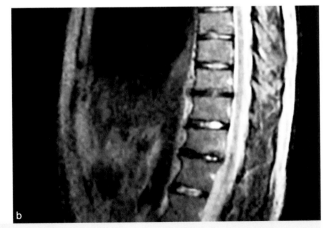
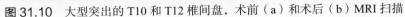

**图 31.10**　大型突出的 T10 和 T12 椎间盘，术前（a）和术后（b）MRI 扫描

患者对胸椎间盘的满意度超过92%。没有脊髓损伤、肋间神经痛或硬膜撕裂的报道，也没有明显的感染、血管损伤或肺部并发症。PETD需要一位知识渊博、有能力的外科医生，对胸部和胸椎、肋间神经和血管、肋头、椎弓根、椎间隙和脊髓的外科解剖有透彻的了解。要进行手术，脊柱外科医生必须接受过特定的外科培训，并在实验室中有实践经验，最重要的是，必须花时间与内镜脊柱外科医生的手术专家一起学习锻炼以快速掌握新知识。

## 参考文献

1. Kim D, Choi G, Lee S, eds. *History of Endoscopic Spine Surgery. Endoscopic Spine Procedures*. New York: Thieme; 2011:1:1–7
2. Jaikumar S, Kim DH, Kam AC. History of minimally invasive spine surgery. *Neurosurgery* 2002;*51*(5, Suppl):S1–S14
3. Perez-Cruet MJ, Fessler RG, Perin NI. Review: complications of minimally invasive spinal surgery. *Neurosurgery* 2002;*51*(5, Suppl):S26–S36
4. Fessler R, Khoo L. Minimally invasive cervical microendoscopic foraminotomy: an initial clinical experience. *Neurosurgery* 2002;*51*(5):S37–S45
5. Chiu J. Endoscopy-assisted thoracic microdiscectomy. In: Kim DK, Kim KH, Kim YC, eds. Minimally Invasive Percutaneous Spinal Technique, Philadelphia: Elsevier-Saunders 2011;24:320–327
6. Chiu J, Clifford T, Princenthal R. The new frontier of minimally invasive spine surgery through computer assisted technology. In: Lemke HU, Vannier MN, Invamura RD, eds. *Computer Assisted Radiology and Surgery*. New York: Spring-Verlag; 2002:233–237
7. Simpson JM, Silveri CP, Simeone FA, Balderston RA, An HS. Thoracic disc herniation. Re-evaluation of the posterior approach using a modified costotransversectomy. *Spine* 1993;*18*(13):1872–1877
8. Schellhas KP, Pollei SR, Dorwart RH. Thoracic discography. A safe and reliable technique. *Spine* 1994;*19*(18):2103–2109
9. Chiu JC, Clifford TJ, Greenspan M, Richley RC, Lohman G, Sison RB. Percutaneous microdecompressive endoscopic cervical discectomy with laser thermodiskoplasty. *Mt Sinai J Med* 2000;*67*(4):278–282
10. Chiu JC, Clifford TJ, Sison R. Percutaneous microdecompressive endoscopic thoracic discectomy for herniated thoracic discs. *Surg Technol Int* 2002;*10*:266–269
11. Chiu J, Clifford T. Percutaneous endoscopic thoracic discectomy. In: Savitz MH, Chiu JC, Yeung AD, eds. *The Practice of Minimally Invasive Spinal Technique*. Richmond, VA: AAMISMS Education; 2000:211–216
12. Chiu J, Clifford T. Posterolateral approach for percutaneous thoracic endoscopic discectomy. *J Min Inv Spinal Tech* 2001;*1*:26–30
13. Chiu JC, Negron F, Clifford T, Greenspan M, Princethal RA. Microdecompressive percutaneous endoscopy: spinal discectomy with new laser thermodiskoplasty for non-extruded herniated nucleosus pulposus. *Surg Technol Int* 1999;*8*:343–351
14. Savitz MH. Same-day microsurgical arthroscopic lateral-approach laser-assisted (SMALL) fluoroscopic discectomy. *J Neurosurg* 1994;*80*(6):1039–1045
15. Yeung AT, Chow PM. Posterior lateral endoscopic excision for lumbar disc herniation: surgical technique, outcome, and complications. *Spine* 2002;*27*:722–731
16. Boriani S, Biagini R, De Iure F, et al. Two-level thoracic disc herniation. *Spine* 1994;*19*(21):2461–2466
17. Coleman RJ, Hamlyn PJ, Butler P. Anterior spinal surgery for multiple thoracic disc herniations. *Br J Neurosurg* 1990;*4*(6):541–543
18. Dickman CA, Mican CA. Multilevel anterior thoracic discectomies and anterior interbody fusion using a microsurgical thoracoscopic approach. Case report. *J Neurosurg* 1996;*84*(1):104–109
19. Shikata J, Yamamuro T, Iida H, Kashiwagi N. Multiple thoracic disc herniations: case report. *Neurosurgery* 1988;*22*(6 Pt 1):1068–1070
20. Chiu J, Clifford T. Multiple herniated discs at single and multiple spinal segments treated with endoscopic microdecompressive surgery. *J Min Inv Spinal Tech* 2001;*1*:15–19
21. Clifford T, Chiu J, Rogers G. Neurophysiological monitoring of peripheral nerve function during endoscopic laser discectomy. *J Min Inv Spinal Tech.* 2001;*1*:54–57
22. Chiu J, Clifford T, Savitz M, et al. Multicenter study of percutaneous endoscopic discectomy (lumbar, cervical and thoracic). *J Min Inv Spinal Tech* 2001;*1*:33–37
23. Chiu J, et al. Use of laser in minimally invasive spinal surgery and pain management. In: Kambin P, ed. *Arthroscopic and Endoscopic Spine Surgery Text and Atlas*. 2nd ed. Totowa, NJ: Humana Press; 2005;13:259–269

# 32 管状通道内镜下经椎弓根椎间盘切除术

Ricardo B. V. Fontes, Manish Kasliwal, John O'Toole, and Richard G. Fessler

## 32.1 引言

症状性胸椎间盘突出症（TDH）是一种相对少见的病理现象，由于狭窄的胸椎管的解剖限制，必须尽量减小操作幅度，以及TDH常常发生钙化，可能对治疗提出重大的技术挑战。单纯椎板切除术与不良预后相关性强，因此出现了多种治疗TDH的前外侧和后外侧入路，包括1978年由Patterson和Arbit首次描述的经椎弓根入路。该技术尤其符合微创概念，可通过管状内镜非常顺利地实施手术。

## 32.2 患者的选择

中线TDH引起的胸椎脊髓病（图32.1）是管状内镜下经椎弓根管椎间盘切除术的主要指征。

绝对禁忌证是单纯的旁正中TDH（不需要经椎弓根入路），相对禁忌证是引起双侧压迫（可能需要双侧入路）的广泛TDH和硬膜内TDH。

## 32.3 技术

### 32.3.1 术前计划

术前计划包括胸椎的MRI或CT脊髓造影。如果先做了MRI，再行胸椎和腰椎CT平扫，可以评估TDH钙化及其定位（肋骨、腰椎过渡节段）。

在手术过程中，为了维持血压，强心药是必要的。

术前拍胸部X线片计肋骨数，拍腰椎X线片确认腰椎数。

### 32.3.2 麻醉和定位

采用无神经肌肉阻滞的全身麻醉（图32.2）。

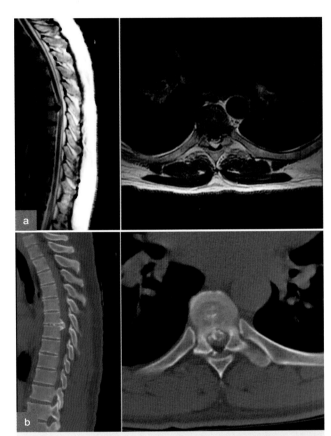

图32.1 病例示例，45岁男性，进行性痉挛性麻痹侧瘫。MRI（a）和CT（b）显示一个以中线为主的大型T7~T8椎间盘突出。这是内镜下经椎弓根椎间盘切除术的理想患者。右侧突出略大

术中采用SSEP和EMG进行神经生理监测。患者俯卧于Wilson支架上，检查眼压或接触点。

平均动脉压一直保持在80 mmHg以上。

牵开器臂的导轨连接位于患者尾部，与外科医生相对。

### 32.3.3 手术定位

术前用不透射线的材料做标记，或采用多切面进行透视定位（正位，侧位，下胸段和肋骨侧位）。术中采集时可以使用透视引导（O臂），特别是在TDH钙化时。透视引导在整个过程中被使用。

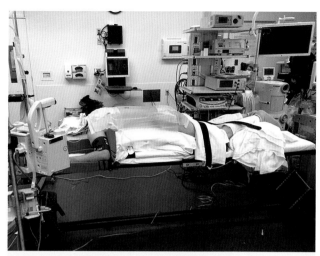

图 32.2　患者俯卧于 Jackson 桌子和 Wilson 支架上。导轨附着体位于与外科医生相对的髋部水平。管状牵开器在整个操作期间都被固定在轨道上

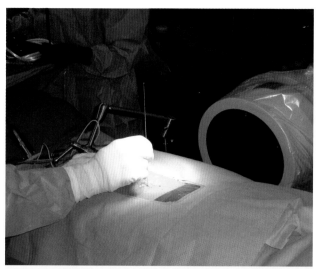

图 32.3　右侧 T10~T11 椎间盘切除术。切口距中线 2~3 cm 处，先插入克氏针，接触关节突关节

### 32.3.4　入针点

入针点距中线 2~3 cm，位于 TDH 较大或症状较严重的一侧。通过透视确定受累间隙水平的头尾位置。

### 32.3.5　皮肤和软组织

- 局部麻醉使用 2% 利多卡因和 1∶100 000 肾上腺素。切开皮肤，将克氏针垂直于皮肤插入（图 32.3）。
- 初始接触点为关节突关节，然后向内侧探查，导

丝止于棘突 – 椎板连接处。

- 插入逐级扩张器，取出克氏针，然后逐级扩张。
- 放置最终工作通道后，取出逐级扩张器并与牵开器臂连接（图 32.4）。连接 30° 内镜及光源（图 32.5）。
- 残余的肌肉用烧灼法去除。

视频 32.1　内镜下经椎弓根入路

### 32.3.6　经椎弓根入路
　　　　　（视频 32.1）

确认节段正确。减压开始于同侧椎板部分切除术；可结合使用 Kerrison 咬骨钳和高速钻头。切除

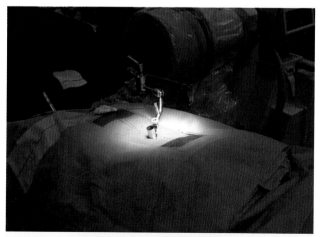

图 32.4　最终管状牵开器由牵开器臂固定到位。注意椎板切除术开始部分有轻微的内侧角度。然后将牵开器管对准与地板完全垂直的方向，以便经椎弓根入路

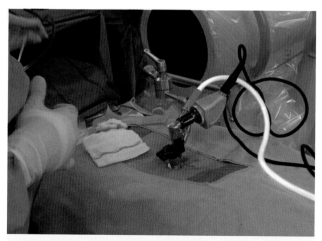

图 32.5　固定在管状牵开器上的内镜和光源

关节突关节内侧的部分（图 32.6）。选择性切除尾椎椎弓根可扩大内侧术野。内侧和头端 2/3 的椎弓根可以被安全地移除。

### 32.3.7　椎间盘切除术和减压

- 此时不要试图移除大块钙化碎片，可以创造空间使 TDH 碎片远离外科医生手术视野。
- 用双极电凝凝固硬膜外静脉。
- 可切开侧 / 旁正中纤维环，取出软性椎间盘以创造空间。
- 5%~10% 的头尾椎体可以通过高速钻孔进行切除。
- 可以在碎片和硬膜之间创建一个平面，然后尝试将碎片从硬膜移开，并进入所创建的空间，最大限度地减少对绳索的操纵。
- 如果在硬膜内，此时可能有脑脊液漏。当碎片从硬膜上脱落进入椎体腔内，可安全取出脱落的碎片。

　　将带角度的器械滑动到硬膜前方，来确保充分减压。器械可向头部和尾部滑动。偶尔用于垂体手术的角度镜或 70° 内镜也可用于肉眼检查，但我们发现其价值有限。对于评估减压情况，图像制导可能是有用的，特别是对侧，但不能完全依赖。

### 32.3.8　避免并发症

- 尽量避免操纵韧带。

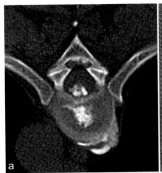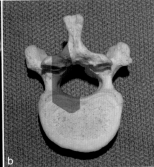

**图 32.6**　CT（a）和解剖标本（b）显示了经椎弓根入路骨切除的范围。该影区为典型的经椎弓根入路，用于切除关节突关节内侧的部分并切除椎弓根。在不缩回脊髓的情况下，5%~10% 的椎体可被切除以移除钙化碎片

- 根部切断术通常不是必要的，因为它走行到椎弓根的尾部，不接近中线 TDH。
- 前脊髓综合征可能继发于脊髓前动脉被碎片压迫；因此使平均动脉压始终保持在 80 mmHg 以上是很重要的。
- 确保患者没有药物麻痹，并确保监测者从减压开始时就保持警惕。
- 意外的后侧或后外侧硬膜切除可以通过使用专门设计的仪器直接进行修复处理（如下文所述）。
- 不应尝试直接修复非故意的硬膜切除或由于 TDH 钙化造成的较大硬膜缺损。用肌肉或可吸收的明胶海绵（明胶泡沫）仔细包裹。该微创术式还具有无死腔的优势。高嵌式硬膜替代品和密封剂可根据外科医生的习惯选择使用或不使用。腰椎脑脊液分流术也可用于较大的前硬膜缺损。
- 止血是通过注射止血基质、骨蜡和对更大的硬膜外静脉进行精细的双极凝血来实现的。如果进行更广泛的椎体切除术，应留置多孔的硬膜外引流。

### 32.3.9　结束

　　将该牵开器和内镜设备作为一个整体移除。在清除过程中，较大的出血点可能会凝结。筋膜平面和皮下平面近似于间断的 0 和 3-0 可吸收缝线。用流动真皮 5-0 缝合线和（或）外科黏合剂封闭皮肤。

## 32.4　术后疗程

　　患者可以在手术后立即行走，一旦能够行走并且排尿没有异常，就可以出院回家。有的患者可能需要住院治疗，特别是对于因麻醉剂副作用而出现尿潴留的老年男性。如果发生十二指肠切开，则规定夜间卧床休息，如果使用脑脊液分流术，则可延长卧床时间 3 至 5 天。术后行 CT 平扫以评估减压程度；如果减压不满意，可考虑再次手术（图 32.7）。

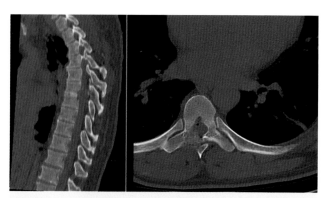

**图32.7** 该病例术后 CT。腰椎间盘突出髓核切除术和脊髓减压术疗效满意

## 参考文献

1. Eichholz KM, O'Toole JE, Fessler RG. Thoracic microendoscopic discectomy. *Neurosurg Clin N Am* 2006;*17*(4):441–446
2. Jho HD. Endoscopic microscopic transpedicular thoracic discectomy. Technical note. *J Neurosurg* 1997;*87*(1):125–129
3. Jho HD. Endoscopic transpedicular thoracic discectomy. *J Neurosurg* 1999;*91*(2, Suppl):151–156
4. Patterson RH Jr, Arbit E. A surgical approach through the pedicle to protruded thoracic discs. *J Neurosurg* 1978;*48*(5):768–772
5. Tan LA, Lopes DK, Fontes RBV. Ultrasound-guided posterolateral approach for midline calcified thoracic disc herniation. *J Korean Neurosurg Soc* 2014;*55*(6):383–386
6. Fontes RB, Tan LA, O'Toole JE. Minimally invasive treatment of spinal dural arteriovenous fistula with the use of intraoperative indocyanine green angiography. *Neurosurg Focus* 2013;*35*(2, Suppl):Video 5

# 33 胸腔镜下椎间盘切除术

Victor Lo, Alissa Redko, Ashley E. Brown, Daniel H. Kim, J. Patrick Johnson

## 33.1 引言

视频辅助胸腔镜手术（VATS）于 1993 年出现，用于治疗脊柱疾病。目前胸腔镜在脊柱手术中的应用包括椎管减压（如椎间盘切除术、椎体切除术）、脊柱活检、畸形矫正和交感神经切除术。胸腔镜技术与开胸手术相似，即通过胸腔采用腹外侧入路，直接获得完整椎体和硬膜囊的侧视图。胸腔镜手术的优点包括最小的组织回缩，减少术后疼痛和缩短住院时间。如果需要，胸腔镜入路也可用于内固定和融合。此外，术中引导技术的创新使得图像引导被引入 VATS。本章描述了胸腔镜椎间盘切除术的适应证和手术步骤。

## 33.2 胸椎间盘切除术的指征

据报道，临床上显著的胸椎间盘突出症的发生率低至百万分之一或占所有椎间盘突出症的 0.25%~0.75%。胸椎间盘突出症引起的神经根病通常会引起轴向性背部疼痛和神经根性疼痛，表现为椎管旁肌肉痉挛和带状放射胸壁疼痛。

使用非甾体抗炎药、硬膜外类固醇注射和物理治疗等非手术治疗已经成功地治愈了许多单纯的神经根症状患者。考虑到大部分病例在不进行手术干预的情况下会好转，可耐受的胸椎神经根病的非手术治疗 3~6 个月是合理的。

虽然对于胸椎间盘切除尚未达成共识，但手术一般只适用于原发性神经根性症状保守治疗失败的患者或有脊髓病的患者，尤其是进展性或严重的患者。

胸椎间盘切除术的入路有背外侧（如经椎弓根）、外侧（如经肋间隙、外侧腔外、肩胛旁）、腹外侧（如经胸腔、胸膜后）和腹侧（如经胸骨）。

入路的选择取决于椎间盘突出的解剖位置。所有软性椎间盘突出、钙化的外侧椎间盘和轻度钙化的中央侧盘通常可采用后外侧入路治疗（图 33.1）。对于密集钙化的中央外侧椎间盘或某些轻度钙化的椎间盘，需要脊髓回缩进行椎间盘切除术时，应考虑主要采用腹外侧或外侧入路治疗（图 33.2）。当需要经胸入路时，也可以考虑胸腔镜入路。

## 33.3 胸腔镜椎间盘切除术的禁忌证

- 呼吸衰竭（即无法耐受单肺通气）。
- 胸膜粘连。
- 既往开放手术失败。
- 胸腔脓肿。
- 既往开胸。
- 既往胸腔置管造口术。
- 肺大疱伴肺功能下降。

## 33.4 胸椎椎间盘疾病的影像学检查

MRI 是评估胸椎、椎间盘和神经成分的最佳方式。MRI 可以确定椎间盘突出相对于椎管的位置（中央、中央旁，外侧）（图 33.2）。

CT 可确定骨性解剖结构，并可确定椎间盘突

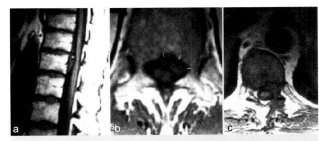

**图 33.1** 胸椎矢状位 T1 加权像显示胸椎间盘突出（a）。胸椎轴位 T1 加权像显示椎管腹外侧胸椎间盘突出（b）。胸椎轴位 T2 加权像显示椎管腹外侧胸椎间盘突出（c）

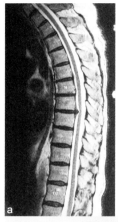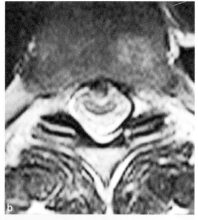

图 33.2 胸椎矢状位 T2 加权像显示胸椎间盘突出（a）。胸椎轴位 T2 加权像显示椎管腹侧胸椎间盘突出（b）。椎间盘突出的解剖位置表明该患者适于胸腔镜入路

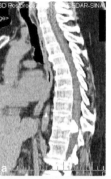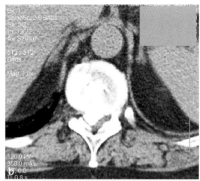

图 33.3 胸椎矢状位 CT 示钙化的胸椎间盘突出（a）。胸椎轴位 CT 示钙化的胸椎间盘导致椎管受压（b）

出是否钙化（图 33.3）或后纵韧带是否钙化（图 33.4）。当患者无法忍受或有 MRI 禁忌证时，CT 脊髓造影是有用的（图 33.5）。

胸腰椎 X 线片可作为术中定位椎间盘突出的参考。

## 33.5　手术器械

在可进行普通外科和妇科腹腔镜和（或）普通胸腔镜手术的医院手术室中，有胸腔镜椎间盘切开术所需的内镜设备。

- 射线透视的手术台。
- 透视设备（C 臂）。
- 内镜
  - 直径为 5 mm 或 10 mm 的工作通道。
  - 0°、30° 和 45° 摄像头（图 33.6）。
- 外科钻头
  - 加长型钻头附件。
  - 手柄可提供一些旋转角度（图 33.7a）。
  - 金刚砂钻头（图 33.7b）。
- 加长型脊柱器械（图 33.8）
  - Kerrison 咬骨钳。
  - 直刮匙和斜刮匙。
  - 垂体夹持器。
  - 神经钩。

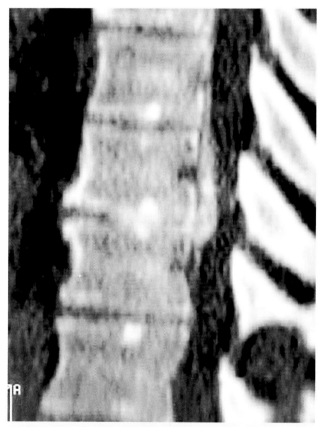

图 33.4 胸椎矢状位 CT 示后纵韧带骨化

  - 潘菲尔德解剖器。
  - 牙齿解剖器。
- 冲洗器
  - 可使用标准内镜设备自带。
  - 也可以使用加长的 Frazier 吸头。
- 内镜仪器
  - Endo 剪。
  - 双极电刀。

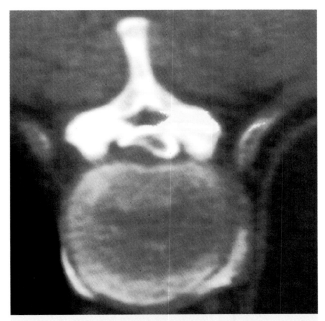

图 33.5　胸椎轴位 CT 脊髓造影显示椎间盘突出导致脊髓受压

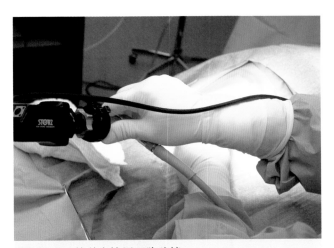

图 33.6　外科内镜用于胸腔镜

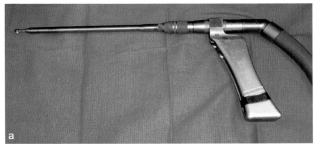

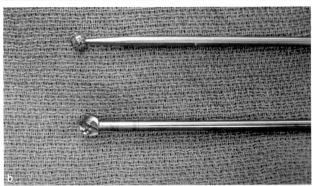

图 33.7　加长型和手枪手柄附件（a）。用于磨骨的金刚砂钻头（直径 5 mm）

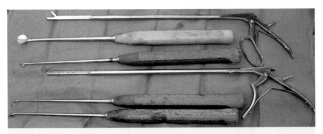

图 33.8　加长型脊柱器械

### 33.6.2　定位

　　患者固定在侧卧位，手术侧朝上。T11~L2，通常优选右侧卧；T3~T10，通常优选左侧卧。腿部略微弯曲，腋下垫一卷纱布。在开胸手术中，上臂由 Krause 臂支撑，从而暴露胸壁（图 33.9）。

　　○ 谐波手术刀。

　　○ 血管内夹和环状结扎器。

● 各种棉质涂抹棒，用于软组织剥离或涂抹骨蜡。

## 33.6　胸腔镜椎间盘切除术技术

### 33.6.1　麻醉

　　该手术需要行全身麻醉。插入双腔气管导管，从入路一侧选择性通气对侧肺。

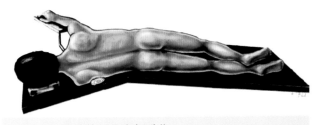

图 33.9　胸腔镜下患者侧卧位

使用 C 臂透视以确保患者和脊柱垂直于手术台。在手术过程中使用了脊髓体感和运动诱发电位监测。

### 33.6.3 胸腔镜手术

通过 C 臂横向透视以确定脊柱水平。受累椎体、椎间盘、脊髓前线、脊髓后线在胸壁外侧标记。胸壁上的三个入口呈三角形，内镜入口垂直于病变平面并位于病变平面的中心。操作孔和吸引孔置于腋窝前线。

如果需要转行开胸术，则须对整个外侧胸壁进行术前准备。

在启动单肺通气后，放置内镜于第一个入口（小切口）。使用钝性器械分离皮下组织和肋间肌，直到胸膜壁层暴露并进入。在直视下确认肺收缩适度。

为了降低肋间神经损伤的发生率（图 33.10），使用 5 mm 或 10 mm 软套管针（取决于要引入器械的大小）。在插入套管针后，引入 30° 内镜。检查胸腔并在内镜直视下插入随后的套管针。

内镜图像的方向是与脊柱平行的下缘。

一旦放置肺门，肺就向前缩回。额外的肺收缩可以通过旋转手术台使肺脱离脊柱。

通过将 Steinmann 针置入假定的椎间盘间隙来定位脊柱水平，并借助 C 臂透视来确认。

### 33.6.4 显露

节段血管横跨椎体中部，因此通常不需要分割（图 33.11）。当然，如果有需要，节段性血管可以移动、结扎和分离。

在肋头和椎间盘上方打开胸膜壁层（图 33.12）。肋骨的近端与椎间盘间隙共线，有助于外科医生在手术过程中定位。

用高速钻头去除肋头近端 2 cm，暴露椎弓根外侧表面和神经孔（图 33.13a）。近端肋头处钻孔后，可见椎弓根（图 33.13b）。神经孔相对较小包含硬膜外脂肪、节段性神经和血管。

### 33.6.5 椎间盘切除术

然后钻入椎弓根，直到显露椎管外侧并可见硬膜（图 33.14）。充分取出后终板的骨质就可减压，如果需要，可将其延伸至对侧椎弓根（图 33.15）。

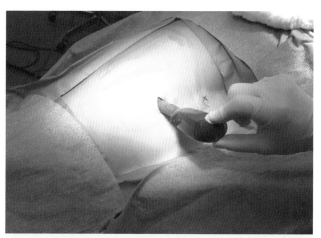

**图 33.10** 使用 5 mm 成 10 mm 软套管以减少肋间神经损伤的发生率

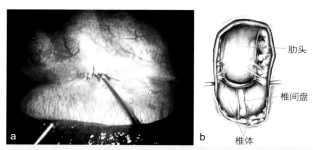

**图 33.11** 胸腔镜下使用 Steinmann 针在椎间盘间隙进行影像学定位的胸椎视图（a）。椎间盘与肋头的解剖学关系（b）

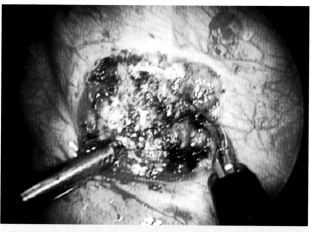

**图 33.12** 胸腔镜下在肋头和椎间盘间隙上广泛开放胸膜壁层

松质骨出血会模糊视野，因此在手术的每个阶段都必须止血。用内镜下棉签涂抹骨蜡可有效控制骨出血。

如果椎间盘碎片向头端或尾端移位，则需要进一步钻孔破坏椎管以实现完全减压。

确认后纵韧带并将其用钝头探针切开，随后用刮匙和 Kerrison 咬骨钳切除（图 33.16）。这通常需要将软性椎间盘组织或钙化的椎间盘拉入由骨减压引起的缺损。关闭前，必须冲洗骨质或椎间盘碎片。

该手术通过内镜下腹外侧暴露完成硬膜、脊髓和椎管的完全减压（图 33.17）。术后 MRI 和 CT 见图 33.18。

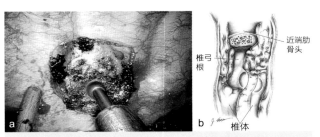

图 33.13　去除近端肋头 2 mm 以显露椎弓根（a）。近端肋头被切除后，椎弓根与椎间盘间隙的解剖学关系示意图（b）

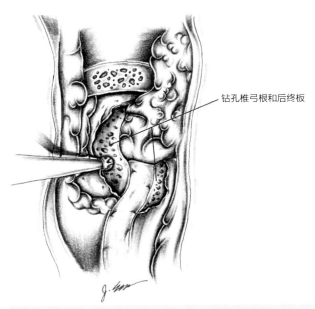

图 33.14　钻入椎弓根和后终板，充分暴露突出的椎间盘

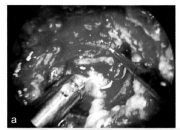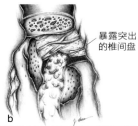

图 33.15　椎弓根和邻近后终板钻孔后的椎间盘突出的胸腔镜图（a）。椎弓根和后终板钻孔后椎间盘突出的示意图（b）

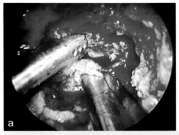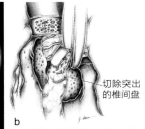

图 33.16　椎间盘切除术胸腔镜图（a）。椎间盘切除术示意图（b）

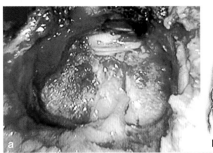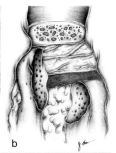

图 33.17　椎间盘切除后的胸腔镜切面（a）。完成椎间盘切除术的示意图（b）

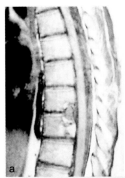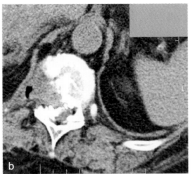

图 33.18　术后胸椎矢状位 $T_1$ 加权像显示脊髓和椎管减压（a）。术后胸椎轴位 CT 显示椎间盘切除术中骨切除的范围（b）

### 33.6.6　伤口闭合和术后处理

在内镜引导下，经后门静脉置入胸管，用 20 cmH$_2$O 吸力抽吸，同时麻醉师给肺重新鼓气。然后移除内镜端口，用可吸收缝合线分层缝合切口。手术结束拔管后，患者在恢复室拍胸片以确保肺膨胀通气。患者术后应接受侵袭性肺部治疗。当每日引流量减低到低于 100 ml 时，通常在 24~48 小时内就可移除胸管。

胸腔镜下椎间盘切除术在伤口愈合后形成小瘢痕（图 33.19）。

## 33.7　并发症

胸腔镜椎间盘切除术的并发症并不常见，大多数是短暂的，不会危及生命。胸腔镜并发症包括肋间神经痛、气胸、胸腔积液、肺不张、血胸、乳糜胸和皮下肺气肿。椎间盘切除术的并发症包括残留的椎间盘碎片、神经功能缺损和脑脊液漏。一般的并发症可能有感染和失血（＞2 000 ml）等。

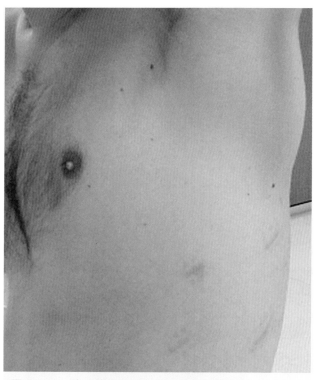

**图 33.19**　胸腔镜椎间盘切除术后愈合的切口。

## 参考文献

1. Landreneau RJ, Hazelrigg SR, Mack MJ, et al. Postoperative pain-related morbidity: video-assisted thoracic surgery versus thoracotomy. *Ann Thorac Surg* 1993;56(6):1285–1289
2. Mack MJ, Regan JJ, Bobechko WP, Acuff TE. Application of thoracoscopy for diseases of the spine. *Ann Thorac Surg* 1993;56(3):736–738
3. Horowitz MB, Moossy JJ, Julian T, Ferson PF, Huneke K. Thoracic discectomy using video assisted thoracoscopy. *Spine* 1994;19(9):1082–1086
4. Dickman CA, Detweiler PW, Porter RW. Endoscopic spine surgery. *Clin Neurosurg* 2000;46:526–553
5. Johnson JP, Filler AG, Mc Bride DQ. Endoscopic thoracic discectomy. *Neurosurg Focus* 2000;9(4):e11
6. Oskouian RJ Jr, Johnson JP, Regan JJ. Thoracoscopic microdiscectomy. *Neurosurgery* 2002;50(1):103–109
7. Bisson EF, Jost GF, Apfelbaum RI, Schmidt MH. Thoracoscopic discectomy and instrumented fusion using a minimally invasive plate system: surgical technique and early clinical outcome. *Neurosurg Focus* 2011;30(4):E15
8. Johnson JP, Drazin D, King WA, Kim TT. Image-guided navigation and video-assisted thoracoscopic spine surgery: the second generation. *Neurosurg Focus* 2014;36(3):E8
9. Hur JW, Kim JS, Cho DY, Shin JM, Lee JH, Lee SH. Video-assisted thoracoscopic surgery under O-arm navigation system guidance for the treatment of thoracic disk herniations: surgical techniques and early clinical results. *J Neurol Surg A Cent Eur Neurosurg* 2014;75(6):415–421
10. Carson J, Gumpert J, Jefferson A. Diagnosis and treatment of thoracic intervertebral disc protrusions. *J Neurol Neurosurg Psychiatry* 1971;34(1):68–77
11. Arce CA, Dohrman GJ. Thoracic disc herniations. Improved diagnosis with CT scanning and a review of the literature. *Surg Neurol* 1958;23:356–361
12. Regan JJ, McAfee PC, Mack MJ. *Atlas of Endoscopic Spine Surgery*. St. Louis, MO: Quality Medical Publishing; 1995
13. McAfee PC, Regan JR, Zdeblick T, et al. The incidence of complications in endoscopic anterior thoracolumbar spinal reconstructive surgery. A prospective multicenter study comprising the first 100 consecutive cases. *Spine* 1995;20(14):1624–1632
14. Barbagallo GMV, Piccini M, Gasbarrini A, Milone P, Albanese V. Subphrenic hematoma after thoracoscopic discectomy: description of a very rare adverse event and review of the literature on complications: case report. *J Neurosurg Spine* 2013;19(4):436–444

# 34　管状通道内镜下胸椎减压椎板切除术

Ryan Khanna, Zachary A. Smith

## 34.1　引言

由于微创（内镜）手术技术的优势被逐渐认可，越来越多的脊柱外科医生选择使用该技术。该技术现已可以用于胸段减压术。虽然在起步阶段，但内镜在胸部减压术中的应用已有适应证（视频 34.1）。

视频 34.1　管状内镜下胸椎减压术

## 34.2　患者选择

### 34.2.1　适应证

- 症状性压迫胸脊髓（图 34.1）。
- 硬膜外血肿和感染。
- 胸硬膜外肿瘤。
- 退行性压迫：黄韧带骨化、滑膜囊肿（图 34.2）。

### 34.2.2　禁忌证

- 脊柱不稳。
- 任何需要胸椎融合的手术。
- 脊柱侧凸。
- 显著的椎板切除术后瘢痕（相对）。
- 手术节段既往行内固定。

## 34.3　技术

### 34.3.1　体位和麻醉

使用全身麻醉（丙泊酚和瑞芬太尼），同时监测体感和运动诱发电位。患者俯卧位，头部固定在 Mayfield 三点固定支架中。

通过侧位透视并从骶骨计数来确定和标记手术节段。通过正位透视计算肋骨来确定水平。笔者通

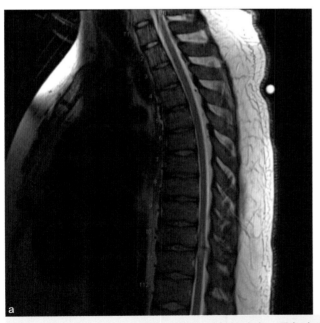
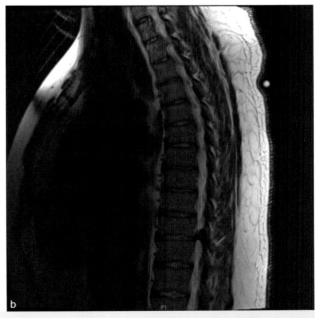

图 34.1　胸椎 MRI 显示胸椎多节段退行性改变，叠加在突出的背侧硬膜外脂肪上。这些变化在 T10~T11 最明显，此处有严重的椎管狭窄以及轻度至中度（右大于左）双侧神经孔狭窄。胸椎脊髓可见相关的脊髓压迫和以 T10~T11 为中心的局灶性异常 T2 高信号。a 为中线切口矢状面；b 为右侧切口矢状面

常采用术前基准标记（图34.3）。我们的经验是，在椎弓根水平放置一个基准标记有助于减少手术时间和手术期间的辐射暴露，并提高定位手术水平时的安全性。特别是在影像学解剖不明确的单节段病例中，这是有帮助的。

皮肤浸润麻醉是通过在切口部位注射利多卡因与布比卡因的混合物完成的。

### 34.3.2 皮肤入口

皮肤进入点沿吻尾方向在中线外侧2.0 cm处切开20~24 mm。

### 34.3.3 插针、扩张

手术过程可以使用显微镜或内镜。这里描述了显微镜辅助下的技术，同样的步骤也适用于内镜的使用。

用15号刀片迅速打开筋膜。软组织中的狭窄路径（5~10 mm宽）向胸椎椎板关节面处局部扩散。然后将第一个METRx扩张器沿着这条路径放置，扩张器的内侧角度最小。在骨附近停止放置，并在外侧C臂上检查位置。C臂显像后，我们进一步深入骨骼并开始逐级扩张。

逐级扩张是通过将METRx扩张器插入切口并依次使用更大的扩张器进行置换完成的，一个围绕另一个，直到Quadrant牵开器可以通过扩张器创建的通道放置（图34.4）。在许多病理晚期的病例中，应将通道直径扩张到24 mm（然而，对于局灶性单侧甚至局灶性双侧压迫的病例，直径18 mm的通道是相当高效的。较窄的工作通道更容易控制角度）。

牵开器被放置并通过一个灵活的手臂固定到手术台上。在这个连接点，我们将牵开器导管倾斜到中线半椎板。先通过工作通道的入口，然后通过正位和侧面透视确定牵开器的位置。

### 34.3.4 减压

通过门静脉放置Quadrant牵开器，并在尾端方向展开，以暴露上下手术边界的椎板（如

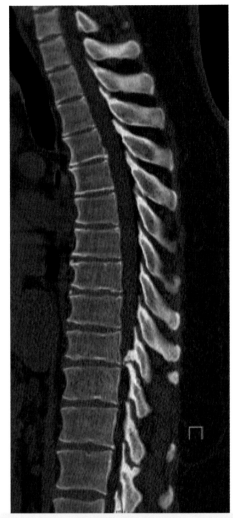

**图34.2** 胸部CT显示异位骨，与黄韧带潜在骨化和小关节突肥大相一致。骨头造成脊髓压迫的症状

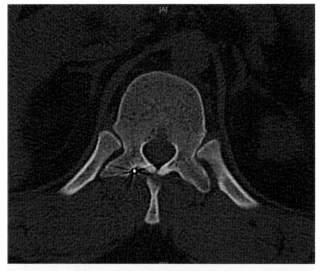

**图34.3** 轴位CT显示术前放置的基准点，有利于术中对接。借助影像学在手术前一天放置基准点

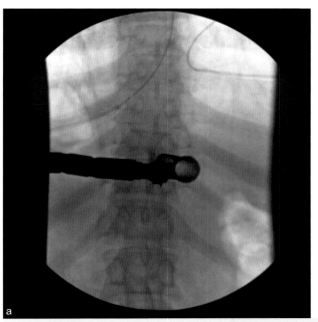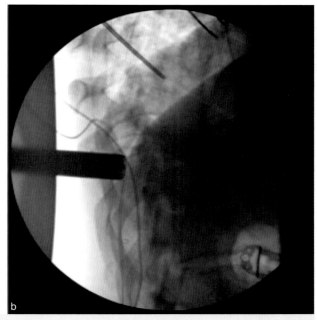

**图 34.4** METRx 扩张器的对接。基准点被用来对接 T10~T11 的微创牵开器。将牵开器放置在椎弓根上，然后停靠在基准点。一根 18 mm 的 METRx 扩张器对接在这一侧的半椎板上。图像分别为对接设备的冠状面（a）和矢状面（b）

T3~T5）。

为了确定椎板边缘，需要使用刮板。用 Bovie 烧灼刀去除软组织，然后用 Kerrison 咬骨钳和高速钻头进行多节段半椎板切除术。我们首先用钻头将同侧半椎板向下移至黄韧带。只有在切除同侧后，我们才能在另一侧操作。为了做到这一点，我们经常会重新调整工作通道的角度，增加 5°~10° 的内侧角。然后钻对侧半椎板，再从内部切开椎板。

在对侧骨切除过程中，保持黄韧带完整。这可以保护硬膜在钻孔过程中免受损伤。胸椎不同于腰椎，外科医生不能在对侧暴露时压迫硬膜。同样需要注意的是，在随后的韧带切除过程中，韧带中线常有开口或褶皱，可用于帮助进入韧带下方的平面。对于双侧减压，我们经常利用这个优势。

最后，对后纵韧带对侧病变的下端（如 T7~T9）重复相同的手术步骤。

减压后，我们检查确认"椎弓根对椎弓根处"得到减压。不同的病情有不同的解剖学要求。对于多节段的情况，我们通常采用两个独立的工作通道。例如，从 T2~T8 延伸的硬膜外感染／出血可以做两个切口。左侧上切口可减压 T2~T4，而右下切口（距中线 2 cm）可减压 T5~T8。每层减压后，将 METRx 扩张器重新倾斜并停靠在减压处（图 34.5）。

## 34.4 避免并发症

胸椎手术具有特殊的风险，无论该手术是开放的还是微创的。对于微创手术，手术处在错误水平的风险可能会增加。肥胖和骨质疏松患者缺乏开放性解剖标志、解剖模糊，不透光的牵开器臂和牵开器，以及影像学细节不佳都能增加定向障碍的风险。在某些情况下，我们通过术前基准点的放置来防止解剖水平和位置的问题。我们相信这对微创技术的新手和有经验的术者都是有益的。基准点有助于缩短透视检查时间，并为术前计划提供简单的"交叉检查"。

与微创入口对接也可能对胸椎造成重大风险。使用克氏针或更小的扩张器时，如果遇到意外，可能会导致误置于椎板间隙造成潜在的神经损伤。因此，不应使用克氏针进行胸部减压。初始工作通道的局部扩张用弯钳完成，第一个扩张器是放置在骨

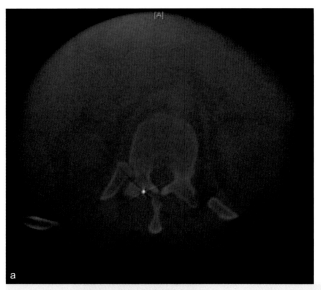
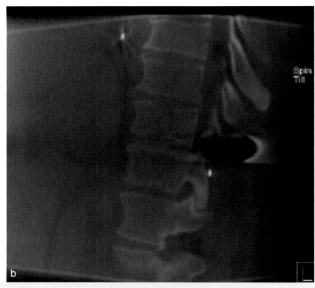

图 34.5 术中 CT 确认正确的横切面（a）和矢状面（b）位置。手术后，使用 O 臂来确认所有的骨赘已被移除

骼上的初始器械。此外，我们经常使用"直上直下"对接技术。这样可以确保扩张器放置在小关节面或椎板与小关节面连接处。只有在对接后，我们才能重新调整工作通道的角度向中线。

采用微创技术的双侧入路可能具有挑战性。为了避免膜回缩和对侧减压，我们建议经常倾斜 / 重新定位 Quadrant 牵开器或 METRx 扩张器入口。此外，有时我们使用双侧对接的 METRx 扩张器，连续左右减压。

最后，缝合期间的止血是关键。因为病变部位解剖空间扩张潜力小，即使微小的血肿也可以导致严重的症状。

减压后，将所有出血骨边缘彻底打上骨蜡，凝固硬膜外静脉，并将 Surgifoam 置入侧水槽。需要时，我们可将一个较低阈值的引流物放入工作通道。当管道从减压部位移除时，引流物可以临时放在原位。

## 参考文献

1. Smith ZA, Lawton CD, Wong AP, et al. Minimally invasive thoracic decompression for multi-level thoracic pathologies. *J Clin Neurosci* 2014;*21*(3):467–472
2. Upadhyaya CD, Wu JC, Chin CT, Balamurali G, Mummaneni PV. Avoidance of wrong-level thoracic spine surgery: intraoperative localization with preoperative percutaneous fiducial screw placement. *J Neurosurg Spine* 2012;*16*(3):280–284

# 35 胸腔镜下胸腰椎连接处病变的减压固定

Ricky Raj S. Kalra, Meic H. Schmidt, Rudolf Beisse

## 35.1 适应证

- 胸椎与胸腰椎交界处不稳定骨折的前路重建。
- 创伤后和退行性椎管狭窄。
- 椎间盘韧带不稳定。
- 伴有或不伴有不稳定的骨折愈合的创伤后畸形。
- 翻修手术相关（即种植体移除、感染、植入失败及种植体松动）。
- 肿瘤及转移手术中脊柱前的制备和释放。
- 多汗症交感神经切除术。
- 胸椎退行性椎间盘疾病的椎间盘突出切除术。
- 切除转移性脊柱肿瘤。

## 35.2 装置

### 35.2.1 套管针

使用直径为 11 mm 的可重复使用的螺纹套管针，黑色的套管针可消除光反射。因无须空气注入，故不需要套管针内的阀门。

### 35.2.2 图像传输

用高强度氙气光源照亮胸腔；硬质的 30° 长内镜可将摄像头定位在远离工作入路的位置，从而有助于工作免受干扰和视角的可变调整；术中视图可传输到两个或三个屏幕上。

## 35.3 方法

### 35.3.1 术前要求

应在术前进行单肺通气以完成呼吸治疗中的肺功能检查和评估；完成肠道准备以降低腹内压力和膈肌张力。

### 35.3.2 麻醉

全身麻醉配合双腔插管和单肺通气。通过支气管镜检查确认导管位置。

### 35.3.3 患者体位

患者取侧卧位，入路侧根据大血管及病理位置确定。患者由四个支撑物和一个特殊的 U 形腿垫来固定（图 35.1）。

### 35.3.4 设计入路

使用四种入路：内镜入路、工作入路、抽吸冲洗入路和牵开器入路。它们的位置，尤其是工作入路的位置对于内镜手术至关重要。

在图像增强器的精确调整下，病变首先显示在侧位投影（参照患者的身体）上，并用标志物在侧腹和胸壁上画出受伤的脊柱部分。注意正确的椎体投影，椎体终板和前、后缘应显示在中央光束中，聚焦清晰，没有双重轮廓。此标记将作为后续放置门户的唯一参考。

工作入路直接绘制在病变上方。根据病变的高度，内镜的套管针标记在工作入路的尾侧或头侧，并沿着脊柱的轴线。到工作入路的距离大约是两个肋间隙的高度。

抽吸冲洗入路以及牵开器入路的点位于这些入路的腹侧（图 35.1c）。

### 35.3.5 定位和入路：入路至胸腰椎交界处

预先设置标记

在图像增强器控制下设置标记，作为外科医生和内镜操作者在随后的手术过程中的定位点。使用克氏针以确定空心螺钉的后续位置，它们被放置在椎体后 1/3 和中央 1/3 之间靠近终板的位

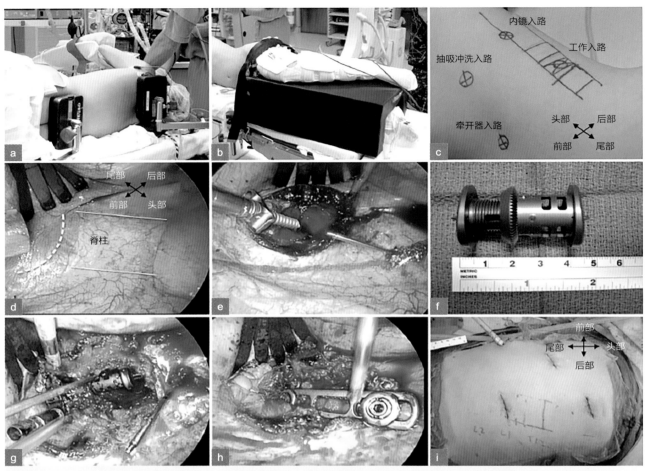

**图35.1** 胸腔镜下减压固定。a.患者右侧卧于透光床上，进行左侧胸腔镜入路至L1；手臂单独放在克劳斯框架里；耻骨、胸骨和上下脊柱的可调节垫可将患者固定到位。b.独立腿在髋部略微弯曲以促进髂腰肌松弛，从而更容易从胸腰椎交界处的椎体侧面解剖该肌肉。c.标记待测的水平，识别上面和下面的椎体，并规划四个胸腔入口。d.脊柱的内镜图（实线）；用扇形牵开器向下扫动膈肌，并规划肌切口（虚线）。e.在计划切除的椎体上方放置克氏针，多轴螺钉夹组合放置在其下方。f.完全展开的齿轮驱动笼的侧视图。g.在中央椎体切除术中放置该笼并扩展。h.最终的前外侧钢板结构。i.关闭胸管退出回缩端口（经 Ragel BT, Amini A, Schmidt MH 许可使用）

置。为了在胸腰椎交界处实现这一目标，腰大肌必须在腹侧向背侧方向活动，从而避免腰大肌刺激腰丛神经。

将克氏针固定在终板附近，避免损伤节段血管，并将螺钉固定在骨密度较高的区域（图35.2）。

### 暴露节段血管

沿着克氏针之间的连接线打开胸膜，用 Cobb 骨膜锉刀暴露节段血管。从两侧骨膜下移动血管，腹侧和背侧分别用钛夹结扎两次，并用神经钩稍微抬高。用内镜下钩剪解剖血管。用锉刀暴露椎体和椎间盘的侧面。

### 35.3.6 仪器

### 插入空心钉

用空心钉对克氏针处进行过度钻孔，打开椎体的外侧皮质。

通过切换棒将工作套管替换为内镜，并用螺钉紧固夹紧元件。螺钉的长度之前已经根据术前 CT 扫描进行了测量，随后确定是用单皮质螺钉还是用双皮质螺钉固定。取下克氏针后可以改变螺钉的方向，并在 C 臂监控下在两个平面上进行检查。

螺钉和夹紧元件的前边界之间的连接线现在限定了一个安全区域，在该区域内执行椎体和椎间盘的部分移除。由此可确定部分椎体切除术的腹侧和背侧范围，同样对应于计划置换椎体的尺寸，其横径为 16 mm（胸椎）～ 20 mm（腰椎）（图 35.3）。

用长柄刀向外侧切开椎间盘，用略微偏置的截骨刀打开椎间盘间隙。

然后在螺钉之间的连接线上用截骨刀在椎间盘间隙中进行后路截骨。截骨刀上的刻度显示了相应的深度，该深度在前方应该是椎体直径的 2/3 左右。前截骨线沿夹紧元件的前边界延伸；使用稍微向后倾斜的截骨刀可以确保避免前椎壁（和相邻血管）的意外穿孔。

使用咬骨钳移除椎体的中央部分，并保留移除的松质骨，以便稍后在椎体置换物附近植入。在转移性疾病的病例中，该松质骨作为标本的一部分采集后送病理分析。

然后使用刮匙和咬骨钳，将椎间盘切除，并用锉刀磨除部分终板。当植入钛支架时，必须避免任何承重终板的误削。在单节段骨融合术中，去除颅骨终板上的软骨下骨板，协助骨移植的愈合。

### 植入骨移植物

在单节段重建和融合中，使用取自髂嵴的皮质骨移植物。

在测量了椎体缺损后，准备并暴露髂嵴。通过使用振动骨锯和骨刀，可以获得骨移植物并将其牢固地连接到移植物支架上。移植物以居中位置插入缺损处，必须在两个平面上通过透视检查其位置。

对于双节段重建中的椎体置换，我们主要使用持续液压牵引新型椎间置换系统（Aesculap，Center Valley，PA）。该系统对于终板具有连续可变的牵引力和适应能力。

在植入椎体置换物之前，应在影像引导下用探针钩触诊来检查植入部位是否在前矢状方向，并确定其深度，再进行清洁的准备工作。

用两个 Langenbeck 钩插入工作入路的切口，将切口稍微拉宽。然后将椎体置换物通过胸壁逐渐引入胸腔，并用固定器定位在椎体缺损处。再次确定没有软组织，特别是在椎体缺损和椎体置换物之

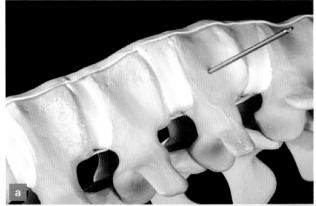
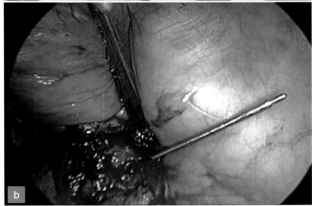

图 35.2 （a）尾椎螺钉的入钉点位于椎管腹侧约 10 mm，距终板 10 mm，位于椎体的上 1/3 处。（b）用木槌将克氏线推入远离节段血管所在的椎体中段的位置

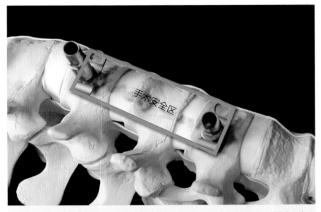

图 35.3 空心螺钉之间的手术安全区，用于切除前部病变、椎间盘突出或肿瘤。包括颅尾方向和前后方向的安全区（由犹他大学神经外科系提供）

间滑动的结扎的节段血管。

然后将椎体置换装置植入椎体中预设的中心位置并分散开。植入物周围是从部分椎体切除术或冷冻同种异体移植骨中采集的松质骨。

### 植入约束钢板进行腹侧固定

因为在开始部分椎体切除术之前，属于植入物的螺钉和夹紧元件已放置到位，此时只需紧固钢板并在腹侧插入四点固定的螺钉。用专门的测量仪器来确定螺钉之间的距离，选择合适长度的钢板。

通过工作入路的切口将钢板纵向插入胸腔，将夹持钳放置在夹紧元件上，并以 15 Nm 的起动扭矩用螺母最终固定。通过拧紧接骨螺钉，可以使钢板与椎体侧壁直接接触。在临时固定靶向装置并打开皮质后插入腹侧螺钉。

由于椎体的结构特点，腹侧螺钉通常比背侧螺钉短 5 mm。插入锁定螺钉后完成了角度稳定植入物的固定，该螺钉锁定背侧螺钉的多轴结构（图 35.4）。

### 内镜手术的最后阶段

在手术结束前均用 C 臂在两个平面拍摄 X 线片，以检查减压情况和植入物的位置。

对于包括膈肌附件切口在内的胸腰椎交界处的手术，应通过内镜缝合超过 2 cm 的切口。适应性缝合线的数量具体取决于切口的程度，一般两三个就足够了。不需要使用防水的缝合线。

再次用内镜检查整个胸腔，冲洗干净残留的血液。

将一根 20 Charrière 胸腔引流管通过抽吸冲洗入路插入。在内镜监测下取出器械。

在咨询麻醉师后，对肺进行再充气和通气。在取出内镜之前，通过内镜检查肺的完全再充气。

在四个入路切口中，用适应性缝合线缝合肌肉组织和皮肤。

胸腔引流管与水封区域相连，并施加 15 cm $H_2O$ 的抽吸压强。

通常当患者仍在手术台上时拔管。胸管通常会保留 24 小时。术后立即进行胸部 X 线检查，并在手术后第 2 天早上再次检查。胸管于次日早晨连接到水封瓶上，并于术后第 2 天取出。

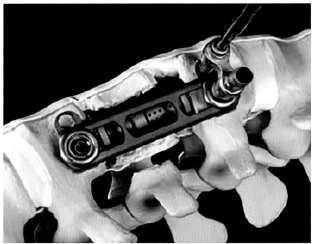

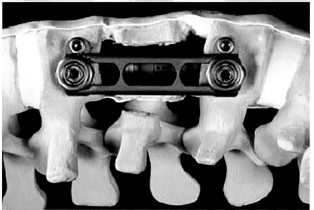

图 35.4　固定螺母固定好，整体拧紧后，通过螺钉导向套放置腹侧稳定螺钉。在固定锁定螺钉后，将多轴结构转换为刚性结构

## 35.4　总结

十多年来，脊柱内镜手术已成为标准化脊柱手术的替代方案。经膈入路，可以通过内镜技术打开脊柱的胸腰段以及腹膜后节段。随着该技术扩展到胸腰椎交界处的腹膜后部分，内镜技术的适应证范围大大增加，包括椎体置换和腹侧内固定的完整骨折治疗，以及创伤后、转移和退行性病理过程中的椎管前路减压。内镜手术的并发症发生率与开放手术相似，而微创技术在降低手术并发症方面具有明显优势。

## 参考文献

1. Beisse R. Video-assisted techniques in the management of thoracolumbar fractures. *Orthop Clin North Am* 2007;*38*(3):419–429, abstract vii

2. Beisse R, Mückley T, Schmidt MH, Hauschild M, Bühren V. Surgical technique and results of endoscopic anterior spinal canal decompression. *J Neurosurg Spine* 2005;*2*(2):128–136

3. Beisse R, Trapp O. Thoracoscopic management of spinal trauma. *Oper Tech Neurosurg* 2005;*8*(4):205–213

4. Beisse R. Endoscopic surgery on the thoracolumbar junction of the spine. *Eur Spine J* 2006;*15*(6):687–704

5. Dickman CA, Rosenthal DJ, Perin NI. *Thoracoscopic Spine Surgery*. New York: Thieme; 1999

6. Rosenthal D, Rosenthal R, Simone A. Removal of a protruded disc using microsurgery endoscopy. *Spine* 1994;*19*:1087–1091

7. Schmidt M. Minimally invasive thoracoscopic approach for anterior decompression and stabilization of metastatic spine disease. *Neurosurg Focus* 2008; *25*(2):E8

# 36 胸腔肿瘤、外伤和感染的内镜入路

Christopher C. Gillis, John O'Toole

## 36.1 引言

在胸椎病变的治疗中已经提出并实施了多种手术方法，最新的进展是向微创的方向发展。开放后路入路可用于单纯背侧病变的病例，但由于其需要牵拉胸髓而非马尾神经根，故不适用于胸段。胸髓对即便是最低程度的收缩也非常敏感，这被认为是导致传统上更多通过后路入路治疗中央和腹侧病变的结果不甚理想的原因。这使外科医生从直接后路入路转向后外侧入路，包括肋骨椎骨横突切除术和经椎弓根轨迹，后者通过更广泛的骨切除来最大限度地减少对神经系统结构的操作，因此，该方案已被证明比直接后路入路更安全。然而，后外侧入路会导致支撑性骨结构的移除，为了防止术后不稳定，通常需要进行融合术。同时，术后疼痛和发病率也会增加。开放式前外侧入路也已使用，并且与胸腔入路相关的并发症有关，例如对重要胸腔结构和血管造成损伤的风险、肺挫伤、胸腔积血、乳糜胸、术中和术后通气困难、肩带功能障碍和伤口愈合困难。

## 36.2 微创方法

微创的选择包括内镜外侧胸膜后减压术、微创经椎弓根减压术和胸椎显微内镜减压术（TMED）。TMED 是腰椎显微内镜技术的改进。这种入路的优点包括保留大部分椎弓根（这在经椎弓根入路中必须移除），以及避免在外侧胸膜后入路中需要切除肋骨。在此入路过程中不需要使用内镜进行观察，使用管状肌肉牵开器的类似入路可用于各种胸腔疾病，用放大镜、显微镜或内镜进行观察。一旦通过直接后路或更外侧的经椎弓根入路进行椎板切除术，根据病变情况，可以实现腹侧和

背侧减压，以及硬膜切开术和切除硬膜内病变。Tredway 等成功采用微创单侧椎板切开术切除颈椎和胸椎的硬膜内髓外病变。侧路胸膜后入路更容易进行椎体减压，并且可以采用与侧路腰椎椎间融合术（LLIF）非常相似的方式，使用相同的牵开系统和长牵开刀片。对于与肿瘤或入路相关的创伤或不稳定的病例，可以通过在透视引导下使用经皮螺钉置入来实现固定。

## 36.3 患者选择

### 36.3.1 适应证

微创入路的选择取决于要减压的区域、是否存在不稳定性，以及病变的主要位置。例如，腹侧减压可以通过经椎弓根入路和直接外侧胸膜后入路实现，与经椎弓根入路相比，外侧胸膜后入路更适合中央腹侧病变。直接背侧减压或旁正中背侧减压可通过更直接的后路入路来实现。一旦实施减压，对于肿瘤、外伤或感染，下一步存在不确定性，可能需要放置经皮椎弓根螺钉和棒等补充器械。

在直接侧入路中，如 LLIF、椎体切除术和骨笼放置可用于严重的暴裂性骨折或明显的肿瘤骨浸润的病例。然而，在肿瘤转移的情况下，通过分离手术的概念，完全切除肿瘤的需要已经被降至最低，这需要辅助（通常是立体定向）放疗对神经元件进行减压。微创椎体切除术也可以通过后外侧入路进行，取更外侧的轨迹（平均离中线 6 cm），并通过类似于开放肋骨横断术的通道入路。

### 36.3.2 禁忌证

与大多数微创手术一样，该方法受到牵开器尺寸的限制，因此主要用于跨越 1~2 个脊柱水平的

病变。一些外科医生已经成功地对较大的病变进行了交错的对侧跳跃式椎板切除术。需要胸部椎体完全切除的原发性骨肿瘤最好采用前路和后路联合入路，可能需要微创与开放技术相结合。

## 36.4　步骤

### 36.4.1　胸椎水平的确定

无论使用何种技术，重要的步骤之一是识别适当的手术节段。胸椎手术节段的确定比颈椎或腰椎更困难，颈椎或腰椎的节段计数有助于了解胸椎的适当节段。这是由于胸椎与颅骨或骶骨的距离、区域解剖结构和可用于计数的肋骨数量的个体差异以及上胸椎水平的透视穿透性较差——尤其是在皮下脂肪较多的患者中。

笔者发现，术前仔细的肋骨和节段检查结合术中仔细地透视计数可以确定恰当的节段。其他描述的用于节段识别的辅助手段包括经皮放置放射学皮肤标记、在所关注的椎弓根骨膜处经皮放置不透射线标记、经皮注射亚甲蓝染料，甚至术前椎体成形术；然而，这些辅助手段都没有得到广泛使用。根据所进行的操作，术中神经引导可以帮助胸椎水平识别，但它需要术中 CT 扫描，并且在未放置器械的情况下通常没有作用。笔者习惯借助侧位和正位透视图的解剖标志进行节段计数。

### 36.4.2　减压

患者在全身麻醉下俯卧位进行侧位经椎弓根或直接背侧减压，其方式类似于脊柱其他部位的微创椎板切除术。带有适当胸垫和臀部垫的射线可透 Jackson 台便于在病例期间使用透视。对于上胸椎病例，手臂可以塞进床单，对于下胸椎病例，手臂可以放在手臂板上，小心地垫好肘部，特别是尺神经，同时避免手臂伸展超过 90°。许多外科医生的做法是在整个手术过程中记录连续的体感诱发电位。也有些人提倡运动诱发电位（MEP）。

一旦确定合适的节段并如上所述进行标记，在中线外侧 3~4 cm 处做一个切口。在要进行胸椎椎体切除术的情况下，需要更多的侧向轨迹，平均距中线 6 cm。对于肥胖患者或皮下组织增多的患者，采取更侧向的轨迹是有作用的。侧向进入的目的是在手术过程中尽量减少对鞘囊和脊髓的操作。

通过切口，将克氏针插入特定水平尾横突的喙侧。然后在透视引导下将连续管状肌肉扩张器放置在克氏针上。在整个扩张过程中要小心确保克氏针留在骨上，以防止移位。扩张完成后，将管状牵开器置于扩张器之上，固定在刚性牵开器臂上，与手术台相连。通过管状牵开器，显微镜、放大镜和前照灯或带有 30° 透镜的内镜可用于目视。使用内镜时，将内镜的内侧定位在显示器的顶部，外侧定位在显示器的底部，使头 - 尾轴沿水平方向移动。

然后使用单极烧灼术将管状牵开器底部的残余肌肉和软组织切掉，并可以使用垂体咬骨钳将其取出。通过这种少量的软组织切除，近端横突和外侧关节突暴露出来。可以调节管状牵开器，将关节面 - 横突交界处移到视野中央，以获得最佳的工作曝光。然后使用高速钻头去除下横突的喙侧和外侧关节突，直到显露尾椎体椎弓根。然后沿着椎弓根向腹侧探查椎间盘空间；如果需要，例如在椎间盘炎的情况下，在该椎弓根的喙侧的一部分上钻孔可以为进入椎间盘空间提供更好的工作通道。由于侧径，很少或不需要操作鞘囊。侧位的肿瘤、骨碎片或脓肿很容易被发现，更内侧的病理可以从瓣环下方的鞘囊处剥离，并将刮匙向下推入椎间盘空间或切除腔，然后在那里安全地取出它们。

在后路胸椎体切除术中，较大的骨切除包括从内侧到外侧切除更长的肋骨段。这为用于可视化的牵开器的扩展范围和活动角度提供了更大的空间。单侧入路可通过刮匙和钻孔联合切除上方椎间盘、椎体和下方椎间盘。去骨后，可以放置一个可扩张的椎间融合器，由对侧剩余的皮质骨支撑。如果需要对侧减压，可以使用双侧入路。入路角度和去骨示意图见图 36.1a，胸椎微创椎体切除术后 CT 见图 36.1b。

减压后，冲洗视野并进行细致的止血，特别是

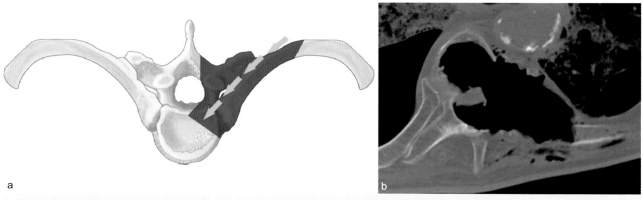

**图 36.1** 胸椎椎体切除术微创后路入路的轨迹（箭头）和骨移除（着色）示意图（a）。大体标本的 CT 扫描显示了左侧微创后路胸椎切除术的术后结果（b）

在肌肉边缘，在移除管状牵开器时仔细检查肌肉边缘。可吸收 Vicryl 缝合线用于缝合筋膜，以及皮下组织。对于皮肤，可以使用皮肤胶粘合，也可以使用皮下缝合线来进行缝合。

### 36.4.3 侧向胸膜腔后入路

对于侧向胸膜腔后入路，根据病变部位和大血管的分布，将患者置于侧卧位，左侧或右侧朝上。所有压力点都被充分填充，并且进行了神经监测。透视 C 臂可以采集手术区域的横向和前后 X 线图像。切口用透视标记，使其直接位于目标节段和椎管的后椎体边界上方。在恰当定位后，用单极烧灼法做一个 2 cm 的切口，下至肋骨。肋骨之间的空间是有限的，使用 Kerrison 咬骨钳切除部分肋骨可以扩大间隙以放置牵开器。胸膜和肋骨之间的钝性分离尽可能向下进行，直到肋骨的头部。虽然可以完全在胸膜外进行，但器械通常会进入胸膜腔，只要不侵犯脏层胸膜，这通常不是问题。肋头通常位于椎弓根椎间盘间隙和椎管上方。随后将初始扩张器引入胸腔并沿肋骨向后穿过肋头部和脊柱的交叉处。

在插入更多的扩张器后，最终的工作入路导向所确定的病变区域中心，例如，椎间盘间隙或椎体。然后以标准方式将牵开器固定到工作台上，如果需要，可以展开以增加曝光度，然后将手术显微镜带入手术视野，识别肋头。用磨钻去除肋头后，暴露椎弓根。椎弓根的部分经钻孔暴露出硬膜与椎

间盘之间的空间。可以使用 Kerrison 打孔器、刮匙和垂体咬骨钳的组合来实现减压，以充分减压硬膜。减压后，在需要进行重建时，将红色橡胶导管插入胸腔。然后将伤口逐层缝合，用几条间断的 2-0 Vicryl 缝合线缝合肌肉组织；用 Valsalva 动作在皮下组织闭合处拔出红色橡胶导管，使空气和血液从胸膜腔排出。用可吸收缝合线缝合皮下组织，然后在皮肤上涂抹 Dermabond。通常不需要放置胸腔引流管。

## 36.5 避免并发症

常规术后胸部 X 线检查用于监测术后气胸。如果存在气胸，通常通过面罩或鼻套管给予 100% 氧气来处理。脊髓受压患者在麻醉期间，应谨慎保持平均动脉压不低于 80 mmHg，以维持足够的脊髓灌注压，这在胸椎分水岭区尤为重要。正如已经提到的，在胸椎中确定合适的节段是至关重要的，根据患者的形态，标志和计数可能非常困难。

## 36.6 病例分析

### 36.6.1 病例 1

27 岁的患者在提起重物后出现急性胸背痛。无已知的感染史或静脉注射吸毒史，无任何免疫缺陷的危险因素。MRI 显示 T7~T8 背侧硬膜外增强

性积液（图 36.2）。血培养阴性，患者的疼痛无法通过镇痛药来控制。与患者讨论了包括经验性药物治疗和外科手术在内的选择方案，最后选择继续进行微创减压，这也将为血培养提供样本。通过 18 mm 固定管状牵开器和手术显微镜进行右侧后胸椎椎板切除术，并获得术中血培养样本。

术后（图 36.3），患者的疼痛在 24 小时内得到缓解，血培养显示甲氧西林敏感的金黄色葡萄球菌阳性。患者接受静脉注射治疗，并在术后第 6 周有临床和影像学改善。根据建议，患者接受了共 8

周的静脉抗生素治疗。

### 36.6.2　病例 2

48 岁男性，表现为颈痛、胸痛、腰痛并放射至双侧臀部。就诊前 3 个月 T9 节段有枪伤史，之前未进行过手术，有子弹残留。无神经系统症状。CT 显示 T9 处一颗子弹卡在左侧横突 – 椎弓根 – 椎板连接处，没有任何椎管损伤（图 36.4）。由于残留子弹含金属，因此没有进行 MRI 检查。

我们与患者讨论了非手术处理和微创手术移

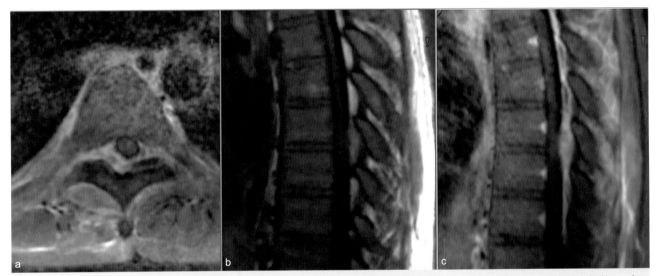

**图 36.2**　术前 MRI 钆增强的轴向 T1 加权像（a）显示右侧背侧硬膜外液体聚集在 T7~T8 平面。无钆增强的矢状 T1 加权像（b）和钆增强的矢状 T1 加权像（c）显示少量背侧硬膜外积液在 T7~T8 水平增强

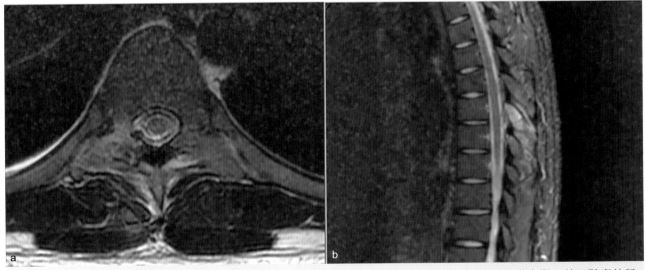

**图 36.3**　术后 T2 加权 MRI 的轴位（a）和矢状位（b）图像显示右侧微创入路对组织破坏的程度有限，并且鞘囊的局灶性压缩有所改善

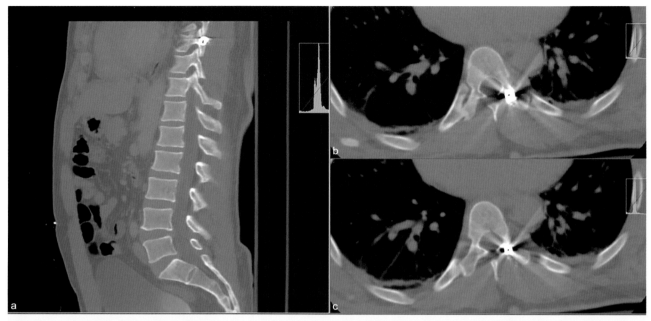

图 36.4 术前矢状位（a）和轴位（b、c）CT 扫描图显示 T9 节段左侧横突 – 椎弓根 – 椎板连接处残留子弹碎片

除子弹这两种方案，并探讨了其改善胸部疼痛的可能性。最后患者选择了手术处理。左侧使用 20 mm 套管行微创 T9 椎板切除术（图 36.5）。子弹周围的骨头被钻开，然后使用组合刮匙把子弹碎片取出。

### 36.6.3 病例 3

19 岁女性，因"胸正中背痛伴右胸肋间放射痛 2 年"就诊。最初用布洛芬治疗疼痛，但当疼痛不能完全消退时，接受了影像学检查。患者神经功能完好。MRI 和 CT 均显示 T7 椎体右侧后下段 T2 高信号对比增强病灶，病变处有硬化病灶（图 36.6）。CT 引导活检结果为骨样骨瘤。

采用右侧直接侧方胸膜后入路行病灶切除及部分胸椎切除。使患者采用侧卧位，做 3 cm 切口，采用直接侧位腰椎融合术。切除肋骨近端，为牵开器腾出空间，胸膜后钝性剥离；牵开器将肺和胸膜内容物固定在视野之外。在切除脊柱和病变附近的增生性软组织后，用骨刀在病变区域切除整块椎体进行病理检查。通过所造成的缺损进行额外的刮除，直至硬膜外间隙。

术后患者恢复良好，疼痛消失，病理检查证实

为骨样骨瘤。术后图像见图 36.7。

### 36.6.4 病例 4

56 岁女性，因"持续咳嗽 6 个月"就诊。最初接受了肺炎治疗，但在随后的影像学检查中被查出肺部和肝脏有结节。神经轴成像显示多发脑和脊柱病变，在 T8~T9 处有一个大的病变。无神经系统症状。

MRI 显示右侧 T8~T9 处的对比增强病变，主要涉及后部元件和椎弓根（图 36.8）。在 T9 水平，

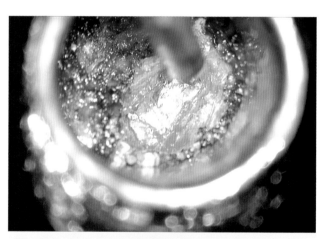

图 36.5 通过 20 mm 牵开器的术中透视显示 T9 内的子弹碎片

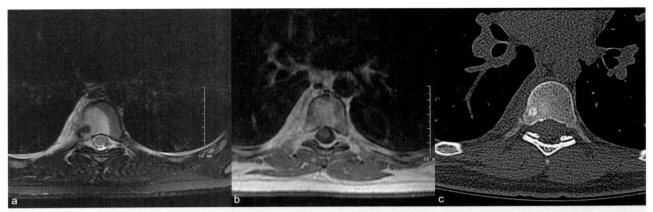

图 36.6　一组轴向 MRI 图像。T2 加权像（a）显示 T7 椎体水肿，脊柱右侧软组织肥大水肿；病灶呈低信号。钆增强 T1 加权像（b）显示病灶增强。轴位 CT 图像（c）显示病变的硬化性质，与骨样骨瘤一致

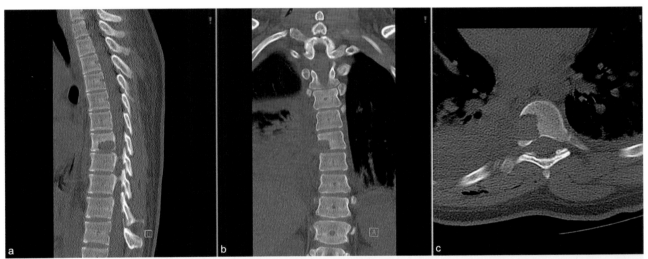

图 36.7　右侧直接侧方胸膜后入路切除 T7 右侧后下椎体内骨样骨瘤的术后矢状位（a）、冠状位（b）和轴位（c）图像

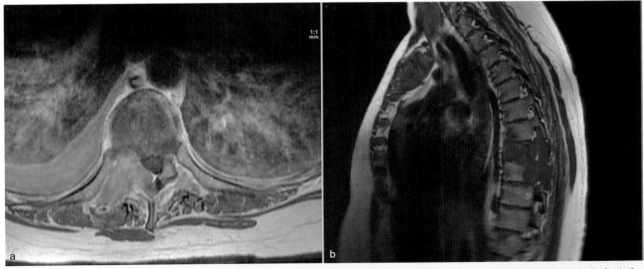

图 36.8　T9 轴位增强后 T1 加权 MRI（a）显示右侧椎板、横突和椎弓根内增强扫描病变，导致胸椎管狭窄和胸脊髓受压。矢状位 T2 加权像（b）显示椎体、T8 后方和 T9 后方左侧有低信号病变

病变的肿块导致胸椎管狭窄，而在 T8 水平狭窄最严重。

患者行右侧 T8~T9 椎板小切口及经椎弓根减压术，并在经皮图像引导下于 T6~T11 置入椎弓根钉棒。仅在 T8 和 T9 上方做一个正中线切口打开筋膜。将皮肤向外侧牵开，通过腹筋膜切口置入经皮螺钉。为了实现减压，切除右侧 T8 神经根。术后影像见图 36.9。

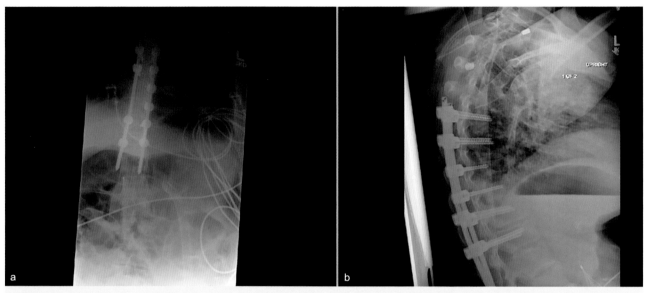

**图 36.9** 术后正位（a）和侧位（b）的 X 线图像显示 T6~T11 被固定，椎弓根螺钉放置在左侧经椎弓根减压的位置

## 参考文献

1. Stillerman CB, Chen TC, Couldwell WT, Zhang W, Weiss MH. Experience in the surgical management of 82 symptomatic herniated thoracic discs and review of the literature. *J Neurosurg* 1998;*88*(4):623–633

2. Perez-Cruet MJ, Kim BS, Sandhu F, Samartzis D, Fessler RG. Thoracic microendoscopic discectomy. *J Neurosurg Spine* 2004;*1*(1):58–63

3. Dalbayrak S, Yaman O, Oztürk K, Yılmaz M, Gökdağ M, Ayten M. Transforaminal approach in thoracal disc pathologies: transforaminal microdiscectomy technique. *Minim Invasive Surg* 2014;*2014*:301945

4. Smith JS, Eichholz KM, Shafizadeh S, Ogden AT, O'Toole JE, Fessler RG. Minimally invasive thoracic microendoscopic diskectomy: surgical technique and case series. *World Neurosurg* 2013;*80*(3-4):421–427

5. Snyder LA, Smith ZA, Dahdaleh NS, Fessler RG. Minimally invasive treatment of thoracic disc herniations. *Neurosurg Clin N Am* 2014;*25*(2):271–277

6. Smith ZA, Lawton CD, Wong AP, et al. Minimally invasive thoracic decompression for multi-level thoracic pathologies. *J Clin Neurosci* 2014;*21*(3):467–472

7. Awwad EE, Martin DS, Smith KR Jr, Baker BK. Asymptomatic versus symptomatic herniated thoracic discs: their frequency and characteristics as detected by computed tomography after myelography. *Neurosurgery* 1991;*28*(2):180–186

8. Tredway TL, Santiago P, Hrubes MR, Song JK, Christie SD, Fessler RG. Minimally invasive resection of intradural-extramedullary spinal neoplasms. *Neurosurgery* 2006

9. Karikari IO, Nimjee SM, Hardin CA, et al. Extreme lateral interbody fusion approach for isolated thoracic and thoracolumbar spine diseases: initial clinical experience and early outcomes. *J Spinal Disord Tech* 2011;*24*(6):368–375

10. Park MS, Deukmedjian AR, Uribe JS. Minimally invasive anterolateral corpectomy for spinal tumors. *Neurosurg Clin N Am* 2014;*25*(2):317–325

11. Bilsky MH, Laufer I, Burch S. Shifting paradigms in the treatment of metastatic spine disease. *Spine* 2009;*34*(22, Suppl):S101–S107

12. Amankulor NM, Xu R, Iorgulescu JB, et al. The incidence and patterns of hardware failure after separation surgery in patients with spinal metastatic tumors. *Spine J* 2014;*14*(9):1850–1859

13. Fang T, Dong J, Zhou X, McGuire RA Jr, Li X. Comparison of mini-open anterior corpectomy and posterior total en bloc spondylectomy for solitary metastases of the thoracolumbar spine. *J Neurosurg Spine* 2012;*17*(4):271–279

14. Yoshihara H. Surgical treatment for thoracic disc herniation: an update. *Spine* 2014;*39*(6):E406–E412

# 37 胸腔镜手术矫正畸形

Leok-Lim Lau, Hee-Kit Wong

## 37.1 引言

胸腔镜手术是治疗青少年特发性脊柱侧凸的方法之一，用于治疗单一的、结构性的胸椎弯曲和典型的胸椎后凸。该方法利用自然体腔，通过关键位置的入口来评估椎骨，可节省内固定所需的节段，改善胸椎后凸，并保留后脊柱肌肉复合体。虽然该方法的学习曲线很陡峭，但下面的介绍有助于初学者熟悉和掌握该方法。

## 37.2 术前规划

当脊柱侧弯曲线具有以下特征时，可考虑用胸腔镜手术矫正畸形。

- 单侧和右侧结构性胸廓曲线。在青少年特发性脊柱侧凸患者中，它们被归类为 Lenke 1 曲线。
- 胸廓曲线最少可弯曲至 45°。
- 末端椎骨（X 线片上倾斜程度最大的椎体）位于 T4~L1。
- 胸椎后凸小于 40°。

该手术的禁忌证如下。

- 无法耐受或无法实现单肺通气的患者，特别是既往有限制性肺病或右心衰竭的患者。
- 既往有开胸或胸膜粘连病史。

全长前后（PA）侧位直立和弯曲的脊柱 X 线片对于术前评估和制订手术计划是必不可少的。

## 37.3 定位和麻醉

患者取仰卧位，采用双腔气管插管实现单肺通气。图 37.1 显示了插管的理想位置。位置不当可能导致低氧血症和高碳酸血症。在定位完成前后都用支气管镜检查导管的位置。患者从仰卧位转为左侧

位时，气管插管有进一步向左支气管移位的趋势。

患者转身左侧卧于标准的透射线手术台上（如 Amsco 手术台），腋窝夹纱布卷（图 37.2）。手术台在中段弯曲，以便于打开肋骨和骨盆之间的间隙，也便于手术时留出刚性望远镜与骨盆之间的间隙。

颈部被支撑并保持在中立位置。右肩和右肘屈曲 90°，由扶手支撑。应该通过触诊肋骨来检查是否有足够的机会接触到右侧胸壁上的第三根肋骨。左上肢是弯曲和支撑的。左髋部和左膝弯曲，右下肢伸直，双下肢之间夹一个枕头。可以额外使用带

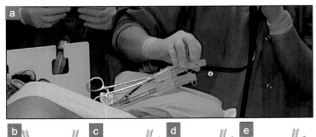
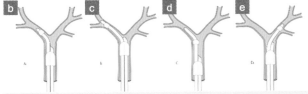

图 37.1　成功的左肺插管是在右肺完全空的情况下实现充分通气的必要条件。用支气管镜确认气管插管位置（a）。示意图显示了预期（b）及非预期（c、d、e）

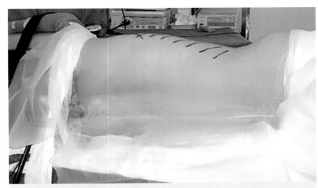

图 37.2　患者取左侧卧位。肋骨有记号，从最尾部浮动的肋骨开始

子来固定患者的位置，防止过度翻动。压力区域（如肘部、膝部和足踝）有缓冲物填充。

## 37.4 入口

通过触碰最后一根浮肋来识别肋骨，并进行相应地标记。用到的体表解剖学知识是肩胛角覆盖在第 5 根肋骨上。

共需要 4 个入口。入口的选择应参照术前的 X 线片。通常，入口位于第 3、5、7、9 肋，或者沿着第 4、6、8、10 肋。入口覆盖从头端椎体到尾端椎体的曲线（图 37.3）。理想的入口直接位于椎体的中外侧，并且垂直于椎体的中部。在考虑椎体旋转的情况下，使用透视辅助定位肋骨上的点（图 37.4、37.5）。例如，在上胸门处，透视通常处于中性位置；在中胸门处，曲线顶端可能需要旋转 10°~15°，这取决于椎体的轴向旋转程度。通过入口处的间歇性直接可视化可以在外科领域获得更好的深度知觉（图 37.6）。

一旦确定并标记了沿肋骨的入口点，就会对患者进行清洁和覆盖。

## 37.5 皮肤切开和门静脉建立

外科医生站在患者身后。在预标的入口点沿肋

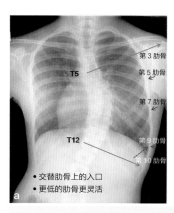
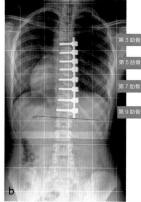

**图 37.3** 计划使胸腔镜入口横跨脊柱侧弯的末端椎体。曲线跨越第 3~10 肋（a）。在交替肋骨（第 3、5、7、9 肋）上的入口放置器械的空间通常是足够的，因为较低的肋骨更灵活（b）

骨切开 3 cm 的切口。切口一直延伸到肋骨。肋间肌与肋骨上缘分离。在肋骨的尾部边缘要小心，以避免损伤神经血管束。肋骨在骨膜下被分离后，切除约 2.5 cm 的肋骨，并将其粉碎化，作为自体骨移植。此时壁层胸膜明显张开，要小心避免伤到肺或相邻的隔膜。更要避免第一次通过位于第 9 或第

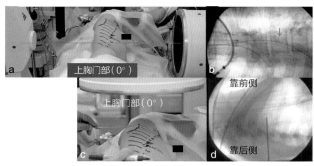
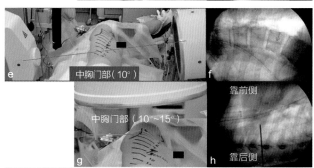

**图 37.4** 理想的入口位于椎体的正中外侧。在上胸门部（a），首先在透视下（b）确定侧位的旋转，棘突（红色箭头）被证实位于椎体的中心位置。然后将透视转到侧向位置（c），使放射标记指向椎体的中侧位置。在中间入口（d），可能需要旋转 10°~15°。透视定位并旋转 10°（e、f），使棘突位于正后位。在横向位置（g），考虑 10° 旋转。然后将放射标记定位在椎体的中外侧部分（h），这标志着理想入口点已建立

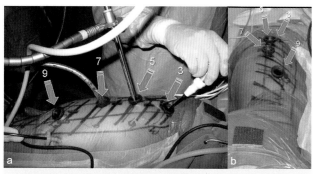

**图 37.5** 从外科助理的角度看（a），这条曲线上的入口顺序是第 3、5、7、9 肋。入口处的矢状面的轮廓与胸椎侧弯的部位相对应（b）

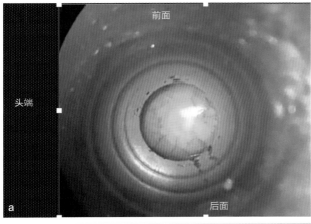

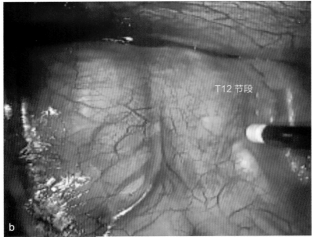

图 37.6　通过入口直接观察（a）和胸腔镜观察（b）。识别 T12 节段血管，并用荧光透视法进一步识别

10 肋的最尾部入口进入胸部，因为损伤膈肌和进入膈下间隙的风险很高。首次进入胸腔应该通过位于第 5 或第 7 肋的胸中入口。

重复类似的步骤以建立剩余的 3 个入口，并插入直径为 11.5~15 mm 的刚性入口环（图 37.6）。伤口保护器（如 Alexis 伤口保护器）在入口处非常有用，它可以保护皮肤边缘，防止入口边缘的血液滴入胸腔。

如果需要第 5 个入口，放置直径 5 mm 的刚性入口环，然后在腋前线的第 7 或第 8 肋间隙处直切开切口。这个入口允许使用胸腔镜辅助横膈膜回缩，也用于手术结束时插入胸管。回缩的横膈膜圆顶暴露了下面的脊柱，以便于充分观察。接着，脊椎可以从 T4 侧向暴露到 T12~L1 的空间。通过使用超声解剖器在椎体上进一步分离小腿，L1 椎体

可以暴露到节段血管穿过 L1 椎体的水平。

如有需要，还可通过建立腹膜后入路进入 L2 或 L3 椎体至胸腰椎区域。

## 37.6　节段性血管结扎、椎间盘切除和植骨（视频 37.1）

视频 37.1　胸腔镜下畸形矫正

椎体水平由 X 线透视确认。超声解剖器（谐波刀）被用来在椎体前后方向以"画笔扫查"的方式解剖内脏和壁层胸膜，形成一个椭圆形的平面（图 37.7）。节段性血管被烧灼，并使用超声解剖器沿其长度进行解剖。解剖保持在肋头部的前方，暴露螺钉在椎骨上的入口点。

如果节段血管出血失控，在进一步烧灼之前，在胸腔镜下使用卵圆钳暂时压住出血点。很少需要开胸手术来控制出血。

椎间盘切除是在每个节段水平上进行的（图 37.7）。椎间盘切除术首先是用一把长柄手术刀做一个长方形切口。切口的后缘保持在相应肋头的前面。切除椎间盘是通过联合使用椎板咬骨钳、切割器和骨膜剥离器来实现的。对骨骼成熟的患者，骨刀可以用来分离椎体终板的周边。充分暴露骨性椎体终板对于保证融合和避免出现假关节是必要的。作为安全措施，保留左侧的前纵韧带（ALL）和环

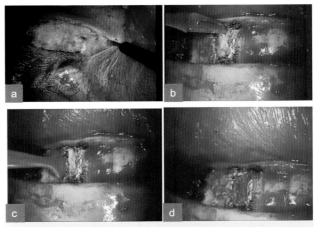

图 37.7　用超声解剖器解剖顶壁胸膜。节段性血管得到控制（a）。进行椎间盘切除术（b）。用骨膜剥离器分离椎间盘（c）。骨端终板已清楚显露（d）

状韧带。对骨骼未成熟的患者，在每一节段的椎间盘被切除后，节段活动度都很容易保留。

来自肋骨的分段移植自体骨可通过漏斗插入每个节段（图 37.8）。这可以在螺钉放置后完成。

在需要生长调节的情况下，不必行椎间盘切除术和脊柱融合术。

## 37.7 胸椎螺钉放置（视频 37.1）

在影像学引导下，每个圆头胸椎螺钉垂直于椎体插入。入口点在相应肋头部的前面（图 37.9）。在中胸椎，入口点与肋头部的前缘一致。在 T11 和 T12，入口点在肋头部和椎体前缘之间的中点。螺丝阵列应排列成一条直线。

接着使用影像增强器显示上椎体的前视图引导，局部轴向旋转而做相应调整。首先用锥子钻一个导向孔，然后相应地放入螺丝（图 37.10）。螺丝的轨迹垂直于增强器的光束。典型的螺丝直径为 5 mm 或 6 mm，长度 25~40 mm。

在需要生长调节的情况下，椎间盘切除术和融合术不是必要的。骨骼未成熟的患者通常髂骨隆起的 Risser 分级为 0 级，可能有开放的髋关节软骨。椎骨钉与椎体螺钉一起使用，可改善骨质结构。用聚乙烯编织绳代替实心的金属棒。

## 37.8 插杆和悬臂曲线修正

在图像增强器的帮助下，使用放置在身体外部的参照棒来测量钛棒的长度。一根直径 5.5 mm 的

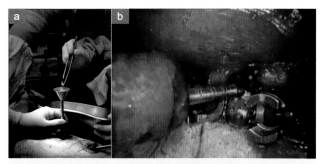

图 37.8 通过胸腔镜入口使用漏斗将莫氏肋骨移植物放入椎间隙（a）。然后将移植物填充到椎间盘间隙中（b）

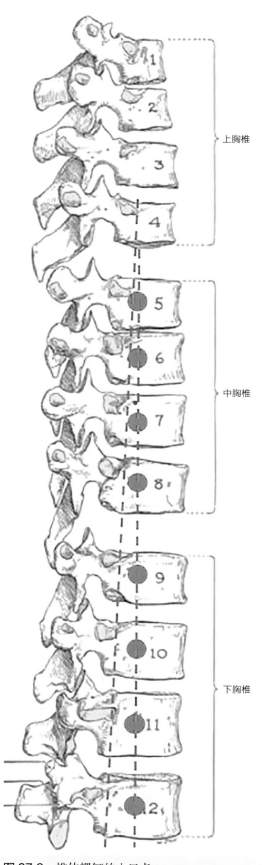

图 37.9 椎体螺钉的入口点

钛棒被切割成一定的长度，棒的头部末端略微弯曲，以容纳冠状面上的两三颗螺钉。固定在杆尾端的杆夹用于控制杆的旋转。

在棒中插入两三颗螺钉的头部（图 37.11）。在胸腔镜下目视检查棒，以确定是否有足够空间。头侧的两三颗螺钉就位并被锁定。在间歇透视的引导下，借助通过入口插入的还原塔，使用悬臂动作进行还原，这个过程是从头到尾循序渐进的。在复位动作过程中，椎体可能会发生旋转（图 37.12）。

最后用正交 X 线检查复位后螺丝的位置，特别注意头顶螺丝。术后 2 周拍摄站立正位和侧位 X 线片（图 37.13）。

## 37.9 皮肤闭合

用温生理盐水冲洗胸腔以清除碎片。胸膜不能进行常规修复。

移除 5 mm 接口。使用可吸收 2/0 缝线缝合。将胸管（28 Fr）插入胸腔，并通过沿肋缘的 5 mm 接口所占据的切口退出。胸管用缝线固定在皮肤上。

右肺再次充气。复原肌层，皮肤分层依次闭合。

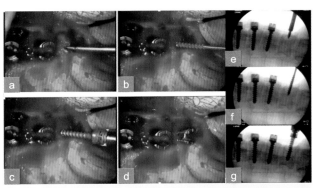

图 37.10　首先确定了椎体螺钉的入口点，并且应该与头颅螺钉排列一致。在入口处使用锥子（a）。紧随其后的是螺丝锥（b）。然后插入螺丝（c）。直列螺丝阵列的外观（d）。e、f、g 步骤由荧光透视引导

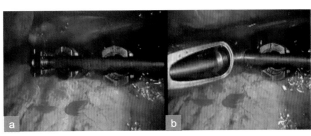
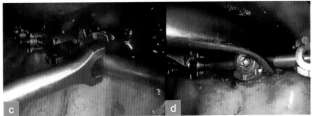

图 37.11　首先弯曲预成型的杆，并将其装入头顶的 3 个螺钉中（a）。借助对准导轨插入固定螺钉（b）。通过悬臂动作进行还原（c）。在透视引导下，使螺钉和棒间的间隙进一步减少（d）

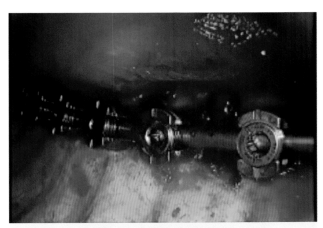

图 37.12　螺钉和棒完成安装后的外观

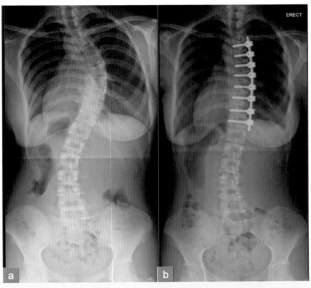

图 37.13　脊柱侧凸患者的术前（a）和术后（b）X 线片

## 37.10 术后护理

双腔气管插管改为单腔气管插管。支气管镜抽吸是为了最大限度地减少黏液堵塞。胸腔导管与水密封的排水管相连。患者一直处于插管状态，并在重症监护病房过夜进行监护。

术后第 1 天拔气管插管，术后第 3 天拔除胸腔导管。拔除胸腔导管前要做胸部 X 线检查。拔管后，在脉搏和血氧饱和度监测仪的辅助下，对患者进行 24 小时临床监护。

一旦拔除胸腔导管，就可鼓励患者活动。患者可以在术后第 4 天出院。在接下来的 2 个月里，一个支撑性的刚性支架会被患者持续佩戴。

## 参考文献

1. Wong HK, Hee HT, Yu Z, Wong D. Results of thoracoscopic instrumented fusion versus conventional posterior instrumented fusion in adolescent idiopathic scoliosis undergoing selective thoracic fusion. *Spine* 2004;*29*(18):2031–2038
2. Newton PO, Upasani VV, Lhamby J, Ugrinow VL, Pawelek JB, Bastrom TP. Surgical treatment of main thoracic scoliosis with thoracoscopic anterior instrumentation. A five-year follow-up study. *J Bone Joint Surg Am* 2008;*90*(10):2077–2089
3. Lonner BS, Auerbach JD, Estreicher MB, et al. Pulmonary function changes after various anterior approaches in the treatment of adolescent idiopathic scoliosis. *J Spinal Disord Tech* 2009;*22*(8):551–558
4. Lonner BS, Auerbach JD, Estreicher M, Milby AH, Kean KE. Video-assisted thoracoscopic spinal fusion compared with posterior spinal fusion with thoracic pedicle screws for thoracic adolescent idiopathic scoliosis. *J Bone Joint Surg Am* 2009;*91*(2):398–408
5. Kishan S, Bastrom T, Betz RR, et al. Thoracoscopic scoliosis surgery affects pulmonary function less than thoracotomy at 2 years postsurgery. *Spine* 2007;*32*(4):453–458

# 38 胸腔镜辅助矫正畸形的方法

Rudolph J. Schrot, George D. Picetti III

## 38.1 引言

本章渐进式地介绍了胸腔镜辅助矫正畸形的方法，每个部分都建立在前一部分的基础之上。

## 38.2 胸腔镜辅助关节融合术矫正后肢畸形

### 38.2.1 适应证

- 在正位 X 线片上，Cobb 角 > 75°，侧弯 < 50° 的刚性脊柱侧弯。
- 未成年患者在后路关节融合术后有不同的前后向生长风险（"曲轴现象"）。

### 38.2.2 病例分析

患儿为 7 岁女性（20.4 kg），切除脊髓间变性星形细胞瘤后发生进行性严重椎板切除术后脊柱后凸（图 38.1）。患儿接受了 T1~L1 桥截骨术、椎弓根螺钉固定术、畸形矫正和融合手术。

假关节导致固定失败，棒断裂，后凸畸形再次出现。

患儿接受了后路探查融合术，移除椎弓根螺钉，二次畸形矫正和 T4~T8 髂骨植骨融合术。

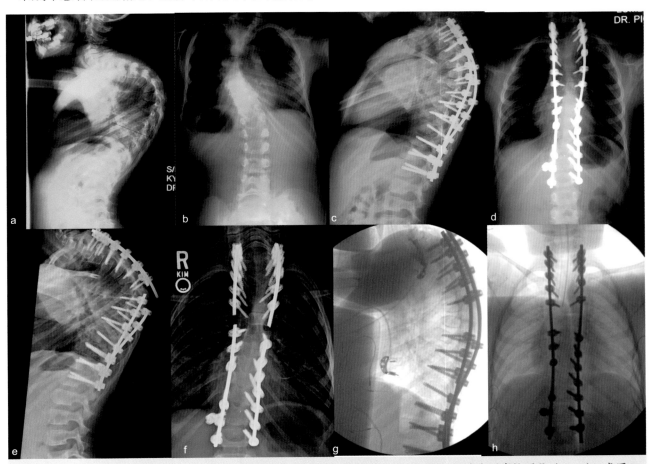

图 38.1　7 岁女性患儿在 2 岁和 3 岁切除脊髓间变性星形细胞瘤后发生进行性椎板切除术后脊柱后凸（a、b）。术后 X 线片显示 6 岁时畸形矫正的情况（c、d）。后续 X 线检查发现无法复原的断棒（e、f）。行后路翻修手术（g、h）

### 38.2.3 术前计划

● 由于既往的椎板切除术，患儿缺乏足够的后路融合面，再次出现假关节的风险很高。因此，我们计划进行前路椎间盘切除术和自体肋骨移植融合术。

● 选择微创胸腔镜入路，减少失血和恢复时间，优化外观，改善肩带功能和肺功能。

### 38.2.4 位置和麻醉

● 行左侧支气管单腔气管内插管。患儿取右侧卧位。动脉置管。骨盆用铅围裙保护（图 38.2）。

● 使用 C 臂 AP 位透视标记椎间盘在皮肤上的投影。在这种情况下，肩胛骨和肩带可以向上活动，便于进入 T4~T5。在 T4 和 T8 节段规划 3 个通道，再在 T10 节段规划一个用于充气式肺牵开器的切口（图 38.3）。

● 两个视频显示器放置在床头，为外科医生和操作内镜的助手提供内镜视图。外科医生站在患者的后面，助手站在患者的前面。

### 38.2.5 胸腔镜入路（视频 38.1）

视频 38.1 胸腔镜辅助下关节融合术矫正后凸畸形

● 皮肤准备和悬垂后，在 T7~T8 处做皮肤切口，穿过 T8 上表面的皮下组织，避开沿下表面的神经血管束。插入一个 5 mm 的通道。

● 将 30° 内镜插入胸腔。

● 在内镜下，于 T4 放置第 2 个工作通道，于 T10 放置第 3 个通道，以容纳肺牵开器。

● 放置、充气并操作肺牵开器，以查看胸椎和肋头之间的前外侧胸膜角。

● 根据需要，在 T4 节段的工作通道交换器械和抽吸液体。

### 38.2.6 胸膜解剖

● 透视确定节段后，电灼纵向切开胸膜壁层，从椎间盘开始，然后沿着脊柱进行椎间盘切除和融合术。电钩放置在覆盖椎间盘的胸膜上，并在胸膜上开孔。从脊柱上剥离并切开胸膜。此操作允许沿脊柱节段切开胸膜以融合，避免节段血管损伤。

● 进一步从前纵韧带前方和肋头后方分离胸膜。

### 38.2.7 肋头切除和椎间盘切除

● 用截骨器和咬骨钳部分切除肋头，以进入椎间盘后部。老年患者不需要这种操作。

● 电切椎间盘纤维环。使用专用的刮匙和咬骨钳进行完整的椎间盘切除以暴露软骨终板。椎间盘和纤维环的移除向前延伸至前纵韧带，向后延伸至肋头的后方。

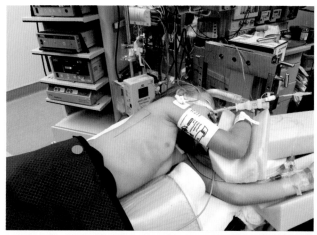

图 38.2 患儿取左侧卧位，手臂和臀部被固定在手术台上，以便于在整个手术过程中保持这个姿势

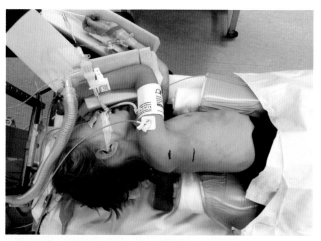

图 38.3 在皮肤上标记凸出的椎间盘节段

- 在后路融合前进行前路松解的病例中，前纵韧带变薄，使其不再限制脊柱活动，但仍提供结构支持以容纳骨移植物。
- 移除软骨终板，将骨表面锉至出血面均匀。椎间盘间隙用外科止血药填充。
- 工作通道和内镜通道根据需要可进行互换，从而提供最佳的操作空间。

### 38.2.8 收集植骨组织

- 注意移植肋骨的获取。在这种情况下，因为患者年轻，可以切除完整的肋骨块，并有望再生。
- 切开 T8 肋骨近端的骨膜下缘，避开神经血管束。
- 肋骨是用内镜肋骨切割器切开的。
- 跳过 T7 肋骨后，在 T6 切除第 2 根肋骨。在收集移植肋骨时，跳跃节段对于避免出现连枷胸是至关重要的。
- 将肋骨移植物磨碎，制成碎末状的自体骨移植物。
- 对于老年患者的骨移植，在肋骨前部和后部的肋骨剥离区，使用内镜肋骨切割器在肋骨上部垂直切开。这些切口与植骨口相连，从而切除肋骨的上部。这项技术可以保持肋骨的完整性并保护肋间神经。

### 38.2.9 关节固定术

- 从每个椎间盘间隙取出组织后，使用腔镜骨漏斗和柱塞将切片的局部自体骨移植物填充到每个椎间盘间隙（图 38.4）。
- 将椎间盘部分填充，然后用一个小填充物将移植物推到另一侧，以确保空间完全填充。
- 在椎间盘间隙被填充后，在间隙和骨膜被抬高的相邻区域放置更多的移植物，以改善融合面。

### 38.2.10 闭合切口

- 冲洗胸腔，取出肺牵开器后重新进行肺充气。
- 移除通道。将一根 20 Fr 胸管从下门静脉的开口插入。
- 门脉用可吸收缝线逐层闭合。在胸管出口周围行 2-0 尼龙线缝合。外敷无菌条（Nexcare）、纱布

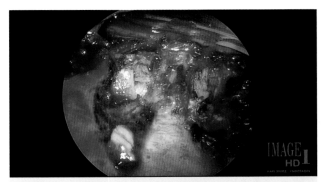

**图 38.4** 椎间盘间隙充满了从肋骨切除的切片自体骨移植物。可以看到胸管

和无菌敷料。胸管接负压吸引器。

### 38.2.11 结果

- 术中出血量 30 ml，无术中及围术期并发症。术后第 1 天拔除胸管，术后第 2 天出院，病情稳定。

### 38.2.12 注意事项

- 尽管完全性后路畸形矫正和融合在第 4 代脊柱内固定术出现后更为常见，但在这种情况下，后路融合面缺乏导致早期后路融合治疗失败，必须行前路关节融合术。
- 内镜经胸椎间盘切除术和融合术的微创技术，具有极少的出血量和较短的住院时间等优势。
- 即使在体重不足 30 kg 的患者中，该手术也是可行的（不需要双腔气管内管）。
- 对于骨科发育未成熟的 Risser 分级较低的年轻患者，前路椎间盘切除和融合术可降低前路生长板扩张导致"曲轴现象"的发生风险。
- 成功融合的关键是全椎间盘切除和彻底去除终板。
- 通过回顾性比较研究（Ⅲ级证据）显示，通过完全后路入路治疗 Scheuermann 后凸更有效。

## 38.3 全内镜下完全经胸畸形矫正

### 38.3.1 适应证

进行性原发性特发性胸椎侧凸（Lenke 1 型和 2 型弯曲）。

## 38.3.2 体位和麻醉

- 定位和麻醉与上述后路畸形矫正胸腔镜辅助关节融合术相同。

- 双腔插管用于体重超过 45 kg 的成人和儿童。体重低于 40~45 kg 的儿童需要选择性插管肺通气。

- 建立术中体感诱发电位（SSEP）和运动诱发电位（MEP）监测。

- 将患者置于侧卧位，脊柱侧弯凹面朝下。C 臂用于标记门静脉位置，跨越 Cobb 角的上下两端。门脉位置必须考虑 C 臂透视确定的脊柱旋转。计划 3~5 个切口，这取决于需要仪器的数量（图 38.5）。

- 手术医生在患者背部的位置以通过内镜看到标识的解剖方向，也便于让器械远离脊髓，使外科医生能够安全地将椎体螺钉放置在脊柱的直线上。

## 38.3.3 胸腔镜入路

- 上肺萎陷。在第 6 或第 7 肋间隙沿脊柱行 1.5 cm 切口。第 1 个通道放置在这一水平将避免对尾端横膈膜的损伤。经通道指诊可确保肺通气和胸膜粘连消失。

- 将内镜插入通道，并用于将其他通道置于内镜监控之下。切口位于肋骨的上表面，避开沿着下表面的神经血管束。

- 通道间被隔开。每个通道都可进入肋骨上方空间。

## 38.3.4 胸膜解剖

- 胸腔镜辅助关节融合术后畸形矫正的胸膜剥离继续进行（图 38.6）。

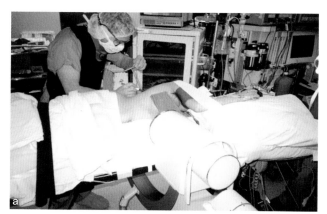
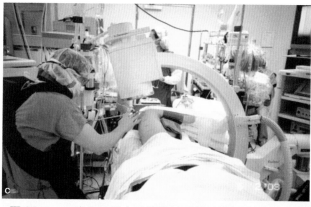
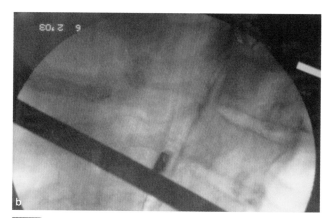
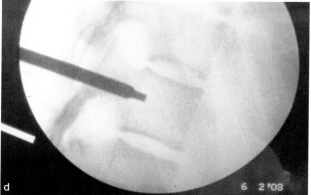

图 38.5　C 臂在远端水平的前后平面（a），以一根棒作为标记，皮肤标记用来指示要测量的水平。棒标记平行于远端水平端板的前后 C 臂图像（b）。C 臂在侧面（c），使用棒标记确定门脉位置。侧位 C 臂图像显示肋头水平处的棒标记（d），入口就在这个标记的前端

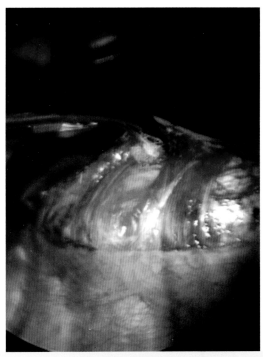

图 38.6　内镜下的术中视图。胸膜沿椎体的中线被切开并被前纵韧带反射

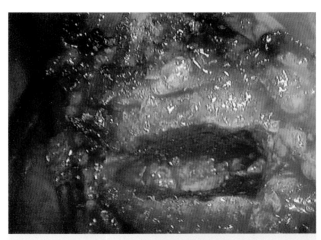

图 38.7　椎间盘切除术的内镜术中视图。软骨已从终板上被移除，前纵韧带已从椎间盘内变薄

### 38.3.5　椎间盘切除

- 椎间盘切除术同前所述的后路畸形矫正胸腔镜辅助关节融合术（图 38.7）。

### 38.3.6　移植骨取出

- 自体骨取自肋骨，用于胸腔镜辅助关节融合术矫正后肢畸形。

### 38.3.7　螺杆位置

- 重新检查身体位置和旋转角度。将无菌的 C 臂推进手术区域，基座与 Cobb 角上端椎体平行。
- 节段血管在椎体中段被电凝。较大的节段性血管和奇静脉系统可以用内镜血管吻合器结扎并断开。未受干扰的节段血管在椎体中部被夹住并用电灼凝结。这些血管位于椎体的山谷或中间，作为放置螺钉的解剖学标识。
- 将三联克氏针导针放置在肋头前方，与终板平行，并位于椎体中央。导向器前倾稍后可确保克氏针远离椎管（图 38.8）。

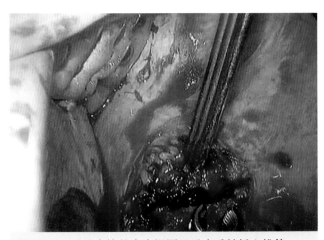

图 38.8　通过内镜的术中视图显示克氏针插入椎体

- 一旦正确对齐，克氏针进入椎体，就会与对侧皮层接合。使用透视监测以避免克氏针穿透对侧节段的血管和肺（图 38.9）。
- 根据克氏针上段的刻度或术前影像测量螺钉长度。拔除克氏针，空心螺钉攻丝只进入椎体近皮质（图 38.10）。如果需要使用垫圈，可以在这个时候插入。抓住克氏针，避免在攻丝和螺钉的前进过程中穿透皮质。
- 适当大小的螺钉在导针上方前进，接合对面的皮质，使头部紧贴椎体的凹处（图 38.11）。当螺钉穿过椎体的距离达到 3/4，就可移除导针。
- 用肋头作为连续放置螺钉的参照物，以确保在棒复位过程中螺钉适当对准并有效旋转。末端较尖的螺丝有利于旋转。

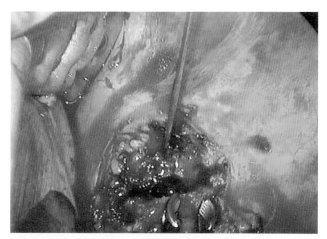

图 38.9　内镜术中视图显示克氏针插入椎体

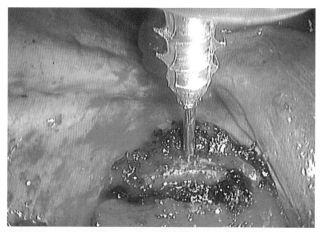

图 38.10　通过内镜术中观克氏针，准备插入椎体

- 放置螺丝的深度必须准确且水平必须相近，否则，插入棒将变得很困难。

### 38.3.8　关节固定术

- 在胸腔镜辅助关节融合术后畸形矫正中，骨移植物的放置过程如上所述（图 38.12）。

### 38.3.9　棒的放置和纠正畸形

- 棒长是用球缆式测量器测量的（图 38.13）。
- 将 4.5 mm 钛棒切割至预定长度，通过下切口自由放置于胸腔内。棒与下螺丝鞍座平齐，避免突入隔膜。将钉帽导入器放置在螺丝鞍座上，暂时固定住棒。将钉帽顺着钉帽导入器推进，将钉帽插入椎体螺钉内，固定棒，使钉帽导入器完全拧紧（图 38.14）。

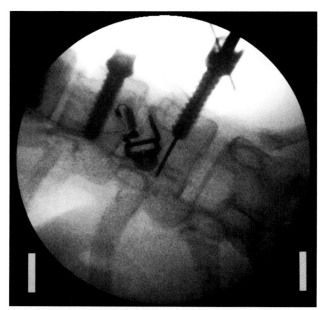

图 38.11　术中透视图显示通过克氏针将螺钉插入椎体

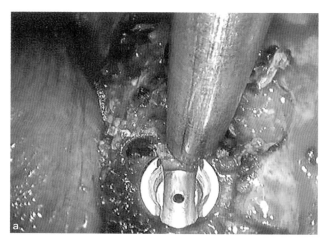

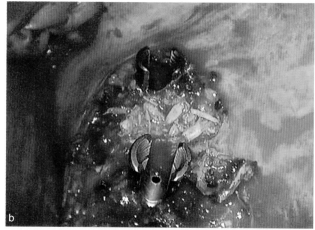

图 38.12　内镜术中视图显示骨移植物漏斗插入椎间盘间隙（a）。术中视图显示充满骨移植物的椎间盘空间和移植物放置在相邻椎体上（b）

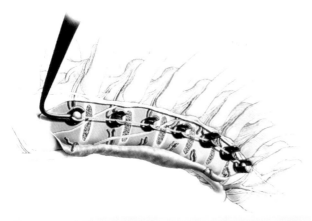

图 38.13　螺钉就位示意图。内镜下测量器插入所有螺钉。通过读出测量器顶部的刻度，来确定棒的长度

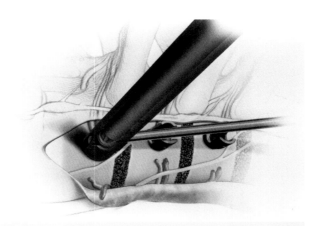

图 38.14　钉帽被插入最下端的螺钉上，在螺钉上插入导入器。螺钉上导入器顶端的窗口显示插入螺丝钉的插头

- 接下来，用推杆将棒按顺序固定到其余螺钉的鞍座上，钉帽被放置但没有拧紧。
- 对每个螺钉进行加压。驱动器被自由地放置在胸腔中，并在结构下端的螺钉头上（图 38.15）。顺时针旋转驱动器，使两个螺丝更紧密地压缩在一起。节段加压从下到上依次进行，直到所有节段都被加压。最后完全拧紧。

### 38.3.10　闭合切口

- 侧位和正位透视用于确认充分的复位和结构的完整性。
- 冲洗胸腔，在内镜观察下对肺进行充气，以确认整个肺已充气。
- 通过下通道放置胸管，按标准方式逐层闭合切口。

### 38.3.11　注意事项

- 外科医生在获得足够的胸腔镜椎间盘切除术经验之前，不应尝试完全内镜下的经胸畸形矫正。
- 全内镜、全经胸廓畸形矫正术近年来已变得不那么流行，通过后路结合 Ponte 截骨术和第 4 代节段内固定可以实现极好的复位。
- 与完全后路入路相比，前路经胸畸形矫正和器械可减少螺钉棒结构中的节段数量。
- 前路经胸畸形矫正术可能比后路手术有助于恢复正常的胸椎后凸畸形。

## 38.4　部分内镜下完全前路联合胸腔镜下腹膜后路胸腰椎畸形矫正

### 38.4.1　适应证

- 进行性 / 结构性胸腰椎脊柱侧凸（Lenke 3、4、6 型）。

### 38.4.2　过程

- 参见全内镜下完全经胸畸形矫正。
- 在胸膜腔中必须至少建立 3 个通道，以用于内镜、工作通道和充气肺牵开器。
- 如果横膈膜插入到 T12~L1 磁盘空间下方，也可以将 T12~L1 磁盘从胸腔中取出。但是，如果横膈膜插入 T12~L1 椎间盘之上，则必须从腹膜后入路取出椎间盘。
- 在横向透视下为每一个需要仪器操作的椎体节段在皮肤上进行标记（图 38.16）。

### 38.4.3　皮肤切开，第 11 根肋骨取出

- 腰椎腹膜后切口通过第 11 根肋骨入路在先前标记的皮肤部位上进行。
- 对于延伸至 L2 的结构，切口应放置在 L1~L2 椎间盘的空间上，允许从 T12~L1 进入 L2。
- 对于延伸至 L3 的结构，切口直接置于 L2 椎体中心上方，允许从 L1 进入 L3。对于延伸至 L1

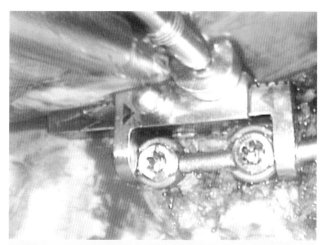

图38.15 术中内镜视图，用压缩器将两颗螺丝钉挤压固定

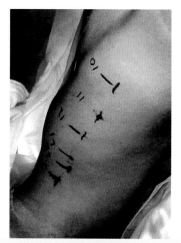

图38.16 T10~L3 微创矫正融合术患者皮肤的标记

的结构，将切口置于 T12~L1 椎间盘空间上。虽然可能需要膈肌广泛回缩，但 L1 的入路总是先通过胸腔。

- 在预先确定的位置上进行最小的 3~4 cm 的切口。
- 在骨膜下剥离显露第 11 肋后，取整根漂浮的第 11 肋（图 38.17）。肋骨经骨膜下解剖后，用内镜肋骨切割器将肋骨几乎完全切除。

### 38.4.4 腹膜后暴露

- 剥离通过肌肉进入紧张性肌后间隙，到达腰肌。腹膜被腰肌、脊柱和横膈膜反折。
- 插入带照明的牵开器，腰肌随之向后收缩。

### 38.4.5 下胸腰椎椎间盘切除术

- 按标准方式暴露椎间盘拆卸端板。
- 如胸腔镜技术所述，一旦所有的椎间盘都被移除，就可以从胸椎门静脉附近获取更多的肋骨移植物。

### 38.4.6 下胸腰椎关节融合术

- 从下胸椎水平到腰椎水平的椎间盘间隙大小。
- 切开同种异体股骨环并塑造前凸。越接近目标水平，角度越小（图 38.18）。
- 中心被碎化的肋骨移植物填满，并嵌进椎间盘间隙。在放置股环之前，将切片的移植物插入椎间

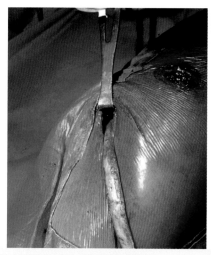

图38.17 腹膜后切口的照片显示第 11 肋在软骨交界处被切除。用内镜下肋骨切割器，可以从肋头处切除肋骨

盘间隙，一旦植入到位，再将移植物覆盖在股环上。

- 如果下胸椎不能容纳股环，可以使用同种异体肱骨环移植。
- 用粉碎的自体骨移植填充物可以代替同种异体骨。

### 38.4.7 椎体螺钉放置

- 使用 C 臂透视，在胸腔镜下放置螺钉，以进行充分的内镜下、完全的经胸腔镜矫正畸形（图 38.19）。

- 以类似的方式，椎体螺钉通过腹膜后暴露置于下胸椎和腰椎水平。
- 螺钉应穿过对侧皮质进行双皮质固定，并应位于椎体凹陷处内。

### 38.4.8 椎间关节融合术

- 用移植物漏斗和柱塞将肋骨收获的切片自体骨移植物填充到胸椎间隙。另一侧的椎间盘处的间隙也应该完全被填满。

### 38.4.9 通过横膈膜放置棒和矫正畸形

- 在胸膜腔内膈肌与脊柱连接的清晰内镜视图下，从腹膜后间隙插入一个直角钳到胸膜腔（图

38.20）。横膈膜下的一个小开口在椎体的中心，以允许杆测量器、棒和加压臂通过。

- 如前所述，内镜棒测量器用于确定棒的长度（图38.21）。
- 切开 4.5 mm 棒，通过最下孔插入胸腔，然后用直角钳将部分棒拉入腹膜后间隙（图 38.22、38.23）。
- 棒被放置在与鞍座齐平的下端螺丝上，并将钉帽引入管内并把钉帽锁定在合适的位置。
- 棒依次紧固到鞍座与螺杆，然后将钉帽部分紧固。

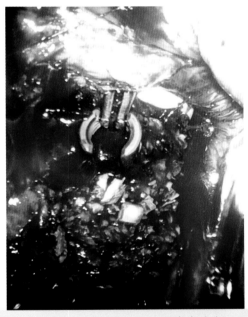

图 38.20 内镜术中视图显示膈下直角夹板，T12 螺钉尖

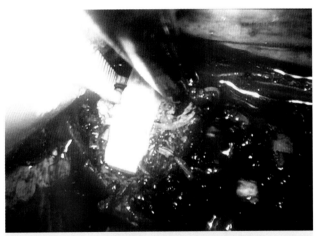

图 38.18 腹膜后入路的术中视图。将充满自体移植物的股环插入 L1~L2 椎间盘间隙。股环左侧是隔膜，股环上方是腹膜

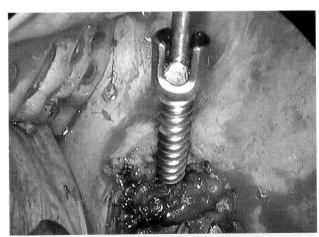

图 38.19 术中内镜显示一颗螺钉放置在克氏针上，准备插入椎体

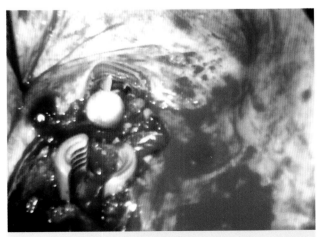

图 38.21 通过内镜的术中视图显示内镜棒测量器的球端穿过膈下的小开口

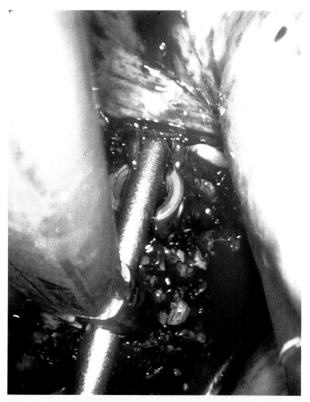

**图 38.22** 内镜的术中视图显示横膈膜下的直角钳抓住棒并将其拉入腹膜后间隙

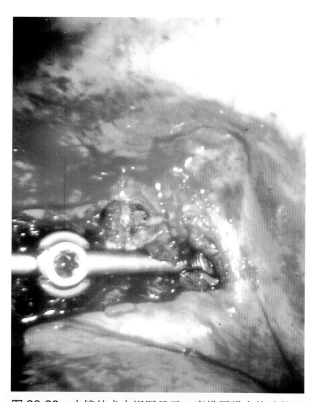

**图 38.23** 内镜的术中视图显示，当横膈膜在构造物上形成帐篷状时，构造物通过膈下的小开口

- 螺杆的加压由内镜加压器完成。从尾端到头端依次进行加压，每次连续压迫后锁紧钉帽。

### 38.4.10 闭合切口

- 移除套管并放置胸管，之后将胸部和腹膜后切口逐层缝合。

### 38.4.11 注意事项

- 矢状面平衡和前柱支撑是治疗胸腰椎侧凸的关键。这可以通过异体股骨环或骨笼来解决（图38.24）。
- 新型双头螺钉允许单套椎体螺钉的双棒结构，并能够增加扭转稳定性（图38.25）。

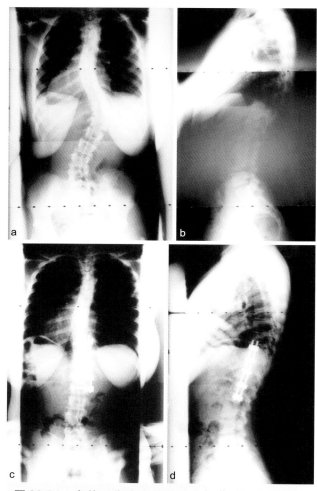

**图 38.24** 术前正位（a）X线片和侧位（b）X线片。14岁女性患者，具有26° T5~T10，54° T10~L2和32° L2~L5 的弯曲。微创内固定术后、矫正术后和新型双头螺钉融合术后的正位（c）和侧位（d）X线片

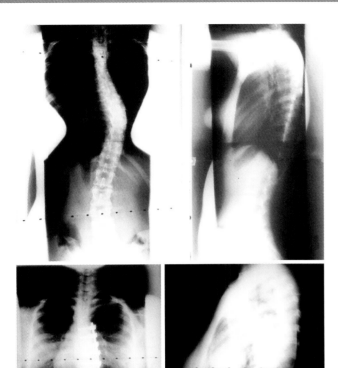

**图 38.25** 术前正位（a）X 线片和侧位（b）X 线片。14 岁女性患者，胸椎 48°，腰椎 25° 弯曲。内镜下固定、矫正和新型双头螺钉融合术后的正位（c）和侧位（d）X 线片

**参考文献**

1. Arlet V. Anterior thoracoscopic spine release in deformity surgery: a meta-analysis and review. *Eur Spine J* 2000;9(Suppl 1):S17–S23
2. Lee SS, Lenke LG, Kuklo TR, et al. Comparison of Scheuermann kyphosis correction by posterior-only thoracic pedicle screw fixation versus combined anterior/posterior fusion. *Spine* 2006;31(20):2316–2321
3. Picetti GD III, Ertl JP, Bueff HU. Endoscopic instrumentation, correction, and fusion of idiopathic scoliosis. *Spine J* 2001;1(3):190–197
4. Arunakul R, Peterson A, Bartley CE, Cidambi KR, Varley ES, Newton PO. The 15-year evolution of the thoracoscopic anterior release: does it still have a role? *Asian Spine J* 2015;9(4):553–558
5. Lonner BS, Kondrachov D, Siddiqi F, Hayes V, Scharf C. Thoracoscopic spinal fusion compared with posterior spinal fusion for the treatment of thoracic adolescent idiopathic scoliosis. *J Bone Joint Surg Am* 2006;88(5):1022–1034
6. Lonner BS, Auerbach JD, Levin R, et al. Thoracoscopic anterior instrumented fusion for adolescent idiopathic scoliosis with emphasis on the sagittal plane. *Spine J* 2009;9(7):523–529

# 39 颈椎经皮入路的应用解剖学研究

Gun Choi, Alfonso García, Akarawit Asawasaksakul, Ketan Deshpande

## 39.1 引言

要了解经皮内镜颈椎间盘切除术（PECD）的手术技巧并成功实施，必须对颈部的局部解剖有透彻地了解。经皮穿刺颈椎间盘手术的入路始终是前入路，因此本章在描述手术解剖时重点放在颈前三角上。

## 39.2 表面解剖

表面解剖定位有助于定位手术水平和正确的椎间盘间隙的穿针轨迹（图 39.1）。胸锁乳突肌将颈前三角和颈后三角分开。下面描述的标志从颈部上端开始，依次向下。

### 39.2.1 舌骨

- 甲状软骨上方约 1.5 cm。
- 相当于 C3 椎体水平。

### 39.2.2 甲状软骨

- 最突出的中线结构，尤其是青春期后的男性。

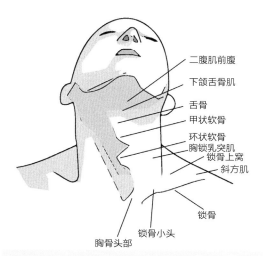

二腹肌前腹
下颌舌骨肌
舌骨
甲状软骨
环状软骨
胸锁乳突肌
锁骨上窝
斜方肌
锁骨
锁骨小头
胸骨头部

**图 39.1** 颈部的体表解剖示意

- 对应 C4~C5 水平。
- 也对应颈动脉分成外颈总动脉和内颈总动脉的位置。

### 39.2.3 环状软骨

- 位于甲状软骨正下方。
- 对应于 C6 水平。
  C6~C7 交界处的水平面有以下关联。
- 咽 – 食管交界处。
- 喉 – 气管交界处。
- 甲状腺下动脉、颈动脉鞘和舌骨肌。
- 喉下神经（喉返神经）。
- 椎动脉进入 C6 横突孔。
- 甲状腺峡部和胸管最大高度位于 C7 水平。

## 39.3 颈部的解剖学概括

颈部分为前后两个三角。下面介绍颈前三角的外科解剖（图 39.2、39.3）。

## 39.4 颈前三角的边界

- 外侧：胸锁乳突肌。
- 上侧：下颌下缘。
- 内侧：颈部前中线。
  颈前三角形进一步细分为以下部分。
- 下颌下。
- 颏下。
- 颈动脉。
- 肌肉。

### 39.4.1 下颌下三角

- 上侧：下颌骨下缘。

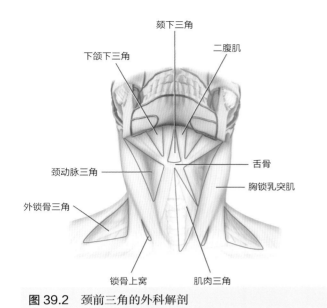

**图 39.2** 颈前三角的外科解剖

● 下侧：二腹肌的前腹和后腹。

颌下腺是下颌下三角中最大的结构。顶部由皮肤、构成颈阔肌的浅筋膜以及面神经的下颌支和颈部支组成。在顶部下面，从浅到深依次为下颌后静脉、面动脉的一部分、颈深筋膜颈下部、淋巴结、颈深筋膜深层和舌下神经。它们下方是带神经的舌骨肌、舌下肌和咽部中缩肌。再往下是颌下腺的深部、下颌下导管、舌神经、舌下静脉、舌下腺、舌

下神经和下颌下神经节。

### 39.4.2 颏下三角

● 外侧：二腹肌前腹。

● 下侧：舌骨。

● 内侧：中线。

　○ 底部：舌骨肌。

　○ 顶部：皮肤和浅筋膜、颈阔肌、皮神经。

　○ 内容物：淋巴结。

### 39.4.3 肌肉三角

肌肉三角以舌骨前腹为上界，胸锁乳突肌为下界，颈中线内侧为舌骨至胸骨。顶部由浅筋膜、颈阔肌、深筋膜和锁骨上神经的分支组成。在这些浅层结构下面是胸骨舌骨和胸骨甲状腺肌，它们与胸锁乳突肌的内侧（前缘）一起保护颈总动脉的下部。该血管与颈内静脉和迷走神经一起包裹在颈动脉鞘内。静脉位于右侧动脉的侧面，但在左侧交叠在下方。神经位于动脉和静脉之间，在动脉和静脉的后方平面上。鞘前有少数舌下动脉降支，鞘后有甲状腺下动脉、喉返神经和交感神经干，内侧有食管、气管、甲状腺/甲状旁腺和喉下部。大部分颈椎前路手术都是在这个三角区进行的。

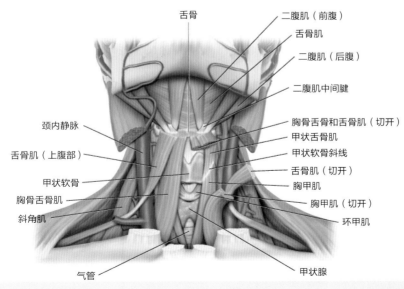

**图 39.3** 颈部舌骨下肌和舌骨上肌

### 39.4.4　颈动脉三角

- 后侧：以胸锁乳突肌为界。

- 前侧：舌骨前腹。

- 上侧：二腹肌后腹。

- 顶部：由浅筋膜、颈阔肌和带浅皮神经的深筋膜组成。

- 底部：由部分甲状腺、舌下肌和咽部内侧缩肌组成。

　　颈动脉三角包含颈动脉的上部，它与甲状软骨的上缘相对分出，汇入颈外动脉和颈内动脉。外颈总动脉和内颈总动脉并排排列，颈外动脉更靠前。颈外动脉的以下主要分支位于该三角区内。

- 甲状腺上动脉：向前和向下走行。

- 舌动脉：向前走行。

- 面动脉：向前和向上走行。

- 枕动脉：向后走行。

- 咽升动脉：在内颈总动脉内侧向上走行。

- 颈内静脉位于颈总动脉和颈内动脉的外侧。它接受甲状腺上静脉、舌静脉、面总静脉、咽升静脉，偶有枕静脉。在该三角区中有以下神经。

  - 颈总动脉鞘前有舌下支降支。

  - 舌下神经横跨上面的内颈总动脉和外颈总动脉。

  - 迷走神经位于颈动脉鞘内。

  - 副神经和喉上神经。

  - 喉部上部和咽部下部（图 39.4）。

### 颈部筋膜

　　颈浅筋膜和颈深筋膜将颈部隔开，形成各种独立的或多或少可移动的隔间。由于这种结构存在，内脏隔室可以安全地被推开，内脏隔室和血管隔间之间可以形成安全的针头轨迹（图 39.5）。

### 浅筋膜

　　浅筋膜位于皮肤下方，由疏松的结缔组织、脂肪、颈阔肌、颈丛皮支、面神经颈面支和皮肤小血管组成。重要的是，颈部的皮神经和颈前、颈外静脉均位于颈阔肌与颈深筋膜之间。

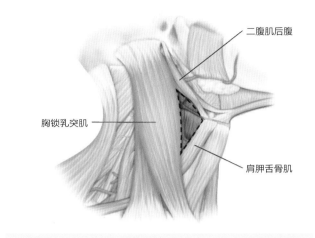

**图 39.4　颈动脉三角**

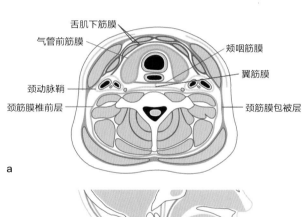

a

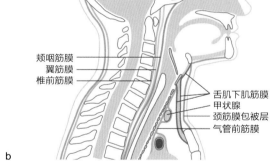

b

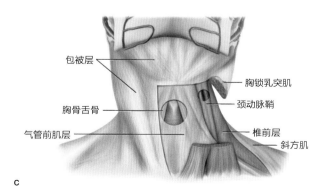

c

**图 39.5　颈部横断面（a）和矢状面（b）示意图显示了颈部筋膜层。前后视图（c）显示的筋膜层**

## 颈深筋膜

颈深筋膜可进一步分为三层。

- **包被层**：起源于枕骨、颞骨和下颌骨以上。向后延伸至棘状韧带和棘上韧带，向下延伸至锁骨、肩胛骨和胸骨柄。它裂开包裹斜方肌、鳞片和唾液腺（颌下腺和腮腺）。它构成了前三角和后三角的顶部。
- **气管前层**：气管前层向内侧延伸，位于颈动脉血管前面，有助于颈动脉鞘的形成。它延续在舌骨的降压肌后面，包裹甲状腺（形成一个假囊）后，延长到气管前面，与另一侧的相应层相遇。上面附着在舌骨上，下面由气管和颈部顶部的大血管向下携带，最终与纤维性心包混合。这一层在两侧与椎前筋膜融合，完成了一个由喉、气管、甲状腺/甲状旁腺和咽-食管组成的间隔。
- **椎前筋膜**：椎前筋膜在颈动脉血管后内侧延伸，构成颈动脉鞘的一部分，从椎前肌前方通过。它固定在颅底上方，下方延伸至食管后进入胸腔后纵隔腔。

椎前筋膜在颈动脉后外侧、斜角肌前方向下延伸，在颈后三角内形成肱神经和锁骨下血管的鞘，在锁骨下延续为腋鞘，附着于喙锁筋膜的深面。

## 39.5 颈部经皮入路的解剖学考虑

在进行颈椎间盘穿刺时，必须注意颈椎外侧肌内侧的颈动脉，以及气管和食管的内侧。气管前筋膜在两侧与椎前筋膜融合，形成一个由喉、气管、甲状腺/甲状旁腺和咽-食管组成的间隔。当向内侧移动时，所有这些部件一起移动，增加了初始椎间盘穿刺的安全区。从侧面看，颈动脉有一条几乎垂直的路径，倾斜地覆盖在胸锁乳突肌上。颈动脉在 C3~C4 节段位于胸锁乳突肌内侧缘的更内侧，在 C6~C7 节段位于更外侧。较外侧的穿刺会增加颈动脉穿刺的风险，而较内侧的穿刺会增加下咽和食管受伤的风险。最安全的进针点是在气管和颈动脉搏动点之间。

## 39.6 与水平相关的解剖结构

### 39.6.1 C3~C4：舌骨下缘

舌骨和甲状软骨之间有一个狭窄的安全区。下咽较宽，颈动脉内侧分叉。甲状腺上动脉位于 C3~C4 穿刺轨迹内。包围甲状腺的气管前筋膜的平移运动可以从水平方向改变甲状腺上动脉的走行。

### 39.6.2 C4~C5：甲状软骨中部

下咽位于甲状软骨外侧缘的内侧，可以保护甲状软骨免受损伤。

### 39.6.3 C5-C6：甲状下软骨与环状软骨之间（颈动脉小管：C6 横突）；C6~C7：环状软骨下方

在这些水平上，安全区更大。如果颈动脉和咽-食管回缩正确，就不会有危险的重要结构。甲状腺的右叶在这个区域。

### 39.6.4 C7~T1

为避免肺尖损伤，建议采用稍靠中间的入路。

## 参考文献

1. An HS. Anatomy and the cervical spine. In: An HS, Simpson JM, eds. *Surgery of the Cervical Spine*. Baltimore: Williams & Wilkins; 1994:1–40
2. An HS, Gordin R, Renner K. Anatomical considerations for plate-screw fixation to the cervical spine. *Spine* 1988;*13*:813–816
3. Rauschning W. Anatomy and pathology of the cervical spine. In: Frymoyer JW, ed. *The Adult Spine*. New York: Raven Press; 1991:907–929
4. Zhang J, Tsuzuki N, Hirabayashi S, Saiki K, Fujita K. Surgical anatomy of the nerves and muscles in the posterior cervical spine: a guide for avoiding inadvertent nerve injuries during the posterior approach. *Spine* 2003;*28*(13):1379–1384

# 40 颅颈交界处的鼻内入路

Juan Barges Coll, Luis Alberto Ortega-Porcayo, Gabriel Armando Castillo Velázquez

## 40.1 引言

颅颈交界处（craniovertebral junction，CVJ）具有独特且极其重要的解剖结构，这些结构在手术中需要被保留。目前已有数种手术方式可以到达 CVJ，手术方法的选用取决于病变的类型、范围和位置。鼻内镜入路（expanded endonasal approach，EEA）是腹侧和腹外侧病变的理想选择，而通过后入路能更好地到达后侧和后外侧病变。EEA 使额嵴到 CVJ 的内侧充分暴露。对于可能横向延伸的脊索瘤，可以通过上颌截骨术或中线下颌切开术来扩大通道。腹侧暴露的程度可以通过鼻腭线、鼻轴线和腭线来预测，而 CVJ 的暴露程度则借助硬腭的背侧位置来描述（图 40.1）。在儿童中，鼻孔的大小在某些情况下会限制该方法，因此可能需要一个唇下切口以方便内镜进入鼻腔。在 Kassam 等对扩大鼻内镜下齿状突切除术的描述和 Messina 等的解剖内镜研究之后，大量出版物已经开始描述 EEA 这种到达 CVJ 的手术方法。

手术前需评估 CVJ 的稳定性和运动性。枕寰关节提供 23°~24.5° 的屈伸、3.4°~5.5° 的侧弯和 2.4°~7.2° 的轴向旋转。寰枢关节提供 10.1°~22.4° 的屈伸、6.7° 的侧弯和 23.3°~38.9° 的轴向旋转。寰枢关节是身体所有关节中最易活动的关节，并且最易受到创伤、肿瘤、炎症和退行性病变的影响。颅椎复合体关节（枕寰关节和寰枢关节）和（或）主韧带（横交叉韧带、翼韧带或盖膜）的断裂决定了进行 EEA 手术之前或之后是否需要内固定。最近，在炎症和退行性病变的情况下，我们更多地进行 C1~C2 固定，因为这些病理与寰枢不稳定有关，如果没有枕寰关节受累，则没有必要包括枕骨。此外，对于一个髁突侵犯超过 75% 的肿瘤病理，在进行 EEA 手术前最好先进行颅颈融合术。

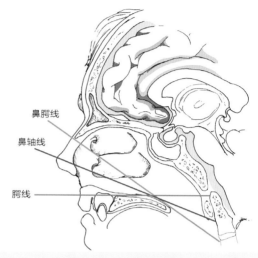

**图 40.1** 矢状平面中鼻轴线、鼻腭线和腭线的示意图。鼻腭线为鼻骨下缘与硬腭后缘的连线。其延长线显示了鼻内入路的方向。鼻轴线始于鼻骨和前鼻棘连线中点，止于硬腭后缘。腭线平行于腭突的上缘

## 40.2 颅颈交界处内镜解剖标志

CVJ 是由轴、寰椎和枕骨定义的复杂区域。它能够保护颈髓交界处和椎动脉。脊柱的大部分屈曲、伸展和旋转都发生在 CVJ。了解腹侧 CVJ 的复杂解剖结构，对于 EEA 的期间安全性至关重要。CVJ 包含几个重要的神经血管结构：颈髓交界处血管、椎－基底动脉系统、下颅神经和颅神经Ⅵ，在 EEA 期间位于内侧，与脊索瘤病理密切相关。因此，在没有显著病变的情况下，很难完全切除任何涉及这些结构的肿瘤。标准的术前检查，包括 CT 和钆增强 MRI，它们有助于精确界定肿瘤及其相对于神经和血管结构的位置。

### 40.2.1 解剖标志

#### 蝶窦口和蝶腭孔

蝶窦口位于蝶窦前壁，距蝶窦入口处后鼻孔上缘约 12 mm。蝶腭孔距口约 7 mm；它是预防蝶腭

动脉出血的重要标志。

### 翼管

翼管是蝶窦底下方翼突和蝶骨体之间的重要标志，它沿着颈动脉岩段和前膝段的前外侧边缘走行。前膝段和破裂孔位于翼管后端内侧。

### 咽鼓管圆枕和咽隐窝

咽鼓管圆枕是源自咽鼓管内侧软骨端的突起。环面后面是咽外侧隐窝或咽隐窝，在该窝的顶端，一层纤维结缔组织将鼻咽黏膜与颈内动脉（ICA）分开。ICA 附近的咽前动脉，有三四个分支，供应咽旁结构。ICA 距中线平均 23.7 mm（最小 11.5 mm）。咽鼓管距 ICA 平均 23.5 mm（最小 10.4 mm）。咽隐窝与 ICA 的距离最小，最近距离为 0.2 mm。破裂孔位于咽隐窝上方，腭帆张肌和腭帆提肌位于翼内侧板的外侧。

进入腹侧 CVJ 所需的内侧工作空间所受的限制，包括尾端受软腭限制，口端受蝶窦底限制，侧面受鼻咽黏膜周围的咽鼓管限制。

### 头长肌

鼻咽黏膜后部是鼻咽筋膜，它覆盖着头长肌，这是颈内动脉内侧的一个关键的肌肉标志。头长肌起源于 C3~C6 横突的前结节，止于下斜坡的腹面。头长肌的深外侧是头前直肌，它起源于 C1 横突，止于下斜坡的下表面。舌下神经和咽升动脉的分支沿着这些肌肉的外侧边界走行。颈长肌位于 C1 前弓水平的深处。在这些肌肉后面即 CVJ，包括下斜坡、C1 前弓和齿状突。

## 40.3 颅颈交界处鼻内入路的指征

- 颈髓腹侧压迫
  - 无法复位的骨骼压迫。
  - 类风湿血管翳压迫。
  - 鼻腭线以上的损伤。
- 硬膜外肿瘤（脊索瘤、软骨肉瘤、鼻咽癌）。
- 硬膜内肿瘤，侧伸受限，无血管包裹（前孔脑膜瘤）。

### 40.3.1 颅颈交界处的鼻内入路

#### 术前计划

所有患者都应有完整的病史、CT、MRI 和耳神经的评估。MRI 要求可以完全识别和确定神经、血管结构的位置。手术前必须解决节段不稳定的问题。大肿瘤和下斜坡处的大范围钻孔会导致慢性节段不稳定。枕寰关节的稳定性是由枕寰关节和厚关节囊以及寰枕前后膜的结构提供的。如果检测到节段不稳定，则必须进行第二阶段手术。

鼻黏膜外涂 0.05% 羟甲唑啉。如果需要用自体阔筋膜游离移植物进行重建的情况下，可将聚维酮碘涂于鼻和股外侧区域来准备手术区域。围手术期及接下来的 5 天使用广谱预防性抗生素（头孢曲松 1 g 和克林霉素 600 mg）。手术室设置见图 40.2。

#### 手术技术

EEA 是通过使用连接到 HD 系统（视频 40.1）的棒状透镜内镜（4 mm，18 cm）实现的。以下是进行 EEA 的方法。右中鼻甲仅在需要时被移除，左中鼻甲被压缩并横向断

视频 40.1　齿状突切除术

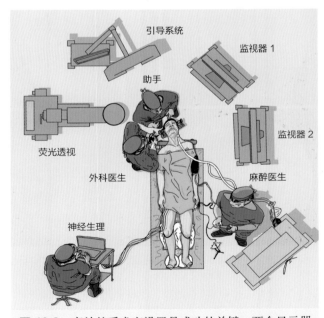

**图 40.2**　高效的手术室设置是成功的关键。两个显示器用来提高外科医生和助手的舒适度。为了提供足够的空间来自由操作荧光镜，通常在患者的足部进行神经生理和麻醉。不使用内镜支架，而是由助手在需要时操作内镜可以辅助外科医生进行操作

裂（图 40.3a、b）。进行后中隔切除术将后中隔与蝶骨的喙部分离（图 40.3c~e）。

去除整个鼻尖，使蝶窦侧壁与眶内壁在同一平面上，使蝶窦顶与鼻腔顶在同一平面上。蝶骨切开术的外侧边缘延伸至内侧翼板水平以暴露翼管，其代表翼板最内侧与蝶窦底的交界处。

蝶窦外侧隐窝（蝶窦隐窝位于内侧翼板外侧的部分）也被打开，以使双侧蝶窦侧壁结构更多地暴露出来。这暴露了垂直的斜坡旁 ICA 管（图 40.3f）。该管延伸至颈动脉岩段和前膝段的前外侧缘。前膝段和裂孔位于翼管后端内侧（图 40.4）。

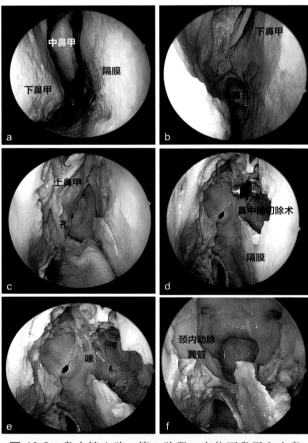

图 40.3 鼻内镜入路。第一阶段，定位下鼻甲和中鼻甲，在内镜视野末端显示后鼻孔，这是 CVJ 的初始标志（a）。枕骨大孔和 C1 弓通常位于后鼻孔之间，就在咽筋膜后面。蝶骨口在上鼻甲后侧进入视野（b、c）。使用咬骨钳进行后部中隔切除术（d）。一旦钳嘴完全暴露出来，就可以使用高速钻将其移除。犁骨也被切除以进入鞍底和下斜坡（e）。入路的横向扩展首先通过在翼状楔处定位翼管（f），翼管通向 ICA 的破裂孔段

结合高速磨钻（4 mm 金刚砂钻头，长度至少为 18 cm）和 Kerrison 咬骨钳，可以根据病变的程度去除蝶骨底和中下斜坡。对于需要进行齿状突切除术的患者，在不暴露中上斜坡的情况下，在下斜坡和 C1 前弓进行内镜入路。

### 齿状突切除术

在上述方法后，C1 前结节可通过手术方式在后鼻孔之间定位（图 40.5a）。枕骨大孔的前部和齿状突以及 C2 椎体的过渡部分暴露（图 40.5b）。使用 Bovie 长针尖端在中线黏膜和咽部筋膜上做纵向切口。头长肌和颈长肌的解剖从外侧暴露了 CVJ 的骨结构，并使用高速磨钻进行 C1 前弓的部分切除并完全暴露齿状突（图 40.5c）。钻出齿状突，直到横韧带上剩一层蛋壳厚的骨层，然后使用 Kerrison 咬骨钳去除残留的薄层骨（图 40.5d）。如果有大量血管翳，可以用椎板咬骨钳轻松去除。一旦完全去除齿状突尖端，手术区域就会被明胶海绵和纤维蛋白胶覆盖（图 40.6）。尽管脑脊液漏已

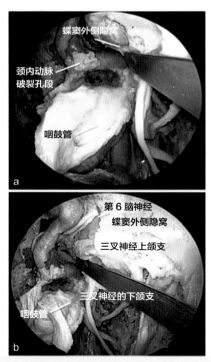

图 40.4 EEA 的横向扩展。打开蝶窦外侧隐窝能够暴露髁上间隙（a）。一些肿瘤延伸到颞下窝和翼腭窝（b），可以使用 EEA 通过钻出翼状楔和上颌窦后壁的方式到达

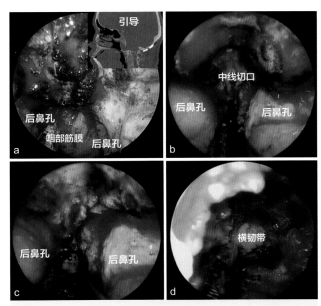

图 40.5　通过 EEA 进行的齿状突切除术。后鼻孔之间咽部筋膜的识别和充分暴露（a）。咽部筋膜上的中线切口（b）。C1 前弓的暴露（c）。完全去除齿状突上部，直到横韧带清晰可见（d）

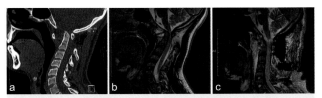

图 40.6　齿状突切除术病例。术前 T2 加权像（a）显示根尖韧带和横韧带完全断裂，伴有 17 mm 严重的寰枢椎脱位。CT 扫描（b）显示严重的寰枢关节脱位。术后 MRI 显示（c）C1~C2 融合和内镜下鼻内齿状突切除术后充分减压

经被报道为一种并发症，但使用"蛋壳技术"则不太易引起这一并发症（图 40.7）。图像引导和透视可以用来确认齿状突切除的范围。

## 脊索瘤

延伸到下斜坡的脊索瘤是一项手术挑战。它们通常延伸到咽隐窝后方的髁后间隙。Morera 等描述了一种到下斜坡的内侧扩张的鼻内入路，它为脑桥和颈髓交界处的腹外侧表面提供了一个独特的通道，并且描述了经髁和经颈静脉内侧延伸的手术标志。

首先采用先前描述的方法，手术的第一阶段首先进行鼻中隔瓣，并留在肿瘤扩展的对侧上颌骨。在钻出翼状楔块并隔离 ICA 后，使用超声吸引器和解剖器去除脊索瘤的中心。延伸到后颅窝的脊索瘤的外侧部分需要钻髁，通常需要钻到肿瘤的后部（图 40.8a~d）。第 12 对脑神经限制了髁突切除的横向延伸；髁上的凹槽可以作为第 12 对脑神经的出口的标志，尽管有时该标志很难被发现。在某些情况下，需要确定硬膜内成分，并且扩大硬膜的开口，从脑干和椎动脉进行硬膜内肿瘤切除和解剖

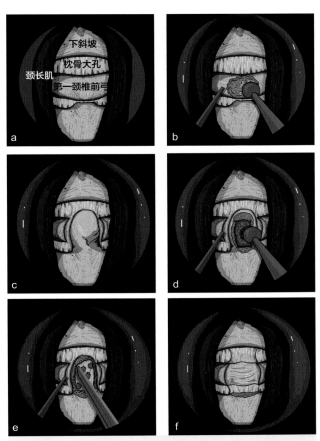

图 40.7　内镜鼻内齿状突切除术示意图。沿中线纵向切开后，侧切颈长肌，显露枕骨大孔和 C1 前弓（a）。对 C1 前弓进行高速钻孔，直到齿状突暴露（b、c）。使用圆形金刚砂钻头钻中心部位，直到只剩下一个蛋壳的厚度（d）。使用 1 mm Kerrison 咬骨钳去除骨（e）。齿状突切除术后横韧带的完整视图（f）

（图 40.8e）。然而，使用 CT 和 MRI 对椎基底动脉系统进行定位是必不可少的（图 40.8f）。

在器械操作受硬腭限制的情况下，首选经口入路以实现完全切除。切除肿瘤后，使用止血剂和双极电凝的组合来实现止血。使用胶原基质

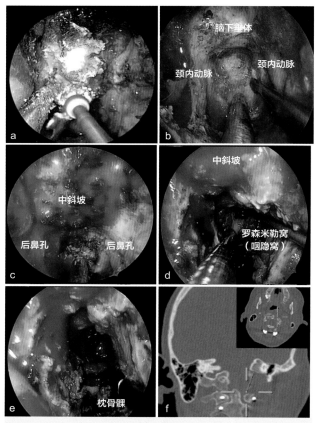

图 40.8　下斜坡脊索瘤切除术。去除犁骨并钻入鞍底以暴露中下斜坡（a）。斜坡旁 ICA 和斜坡完全暴露（b）。在这个特殊的情况下，整个脊索瘤是在后斜坡的。以单极尖端在咽部筋膜上做倒 U 形切口（c）。切除肿瘤并暴露髁突和 C1 前弓（d、e）。引导显示髁突被肿瘤部分侵蚀（f）。钻髁以进入髁后间隙，并切除位于颅窝的肿瘤

（DuraGen）和阔筋膜移植物进行重建，将该移植物放置在硬膜缺损上。鼻中隔瓣附着在骨缺损处，并覆盖有纤维蛋白胶。

## 40.4　结论

　　EEA 是一种可行、安全且耐受性良好的方法。了解腹侧 CVJ 的复杂解剖结构对于安全执行 EEA 至关重要。这种方法有利于直接到达腹侧 CVJ，且不影响神经和血管结构。使用 EEA 的鼻中隔瓣重建技术降低了脑脊液漏发生的风险，比后外侧入路手术更优选。

## 参考文献

1. Ortega-Porcayo LA, Cabrera-Aldana EE, Arriada-Mendicoa N, Gómez-Amador JL, Granados-García M, Barges-Coll J. Operative technique for en bloc resection of upper cervical chordomas: extended transoral transmandibular approach and multilevel reconstruction. *Asian Spine J* 2014;*8*(6):820–826
2. de Almeida JR, Zanation AM, Snyderman CH, et al. Defining the nasopalatine line: the limit for endonasal surgery of the spine. *Laryngoscope* 2009;*119*(2):239–244
3. El-Sayed IH, Wu JC, Dhillon N, Ames CP, Mummaneni P. The importance of platybasia and the palatine line in patient selection for endonasal surgery of the craniocervical junction: a radiographic study of 12 patients. *World Neurosurg* 2011;*76*(1-2):183–188
4. Aldana PR, Naseri I, La Corte E. The naso-axial line: a new method of accurately predicting the inferior limit of the endoscopic endonasal approach to the craniovertebral junction. *Neurosurgery* 2012;*71*
5. Kassam A, Thomas AJ, Snyderman C, et al. Fully endoscopic expanded endonasal approach treating skull base lesions in pediatric patients. *J Neurosurg* 2007; 106(2, Suppl)75–86
6. Kassam AB, Snyderman C, Gardner P, Carrau R, Spiro R. The expanded endonasal approach: a fully endoscopic transnasal approach and resection of the odontoid process: technical case report. *Neurosurgery* 2005
7. Messina A, Bruno MC, Decq P, et al. Pure endoscopic endonasal odontoidectomy: anatomical study. *Neurosurg Rev* 2007;*30*(3):189–194
8. Panjabi M, Dvorak J, Duranceau J, et al. Three-dimensional movements of the upper cervical spine. *Spine* 1988;*13*(7):726–730
9. Lopez AJ, Scheer JK, Leibl KE, Smith ZA, Dlouhy BJ, Dahdaleh NS. Anatomy and biomechanics of the craniovertebral junction. *Neurosurg Focus* 2015;*38*(4):E2
10. Goel A. Craniovertebral junction instability: a review of facts about facets. *Asian Spine J* 2015;*9*(4):636–644
11. Perez-Orribo L, Little AS, Lefevre RD, et al. Biomechanical evaluation of the craniovertebral junction after anterior unilateral condylectomy: implications for endoscopic endonasal approaches to the cranial base. *Neurosurgery* 2013;*72*(6):1021–1029
12. Barges-Coll J, Fernandez-Miranda JC, Prevedello DM, et al. Avoiding injury to the abducens nerve during expanded endonasal endoscopic surgery: anatomic and clinical case studies. *Neurosurgery* 2010;*67*(1):144–154
13. Wang S, Zhang J, Xue L, Wei L, Xi Z, Wang R. Anatomy and CT reconstruction of the anterior area of sphenoid sinus. *Int J Clin Exp Med* 2015;*8*(4):5217–5226
14. Osawa S, Rhoton AL Jr, Seker A, Shimizu S, Fujii K, Kassam AB. Microsurgical and endoscopic anatomy of the vidian canal. *Neurosurgery* 2009;*64*(5, Suppl 2):385–411
15. Amene C, Cosetti M, Ambekar S, Guthikonda B, Nanda A. Johann Christian Rosenmüller (1771–1820): a historical perspective on the man behind the fossa. *J Neurol Surg B Skull Base* 2013;*74*(4):187–193
16. Wen YH, Wen WP, Chen HX, Li J, Zeng YH, Xu G. Endoscopic nasopharyngectomy for salvage in nasopharyngeal carcinoma: a novel anatomic orientation. *Laryngoscope* 2010;*120*(7):1298–1302
17. Bergin M, Bird P, Cowan I, Pearson JF. Exploring the critical distance and position relationships between the Eustachian tube and the internal carotid artery. *Otol Neurotol* 2010;*31*(9):1511–1515
18. Funaki T, Matsushima T, Peris-Celda M, Valentine RJ, Joo W, Rhoton AL Jr. Focal transnasal approach to the upper, middle, and lower clivus. *Neurosurgery* 2013; 73
19. Ponce-Gómez JA, Ortega-Porcayo LA, Soriano-Barón HE, et al. Evolution from microscopic transoral to endoscopic endonasal odontoidectomy. *Neurosurg Focus* 2014;*37*(4):E15
20. Morera VA, Fernandez-Miranda JC, Prevedello DM, et al. "Far-medial" expanded endonasal approach to the inferior third of the clivus: the transcondylar and transjugular tubercle approaches. *Neurosurgery* 2010

# 41 颅颈交界处的内镜经鼻入路

Sarfaraz Mubarak Banglawala, Jenna Rebelo, Kesava (Kesh) Reddy, Doron Sommer

## 41.1 引言

颅颈交界处（CVJ）由于靠近多个重要的深部神经和血管结构而被认为是具有挑战性的手术解剖区域。

1930 年，德国人在犬体内首次证明了经口入路的可行性。然而，这种方法直到 20 世纪 40 年代才首次用于治疗脊柱相关疾病，在 20 世纪 60 年代随着手术显微镜的出现才被广泛接受。经口显微入路逐渐成为齿状突切除术的金标准。然而，尽管提供了广阔的视野，但经口入路在垂直方向上受到限制，通常需要进行腭裂和（或）下颌切开术才能进入较高的颈椎和斜坡病变部位。因此，Frempong-Boadu 等在 2002 年描述了在经口途径中增加内镜辅助，以改善手术过程中的可视化，同时能最大限度地减少对腭裂和下颌切开术的需要。

Alfieri 等通过大体解剖证明了内镜经鼻入路的可行性，此外 Kassam 等首先在类风湿关节炎继发颈髓受压患者中描述了完全在内镜下操作的经鼻入路的齿状突切除术。

本章介绍内镜经鼻入路及其与经口（第 42 章）和经颈入路相关的适应证、优点和局限性。

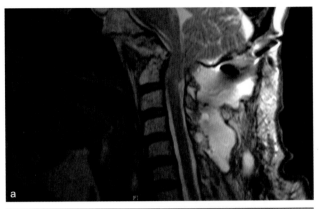
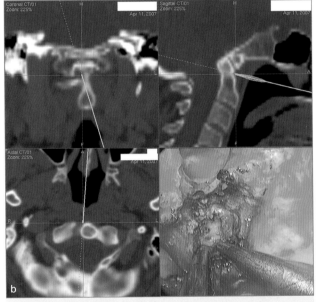

图 41.1 基底凹陷（a、b）

## 41.2 手术指征

- 基底凹陷（图 41.1），放射学定义。
  - 齿状突尖端在 McGregor 线上方 4.5 mm 处（矢状面成像中从硬腭后部到枕骨基部绘制的线）。
  - 尖端突出高于 Chamberlain 线（从后硬腭到枕骨大孔前唇的线）6 mm。
- 类风湿关节炎引起的软组织血管翳（图 41.2）。
- 齿状瘤的活检或切除（图 41.3、41.4）。
  - 原发性或转移性。

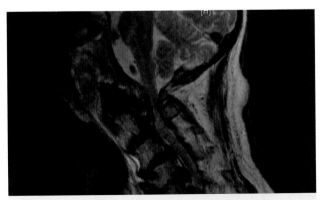

图 41.2 类风湿关节炎引起的软组织血管翳

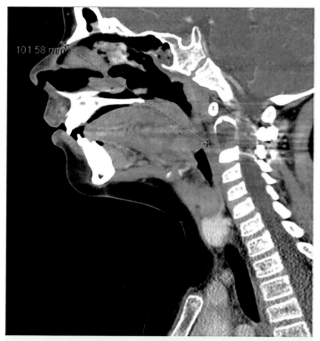

图 41.3　一名患有溶骨性 C2 病变的 7 岁男孩

　　○ 硬膜内或硬膜外。
- 齿状突骨折或骨不连。
- 椎基底动脉瘤。
- 其他颅颈交界处病变，包括痛风、神经节囊肿和齿状突引起的病变。

## 41.3　方法

经鼻内镜入路
术前计划

　　进行 CT 血管造影以便研究肿瘤的解剖结构并使用立体图像引导。手术时，将患者颈部稍屈曲（在可耐受的情况下），体位的任何显著变化都会影响图像引导系统的准确性。可以通过鼻腭线（图 41.3）来估计手术入路的下限，该线从鼻骨底部延伸到硬腭后部。

术前准备
- 首先进行气管插管。
- 使用头灯和鼻窥器，用 1∶1 000 肾上腺素浸泡过的带状纱布轻轻填塞鼻腔。这需要在插管后立即完成，以使肾上腺素有足够的时间在开始手术

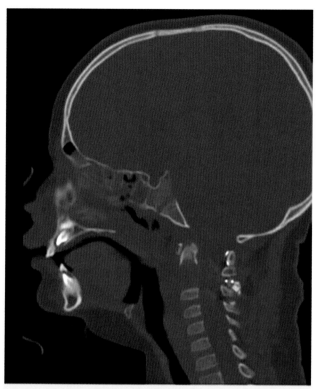

图 41.4　齿状突肿瘤切除

前疏通鼻腔。另一种选择是用一个小橡胶导管通过鼻孔插入，然后经过口腔排出，轻轻地向下收缩软腭。

- 患者的头部在颈部轻微屈曲的姿势下（在可忍受的情况下，尝试模仿患者的术前 CT 扫描位置以优化手术进入过程和图像引导系统的准确性）被牢固地固定（通过销针固定）到手术台上。
- 手术台合理放置，保持患者头高足低位，从而减少静脉回流并减少术中出血。
- 手术台和显示器的高度根据外科医生的舒适度进行调整。耳鼻喉科医生和神经外科医生的位置与其他扩鼻手术相似（图 41.5）。
- 铺巾之前，首先检查好图像引导系统。同时设置好患者的神经生理学监测。
- 术前给予患者抗生素以预防手术区域感染。

手术步骤
- 暴露。
　　○ 使用 0° 内镜，将中鼻甲侧移或部分切除。下鼻甲侧移。

○ 确定蝶骨开口并进行大范围蝶骨切开术。

○ 使用长绝缘针烧灼法，可以形成一个大的、后侧的鼻中隔瓣。该法可以常规执行或仅在可能发生脑脊液漏的情况下执行。该瓣可从蝶骨面向上至鼻柱后方，向下延伸至部分鼻底。注意不要停留在蝶窦水平位置，而是直接到达中鼻甲，然后再向上移动嗅黏膜。皮瓣可以存放在上颌窦，以避免在手术中受伤。

○ 进行后下隔切除术以允许器械有更大的活动空间。

○ 喙部结构用 4 号金刚砂钻头向下钻或用 Kerrison 咬骨钳断开。在腭鞘突管区域可能会发生出血。

○ 此时获得了广泛的视野，包括软腭尾部和咽鼓管外侧。

○ 应注意不要损伤翼神经或侵犯颈动脉管。

○ 位于鼻咽下部的 U 形瓣在尾侧反射至软腭水平。皮瓣的位置在咽鼓管内侧，即颈内动脉内侧（图 41.6 和视频 41.1）。

○ 咽基底筋膜从蝶骨下底升高到腹斜坡。

○ 蝶骨底与斜坡齐平。

○ 使用绝缘烧灼器和骨膜提升器，筋膜和椎旁肌/头长肌和颈长肌位于下方。在此步骤中，应注意限制烧灼设置，避免长时间烧灼，避免脊髓后方的热损伤。确保轨迹在 C1 方向的下方（不是沿着斜坡后方）。

○ 借助图像引导对 C1 的覆盖环进行识别。

● 切除术。

○ 根据病理情况，切除 C1 弓和齿状突的不同部分（图 41.7、41.8）。一般使用细长的金刚砂钻头和冲洗来进行。建议在释放齿状突的大部分韧带附着点之前完成绝大多数钻孔，避免之

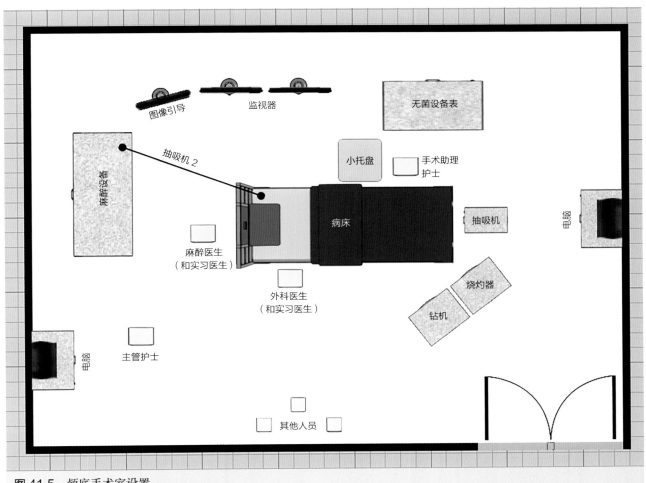

图 41.5 颅底手术室设置

后钻到活动的结构。使用的其他器械包括 Kerrison 咬骨钳（视频 41.2、41.3）。

视频 41.1~41.3　内镜经鼻入路颅颈交界区

○ 需要移除的齿状突数量取决于压缩的位置和程度。这可以预测需要切除多少 C1 的覆盖环。

○ 齿状突从 C2 体一直延伸到其尖端，并向外侧切除。顶部用锐器去除。

○ 钻孔和解剖等操作保持在正中和旁正中的位置（枕骨髁内侧）。解剖标志和图像引导用于确保正确的轨迹。咽旁颈动脉的替代标志包括咽鼓管口。中线标志包括后硬腭切迹和鼻中隔 / 蝶骨的喙部（尽管被部分切除）。C1 的结节也通过图像引导确认。

○ 在类风湿疾病中，当 C1 韧带和齿状突被移除时，可以发现肥大的血管（图 41.9），用超声吸引器将其移除。

○ 当整个受累区域重建良好的脑脊液搏动（通过完整的硬膜观察）时，就证明已充分实现减压。

○ 鼻咽瓣用纤维蛋白胶重新贴合。如果遇到脑脊液漏，则使用鼻中隔皮瓣贴合；也可将皮瓣移植到鼻中隔原位。

○ 鼻咽后部用明胶泡沫或其他可吸收（止血）的填充物轻轻填充。

○ 鼻腔可以用各种材料填充（硅胶片、Doyle 夹板、其他可移除或可吸收的鼻腔填充物）以防止粘连并促进黏膜愈合。笔者的首选是 Doyle 夹板，在其表面涂以局部抗生素软膏并将其缝合到隔膜上。

○ 患者从全身麻醉中苏醒后，尽力防止患者咳嗽和颈部屈曲。

○ 患者清醒时，检查是否有任何脑神经或外周神经缺陷。

### 术后注意事项

● 由于不稳定，这些患者通常需要进行后路器械融合。许多中心在同一次麻醉期间或初次手术后 1

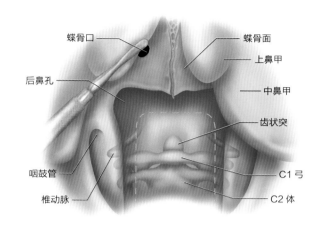

图 41.6　皮瓣被抬起

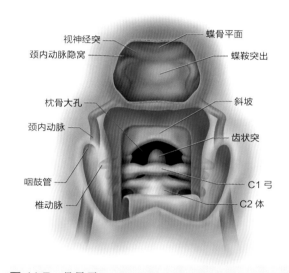

图 41.7　骨暴露

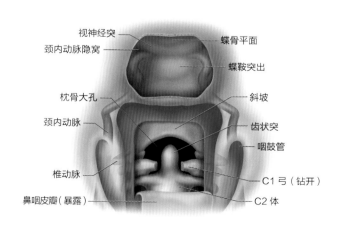

图 41.8　C1 钻孔后齿状暴露

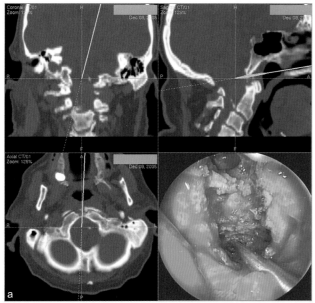

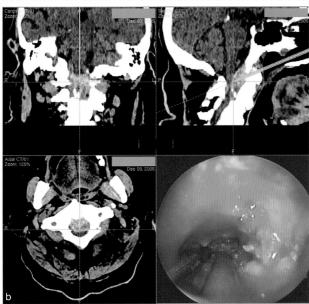

**图 41.9** 肥厚性血管翳（a、b）

周内执行此操作。然而，时机和需求差异很大，取决于患者因素、不稳定程度和外科医生个人的偏好。

- 鼻腔盐水冲洗（大容量，如 100~240 ml）在前几周使用频率为每日 2 次到每日 4 次，然后每天 1 次，持续几个月，直到所有结痂都脱落。
- 耳鼻喉科随访安排在 1~2 周取出硅胶鼻支架，然后每隔几周再安排 2~3 次随访（根据需要），以确保没有结痂、粘连或其他鼻窦问题出现。
- 脊柱手术团队会跟踪观察患者是否有任何不稳定

或虚弱的情况。

### 经口入路

- 舌下缩、腭垂和软腭上缩。偶尔需要行舌切开术、硬腭切开术。
- 在中线切开口咽黏膜。
- 上咽缩肌是分开的。
- 头长肌和颈长肌从 C1 到 C3 被暴露、移位和缩回以从斜坡进入 C3。
- 病灶切除或减压的方式与上述经鼻入路相似。

### 经颈入路

- 沿前颈部从舌骨水平上方到环状骨做一个高的、线性的、垂直的切口。
- 颈阔肌被分开，胸锁乳突肌的前部被识别并向外收缩。
- 带状肌肉向内侧收缩。
- 气管和食管向内侧收缩，大血管向外侧收缩。二腹肌被调动以增加上部暴露。
- 当颈椎暴露，即可放置自动固定牵开器。
- 在切除过程中注意不要损伤喉返神经或造成食管穿孔。
- C4~C5 水平的暴露效果很好，在某些情况下，更高位水平的暴露效果也较好。
- 按指示进行病灶切除。

## 41.4 经口入路的优势与劣势

### 优势

- 过程完善。
- 手术视野广阔。
- 能够抵达 C3 体部和尾部。

### 劣势

- 口腔内缩常导致舌水肿。
- 常见预防性气管切开术。
- 口腔分泌物导致的手术伤口污染（可能导致感染、开裂和脑膜炎）。
- 需要腭裂或舌切除术以获得更多的吻合端暴露。

- 吞咽困难需要鼻胃管。
- 腭咽功能不全（Velopharyngeal incompetency，VPI）。
- 牙齿损伤。
- 对小颌患者实施手术较困难。

## 41.5　经颈入路的优势与劣势

优势
- 更广泛的暴露。
- 避免上消化道黏膜受污染。

劣势和并发症
- 上颈椎暴露有限。
- 皮肤切口。
- 对附近结构造成的风险
  - 食管、气管。
  - 颈动脉鞘。
  - 颅神经。

## 41.6　经鼻入路的优势与劣势

优势
- 可视化改进。
  - 内镜。
  - 进入高斜坡病变区。
- 避免口腔内缩。
  - 无舌水肿。
  - 无须气管切开术。
- 避免腭裂。
  - 无 VPI，无发音困难。
  - 无吞咽困难，无须鼻饲。
- 减少手术区域接触口腔微生物群落风险。
- 理论上降低了感染、开裂的风险。

劣势和并发症
- 学习曲线。
  - 3D 感知损失。
  - 深感觉丧失。

- 更长的手术时间。
- 对周围结构的风险。
  - 咽鼓管。
  - 咽旁颈动脉。
  - 翼神经。
- 鼻内并发症。
  - 结痂、鼻窦炎。
  - 鼻出血。
  - 隔膜穿孔。

## 41.7　鼻内入路的局限性

- 硬腭将暴露限制在 C2 以下（注意使用鼻腭线来定义切除的下限）。
- 对于初学者来说可能具有挑战性，尤其是在使用内镜（与显微镜相比）感知 3D 和深度感知损失的情况下。
- 外科手术学习曲线。
- 需要由神经外科医生和耳鼻喉科医生组成的团队。团队应该有合作的经验，并有处理简单病例（如垂体瘤或脑脊液漏）的经验。
- 神经血管结构后方的肿瘤或其他病变可能无法触及，因此需要采用开放式方法。
- 如果主要血管需要切除或重建，通常禁用。

## 41.8　经口入路的局限性

- 进入较困难，这取决于口咽解剖结构，如大舌 / 小舌等。
- 对小颌患者实施手术较困难，甚至无法进行。
- 斜坡暴露范围有限。
- 并发症，例如 VPI、气道问题（可能需要气管切开术）和吞咽问题（可能需要饲管）。
- 口腔微生物群可能污染术野。

## 41.9　经颈入路的局限性

- 上颈椎暴露范围有限。

- 患者肥胖或短颈可能使解剖和暴露变得困难。
- 夹层 / 牵拉损伤颈部各种脑神经和大血管的风险。
- 食管损伤会带来感染和损坏放置器械的高风险。

## 41.10 结论

经鼻内镜入路已被证明在处理颅颈交界处的病变方面是有效的，同时避免了经口手术引起的气道、言语和吞咽等方面的并发症。此外，与其他入路相比，该入路进一步扩展了视野，在治疗斜坡和上颈椎病变时应予以考虑。

## 参考文献

1. Greenberg AD, Scoville WB, Davey LM. Transoral decompression of atlanto-axial dislocation due to odontoid hypoplasia. Report of two cases. *J Neurosurg* 1968;*28*(3):266–269
2. Frempong-Boadu AK, Faunce WA, Fessler RG. Endoscopically assisted transoral-transpharyngeal approach to the craniovertebral junction. *Neurosurgery* 2002;*51*(5, Suppl):S60–S66
3. Ponce-Gómez JA, Ortega-Porcayo LA, Soriano-Barón HE, et al. Evolution from microscopic transoral to endoscopic endonasal odontoidectomy. *Neurosurg Focus* 2014;*37*(4):E15
4. Crockard HA. The transoral approach to the base of the brain and upper cervical cord. *Ann R Coll Surg Engl* 1985;*67*(5):321–325
5. Menezes AH, VanGilder JC. Transoral-transpharyngeal approach to the anterior craniocervical junction. Ten-year experience with 72 patients. *J Neurosurg* 1988;*69*(6):895–903
6. Menezes AH. Surgical approaches: postoperative care and complications "transoral-transpalatopharyngeal approach to the craniocervical junction." *Childs Nerv Syst* 2008;*24*(10):1187–1193
7. Alfieri A, Jho H-D, Tschabitscher M. Endoscopic endonasal approach to the ventral cranio-cervical junction: anatomical study. *Acta Neurochir (Wien)* 2002
8. Kassam AB, Snyderman C, Gardner P, Carrau R, Spiro R. The expanded endonasal approach: a fully endoscopic transnasal approach and resection of the odontoid process: technical case report. *Neurosurgery* 2005
9. de Almeida JR, Zanation AM, Snyderman CH, et al. Defining the nasopalatine line: the limit for endonasal surgery of the spine. *Laryngoscope* 2009;*119*(2):239–244
10. Wu JC, Mummaneni PV, El-Sayed IH. Diseases of the odontoid and craniovertebral junction with management by endoscopic approaches. *Otolaryngol Clin North Am* 2011;*44*(5):1029–1042
11. Lee A, Sommer D, Reddy K, Murty N, Gunnarsson T. Endoscopic transnasal approach to the craniocervical junction. *Skull Base* 2010;*20*(3):199–205
12. Goldschlager T, Härtl R, Greenfield JP, Anand VK, Schwartz TH. The endoscopic endonasal approach to the odontoid and its impact on early extubation and feeding. *J Neurosurg* 2015;*122*(3):511–518
13. Seker A, Inoue K, Osawa S, Akakin A, Kilic T, Rhoton AL Jr. Comparison of endoscopic transnasal and transoral approaches to the craniovertebral junction. *World Neurosurg* 2010;*74*(6):583–602

# 42 颅颈交界处的内镜经口入路

James H. Stephen, John Y. K. Lee

## 42.1 引言

颅椎交界处（CVJ）位于深部、受解剖学保护的位置，因此手术进入难度较高。涉及 CVJ 的病变是多种多样的，包括风湿性齿状突血管翳、基底凹陷、先天性颅底畸形、下斜坡脊索瘤和软骨肉瘤、转移性疾病、感染，甚至脑膜瘤等硬膜内病变。进入 CVJ 最直接的途径是经口腹侧入路。Menezes、Crockard 和 Hadley 对该入路进行了改进，并作为治疗前 CVJ 病例的首选入路。传统的经口入路有一些局限性，由于工作通道深而窄，手术显微镜可能无法显示足够的病理状况。虽然扩展的经口变体可能实现更好的可视化和更大的通路空间，但它们是以更高的发病率为代价而实现的。

鉴于传统经口入路的高发病率，CVJ 的内镜入路已成为先驱。与显微镜提供的窄柱照明相比，内镜可以提供更深、更接近目标的直接照明。目前的内镜可以捕获高达 80° 的视野，并提供解剖结构的全景视图。内镜的另一个优势是它们在全球范围内可用。然而，与显微镜不同的是，大多数内镜仍然是二维的，分辨率受到相机和显示屏的限制，但这些限制正在通过三维内镜和改进的视频技术得到解决。经口机器人手术（transoral robotic surgery，TORS）作为解决颅颈交界处病变工具的可行性已经得到证明。在 TORS 中，双通道内镜能够提供立体（3D）可视化和出色的照明，并且有两个关节机械臂可在深窄的通道中进行深部工作。然而，TORS 的局限性使机器人无法通过内镜完成全过程，特别是骨移除的步骤。随着外科医生继续探讨内镜经口入路这种方法以及科技的进步，这种方法在未来能用于更多相关疾病（视频 42.1）。

视频 42.1 李氏经口机器人手术

## 42.2 手术解剖

- 内镜经口入路可从斜坡下 1/3 进入 C2~C3 椎间盘间隙。
- 手术暴露范围和工作通道空间受开口大小的限制。此外，硬腭是限制上部进入的物理障碍，而下颌和舌头限制下部进入。
- 然而，鉴于内镜提供的全景照明和可视化，不局限于视线，所以这些几何限制比传统的经口入路的障碍要小。
- 中线的识别对于经口入路非常重要，可以在咽后部触诊，并观察到寰椎前弓。
- 尽管椎动脉或咽后颈动脉通常距中线超 1 cm，但也存在异常情况。这提供了一个从中线向两侧各延伸 1 cm 的安全工作区。

## 42.3 术前计划

- 有牙关紧闭（不能完全张开嘴）、颞下颌关节（TMJ）损伤或 TMJ 手术的患者可能不适合经口手术。术前不能张口至少 25 mm（平均张口为 40 mm）是经口手术的相对禁忌证。
- 颏–胸固定畸形也是经口入路的禁忌证。其他禁忌证包括牙齿/牙周感染或异常解剖结构导致重要的神经血管结构位于病理腹部。
- 后方入路可还原的病变应进行简单的后方减压融合术，而不是经口入路。
- 术前 CT 可用于评估每例患者的手术通路限制。硬腭的长度和 CVJ 相对于硬腭的位置有助于确定进入的情况。如果病变位于硬腭上方，那么鼻内入路可能是一个更好的选择。
- CT 血管造影（CTA）的血管成像在肿瘤已经扭曲解剖结构或需要侧向解剖时可能会有所帮助。

- 经口入路因仅能提供减压治疗。CVJ 的病灶可能导致结构不稳定，还可能会因手术而使结构变得更不稳定。通常可能需要后路手术来稳定结构，术前应考虑适宜方案。
- 对于存在下脑神经功能障碍的患者，术前可能需要进行气管或经皮内镜下胃造口术（percutaneous endoscopic gastrostomy，PEG），这应作为术前检查的一部分进行评估。
- 如果手术目标是硬膜内病变或预计会出现脑脊液漏，也可以在术前放置腰椎引流管。
- 术前应充分告知患者经口入路的潜在并发症及其发生率。

## 42.4　患者体位和麻醉

- 患者取仰卧位，颈部轻微伸展。应注意避免头部旋转，防止可能因寰椎和椎动脉相对于中线旋转而导致的手术方向障碍。
- 根据 CVJ 的稳定性，患者头部可以固定在 Mayfield 头部固定器或头环背心中。
- 气道至关重要，与麻醉配合以确保气管插管（endotracheal tube，ETT）术顺利进行。我们倾向于采用中线铠装的 ETT，出口朝向患者足部。
- 术中监测体感诱发电位和运动诱发电位，用于预防任何与定位相关的神经损害。
- 侧位透视用于定位骨解剖。神经引导也可用于术中定位。
- 关于内镜手术，外科医生位于头部两侧，显示器位于床头。
- 关于 TORS，达芬奇手术机器人（Intuitive Surgical，Sunnyvale，CA）被放置在床头。使用 12 mm、0° 内镜，但也可根据需要使用 30° 内镜来扩大上端或下端的视野。双目内镜臂保持中线，两侧各有一个关节臂。

## 42.5　手术步骤

- 经口入路可选择 Dingman 牵开器或 Crowe-Davis

牵开器等。

- 注意不要过度分散下颌而使颞下颌关节脱位或受伤。我们将开口限制在 4 cm。
- 软腭也可以遮挡视野，但可以使用两个红色橡胶导管将其从鼻腔和口中取出（图 42.1），或者在腭垂上缝入一针，然后通过鼻将其缩回。
- 虽然很少有必要，但有时软腭需要切开，从腭垂一直切到硬腭。
- 应使用护牙器，并注意避免牵开器或 ETT 管将舌头挤压在牙齿上。
- 轻压可触诊寰椎前弓。
- 我们倾向于在咽后黏膜中线切口。该部位有一个相对无血管的平面，可以避免一些重要血管和神经结构被 U 形切口损伤（图 42.2）。
- 使用 TORS，中线切口向下至 C1 前弓，然后向下延伸至 C2 体。
- 此时，通过侧向透视以确认定位。 取下前纵韧带，暴露寰枕前膜、C1 弓、C2 基底和齿状突（图 42.3）。
- 相对固定在颅骨内的咽鼓管是一个有用的标志，它代表沿 C2 进行骨膜下剥离的横向范围。但是应注意避免损坏咽鼓管。
- 完成软组织解剖后，切换到内镜辅助手术。由于达芬奇手术机器人缺乏钻头附件，内镜被留在原位，传统的骨去除过程利用内镜监视器进行可视化。外科医生可以通过机器人工作站，在 3D 光学设备下协助进行骨移除。

通过钻两个槽去除 C1 弓。去骨的最大宽度不应横向延伸超过外侧肿块的内侧边界（最大约 16 mm）。

- 齿状突在根尖和鼻翼韧带切除后被切除（图 42.4）。
- 有斜坡或硬膜内病变时，可进一步通过高速钻孔去除下斜坡（图 42.5）。
- 对于硬膜内病理，外科医生再次使用 TORS，使用关节手术臂在 3D 可视化的条件下继续在深而窄的通道中工作（图 42.6）。
- 对于 TORS，可以使用关节机械臂用 4-0 缝线缝

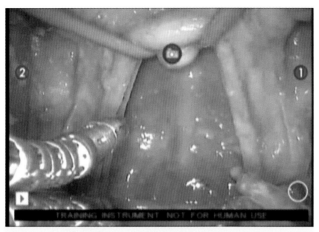

图 42.1 腭垂和软腭被红色橡胶导管向上牵开的内镜视图

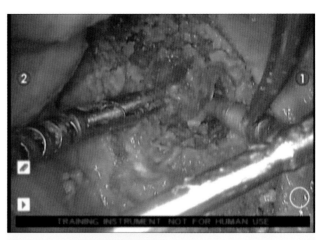

图 42.4 切除齿状突

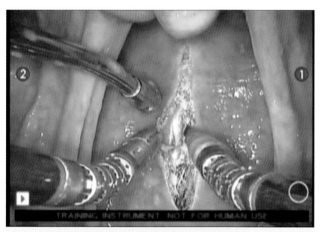

图 42.2 在咽后部黏膜做中线切口

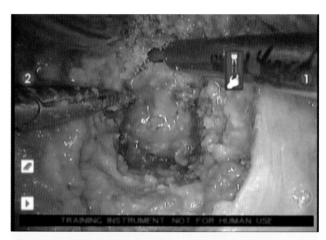

图 42.5 如需治疗硬膜内病变，可以去除下斜坡

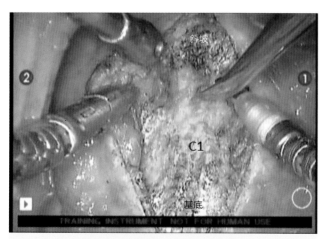

图 42.3 切除前纵韧带和斜坡、C1，剥离齿状突基底的骨膜后，CVJ 的视图

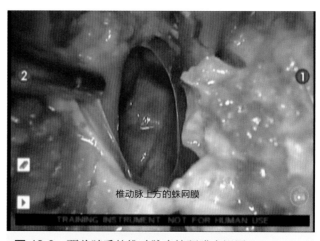

图 42.6 覆盖髓质的椎动脉内镜硬膜内视图

合硬膜。硬膜贴片或纤维蛋白胶可能也可以使用。对于单纯的内镜入路，可以使用黏膜瓣。

- 然后间断缝线缝合黏膜。

## 42.6 局限性

- 在深而窄的工作通道中形成的不透水的硬膜封闭，是经口入路处理硬膜内病理或修复脑脊液漏的主要限制。

- 由于铰接式机械臂可以在深而窄的工作空间中轻松操纵缝线，因此 TORS 能够在深处灵活地进行闭合操作。硬膜和咽部黏膜的紧密分层封闭是预防脑脊液漏和随后感染的关键。

- TORS 方法的另一个局限是缺乏适合当前版本的达芬奇手术机器人的骨切割器械，例如钻头、咬骨钳或硬膜内工具。这限制了当前 TORS 在暴露和闭合过程中的灵活性。在开发出去骨和硬膜内器械后，先驱外科医生将能够进一步利用 TORS 来解决 CVJ 中更广泛的病理学问题。

## 42.7 并发症

- 并发症与经典经口入路相似，包括气道受损、水肿、吞咽困难、颞下颌关节损伤、感染、脑脊液漏、神经血管损伤和脊柱不稳定。

- 脑脊液漏是经口入路的并发症之一，修复起来可能具有挑战性，如果处理不当，可能会导致严重感染。

- 患者术后应保持插管，以使水肿消退。拔管前，患者应通过 ETT 袖带泄漏测试。拔管应在有手术气道设备和耳鼻喉科医生的监护下进行。

- 使用光环背心或后路融合术进行术前稳定可降低 CVJ 术后脊柱不稳定的发生风险。

## 参考文献

1. Crockard HA, Pozo JL, Ransford AO, Stevens JM, Kendall BE, Essigman WK. Transoral decompression and posterior fusion for rheumatoid atlanto-axial subluxation. *J Bone Joint Surg Br* 1986;68(3):350–356
2. Sen CN, Sekhar LN. Surgical management of anteriorly placed lesions at the craniocervical junction—an alternative approach. *Acta Neurochir (Wien)* 1991;108(1-2):70–77
3. Menezes AH, VanGilder JC. Transoral-transpharyngeal approach to the anterior craniocervical junction. Ten-year experience with 72 patients. *J Neurosurg* 1988;69(6):895–903
4. Crockard HA. The transoral approach to the base of the brain and upper cervical cord. *Ann R Coll Surg Engl* 1985;67(5):321–325
5. Hadley MN, Spetzler RF, Sonntag VK. The transoral approach to the superior cervical spine. A review of 53 cases of extradural cervicomedullary compression. *J Neurosurg* 1989;71(1):16–23
6. Lee JY, O'Malley BW, Newman JG, et al. Transoral robotic surgery of craniocervical junction and atlantoaxial spine: a cadaveric study. *J Neurosurg Spine* 2010;12(1):13–18
7. Lega BC, Kramer DR, Newman JG, Lee JY. Morphometric measurements of the anterior skull base for endoscopic transoral and transnasal approaches. *Skull Base* 2011;21(1):65–70

# 43 微创管状收缩器对 Chiari 畸形的枕骨大孔减压

Renée Kennedy, Mohammed Aref, Jetan Badhiwala, Brian Vinh, Saleh Almenawer, Kesava (Kesh) Reddy

## 43.1 临床病例

一名 50 岁男性患者因"枕部疼痛和双手感觉异常 6 个月"就诊。Valsalva 动作可加剧疼痛，任何药物治疗都不能缓解。CT 显示枕大孔下方小脑扁桃体下降 12 mm（图 43.1）。MRI 显示继发于扁桃体突出的枕骨大孔脑脊液流动受限（图 43.2），未见脊髓空洞的证据（视频 43.1）。

视频 43.1 微创管状牵开器治疗 Chiari 畸形的枕骨大孔减压术

## 43.2 术前工作计划

- 患者通过微创技术进行枕骨大孔减压。操作器械：显微镜和 METRx 管式卷取器系统（Medtronic，Memphis，TN）。
- 患者全身麻醉和气管插管，取俯卧位，头部被三针的 Mayfield 支架固定，颈椎轻微弯曲。
- 注意确保通气不受影响，并确保麻醉师可以接触到气管插管。
- 皮肤从枕部突起到 C2 皮肤以无菌方式进行备皮和消毒。
- 持续监测躯体感觉诱发电位和运动诱发电位。

## 43.3 外科手术程序

- 通过皮肤、皮下组织和筋膜在枕下区域做一个小的中线切口。
- 在荧光镜的引导下，将管状扩张器从枕骨大孔上方引入枕骨下部，避免进入 C1 关节（图 43.3）。通过透视图确定适当的克氏针位置后，扩大皮肤和筋膜切口，以适应第一个管状扩张器。第一个扩张器被放置在适当的位置后，移除克氏针。
- 将逐级管状扩张器放置到合适的厚度和深度下面的组织和肌肉（图 43.4）。其目标是逐渐分离软组织，以便在打开 Quadrant 系统的两叶前提供 22 mm 的最终观察直径。
- 将管式卷取器连接在柔性臂上，使卷取器处于固定位置（图 43.5），同时允许其以可变的方向

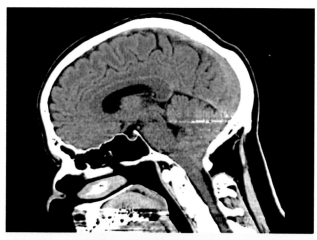

图 43.1 CT 显示小脑扁桃体下降

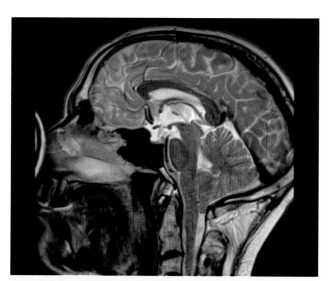

图 43.2 MRI 证实了 Chiari 畸形的诊断

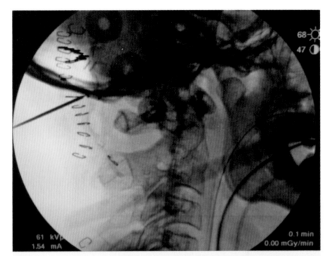

图 43.3 将克氏针插入枕骨下部的荧光透视图像

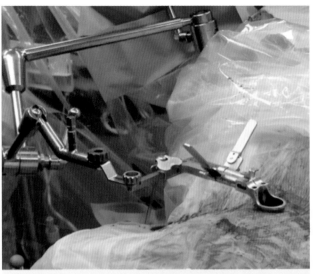

图 43.5 22 mm Quadrant 管已连接到柔性臂上

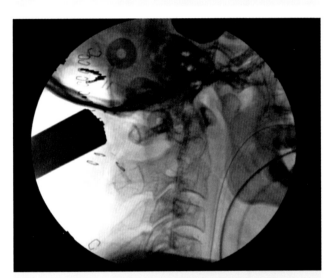

图 43.4 在荧光镜指导下，利用逐级管状牵开器的连续扩张技术使软组织逐渐分离

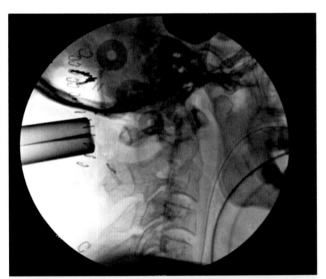

图 43.6 在透视引导下，最终确定管式卷取器的角度，以便在不增加软组织接触的情况下进入更开阔的工作区域

定向（图 43.6）。此步骤为移骨和硬膜关闭所必须的。

## 43.4 微观研究结果

- 准备显微镜。
- 确定了 C1 关节（图 43.7）。游离后脑骨边缘和 C1 的周围的软组织。
- 使用切割塔将 C1 的弓小心地用"蛋壳"技术去除，将高速钻头从内到外来回移动。剩下的骨头都用 Kerrison 咬骨钳去除，将下面的硬膜完全暴露出来（图 43.8）。

- 对枕骨使用同样的技术以提供 3 cm×3 cm 的骨开口（图 43.9）。
- 在达到令人满意的骨减压效果后（图 43.10），使用 11 号手术刀进行椭圆形硬膜切开术（图 43.11）。
- 在上述情况下，只有硬膜外层被打开，才被认为是充分减压（图 43.12）。此时如果有需要，可以行硬膜切开术。其目标是扩大枕骨大孔间隙，改善脑脊液的阻塞。使用 7-0 丙烯缝合线，以简单、连续的方式将硬膜移植物缝合在切开的边缘

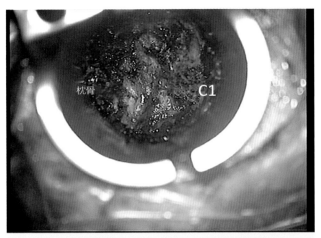

图 43.7 枕骨颈关节（左）和 C1（右）显微视图

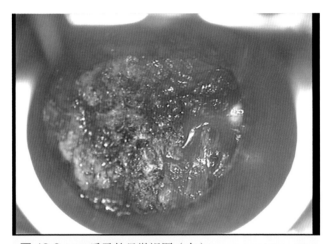

图 43.8 C1 后弓的显微视图（右）

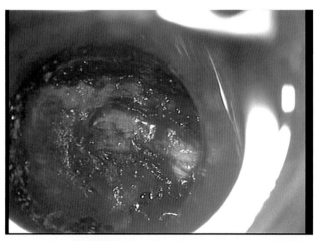

图 43.9 切除 C1 后弓（右）和枕骨下侧（左）后的显微视图

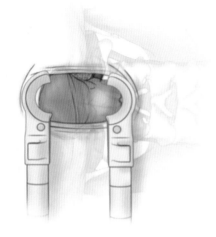

图 43.10 切除 C1 后弓和枕骨下侧后的示意图

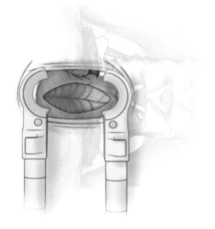

图 43.11 椭圆形硬膜切开术示意图

（图 43.13）。随后大量涂抹纤维蛋白密封剂。

- 诱导 Valsalva 动作，以确认直接观察硬膜是否闭合。
- 关闭管式卷取器的叶片，收回仪器。
- 筋膜和皮肤以常规方式缝合（图 43.14）。

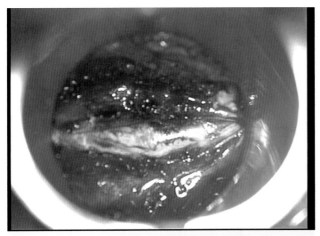

图 43.12 通过硬膜外层的开口的显微镜图像

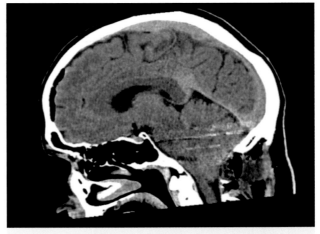

图 43.15 去除 C1 和枕骨下方后，CT 显示后窝减压

## 43.5 结果

术后头部 CT 显示了令人满意的骨去除（图 43.15）。定期对研究脑脊液流量的区域进行 MRI 检查，以评估咽鼓管大小的变化，并确保良好的脑脊液流量穿过枕骨大孔。

## 43.6 提示

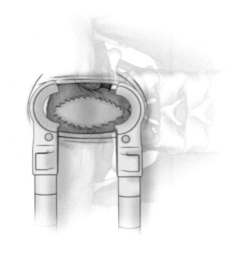

图 43.13 扩张性成形术闭合的示意图

- 插入克氏针和扩张器时，应在透视指导下小心地从下方开始，以避免进入枕骨与 C1 交界处。
- 使用管状牵开器以提供广泛的暴露，这将有助于充分的骨减压和扩张性硬膜成形术。
- 通过管状牵开器使用显微镜、内镜或外镜，取决于外科医生的习惯和对它们局限性的认识。
- 进行 Valsalva 动作，以确保硬膜的水密性闭合，并防止术后脑脊液漏。

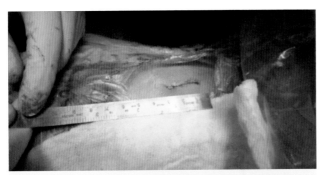

图 43.14 与传统开放式切口相比，微创切口相对较小

# 44  经皮内镜下的颈椎间盘切除术

Gun Choi, Alfonso García, Akarawit Asawasaksakul, and Ketan Deshpande

## 44.1  引言

Cloward 首次记载了颈椎前椎间盘切除和融合术已经成为公认的、常用的治疗亚轴型颈椎下轴椎间盘脱垂手术。虽然颈椎前椎间盘切除术和融合术（ACDF）仍然是颈椎间盘脱垂的主要手术选择，但它需要进入椎管，可能伴随并发症，如硬膜外出血、神经硬膜纤维化、移植物相关问题、吞咽困难和声音嘶哑。使用微创椎板成形术间接减压不能解决上述病理问题。一些作者报道了成功使用经皮内镜颈椎间盘切除术（percutaneous endoscopic cervical diskectomy，PECD）。在 Lee 等报道的长期结果中，椎间盘高度的降低和椎间盘退化的进展对临床症状没有任何影响。此外，Kim 等指出，PECD 后后颈弯曲没有恶化。这些发现证明，PECD 可以是治疗各种颈椎椎间盘问题的绝佳选择。PECD 的适应证包括软性颈椎间盘脱垂、无颈部不稳定或中央管或孔狭窄的迹象。PECD 和椎间盘成形术可以有效治疗软性颈椎间盘突出引起的椎间盘性颈头痛。因为下咽和颈动脉分叉，不推荐 PECD 超过 C3 水平，也不推荐 PECD 用于既往手术、轴向颈部疼痛、颈部感染或肿瘤的患者。PECD 的相对禁忌证包括双侧颈神经根病。PECD 的优点是可以使用射频完成减压手术和热凝神经切断术（视频 44.1）。

视频 44.1　经皮内镜下左侧 C5~C6 颈椎间盘切除术

## 44.2  适应证

- 无节段不稳定的低位颈椎（C3~C7）的软性椎间盘突出症。
- 颈源性头痛。

## 44.3  禁忌证

### 44.3.1  绝对禁忌证

- 既往做过颈椎前路手术的患者。
- 显性轴向颈疼痛患者。
- 颈部不稳定。
- 颈部感染或肿瘤。
- 高位颈椎病变（C3 以上）。

### 44.3.2  相对禁忌证

- 双侧颈神经根病。
- 椎间盘钙化和（或）椎孔狭窄。
- 与软性椎间盘突出症无关的颈椎管狭窄。

## 44.4  技术

### 44.4.1  解剖学方面的注意事项

在进行颈前椎间盘穿刺时，必须考虑并仔细注意颈动脉。颈动脉位于胸锁乳突肌内侧，位于入口的外侧，同时位于气管和食管的内侧。气管前筋膜的两侧与椎前筋膜融合，形成一个由淋巴管、气管、甲状腺和咽食管组成的间隔。将此间隔作为一个整体进行移动，可以增加椎间盘穿刺的安全区。颈动脉在 C3~C4 水平向内侧走，在 C6~C7 水平向外侧走。最安全的入口是在气道和搏动的颈动脉之间。

### 44.4.2  与 PECD 水平相关的解剖学结构

C3~C4（舌骨下缘）
- 在舌骨与甲状软骨之间。
- 有一个狭窄的安全区。下咽较宽，颈动脉向内侧分叉。

- 甲状腺上动脉位于 C3~C4 穿刺的切迹上。
- 可通过包围甲状腺的气管前筋膜的运动改变甲状腺上动脉的运动。

### C4~C5（甲状腺软骨的中部）

- 下咽位于甲状腺软骨的外侧边缘，注意保护其免受伤害。

### C5~C6（甲状腺软骨和环状软骨之间）和 C6~C7（环状软骨下方）

- 这些区域的安全区域更大。
- 如果颈动脉和咽食管正确收缩，就没有生命危险。

### C7~T1

- 建议稍微往内侧操作，避免损伤肺顶端。

## 44.5　外科技术

### 44.5.1　针对 PECD 的设置

- 激光器设置：能量为 1~1.5 J，10~15 Hz。
- 射频消融指数：消融 35，凝血 30。
- 灌注泵：100% 流量，压力为 30 mmHg。

### 44.5.2　麻醉剂

通过目标控制输液泵静脉注射丙泊酚和雷芬太尼进行清醒镇静（图 44.1）。这种麻醉方式是首选的，因为术中可直接得到患者反馈，如在神经受到刺激时告知外科医生，使手术更安全。

### 44.5.3　患者体位

- 患者仰卧在可透视手术台上。
- 在颈部下方放一个毛巾卷，稍微伸展颈部。
- 通过在前额上涂上石膏胶带，可以稳定头部。
- 在患者面部放置塑料氧气帐防止窒息，并便于在手术过程中进行交流（图 44.2）。
- 颈部和肩部的衬垫是为了保持颈椎轻微伸展（图 44.3a）。
- 肩膀被放下来，手臂用石膏胶带固定在手术台的两侧，以便于在透视横向视图下观察（图 44.3b）

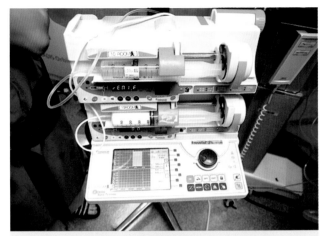

图 44.1　受目标控制的输液泵

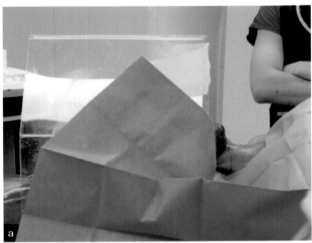

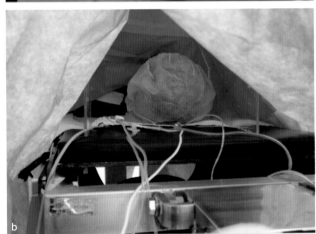

图 44.2　塑料氧气帐能让患者感到舒适。分别为侧面视角（a）和麻醉医生的视角（b）

### 44.5.4　操作程序

- 水平线和中线借助 C 臂进行标记（图 44.4）。
- 对于颈较低的水平，C 臂可倾斜。

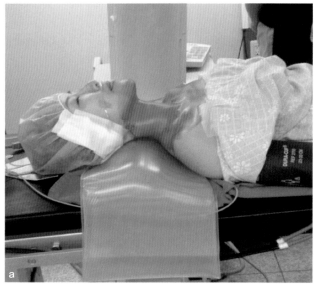

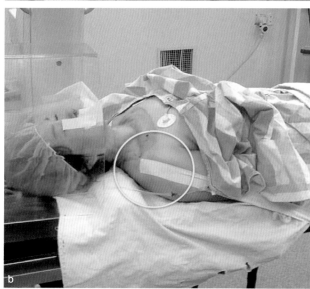

图 44.3 颈部和肩部衬垫，可以保持颈椎轻微伸展
（a）。如果患者颈部短或接近 C6~C7 水平时（b），建议
牵引双侧臂，可使用胶带（圆圈）

- 准备好颈前皮肤并备皮消毒。
- 用利多卡因（1%）从入口浸润皮肤和皮下组织
  （图 44.5）。
- 宜从椎间盘突出的对侧进入；对于右利手的医
  生，宜从右侧进入。
- 左手触及颈动脉，应用时轻轻以示指、中指或中
  指和环指的指尖交替推动气管、食管，直到感觉
  到颈椎椎体的前部。气管和食管形成复合体的解
  剖关系使食管和气管可作为一个整体结构移动
  （图 44.6）。

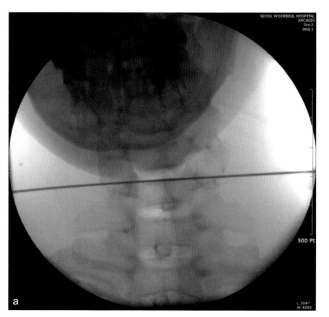

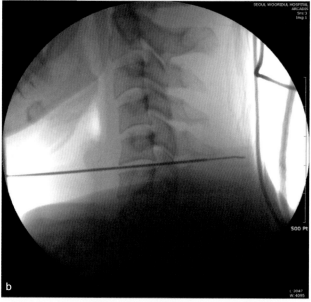

图 44.4 使用术中 C 臂的 C5 和 C6 之间水平标记的正
位视图（a）和横向视图（b）

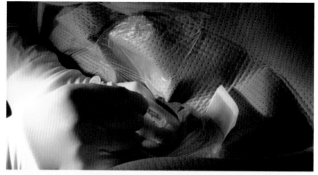

图 44.5 用利多卡因从入口浸润皮肤和皮下组织

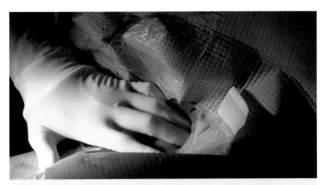

图 44.6 横向保护颈动脉，同时将气管食管复合体移到内侧

- 当气管食管复合体向内侧移位，而颈动脉鞘向外侧移位时，在插入之前，保持手的位置，保持导针在中指与环指之间，这是非常重要的。

- 借助 C 臂影像确认针的位置并进行微调，确保针瞄准椎间盘间隙（图 44.7a、b）。

- 手指固定，在正位和侧位视图透视的引导下，将 90 mm 18 号针插入颈动脉鞘和气管食管复合体之间的间隔，直到目标椎间盘间隙的前缘（图 44.7c）。

- 进入椎间盘是在颈长肌中间完成的。这有助于防止出血和交感神经损伤。注意，交感神经位于下颈椎，而不是上颈椎。

- 进行造影（靛洋红溶液、生理盐水、对比剂以 1∶2∶2 的比例混合）。

- 给病变椎间盘碎片染色并确认其位置（图 44.8）。

- 取一根导丝穿过针，抽出针。此时，固定导丝并防止其滑出椎间盘空间（图 44.9）。

- 在颈部皮肤横纹后做一个 5 mm 的横向皮肤切口（图 44.10）。

- 通过导丝插入逐级扩张器（从 1 mm 开始）。这个动作是在左手的一根手指从内侧推动气管食管复合体保护颈动脉的情况下完成的。插入扩张器时，必须通过 C 臂验证导丝的正确位置。轻敲第二个扩张器直到其与 C 臂侧视图上的椎体后壁对齐（图 44.11）。

- 可以使用 5 mm 圆形尖端工作套管来建立工作入口。工作套管的末端位置应位于侧视图中的椎体后线。在正位视图中，中线的位置可能根据椎间

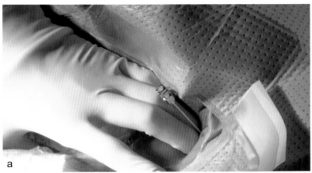

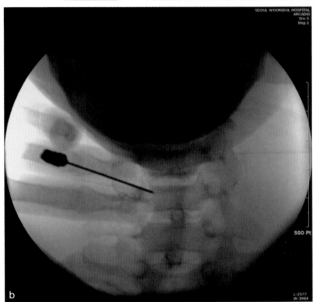

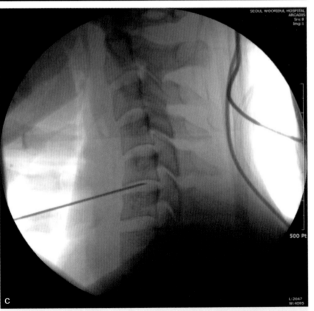

图 44.7 在将气管食管复合体向内侧移动和颈动脉向外侧移动时，在插入前保持导针在中指和环指之间（a），这非常重要。注意在 C 臂上的正位视图上，针靠近椎间盘间隙（b），图中尚未完全到达预期水平面。C 臂上的侧面视图，显示 18 号脊髓针平行于 C6 上端板（c）

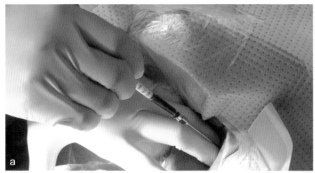

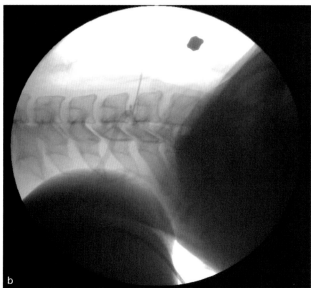

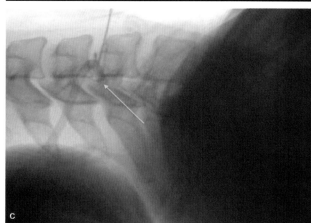

图44.8 使用透明造影剂（a）。术中C臂侧视图显示了椎间盘和突出碎片的对比度分布（b）。放大视图（c）显示了椎间盘突出的极限（箭头）

盘碎片突出的位置略有不同而变化（图44.12）。

- 对于任何类型的椎间盘突出症，工作套管的尖端应始终从正位视图上的中线开始。一旦进入椎间盘间隙，尖端可以倾斜到相应的孔，避免椎间盘突出。

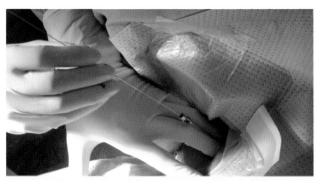

图44.9 导丝的插入和18号针的拆除。同时进行此动作时，请小心且温柔。插入导丝，直到感觉到轻微的阻力，然后通过旋转运动缓慢取出针

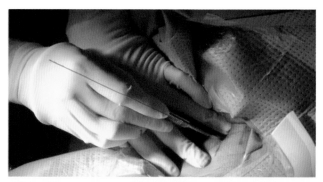

图44.10 保持导丝位置，在颈部皮肤横纹进行水平切口

- 对于右利手的外科医生，建议用左手握持内镜和工作器械（图44.13）。
- 将颈内镜（图44.14）通过工作的套管。进去后，通常看到的第一个结构是环的一部分，即最初有蓝色染色的部分（图44.15a）。
- 用冷生理盐水进行冲洗。对该片段的初始定位可能很困难。首先松解软组织，用激光来扩大环形开口。这有助于缩小环的空间，从而为内镜的推进创造了一个开口，使其更容易定位碎片。一旦环状和后纵韧带（PLL）开口扩大，我们可以清楚地看到椎间盘碎片，并使用温和的动作抓住和拉出突出的组织（图44.15b~d）。
- 在有足够部分的纤维环的加宽空间前应避免移动碎片。破裂的碎片本身可保护神经组织。
- 保持圆盘碎片时，始终确认钳在C臂侧视图下的位置，避免神经组织损伤（图44.15e）。在去除椎间盘碎片时，确保组织缓慢收缩，以避免产生负压（图44.15f）。

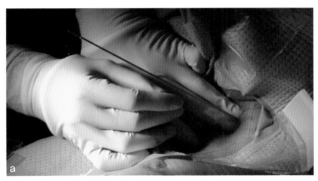

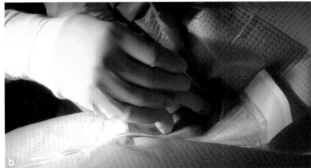

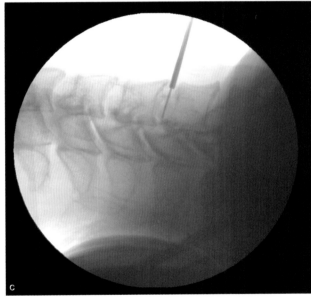

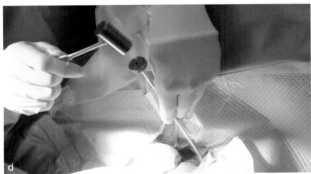

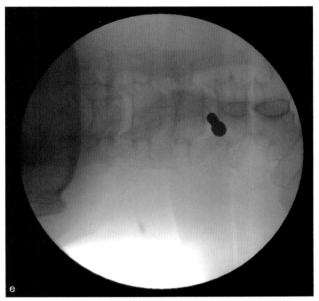

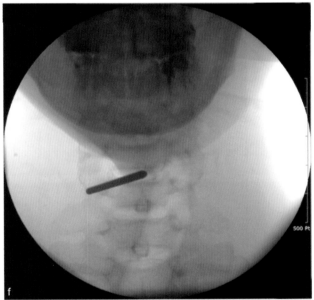

图 44.11 插入第一个逐级扩张器（a）。注意，外科医生的手回到了原来的位置，横向保护颈动脉，向内侧推动气管食管复合体。第二个扩张器插入到第一扩张器上方，并推进到椎间盘间隙（b）。插入连续扩张器时，用 C 臂验证导丝的正确位置（c）。敲击第二个扩张器，直到它到达侧视图上的椎体后线，同时使它保持在 C 臂正位视图上的中线位置（d）。扩张器的 C 臂横向视图（e）。请注意，其尖端位于椎体后部线上。扩张器仍处于中线位置的正位视图（f）

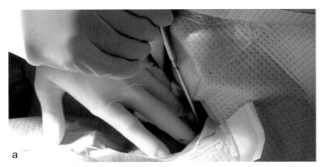

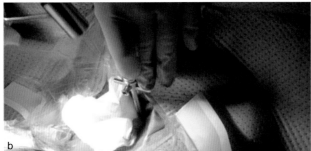

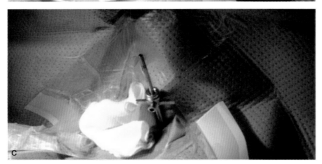

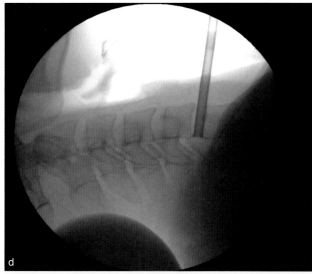

图44.12 将套管缓慢、牢固、轻柔地旋转插入扩张器上方（a）。有必要将套管插至最终位置（b）。在C臂侧视图上仔细检查时，采用短而稳定的轻敲可以更好地实现。确保套管尖端位于椎体后线处。侧视图上套管的位置（c）。请注意，尖端正好位于后椎体线处。通过C臂上的正位视图验证工作套管的中线最终位置（d）

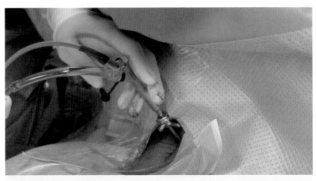

图44.13 外科医生手持颈内镜

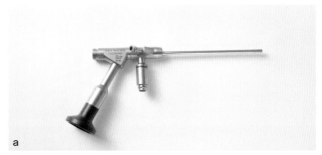

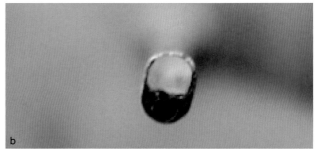

图44.14 颈内镜（a）及其尖端（b）

- 如果碎片太大，可以使用激光在去除碎片前将其缩小。尾部突出时碎片清晰可见（图44.15g）。如果在PLL后面有任何剩余的碎片，可以使用Ho:YAG激光器部分切割PLL来找到碎片。

- 切除碎片后可能会发生一些出血；它可以通过连续的冲洗并等待10~20秒来控制，直到出血自行停止。

- 减压的充分性可以通过看到神经根/神经的自主搏动来证实（图44.15h）。此外，可借助清醒镇静的作用来评估患者的情况。

- 采用尼龙线缝合，最后外敷敷料。

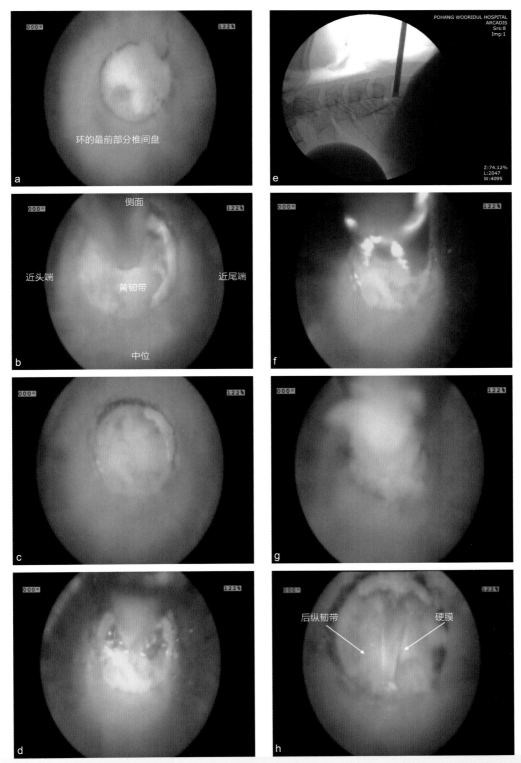

图 44.15  在 PECD 期间拍摄的静止图像。通过工作套管时的初始视图（a）。在视野的深度，可以看到环的最前部分的椎间盘突出的蓝色。PECD 必须使用 Ho:YAG 激光器（b）。这里的激光探针用于分解环和后纵韧带（PLL）进入突出的椎间盘碎片。使用 Ho:YAG 激光器移除 PLL 后的视图（c）。注意节段底部有蓝染的圆盘，可以用专门的钳子夹住。夹住椎间盘碎片的钳子（d）。钳子夹住椎间盘突出碎片的外侧 C 臂图（e）。建议在首次使用钳子时用荧光透视图进行确认，以避免对神经组织造成任何损伤。去除椎间盘碎片时，确保缓慢收回组织，因为会产生负压（f）。突出的碎片的尾部已经通过套管被看到（g）。完全解压后，硬膜清晰可见，没有任何椎间盘碎片（h）

## 44.6 可能出现的并发症

- 神经组织损伤和硬膜撕裂：通过对椎间盘组织的细致处理，出现神经撕裂的可能性非常小。如果观察到更大的硬膜撕裂，可能需要将 PECD 转换为开放手术。
- 颈动脉穿刺：在极少数情况下，这可能是因为脉搏较弱。
- 感染：PECD 的感染率低于 0.1%。
- 气道水肿和血肿：总水肿发生率低于 0.2%。
- 残余椎间盘突出的矫正手术：由于使用了内镜，光学和照明质量很高，椎间盘碎片很容易被识别。此外，椎间盘组织是蓝染的，增加了另一个视觉指示器。侧向发射激光器的使用已经方便了建立通过 PLL 和环部空间的通道。报道的翻修手术的发生率低于 5%。

## 44.7 术后管理方案

- 患者转入术后恢复室进行观察。
- 手术后 1 小时允许走动，允许靠背坐着。
- 患者可以在手术后 1 小时内定期进食。
- 术后不需要进行支撑。
- 第一次换药在出院时完成，最后一次换药在去除缝合线时进行（通常在术后第 7 天）。
- 术后 24 小时留院观察，第二天出院后口服抗生素和镇痛药。
- 建议在 1 个月后第一次复诊，进行 X 线和 MRI 检查。

## 44.8 病例

### 44.8.1 病史

一例 24 岁的男性患者出现颈部不适，左臂放射性疼痛 2 个月。无任何创伤或其他潜在疾病的病史。保守治疗效果不明显。在体格检查中，由于左臂疼痛导致颈部运动受限，未发现神经缺陷或骨髓病的体征。

影像学检查包括颈椎 X 线片、CT 和 MRI。X 线片侧视图显示颈部前凸消失，在 C4~C5 水平有局灶性后凸，但没有其他退化或不稳定的迹象（图 44.16）。CT 和 MRI 显示 C5~C6 时左参数软性椎间盘突出信号改变（图 44.17）。

### 44.8.2 结果

PECD 术后，放射性手臂疼痛得到缓解，颈部疼痛得到临床改善。颈椎的 MRI 显示，椎间盘碎片被完全切除（图 44.18）。第 3、6、12 个月的随访显示无并发症或新的症状出现。

## 44.9 提示

- 在针插入前确认气管食管复合体的活动性。尝试模拟手的位置，并尝试感受患者颈椎前部的结构。
- 记住要保持手的保护位置不动，直到通过第二个扩张器。
- 当病理区域位于副反应区域或孔区域时，从对侧接近更容易到达所需的位置。

## 44.10 建议

要了解手术技术并成功，就必须掌握适当的外科解剖学知识。经过仔细地选择患者和训练，PECD 比 ACDF 能产生更好的结果。目前还需要进一步的研究来证明其长期的临床结果优于开放的前椎间盘切除术。其手术时间短，失血量少，使用局部麻醉，术中无须连续进行神经监测是 PECD 最突出的优势。

## 44.11 研究结论

PECD 是传统开放颈椎前椎间盘切除和消融术的极好替代方法。这种微创方法的设计目的是在保持被治疗节段运动能力的同时进行有目标地减压。目前光学和内镜仪器的发展使得只瞄准突出的碎片

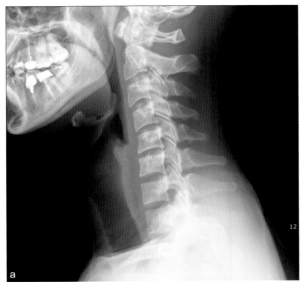

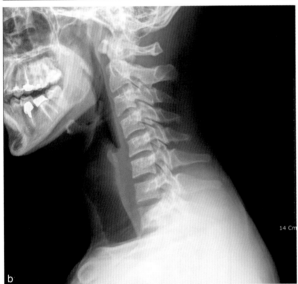

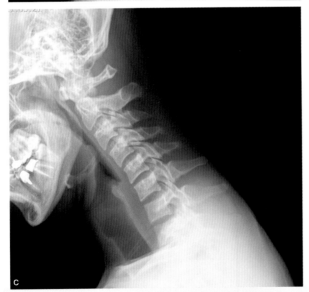

图 44.16 侧位 X 线片显示颈下垂，无不稳定（a~c）

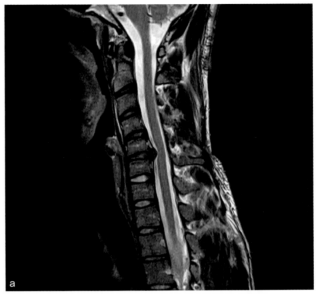

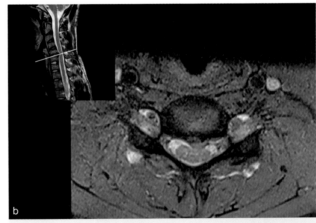

图 44.17 矢状位 T2 加权像在 C5~C6 水平显示椎间盘突出（a）。通过轴位 T2 加权像确认 C5~C6 水平的左侧旁正中线椎间盘突出（b）

成为可能。清醒镇静可及时发现无意拉扯或损伤神经组织时患者的反应，从而不需要神经监测。

PECD 的禁忌证是存在骨脊、骨刺及压迫现有神经根的椎间盘碎片，使其难以完全减压。由于陡峭的学习曲线和对高度专业化的设备和仪器的需求，使得这项技术要求非常高。对于不适合全身麻醉或其他并发症的患者，PECD 是替代 ACDF 的很好选择。

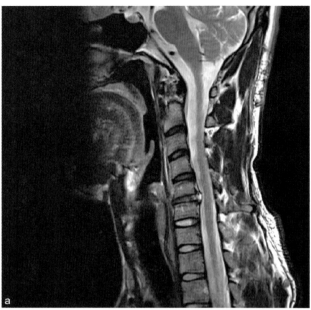

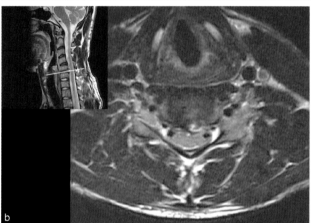

图 44.18　术后矢状位 T2 加权像清楚显示完全的 C5~C6 减压（a）。轴位 T2 加权像证实椎间盘突出碎片完全切除（b）

## 参考文献

1. Cloward RB. The anterior approach for removal of ruptured cervical disks. *J Neurosurg* 1958;*15*(6):602–617

2. Smith GW, Robinson RA. The treatment of certain cervical-spine disorders by anterior removal of the intervertebral disc and interbody fusion. *J Bone Joint Surg Am* 1958;*40-A*(3):607–624

3. Choi G, Lee SH. *Textbook of Spine*. Korean Spinal Neurosurgery Society; 2008:1173–1185

4. Lee SH, Lee JH, Choi WC, Jung B, Mehta R. Anterior minimally invasive approaches for the cervical spine. *Orthop Clin North Am* 2007;*38*(3):327–337, abstract v

5. Ruetten S, Komp M, Merk H, Godolias G. Full-endoscopic cervical posterior foraminotomy for the operation of lateral disc herniations using 5.9-mm endoscopes: a prospective, randomized, controlled study. *Spine* 2008;*33*(9):940–948

6. Ahn Y, Lee SH, Shin SW. Percutaneous endoscopic cervical discectomy: clinical outcome and radiographic changes. *Photomed Laser Surg* 2005;*23*(4):362–368

7. Lee JH, Lee SH. Clinical and radiographic changes after percutaneous endoscopic cervical discectomy: a long-term follow-up. *Photomed Laser Surg* 2014;*32*(12):663–668

8. Kim CH, Shin KH, Chung CK, Park SB, Kim JH. Changes in cervical sagittal alignment after single-level posterior percutaneous endoscopic cervical diskectomy. *Global Spine J* 2015;*5*(1):31–38

9. Ahn Y, Lee SH, Lee SC, Shin SW, Chung SE. Factors predicting excellent outcome of percutaneous cervical discectomy: analysis of 111 consecutive cases. *Neuroradiology* 2004;*46*(5):378–384

10. Ahn Y, Lee SH, Chung SE, Park HS, Shin SW. Percutaneous endoscopic cervical discectomy for discogenic cervical headache due to soft disc herniation. *Neuroradiology* 2005;*47*(12):924–930

11. Choi G, Garcia A. Motion preserving techniques for treating cervical radiculopathy. *J Spine* 2015;*4*(4):1–3

# 45 内镜下前路颈椎间盘切除术与脊髓减压

Shrinivas M. Rohidas

## 45.1 引言

椎骨和椎间盘的退行性病变是由于长期使用椎骨后的磨损积累及其他原因所导致的。脊柱的退行性病变有两个主要的影响：一个是神经结构的压迫，另一个是相关关节的运动的增加。神经压迫可以在运动节段不稳定时加重。当神经受到压迫时，手术治疗可为神经创造更多的空间。同时，减压手术不应损害运动节段的稳定性。在颈椎，应用内镜使得神经减压成为可能。1996 年，Jho 描述了一种显微镜下前路颈椎间孔切开术，通过显露横突和钩突，逐步切除钩突以达到神经根的减压目的。

## 45.2 外科手术适应证

颈部退行性病变包括神经压迫所引起的神经根病、脊髓压迫导致的脊髓病或神经和脊髓压迫导致的脊髓神经根病。在年轻患者中，大多数压迫是由于椎间盘突出导致的；而在老年患者中，压迫往往是由于骨赘、硬性椎间盘和硬化后纵韧带导致的。

椎弓根入路可用 Jho 的前路颈椎间孔切开术和部分椎体切除术。这适用于软性或硬性椎间盘突出。在老年患者中，椎间盘可以非常小或很硬，甚至不存在，但一般存在神经和脊髓被压迫导致的脊髓病和（或）脊髓神经根病。针对这些病变，内镜下前路颈椎间孔切开术可以很容易至病变对面，甚至中线或孔的起点（图 45.1、45.2）。

## 45.3 技术

我们使用刚性的长 18 cm 的 0° 脊柱内镜，高清相机，2 mm 和 3 mm 的钻头，超声骨刀和双极

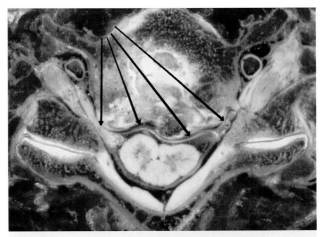

**图 45.1** 退行性病变引起的颈神经根和脊髓压迫

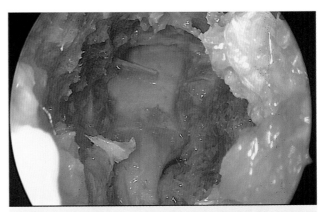

**图 45.2** 内镜视图显示对颈椎神经根和脊髓进行减压的大体解剖

烧灼器。其余的仪器与传统颈椎手术中使用的类似，例如，2 mm Kerrison 穿孔器、45° 和 90° 神经钩、4 号 Penfield 剥离器、剪刀等。移骨可通过工作通道用 3 mm 和 2 mm 高速切割钻头进行。超声骨刀用于切除椎动脉、神经根和颈髓附近的骨，以保护这些重要的结构。超声波骨刀可乳化骨，不会损伤附近的软组织。

## 45.4 体位

所有手术均在气管插管和全身麻醉下进行。患者的位置与传统的颈前椎间盘切除术相似，头部挺直而不转动，颈部中立而不转向对侧。对于短颈患者，可用双侧肩部牵引，使双肩向后牵拉，也可使颈部轻微伸展。颈部定位时的预防措施对于防止体位引起的颈髓损伤非常重要，特别是当患者术前颈部伸展症状加重时。

## 45.5 定位针定位

对于内镜下颈椎前路手术，椎间盘水平的准确定位对于最大限度地减少与入路相关的组织损伤是非常重要的。特殊定位针可在三个空间平面内移动。在准确定位病变椎间盘平面后，确定入口点及椎间盘间隙方向，使前后椎间孔切开术的器械能针对性地到达神经根和脊髓。尽管对椎间盘水平进行了精确定位，但在暴露椎间盘后，在开始去骨之前，需要借助 C 臂来确认椎间盘水平。（图 45.3、45.4）

## 45.6 皮肤切口

皮肤切口是水平的，就像开放式颈椎入路一样。在精确定位椎间盘水平后，切口大约在胸锁乳突肌外侧 1/3 与内侧 2/3 的位置。然后切开颈阔肌，用手指在颈动脉与气管食管复合体之间解剖软组织。颈椎的前部暴露在外。此时，我们可以用手指在颈长肌下触到横突。借助颈动脉结节的骨突起，可以很容易地确定 C6 横突。颈部牵开器系统的两个薄片用于侧向牵开颈动脉、气管和食管。然后，将脊椎内管的外套管放置在两片薄片之间，使血管和内脏轴向牵拉。使用颈部牵开器系统的薄片不需要借助固定臂。在外套管内，通过剪刀切开椎间隙颈长肌的内侧，需要切除 1~2 mm 颈长肌内侧。这将避免对交感神经的损害，并能从外侧暴露椎间隙和钩椎关节。此时再次用 C 臂来确认目标

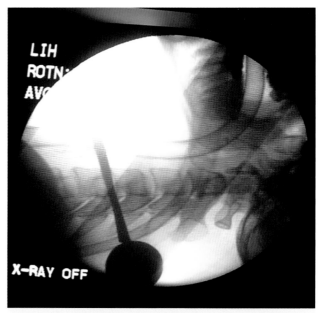

图 45.3 颈椎定位针用于定位椎间盘间隙和椎间盘方向

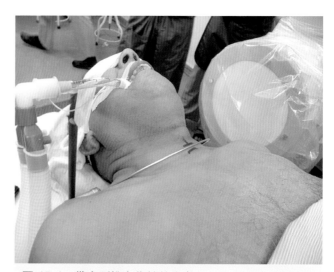

图 45.4 带有颈椎定位针的患者

椎间盘节段。

## 45.7 内镜下的椎间孔切开术

通过工作通道引入 4 mm 刚性内镜。在高清视觉的辅助下，定位椎间盘节段、钩椎关节、上下椎体的横突（图 45.5）。

操作区域在两个横突之间和椎动脉内侧。神经根从离开硬膜囊到椎动脉的长度约为 6 mm。然后使用 2 mm 或 3 mm 金刚砂钻头进行去骨操作（图

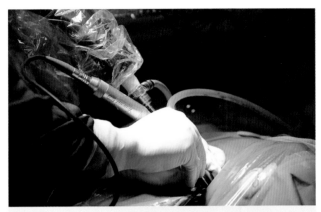

图 45.5　内镜下的钻孔操作

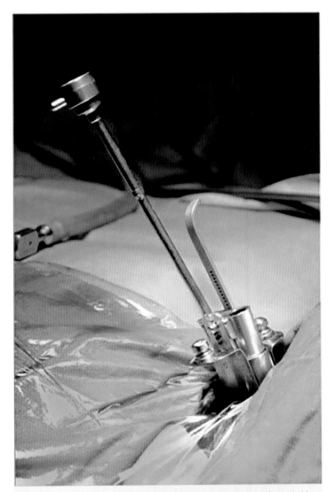

图 45.6　插入无任何固定装置下的带外套管的脊柱内镜

45.6）。

　　骨窗的纵向为 8~10 mm，横向为 5~8 mm。在构建骨窗的过程中，椎间盘的内侧部分也被切除。内镜角度呈 15°~30°，以便于达到椎间盘和椎体的侧面。椎间盘必须沿侧面和头端向钩椎关节移

动，因为钩椎关节位于相应椎间隙的颅侧。在扩大骨窗的同时，从头端和尾端钻出骨赘，打开神经孔。在神经孔的内侧刚好可以到达椎管，这是最常发现椎间盘突出的部位。暴露神经根后，从椎管或硬膜囊的侧方减压，直到到达越过椎动脉的神经。该孔径不超过 6 mm，沿神经根斜向延伸。上述步骤扩大了神经根前的椎间孔（图 45.7）。左侧 C4~C5 的椎间孔和神经根经硬膜囊减压见图 45.8~45.11。左侧 C4~C5 椎间盘突出术前的矢状位图、轴位图见图 45.12、45.13；术后的矢状位图、轴位图见图 45.14、45.15。

## 45.8　内镜下应用于脊髓减压的椎间孔切开术与椎体切除术

　　在压迫性脊髓病和（或）脊髓神经根病的老年患者中，由于一些较硬的结构如位于中央和（或）侧面的硬椎间盘、厚骨赘、钙化的和（或）厚的后纵韧带等，颈椎会受到压迫。因此，神经根压迫和脊髓软化将导致脊髓受压和脊髓高信号。当神经根减压时，内镜可向脊髓内侧成角从而到达脊髓的前表面。我们使用 2 mm 的钻头持续地从颅尾侧钻取椎体。这个操作需要暴露后纵韧带，而这需要足够的头侧椎体减压，因为当出现中央椎间盘突出时，后纵韧带将会撕裂。然后在 2 mm 的 Kerrison 咬骨钳的帮助下移除 OPLL。用超声骨刀来安全地扩大骨窗。在颈部靠近脊髓处工作时，钻头的意外滑动可能会危及患者生命。为了保护重要的神经和血管结构，使用超声骨刀或锉刀去除骨。骨窗被加宽到另一侧的硬膜囊显露（图 45.16、45.17）。

## 45.9　关闭切口

　　椎间孔切口处保存一小块明胶海绵，取出外管。用 3-0 Vicryl 线缝合颈阔肌和皮肤（图 45.18）。

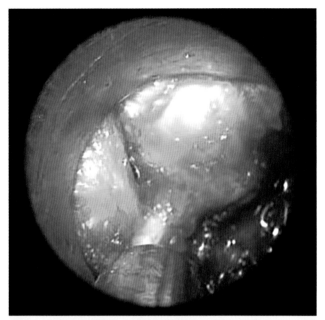

图 45.7　内镜暴露左侧的外椎关节

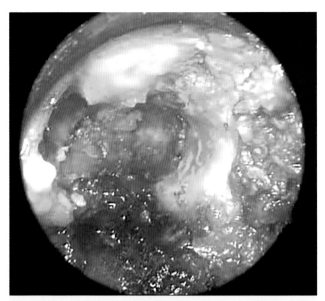

图 45.9　内镜下椎间孔切开术减压椎动脉内侧的神经根

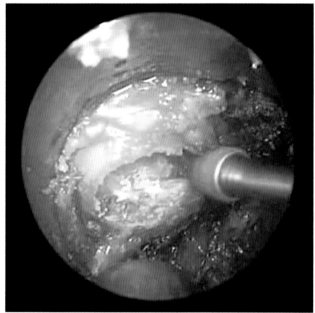

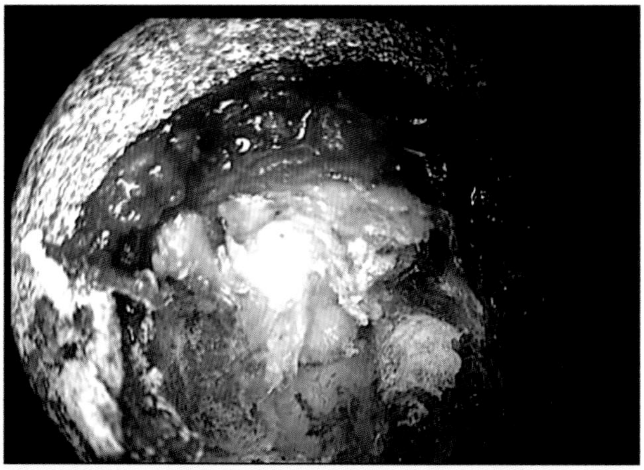

图 45.8　内镜下使用钻头在非脊椎关节钻孔

图 45.10　左侧 C4~C5 横向钻孔，沿椎间盘进行

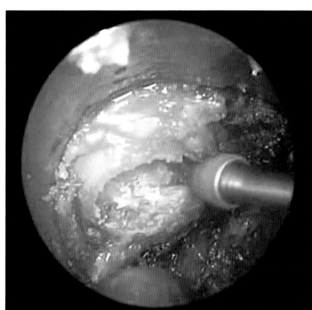

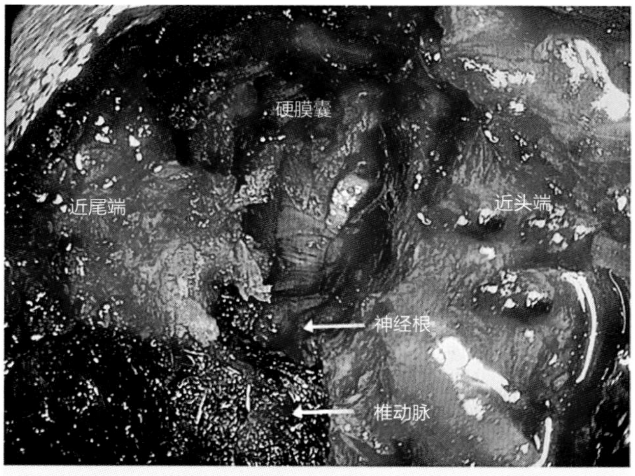

图 45.11　左侧 C4~C5 椎动脉内侧神经根与脊髓减压

## 45.10　结果

2006—2013 年，我们在 35 例患者中使用了 Jho 技术结合椎管内镜下颈椎前路显微椎间孔切开术、椎间盘切除术和脊髓减压术，记录了患者的人口统计学、临床表现和手术结果数据。21 例患者为男性，14 例患者为女性。患者年龄 24~65

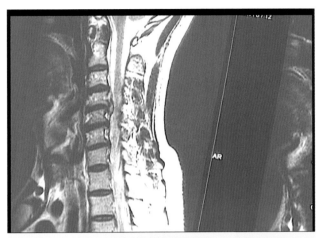

图 45.12　术前矢状位 MRI 显示左侧 C4~C5 突出的椎间盘压迫神经根

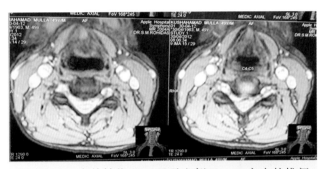

图 45.13　术前轴位 MRI 显示左侧 C4~C5 突出的椎间盘压迫神经根和神经带

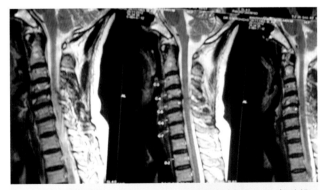

图 45.14　术后矢状位 MRI 显示神经根被减压和脊髓椎间盘被切除

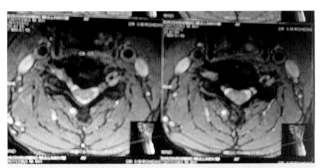

图 45.15　术后轴位 MRI 显示减压的神经根和颈髓（内镜下颈椎前路椎间盘切除术和脊髓减压）

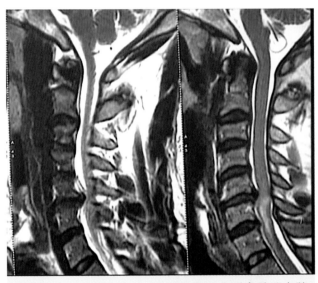

图 45.16　MRI 显示 C5~C6 椎间盘压迫颈脊髓及水肿导致的压迫性脊髓神经根病

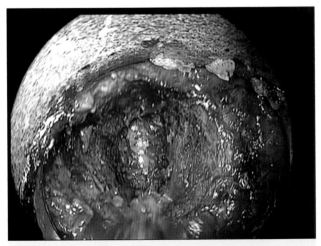

图 45.17　内镜观察充分减压的颈椎，椎盘前 2/3 仍完好无损

岁，16 例 C5~C6 椎间盘突出，10 例 C4~C5 椎间盘突出，4 例 C6~C7 神经根受压，1 例 C3~C4 椎间盘突出导致的神经根受压。其中 3 例为术后矢状位 MRI 显示压迫神经根和脊髓的椎间盘切除的患者。图 45.15 为术后轴位 MRI 显示减压的神经根和颈髓。图 45.17 是内镜下充分减压的颈髓，椎间

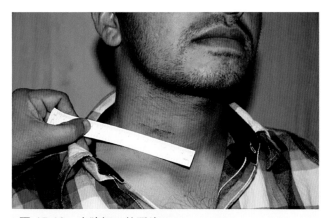

图 45.18　皮肤切口的照片

盘前 2/3 仍然完整。C4~C5、C5~C6 和 C6~C7 各有 1 例脊髓神经根病。3 例患者分别在 C3~C4 和 C4~C5、C4~C5 和 C5~C6，以及 C5~C6 和 C6~C7 有神经根压迫。1 例患者在 C6 椎体处有肿块，我们切下样本进行了活检。颈痛 17 例，运动无力 13 例，神经根痛 25 例，感觉异常 20 例。5 例有脊髓神经根病伴下肢疼挛、共济失调、踝阵挛、克尼格征、布鲁津斯基征、巴宾斯基征和霍夫曼征阳性以及手指屈曲阳性。所有患者均接受了足够的保守治疗（6 个月至 1 年）。对所有患者均行颈椎 MRI 检查与整个脊柱筛查。使用颈椎 X 线片（多视图）评估由于椎间孔骨赘引起的不稳定性和压迫。

32 例患者的效果优秀，2 例患者的效果良好，1 例患者的效果一般。1 例患者出现硬膜穿刺，对其用带纤维蛋白胶贴片进行了密封。2 例患有霍纳综合征。2 例患者出现一过性喉返神经麻痹，在 2~8 周内完全恢复。1 例患者有脊椎假性动脉瘤，本病例未包括这 35 例病例中，提及此病例是为了说明技术相关并发症。

## 45.11　讨论

在过去的 50 多年间，传统的颈椎前路椎间盘手术已发展成完全的椎间盘切除术，无须骨移植、植骨融合或使用金属植入物支持融合。最近有人尝试使用人工椎间盘置换术来恢复节段活动性，但仍需要椎间盘切除术。前内镜颈椎间盘切除术和椎间孔切开术是一种利用非椎体轨迹的新手术技术，具有"功能性脊柱手术"的新概念。功能性脊柱手术的目的是保留脊柱的运动节段，同时直接切除压迫性病变，保留其余的正常椎间盘。

通常，矢状面上的颈椎间盘可向前后倾斜。因此，器械必须从前外侧区沿着椎间隙才能到达硬膜囊的外侧边缘。此外，根据突出椎间盘的颅侧或尾侧的移位情况，可能需要扩大骨窗以暴露椎间盘突出。

尽管颈椎前路椎间孔切开术和脊髓减压的手术风险很小，但与任何类型的颈椎前路手术一样，其也有可能发生严重的永久性并发症。主要并发症包括霍纳综合征、喉神经损伤、椎动脉损伤、脊柱不稳和椎间盘突出复发。颈部交感神经及神经束沿着颈长肌的外侧边缘走行，如果交感神经受损或在颈长肌解剖过程中被完全切断，则可能发生霍纳综合征。因此，我们从内侧切除一小部分颈长肌以暴露椎间盘空间。目前霍纳综合征没有治疗方法，可能是暂时性的，也可能是永久性的。我们在临床中遇到 2 例霍纳综合征患者，均在 6 周内完全康复。在任何颈椎前路手术中，椎动脉损伤都是一种风险。为了避免这种损伤，必须了解椎动脉入口点的变化，通常进入 C6 水平。术前应通过 MRI 确定椎动脉进入横孔的水平以避免这种损伤。

椎间孔切开术采用从内侧到外侧的解剖方法。首先，钻孔从内侧边缘开始，一旦进入椎间隙，就可以从侧面进行，而不是在钻孔时从外侧到内侧进行。这将在椎动脉内侧保留一层薄薄的骨膜。为了去除这块骨头，我们使用了一个 2 mm 的 Kerrison 咬骨钳，咬骨钳的刃口朝向远离椎动脉的内侧。再用超声骨刀去除覆盖椎动脉的骨，该步骤不会对椎动脉造成任何热损伤。在使用 Kerrison 咬骨钳去除椎动脉内侧骨的过程中，椎动脉周围的静脉丛可能会明显渗血，且无法用内镜双极电凝来阻止静脉丛渗血，最好的方法是在两个相邻的横突之间、椎动脉内侧放置一小块止血材料 Surgicel。

另一个可能的并发症是脑脊液漏。当发生硬膜穿刺时，为了防止脑脊液漏，涂抹纤维蛋白胶于一小块肌肉上，并将其小心地轻推入穿刺孔。此外，声音嘶哑可能是由于牵开器或手指对喉神经造成的损伤。我们在临床遇到 2 例患者术后声音嘶哑。1 例在手术后立即出现声音嘶哑，静脉注射甲泼尼松龙 3 天，完全恢复。另 1 例在随访 2 周时声音嘶哑，口服类固醇 3 周，逐渐减少剂量，在术后 6 周完全恢复。

## 45.12　术后管理

80% 的患者在 24 小时后出院。不建议使用颈托。手术后 4 小时，患者通过口服含片来缓解气管和食管周围的咽喉疼痛。所有患者在 2 个月内每 15 天随访一次，在 6 个月内每 2 个月随访一次，然后在下一年内每 4~6 个月随访一次。术后对颈椎进行 X 线和 MRI 检查以评估稳定性。

## 45.13　外科手术入路的优势

- 直接进入受压病变部位，靶向进行手术。
- 大部分非受压椎间盘得以保留。
- 不需要任何形式的融合。
- 神经根和脊髓的直接减压。
- 可以治疗软性、硬性椎间盘突出和神经根 / 脊髓受压。

## 45.14　对患者的好处

- 手术后不需要颈托。
- 住院时间较短。
- 减少术后颈部或手臂的疼痛。
- 快速恢复正常生活。

## 45.15　内镜系统的优势

- 操作系统的移动性良好，因为内镜、吸引器和仪器可作为整体移动。
- 高清视图与变焦功能提供了高质量的全景视野。
- 外科医生获得了手术领域的广阔视野，通过变

焦，可以放大解剖结构。

## 45.16　结论

内镜下颈前神经根减压联合椎间孔切开术和椎间盘切除术是一种微创技术，可以切除产生压迫的骨赘和椎间盘。该方法避免了骨关节病和人工椎间盘关节置换术。虽然这项技术需要很长的学习时间，但考虑到它具有保留椎间盘和运动节段，并能够减缓与年龄相关的脊柱退变等优势，这项技术是有价值的。

## 参考文献

1. Jho HD. Microsurgical anterior cervical foraminotomy for radiculopathy: a new approach to cervical disc herniation. *J Neurosurg* 1996;*84*(2):155–160
2. Jho HD, Kim WK, Kim MH. Anterior microforaminotomy for treatment of cervical radiculopathy: part 1—disc-preserving "functional cervical disc surgery." *Neurosurgery* 2002;*51*(5, Suppl):S46–S53
3. Jho HD. Decompression via microsurgical anterior foraminotomy for spondylotic cervical myelopathy. *J Neurosurg* 1997;*86*:121–126
4. Jho HD. Spinal cord decompression via microsurgical anterior foraminotomy for spondylotic cervical myelopathy. *Minim Invasive Neurosurg* 1997;*40*(4):124–129
5. Jho HD, Ha HG. Anterior cervical microforaminotomy. *Oper Tech Orthop* 1998;*8*:46–52
6. Kuttner H. Die Verletzungen und traumatischen Aneurysmen der Vertebralgef-isse am Halse und ihre operative Behandlung. *Beitr Klin Chir* 1917;*108*:1–60
7. Bruneau M, Cornelius JF, George B. Microsurgical cervical nerve root decompression by anterolateral approach. *Neurosurgery* 2006;*58*
8. Edwards CC II, Heller JG, Murakami H. Corpectomy versus laminoplasty for multilevel cervical myelopathy: an independent matched-cohort analysis. *Spine* 2002;*27*(11):1168–1175
9. Emery SE, Fisher JR, Bohlman HH. Three-level anterior cervical discectomy and fusion: radiographic and clinical results. *Spine* 1997;*22*(22):2622–2624
10. Lunsford LD, Bissonette DJ, Zorub DS. Anterior surgery for cervical disc disease. Part 2: Treatment of cervical spondylotic myelopathy in 32 cases. *J Neurosurg* 1980;*53*(1):12–19
11. Wada E, Suzuki S, Kanazawa A, Matsuoka T, Miyamoto S, Yonenobu K. Subtotal corpectomy versus laminoplasty for multilevel cervical spondylotic myelopathy: a long-term follow-up study over 10 years. *Spine* 2001;*26*(13):1443–1447

# 46 视频辅助的颈前椎间盘切除术及仪器

Keith A. Kerr, Victor Lo, Ashley E. Brown, Alissa Redko, Daniel H. Kim

## 46.1 引言

颈前椎间盘切除术和融合术于20世纪50年代首次被用来治疗颈椎间盘疾病。手术显微镜（OM）和显微外科技术的出现改善了可视化、光照和影像学，内镜在神经外科中的应用越来越广泛，传统的OM手术包括脊柱手术。笔者在颈椎前路手术中应用这项技术治疗了各种疾病。

带操作显示屏的视频望远镜（video telescope operating monitor，VITOM）与OM在焦距（25~75 cm，20~40 cm）和放大倍率（均为12倍）方面具有相当的能力，同时具有更大的景深（3.5~7.0 cm，1.2 cm）。此外，该系统还具有成本、人体工程学和教学等方面的优势。经典的神经外科显微镜的成本超过200 000美元，而VITOM系统的成本不到75 000美元。这使得它成为一种更广泛的可操作技术。从人体工程学角度看，VITOM系统更小，即使在较小的手术室也可以使用。其他符合人体工程学的优点包括，由于景深较大，因此术者无须频繁调整观察范围，无须改变观察姿势。由于OM仅在最深的部分使用，因此其他人只能在手术的较短时间内看到解剖区域。而VITOM可以在更浅的部分使用，是更好的教学工具。

本章介绍了VITOM在颈前椎间盘切除术和器械安装中的应用（视频46.1）。

视频46.1　视频辅助颈前入路

## 46.2 特有的设备

- 可高压灭菌硬质镜头0°镜。
- C型安装耦合器。
- 1280×1024分辨率高清摄像机。
- 发光二极管（LED）系统。

- 2个26英寸，1920×1080分辨率，10亿色显示器。
- 气动内镜支架。
- 可选的存档系统。

## 46.3 操作程序

### 46.3.1 手术室设置

- 除了手术室的典型设置外，还应在外科医生对面放置一个塔架，包括高清（HD）和示波器、摄像头和Mitaka臂的电源。另一个高清显示器位于助手对面（图46.1）。
- 患者仰卧于常规手术台上，头部略微伸展。在肩胛骨下方使用垫子有助于确定位置。
- 通过外部标志或X线引导，在适当的水平从中线到胸锁乳突肌边缘标记切口。手术切口如使用皮肤折痕或褶皱可以提供更好的美容效果。
- 在无菌准备和覆盖患者之前，通过手术台适配器将Mitaka定点设置器连接到侧梁上。然后将氮源与提供的电缆连接，并在覆盖前进行操作和活动范围的检查（图46.2）。
- 除正常覆盖外，在连接VITOM之前，用制造商提供的无菌袋覆盖Mitaka臂，并用胶带固定。
- 内镜及其连接的摄像头通过内镜支架连接到手臂，照明源的光纤电缆连接到其电源。在进行浅层解剖时可以将内镜和手臂放在不妨碍手术的位置（图46.3）。

### 46.3.2 浅层解剖

- 在适当的时间过后，用10号刀片切一个切口，切到颈阔肌上脂肪的水平并仔细止血，将Weitlanar牵开器放置在颈阔肌上面。

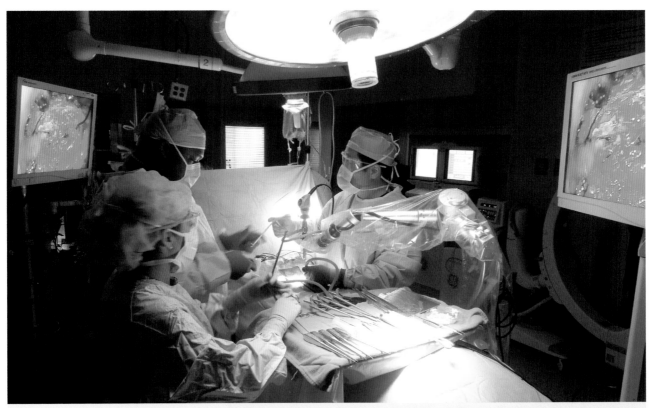

图 46.1　手术室设置，外科医生和助手都有对应的显示器。在手术台两侧都有一个塔，塔中装有摄像机、高清显示器和 Mitaka 臂的电源

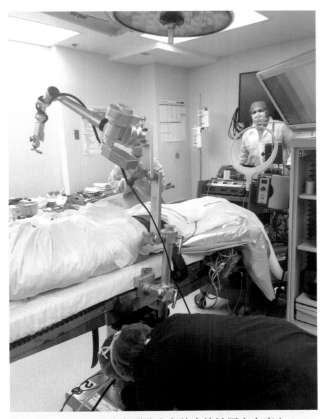

图 46.2　Mitaka 臂在覆盖患者前直接被固定在床上

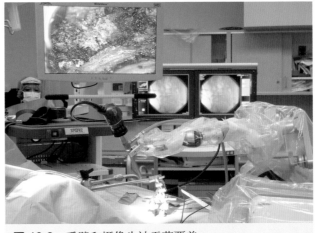

图 46.3　手臂和摄像头被无菌覆盖

- 沿切口方向通过单极烧灼或快速切开颈阔肌，并向上下广泛延伸。
- 识别胸锁乳突肌和舌骨肌并进行解剖，注意不要损伤内侧的气管和食管，以及外侧的颈动脉鞘及其内容物。

### 46.3.3　深部解剖和牵开器的放置

- 遇到退行性椎体和长喙，可在椎体和椎间盘顶部放置一个手持式牵开器，轻轻将食管和气管牵引到对侧。

- 可以直接从椎体前部用 Kittner 切开椎前筋膜。

- 使用 X 线和脊柱针确认正确的水平后，用单极烧灼法将颈长肌从椎前筋膜上解剖。对于内侧钩椎关节，可促进形成肌肉唇。将牵开器系统固定在适当位置。

- Casparpins 可以放置在受累椎体的中段，帮助分离。完成后，可以将 Mitaka 臂和 VITOM 移动到此处。

### 46.3.4　Mitaka 臂和 VITOM 的最佳定位

- 内镜的工作距离在手术区域上方 25~75 cm。应将其放置在场地上方，并留出足够的空间，以便在其下方使用长的仪器（如高速钻头、Leksell 咬骨钳和 Kerrison 咬骨钳）（图 46.4）。

- 镜深为 3.5~7 cm，取决于工作距离的长短。这使得手术视野的深度可以在初始定位时保持在焦点上，只需要最小的调整和缩放。

### 46.3.5　椎间盘切除术

- 使用 15 号刀片在椎间盘空间进行横向切口。椎间盘可结合使用直刮匙和角度刮匙刮除，也可用大小合适的咬骨钳取出。终板的上边缘可通过 Kerrison 咬骨钳咬除。通过这种方法进行椎间盘切除，直到显露后纵韧带（PLL）（图 46.5）。

- 当 PLL 是脊髓压迫的病因或 PLL 后面存在病变并且需要切除时，可以通过神经钩抬高 PLL。随后可以使用 1 号和 2 号 Kerrison 咬骨钳将 PLL 和覆盖在硬膜上的骨赘组织去除。

- 在所有计划节段上重复上述步骤。由于 VITOM 的视野较广，在改变节段时，只需对观察范围进行最低程度的调整。

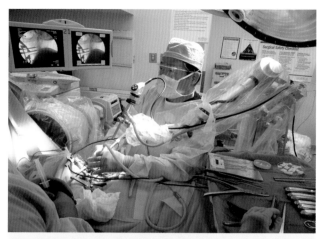

**图 46.4**　由于 VITOM 的焦距很长，因此位于离手术场足够远的地方，以便仪器在范围下方通过和使用

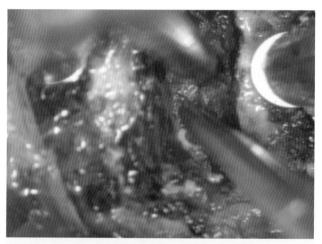

**图 46.5**　使用高速钻头和 Kerrison 咬骨钳等进行椎间盘切除术

### 46.3.6　硬件的位置

- 可以在椎间盘内放置适当大小的 PEEK 植入物、自体移植物或人工椎间盘。VITOM 将在其余步骤中被移出，其余步骤完全在直接可视化下进行（图 46.6）。

- Caspar 钉被移除后，用骨蜡密封留下的孔。

- 然后选择一个适当尺寸的钢板，以连接所需的节段。大的前部骨赘通常需要用 Leksell 咬骨钳去除，以便钢板可以与前脊柱平齐。为了匹配一些更长的颈椎前凸，应采用柔和的前凸曲线。

- 然后放置螺钉将板固定到位。最上面和最下面的螺钉分别为 5°~10° 的内倾角和 15° 的上下倾角（图 46.7）。

### 46.3.7  闭合

- 用抗生素冲洗伤口。取下牵开器，在整个手术区域探查出血迹象直至止血成功。
- 颈阔肌是闭合的第一层，采用可吸收缝线间断缝合。然后将一层或两层皮下组织缝合，将消毒条贴在伤口上，并贴上敷料。

### 46.4  结论

使用内镜是外科手术或手术显微镜的替代选择。其优势包括：对于外科医生来说更符合人体工程学的手术位置，手术团队其他成员能够看到手术视野，以及设计紧凑和视野足够深。这些特征使得它在神经外科中很受欢迎。

### 参考文献

1. Cloward RB. The anterior approach for removal of ruptured cervical disks. *J Neurosurg* 1958;*15*(6):602–617
2. Hankinson HL, Wilson CB. Use of the operating microscope in anterior cervical discectomy without fusion. *J Neurosurg* 1975;*43*(4):452–456
3. Dickman CA, Karahalios DG. Thoracoscopic spinal surgery. *Clin Neurosurg* 1996;*43*:392–422
4. Khoo LT, Fessler RG. Microendoscopic decompressive laminotomy for the treatment of lumbar stenosis. *Neurosurgery* 2002;*51*(5, Suppl):S146–S154
5. Sandhu FA, Santiago P, Fessler RG, Palmer S. Minimally invasive surgical treatment of lumbar synovial cysts. *Neurosurgery* 2004;*54*(1):107–111
6. Shirzadi A, Mukherjee D, Drazin DG, et al. Use of the video telescope operating monitor (VITOM) as an alternative to the operating microscope in spine surgery. *Spine* 2012;*37*(24):E1517–E1523

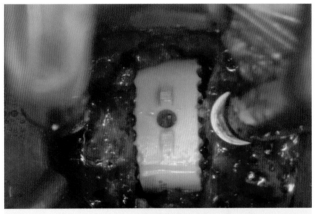

图 46.6  在拆卸 Caspar 钉和放置螺钉之前，放置合适的垫片

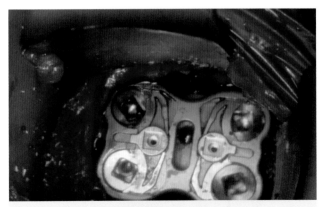

图 46.7  闭合前的最终定位

# 47 工作通道内镜下颈椎后椎间孔切开术

Gun Choi, Akarawit Asawasaksakul

## 47.1 引言

颈椎后椎间孔切开术广泛应用于椎间盘突出和椎间孔内骨刺导致的单侧颈神经根病的治疗。使用手术显微镜进行椎板切除术可降低椎旁软组织的发病率，增强神经结构的安全性。应用逐级扩张器系统（如 METRx）能够减少术中出血和手术次数。而开放式和微创手术的治疗效果相同。我们将锁孔手术与工作通道内镜相结合，进一步使患者受益于更微创的手术方式（视频 47.1）。

## 47.2 外科手术技巧

视频 47.1 内镜下 C6~ C7 颈椎椎间孔切开术

### 47.2.1 体位和麻醉

- 患者取俯卧位，首选全身麻醉（图 47.1）。
- 患者被安置在可透视的手术台上，颈部处于轻微或中度弯曲，以便在侧位透视时观察与钻孔。
- 肩膀需要绑紧并向后拉，以便在侧视时看到较低的颈部水平。
- 在消毒铺巾之前进行节段标记，以便在需要时改变位置。

### 47.2.2 针头插入件

- 针尖的目标点是病变侧颅骨椎板的 V 点，即椎板的最外侧部分，与椎弓根的位置大致平行（图 47.2）。
- 考虑到颈棘内椎板明显重叠，并且对准尾侧椎板可能会导致针头无意中进入椎板间，故而将针头对准颅骨椎板下缘，这样总是安全的。
- 在侧位透视下，将 18 号的 90 mm 脊柱针指向目标点（图 47.3）。

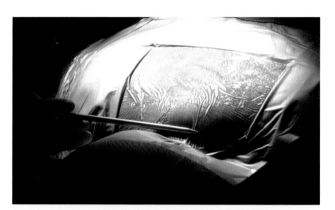

图 47.1 患者俯卧位，颈部轻微屈曲。可见初始节段标记

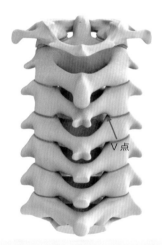

图 47.2 椎板的 V 点在上椎板下缘和下椎板上缘的交汇处

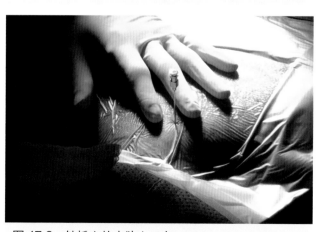

图 47.3 针插入的皮肤入口点

- 针头轨迹的倾斜高度取决于水平面，但针头应垂直于椎板，在中外侧平面。
- 遇到骨骼时，停止进针，并用 0.9 mm 的导丝更换针。

### 47.2.3 仪器的放置

- 切开 1 cm 的皮肤切口，以利于逐级扩张器沿导丝置入（图 47.4）。
- 必须确保逐级扩张器牢固地固定在椎板上，以确保没有软组织干扰内镜视图。
- 逐级扩张器在推开软组织的同时避免了软组织剥

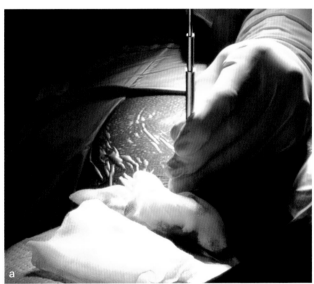

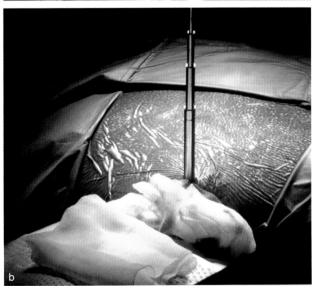

**图 47.4** 逐级扩张器用于在建立工作入口之前分离脊柱旁肌肉（a、b）

离，降低了术后的疼痛和出血程度。
- 之后置入 7.5 mm 的圆形工作套管。该套管可容纳内镜，并灌注生理盐水（含抗生素）进行持续压力冷却冲洗（图 47.5）。

### 47.2.4 椎间孔切开术

- 其余的手术步骤类似于开放或锁孔的椎间孔切开术。最初的止血和软组织清除是用射频（RF）电极完成的（图 47.6）。
- 使用钻头从颅骨椎板的 V 点开始减压，该 V 点侧向延伸至椎板间间隙的顶点，并向尾侧延伸至下椎板（图 47.7）。
- 利用皮肤弹性移动工作套管、内镜和钻头，以便在实现充分的骨减压时更好地观察和保证安全性。
- 建议从腋部接近神经根，而骨减压应该仅限于暴露的受累区域。
- 一个防止小关节过度切除的技巧是倾斜工作通道以破坏小关节，而不是完全切除。笔者更喜欢站在对侧，这有助于器械到达了顶部。
- 暴露黄韧带，借助内镜打孔器逐块移除黄韧带（图 47.8）。
- 硬膜和硬膜根部的外侧边缘可以被识别。使用钝头探针触诊神经根腋下的任何松动椎间盘碎片组织，并使用垂体钳移除这些碎片（图 47.9）。
- 此外，使用侧射 Ho:YAG 激光器进一步进行腋窝内的软组织解剖，并沿神经根侧向进行（图47.10）。
- 当直接在内镜下看到神经根组织完全自由活动时，即可结束手术。使用带或不带引流管的不可吸收缝线简单缝合伤口（图 47.11）。

### 47.3 避免并发症

- 我们强调了插入针头和到目标点的轨迹的重要性。将针头与下椎板一起对准到 V 点，防止硬膜囊和颈椎的损伤。
- 外科医生站在病变对侧更为舒适，更符合人体工

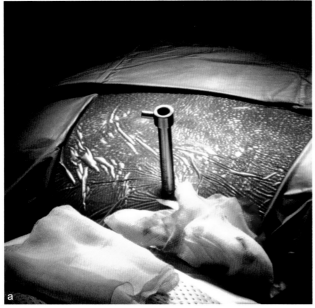

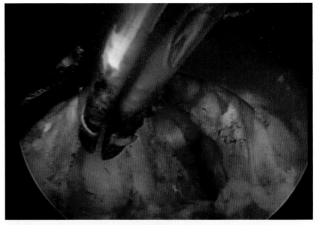

图 47.6 使用双极射频电极控制出血的内镜视图

程学。

- 激光对解剖黄韧带下的软组织有很大的帮助。
- 用钝头的探针清除神经根的腋窝部，在不伤害神经根的情况下清除一些被卡住的椎间盘碎片。

## 47.4 病例

### 47.4.1 病史

1 例 62 岁的女性患者，右臂痛和颈部不适 2 个月，没有任何麻木或神经系统障碍。保守治疗没有任何改善。

在体格检查过程中没有脊髓病的迹象。颈椎 MRI 显示在 C6~C7 处右孔椎间盘突出（图 47.12）。CT 未显示钙化。

与患者讨论了治疗方案，仔细解释了利弊，最后患者决定行后内镜下的椎间孔切开术。

### 47.4.2 外科手术程序

- 患者取俯卧位，颈部轻微弯曲。全身麻醉。
- 在这种情况下，捆扎肩部很重要，因为病变发生在下颈椎。此时，在覆盖前头部保持稳定水平。
- 通过 C 臂透视进行节段标记。
- 在 C 臂正位视图的指导下确定 V 点。插入针时指向 V 点。而从侧面看，针瞄准下椎板的上缘。
- 到达椎板后，通过针插入导丝，然后将逐级扩张器扩张。

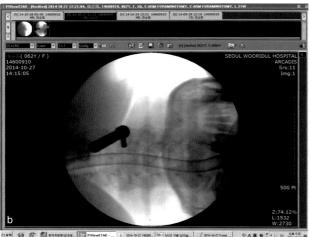

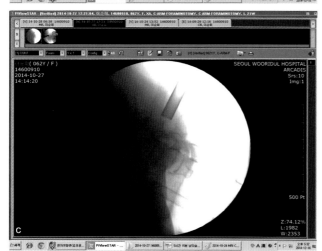

图 47.5 工作套管（a）；正位视图上的锚固点（b）；横向视图上的锚定点（c）

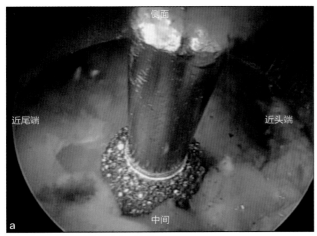

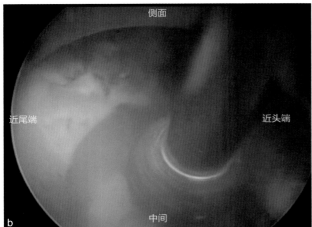

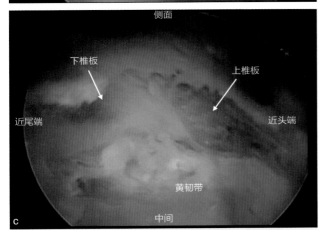

图47.7 金刚砂钻头在V点接触层的内镜视图（a）；初始钻孔（b）；钻孔后的视图（c）

- 工作通道在侧位视图上的最后对接点在椎板后面，在正位视图上位于V点。

## 47.5 内镜检查

- 到达椎弓板前清除软组织，控制出血。

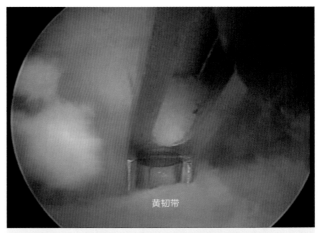

图47.8 使用特殊的内镜穿刺术去除黄韧带

- 使用金刚砂钻头进行减压，从V点所在的椎体头侧开始。
- 再到侧部部分，在尾侧椎体结束。
- 在部分去除椎板后，可以看到黄韧带，此时使用Kerrison咬骨钳去除，暴露神经根。
- 此处，可以看到从C7延伸出的神经根，并可清楚地识别其他相关的结构（图47.13）。
- 在大多数情况下选择从神经腋部进入，然后使用带钝头的探针，以便用内镜钳安全地去除碎片（图47.14）。
- 切除椎间盘后，用Ho:YAG激光器部分切除挤压外神经根的椎间孔内韧带（图47.15）。
- 神经根明显减压。

## 47.6 结果

- 术后MRI显示C6~C7椎间孔右侧完全减压（图47.16）。
- 患者右臂疼痛减轻，未见并发症。

## 47.7 提示

- 针在头侧的位置对于避免意外穿透椎间隙至关重要。
- 从V点开始横向移动，避免过度去除椎板内侧。
- 可能需要进行部分面部切除术。

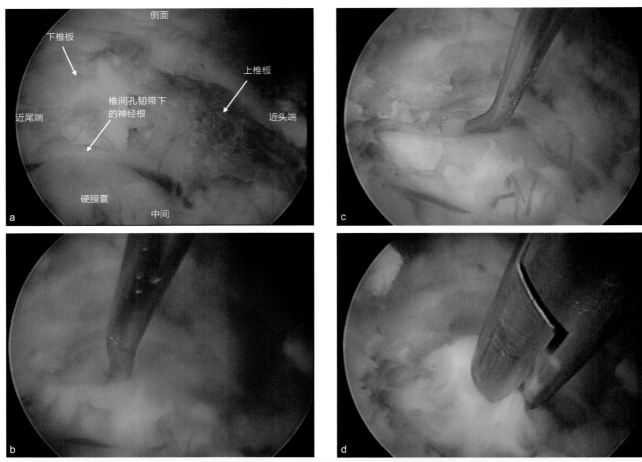

图 47.9 内镜解剖（a）；钝尖端探针触及神经突的根部（b、c）；用内镜钳去除椎间盘碎片（d）

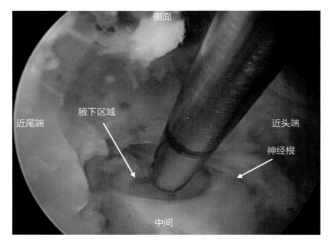

图 47.10 用 Ho:YAG 激光器横向去除软组织

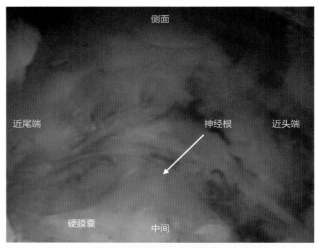

图 47.11 硬膜囊内镜视图显示神经根已完全减压

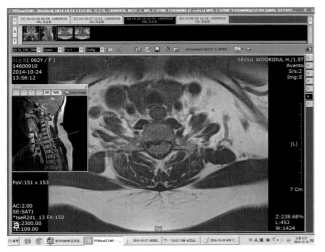

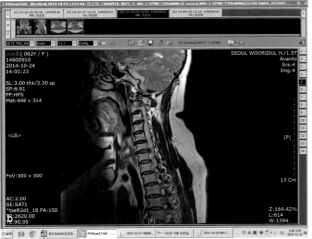

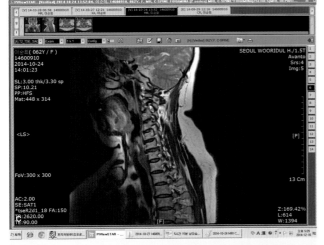

图 47.12　颈椎 MRI 显示在 C6~C7 处右侧突出的椎间盘。正位视图（a）右矢状位斜视图（b、c）

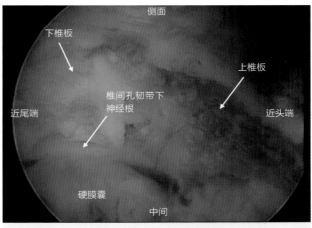

图 47.13　去除黄韧带后，出口根清晰可见

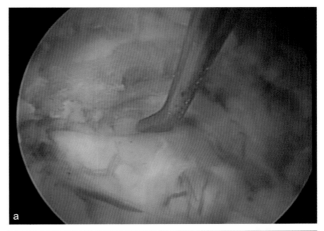

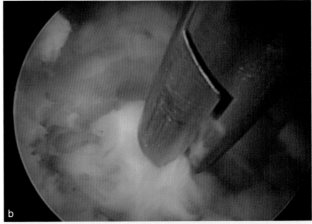

图 47.14　用钝头探针（a）和内镜钳（b）去除椎间盘碎片

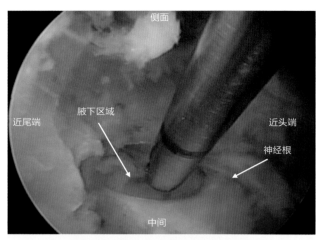

图 47.15 使用 Ho:YAG 激光器切除椎间孔内韧带

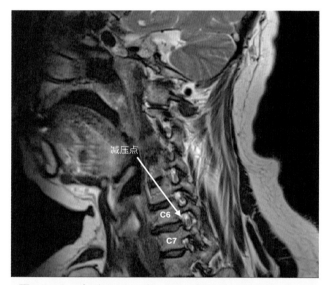

图 47.16 术后 MRI 证实 C6~C7 椎间孔右侧完全减压

- 笔者推荐靠近腋窝部操作，这样操作空间更广阔。

## 参考文献

1. Celestre PC, Pazmiño PR, Mikhael MM, et al. Minimally invasive approaches to the cervical spine. *Orthop Clin North Am* 2012;*43*(1):137–147, x

2. O'Toole JE, Sheikh H, Eichholz KM, Fessler RG, Perez-Cruet MJ. Endoscopic posterior cervical foraminotomy and discectomy. *Neurosurg Clin N Am* 2006;*17*(4):411–422

3. Winder MJ, Thomas KC. Minimally invasive versus open approach for cervical laminoforaminotomy. *Can J Neurol Sci* 2011;*38*(2):262–267

4. Burke TG, Caputy A. Microendoscopic posterior cervical foraminotomy: a cadaveric model and clinical application for cervical radiculopathy. *J Neurosurg* 2000; *93*(1, Suppl):126–129

5. McAnany SJ, Kim JS, Overley SC, Baird EO, Anderson PA, Qureshi SA. A meta-analysis of cervical foraminotomy: open versus minimally-invasive techniques. *Spine J* 2015;*15*(5):849–56

6. Ruetten S, Komp M, Merk H, Godolias G. A new full-endoscopic technique for cervical posterior foraminotomy in the treatment of lateral disc herniations using 6.9-mm endoscopes: prospective 2-year results of 87 patients. *Minim Invasive Neurosurg* 2007;*50*(4):219–226

7. Ruetten S, Komp M, Merk H, Godolias G. Full-endoscopic cervical posterior foraminotomy for the operation of lateral disc herniations using 5.9-mm endoscopes: a prospective, randomized, controlled study. *Spine (Phila Pa 1976)* 2008;*33*(9):940–948

# 48 颈椎后路经皮内镜下椎间孔切开术和椎间盘切除术

Chi Heon Kim, Chun Kee Chung

## 48.1 病例介绍

患者为 41 岁女性，主诉为右臂疼痛和肱三头肌无力（6 个月前曾发作）。已经接受了几次硬膜外注射，但疼痛并没有得到缓解。颈部 / 手臂疼痛强度达 10/10，颈部残疾指数为 35/50。神经系统检查显示右三头肌无力（手动运动试验Ⅳ / Ⅴ），Spurling 试验阳性。MRI 显示在 C6~C7 右侧神经孔处有椎间盘突出和轻微上移（图 48.1）。站立位颈椎侧位 X 线片显示在中立和伸展时，脊柱后凸畸形（图 48.2）。

## 48.2 文献综述

- 颈前路椎间盘切除术和融合术（anterior cervical diskectomy and fusion，ACDF）是目前颈椎间盘疾病的标准治疗方法。然而，此入路融合术仍

会引起相关的问题，例如活动受限和邻近节段受损。

- 为了解决上述问题，可引入人工颈椎间盘置换术。然而，与人工颈椎间盘相关的各种问题已有报道，如异位骨化、机械故障和自发融合。

- 根据患者的年龄和活动水平，脊柱活动度保留手术可能是一种选择。传统的后路椎间孔切开术和椎间盘切除术可以应用全内镜技术。

- 如果颈椎后凸是由疼痛引起的，曲度可能会随着颈部 / 手臂疼痛的减轻而改善。因此，在这种情况下，可以考虑后路经皮内镜颈椎椎间孔切开术和椎间盘切除术（posterior percutaneous endoscopic cervical foraminotomy and diskectomy，P-PECD）。

## 48.3 手术技巧

### 48.3.1 体位和麻醉

- P-PECD 在全身麻醉下以俯卧位进行，使用三点针固定装置和台式支架，或使用 Gardner-Wells 骨骼

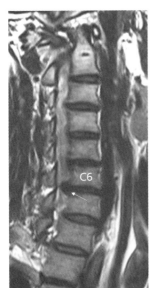
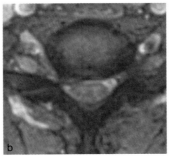

图 48.1 术前 MRI 矢状位视图（a）和轴位视图（b）

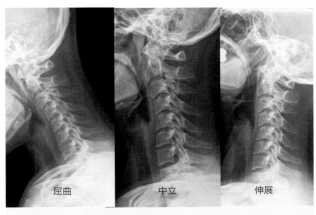

图 48.2 术前评估 X 线片

固定系统进行颅颈牵引（图48.3）。

### 48.3.2　皮肤切开和内镜介绍

- V点以头侧椎板的下缘、关节突关节内侧交界处和尾侧椎板的上缘为界（图48.4）。
- 通过透视确定V点后，用手术刀切开皮肤，然后依次插入闭孔器、工作通道和内镜（图48.5）。
- 一只手握住内镜和工作通道，另一只手展开内镜器械（图48.6）。

### 48.3.3　V点的准备

- 用钳子和电凝器清除附着在V点周围的肌肉、黄韧带、头侧椎体下缘、尾侧椎体上缘和小关节起点均可见（图48.4b）。

### 48.3.4　椎板和关节突关节的钻孔

- 整个手术是在直视下进行的，并用生理盐水持续冲洗，工作通道的开口斜面朝向内侧，以避免意外压迫脊髓。
- 用内镜钻头从V点开始进行骨钻孔，可以使用由保护器覆盖的侧切钻头。
- 骨钻孔的范围取决于突出的椎间盘材料的大小和位置，通常在V点周围半径3~4 mm的范围内。骨切除的大小可以借助内镜器械的直径来评估。
- 钻孔顺序为头侧椎板下缘、尾侧椎板上缘、小关节突。
- 用Kerrison咬骨钳将变薄的椎板内皮层切除。
- 在椎间盘切除术中，关节突关节的切除通常不到整个关节的10%（图48.7）。

### 48.3.5　硬膜外间隙的准备

- 在去除椎板后，用Kerrison咬骨钳去除薄黄韧带。
- 用电凝器和钳子暴露并清除椎间盘空间。
- 通常，椎间盘的突出位于神经根的腋窝部（图48.8）。

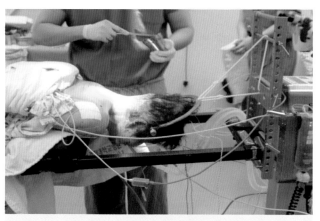

**图48.3**　通过颅颈牵引以扩大椎板间隙

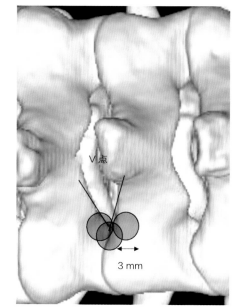

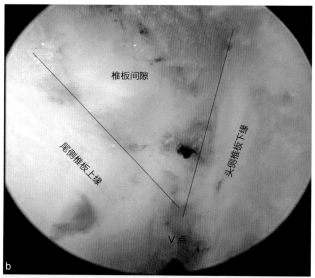

**图48.4**　三维重建CT扫描中的V点（a）；V点的操作视图（b）

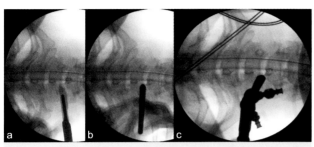

图 48.5 内镜检查。用手术刀切开皮肤（a）；插入闭孔器（b）；插入工作通道后再插入内镜（c）

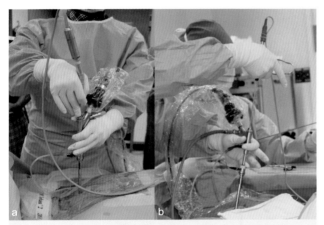

图 48.6 手部操作。内镜钻头（a）；内镜电凝器（b）

### 48.3.6 椎间盘切除术

- 首先用解剖器从椎间盘和椎体后缘识别并解剖硬膜侧缘，然后沿神经根的侧缘和下缘移动解剖器，以勾勒出神经组织。
- 用内镜钳取出破裂的椎间盘。
- 对于包裹的椎间盘，用环钻进行环状切开，去除椎间盘材料。
- 神经根的上缘（肩部）和下缘（腋窝部）均被证实明显减压（图 48.9）。
- 通常，取出破裂的椎间盘即可，不需进行椎间盘的内部减压（图 48.10）。

### 48.3.7 关闭伤口

- 操作后，如有必要，可沿工作通道插入一个负压吸引管。
- 伤口用尼龙线缝合（图 48.11）。

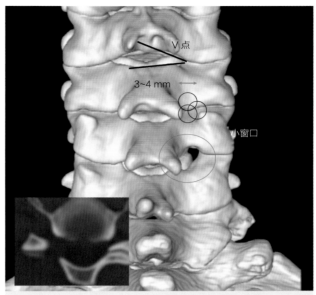

图 48.7 椎间孔切开的大小。小关节的去除厚度约为 1 mm（小关节的 10%）

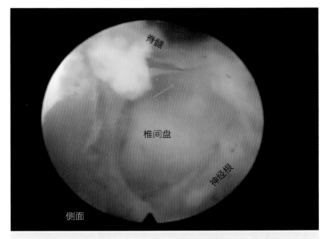

图 48.8 椎间孔切开后的椎间盘和神经根。隆起的纤维环压迫神经根。破裂的椎间盘位于硬膜下（红色箭头）

### 48.4 住院治疗情况

- 在该病例中，患者术后颈部和手臂疼痛得到明显改善，切口疼痛最小化。
- 术后 MRI 显示神经组织减压良好（图 48.12）。
- 术后第 2 天患者未佩戴颈托出院，颈部活动不受限制。
- 术后 1 周肱三头肌无力恢复正常。
- 术后 1 个月拍的立位颈椎平片显示颈椎伸展不受限（图 48.13）。

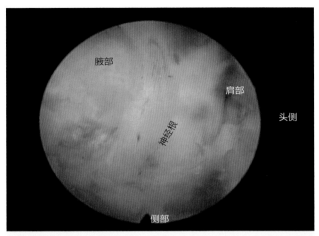

图 48.9 椎间盘切除后的神经根

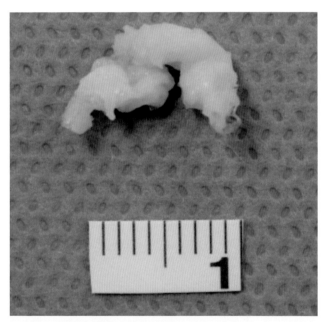

图 48.10 移除的椎间盘组织

- 术后 1 年，患者颈 / 臂疼痛评分为 0/0，颈部残
  疾指数为 0/50。

## 48.5 技巧

### 48.5.1 控制出血

- 手术体位是最重要的，降低腹压可以减少硬膜外
  静脉出血。
- 通常情况下，持续冲洗可以清除血液，而神经周
  围静脉丛的出血，可以用电凝器来控制。

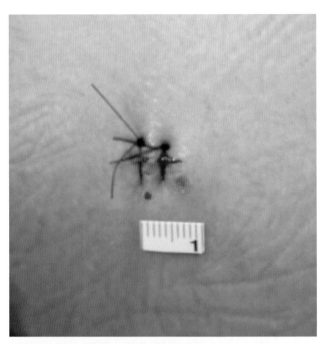

图 48.11 手术伤口，皮肤切口小于 1 cm

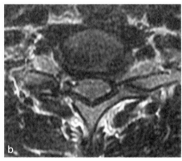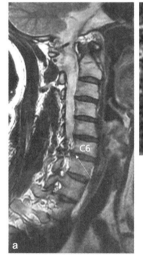

图 48.12 术后 MRI 检查。矢状位（a）；轴位（b）

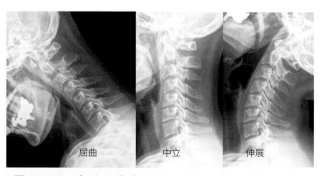

图 48.13 术后 X 线片

○ 如果出血不能控制，在内镜上涂膜是有效的。然而，水压升高可能会导致脊髓损伤或颅内压升高。应在几分钟以内完成涂膜。通常不建议使用水泵增加水压。

## 48.5.2　双重神经根

● 据报道，20% 的患者有双重神经根（图 48.14）。
● 为了防止腹侧运动神经根的损伤，首先识别硬膜的侧缘，并用解剖器在椎间盘和椎体的后缘切开。然后用解剖器沿神经根的侧缘和下缘移动，以描绘神经组织。

## 48.5.3　椎动脉受损

● 由于电凝器的尖端很灵活，强行插入椎孔会刺激或损伤椎动脉（图 48.15）。

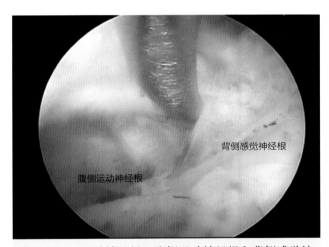

图 48.14　双重神经根。腹侧运动神经根和背侧感觉神经根

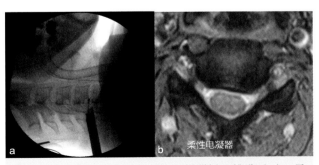

图 48.15　椎动脉受损，柔性电凝器插入椎孔（a）；柔性电凝器入路途径（b）

## 48.5.4　脊柱后凸

● 由于小关节被破坏，颈椎后凸的进展可能是一个问题。
● 如果小关节的去除厚度在 1 mm 左右（小于小关节的 10%），通常不会导致后凸。
● 疼痛引起的脊柱后凸可以通过缓解疼痛得到改善。

## 参考文献

1. Hilibrand AS, Carlson GD, Palumbo MA, Jones PK, Bohlman HH. Radiculopathy and myelopathy at segments adjacent to the site of a previous anterior cervical arthrodesis. *J Bone Joint Surg Am* 1999;*81*(4):519–528
2. Kraemer P, Fehlings MG, Hashimoto R, et al. A systematic review of definitions and classification systems of adjacent segment pathology. *Spine* 2012;*37*(22, Suppl):S31–S39
3. Richards O, Choi D, Timothy J. Cervical arthroplasty: the beginning, the middle, the end? *Br J Neurosurg* 2012;*26*(1):2–6
4. Park SB, Kim KJ, Jin YJ, et al. X-ray based kinematic analysis of cervical spine according to prosthesis designs: analysis of the Mobi C, Bryan, PCM, and Prestige LP. *J Spinal Disord Tech* 2013; E-pub
5. Lee SE, Chung CK, Jahng TA. Early development and progression of heterotopic ossification in cervical total disc replacement. *J Neurosurg Spine* 2012;*16*(1):31–36
6. Cho SK, Riew KD. Adjacent segment disease following cervical spine surgery. *J Am Acad Orthop Surg* 2013;*21*(1):3–11
7. Kim CH, Shin KH, Chung CK, Park SB, Kim JH. Changes in cervical sagittal alignment after single-level posterior percutaneous endoscopic cervical diskectomy. *Global Spine J* 2015;*5*(1):31–38
8. Kim CH, Kim KT, Chung CK, et al. Minimally invasive cervical foraminotomy and diskectomy for laterally located soft disk herniation. *Eur Spine J* 2015;*24*(12):3005–3012
9. Kim CH, Chung CK, Kim HJ, Jahng TA, Kim DG. Early outcome of posterior cervical endoscopic discectomy: an alternative treatment choice for physically/socially active patients. *J Korean Med Sci* 2009;*24*(2):302–306
10. Ruetten S, Komp M, Merk H, Godolias G. Full-endoscopic cervical posterior foraminotomy for the operation of lateral disc herniations using 5.9-mm endoscopes: a prospective, randomized, controlled study. *Spine* 2008;*33*(9):940–948
11. Ruetten S, Komp M, Merk H, Godolias G. A new full-endoscopic technique for cervical posterior foraminotomy in the treatment of lateral disc herniations using 6.9-mm endoscopes: prospective 2-year results of 87 patients. *Minim Invasive Neurosurg* 2007;*50*(4):219–226
12. Yang JS, Chu L, Chen L, Chen F, Ke ZY, Deng ZL. Anterior or posterior approach of full-endoscopic cervical discectomy for cervical intervertebral disc herniation? A comparative cohort study. *Spine* 2014;*39*(21):1743–1750
13. Lubelski D, Healy AT, Silverstein MP, et al. Reoperation rates after anterior cervical discectomy and fusion versus posterior cervical foraminotomy: a propensity-matched analysis. *Spine J* 2015;*15*(6):1277–1283
14. Jagannathan J, Sherman JH, Szabo T, Shaffrey CI, Jane JA. The posterior cervical foraminotomy in the treatment of cervical disc/osteophyte disease: a single-surgeon experience with a minimum of 5 years' clinical and radiographic follow-up. *J Neurosurg Spine* 2009;*10*(4):347–356

# 49　颈椎后路管状内镜下椎间盘切除术

Alejandro J. Lopez, Zachary A. Smith, Richard G. Fessler, Nader S. Dahdal

## 49.1　引言

　　虽然颈椎后路手术不如前路椎间盘切除术常用，但后路手术可降低发生食管损伤、血管损伤、喉返神经损伤或吞咽困难等发生的风险。在引入内镜技术前，后路手术会使脊柱旁肌肉广泛被破坏，这增加了并发症、疼痛和残疾的发生率。现代应用钝性管状牵开器已被证明与开放手术一样有效，保留了肌肉组织，在减少失血量、住院时间和术后镇痛药使用的同时使 87%~97% 的患者症状得到缓解。内镜技术的应用增强了可视化，并在脊柱微创手术中得到了越来越多的应用。本章重点介绍内镜下颈椎后路减压术和椎间盘切除术（视频 49.1）。

视频 49.1　颈椎椎间盘切除术

## 49.2　患者选择

### 49.2.1　适应证

- 颈椎外侧椎间盘突出（图 49.1）或椎间孔狭窄导致神经根病变。
- 颈椎前路椎间盘切除融合术后持续性神经根症状。
- 前路禁忌证患者的颈椎间盘疾病（例如颈前路感染、气管造口术、既往接受过放疗或颈部肿瘤根治性手术的患者）。

### 49.2.2　禁忌证

- 无神经系统症状的疼痛。
- 颈椎严重不稳。
- 中央型椎间盘突出症。
- 腹压负担过重（后纵韧带弥漫性骨化）。
- 使后路减压无效或使颈椎不稳定的后凸畸形。

## 49.3　准备

### 49.3.1　必备的手术器械

- 头部固定设备。
- 管状牵开器系统。
- 内镜摄像系统。
- 脊柱内镜器械，包括骨刀和 1~2 mm 咬骨钳。
- 高速钻机。
- 术中透视检查设备。

### 49.3.2　体位

　　患者取仰卧位。麻醉后将患者头部置于三点固定装置上，抬高至坐位（图 49.2）。然后，头部弯曲直到颈椎垂直于地板，确保足够的颈静脉回流，同时能防止气道塌陷。这一体位还可以使肩部在重力的作用下下降，减少手术视野内的血液积聚，从而方便透视。医生的疲劳感也可能会减轻。气体栓塞尚未作为该体位的并发症被报道。

　　另外一种方法是使患者处于俯卧位，头部用三点针固定。然后弯曲颈部以更好地暴露椎间隙。可以使用生理盐水持续冲洗手术通道以提高手术视野的清晰度。

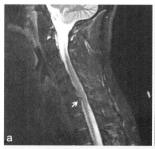
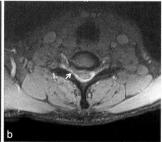

图 49.1　一例 30 岁男性患者出现颈部疼痛和右上肢放射症状。检查时，他的右三头肌运动强度为 4/5。颈椎 MRI 显示右侧 C6~C7 软性外侧椎间盘突出，导致 C7 椎间孔神经受影响。病灶在右矢状位 T2 加权像（a，箭头）和轴位 T2 加权像（b，箭头）上可见

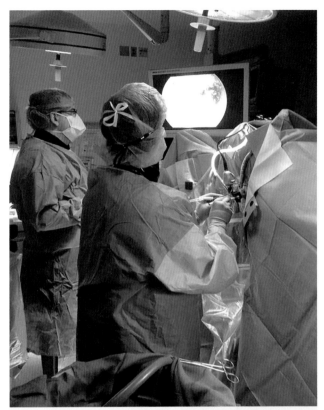

**图49.2**　注意患者体位（处于坐位）。监视器正对着外科医生放置

## 49.4　手术技术

### 49.4.1　准备

应提前通过透视检查确认正确的手术节段的入路。然后颈部备皮、消毒，用无菌铺巾覆盖。

### 49.4.2　切开

在透视下再次确认手术平面后，计划切口。对于单节段手术，根据所选择的扩张器系统的最终宽度，距中线（向手术侧）偏移 1.5 cm 做 8~18 mm 垂直切口就足够了。切口的长度应约等于或略大于最终的管状牵开器的直径。在两个节段手术时，切口应横跨受影响的节段。如果计划双侧入路，可以直接在中线切开。在计划的切口部位进行局部注射麻醉，并在标记区域的中点做一个初始长度的切口。

### 49.4.3　扩张

在透视下，将克氏针、针上的导丝或密闭器插入，至受影响节段上椎体下缘并接触。必须通过触诊确认骨骼，以确保椎间隙没有被侵犯。然后打开颈部筋膜以允许逐级扩张器顺利插入。

在透视下，放置第一个逐级扩张器（图49.3）。器械可以放置在克氏针上，条件允许，也可以放在导轨上；但是，需要特别注意以确保克氏针不会破坏椎板间隙。为了避免这种潜在的并发症，我们引入最小的扩张器，并将其垂直于关节突 / 侧块对接，然后根据所选择的扩张器系统进行逐级扩张，直到最终的管状扩张器覆盖在椎板关节突连接处（图49.4、49.5）。先前已描述操作窗口为 8~18 mm。之后固定牵开器臂并移除内部扩张器，从而利于内镜引入并连接到最终的扩张器（图49.6）。

### 49.4.4　暴露

内镜下的解剖从可触及骨的外侧开始。单极烧灼刀和垂体咬骨钳用于完全暴露椎板和外侧块（图49.7）。然后使用切断器向上倾斜将黄韧带从椎板下缘去除。

在进行椎板切开术时，使用了 Kerrison 咬骨钳、高速钻头和可调节的套管。从内侧分离黄韧带，可显示硬膜外侧缘和神经根近端。随后小关节面的内侧部分会随着神经根的走向被移除，小关节突的切除比例应控制在 50% 以下以保留功能（图49.7）。

### 49.4.5　减压

使用双极烧灼刀将神经根中任何隐蔽的静脉丛剥离。椎间盘碎片和任何骨赘应该可以用成角的解剖器接触到。可能需要对椎弓根强化切除以充分暴露患处并减少神经根的回缩。骨样骨瘤以类似的方式被切除。切除椎间盘突出的方法是先用神经钩分离神经根和椎间盘，然后用垂体咬骨钳取出碎片（图49.7）。

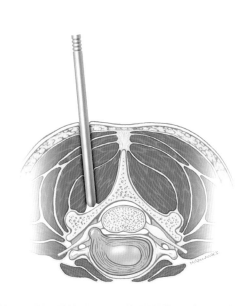

图 49.3 最初的扩张是在暴露椎板小关节后进行的。应注意避免克氏针或最小的扩张器破坏椎板间隙

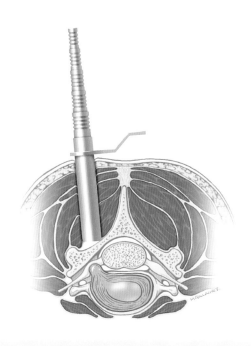

图 49.5 将管状扩张器抵在椎板小关节处，然后取出扩张器

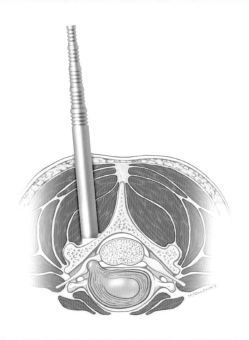

图 49.4 在透视引导下插入逐级扩张器来扩张椎旁肌

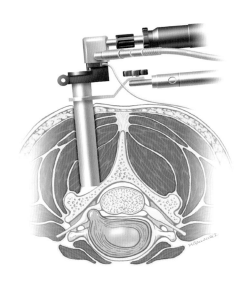

图 49.6 将管状扩张器安装到手术台上，然后将内镜设备固定

### 49.4.6 闭合

确认减压充分后，用含抗生素的生理盐水冲洗手术入路并进行止血。建议将甲泼尼龙浸泡的纱布敷在根部以减少随后的炎症。若预估有硬膜外出血，可采用闭式负压引流。

拔除扩张套管，用局部麻醉剂浸入肌肉和筋膜。筋膜简单地用可吸收缝线缝合，皮下组织倒置缝合。在皮肤上进行皮下连续缝合，并用皮肤黏合剂覆盖。包扎伤口，放平手术台，使患者恢复到手

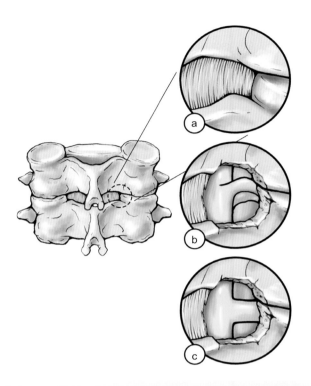

**图 49.7** 骨膜下切除椎旁肌肉后的内镜视图。注意椎板间隙和椎板关节突交界处（a）。在切开椎板和切除侧块内侧和黄韧带后，暴露神经根和神经根腋窝水平的外侧软性椎间盘突出（b）。随后切除椎间盘的突出部分（c）

术前的姿势。然后拆除头部固定装置。

### 49.4.7　复苏

患者从麻醉中恢复，使用阿片类镇痛药、非甾体抗炎药和肌肉松弛剂，2~3 小时后就可以出院。

## 49.5　并发症

该手术总的并发症发生率为 2%~9%。最常见的并发症是硬膜意外切开合并脑脊液漏。当小的手术通道无法对硬膜切开进行一期闭合时，小的缺损可以用纤维蛋白胶或合成密封剂固定的肌肉、脂肪或硬膜替代物来闭合。较大的缺损可能需要腰部脑脊液引流 2~3 天。

神经根损伤和脊髓损伤可能发生在扩张和减压阶段。如果扩张进行到小关节的侧面或者如果向外侧剥离太远，椎动脉易受损伤。

后路内镜手术未显示长期的矢状位对齐丢失，

这与前路手术不同。这可能是由于后路手术保留了肌肉和关节突的解剖结构。

## 49.6　讨论

虽然颈前路椎间盘切除术和融合术是目前治疗颈椎间盘疾病的标准方法，但该手术与多个入路相关的并发症有关。融合术本身就以运动丧失和相邻节段疾病的潜在风险为代价。颈后路内镜下椎间盘切除术为治疗侧方椎间盘突出或椎间孔狭窄提供了一种侵入性较小的保留运动节段的方法。

研究表明，87%~97% 的患者接受颈后路内镜下椎间盘切除术后，在临床结果和残疾指标上表现出得到超过 2 年的良好改善。此外，比较研究显示了与颈前路内镜下椎间盘切除术相似的结果措施。虽然没有哪个方法可以彻底解决颈椎间盘疾病，但对于合适的患者，后路内镜下椎间盘切除术替代更具侵入性的手术可能被证明是有价值的。

### 参考文献

1. Fessler RG, Khoo LT. Minimally invasive cervical microendoscopic foraminotomy: an initial clinical experience. *Neurosurgery* 2002;*51*(5, Suppl):S37–S45
2. Ratliff JK, Cooper PR. Cervical laminoplasty: a critical review. *J Neurosurg* 2003; *98*(3, Suppl):230–238
3. Hosono N, Yonenobu K, Ono K. Neck and shoulder pain after laminoplasty. A noticeable complication. *Spine* 1996;*21*(17):1969–1973
4. Siddiqui AY. Posterior cervical microendoscopic diskectomy and laminoforaminotomy. In: Kim DH, Fessler RG, Regan JJ, eds. *Endoscopic Spine Surgery and Instrumentation: Percutaneous Procedures*. New York: Thieme; 2005
5. Gala VC, O'Toole JE, Voyadzis JM, Fessler RG. Posterior minimally invasive approaches for the cervical spine. *Orthop Clin North Am* 2007;*38*(3):339–349, abstract v
6. Ruetten S, Komp M, Merk H, Godolias G. A new full-endoscopic technique for cervical posterior foraminotomy in the treatment of lateral disc herniations using 6.9-mm endoscopes: prospective 2-year results of 87 patients. *Minim Invasive Neurosurg* 2007;*50*(4):219–226
7. Ruetten S, Komp M, Merk H, Godolias G. Full-endoscopic cervical posterior foraminotomy for the operation of lateral disc herniations using 5.9-mm endoscopes: a prospective, randomized, controlled study. *Spine* 2008;*33*(9):940–948
8. Kim CH, Chung CK, Kim HJ, Jahng TA, Kim DG. Early outcome of posterior cervical endoscopic discectomy: an alternative treatment choice for physically/socially active patients. *J Korean Med Sci* 2009;*24*(2):302–306
9. Kim CH, Shin KH, Chung CK, Park SB, Kim JH. Changes in cervical sagittal alignment after single-level posterior percutaneous endoscopic cervical diskectomy. *Global Spine J* 2015;*5*(1):31–38

10. Raynor RB, Pugh J, Shapiro I. Cervical facetectomy and its effect on spine strength. *J Neurosurg* 1985;*63*(2):278–282

11. Nakamura Y, Yabuki S, Kikuchi S, Konno S. Minimally invasive surgery for osteoid osteoma of the cervical spine using microendoscopic discectomy system. *Asian Spine J* 2013;*7*(2):143–147

12. Yi S, Lim JH, Choi KS, et al. Comparison of anterior cervical foraminotomy vs arthroplasty for unilateral cervical radiculopathy. *Surg Neurol* 2009;*71*(6):677–680

13. Ahn Y, Lee SH, Shin SW. Percutaneous endoscopic cervical discectomy: clinical outcome and radiographic changes. *Photomed Laser Surg* 2005;*23*(4):362–368

14. Frempong-Boadu A, Houten JK, Osborn B, et al. Swallowing and speech dysfunction in patients undergoing anterior cervical discectomy and fusion: a prospective, objective preoperative and postoperative assessment. *J Spinal Disord Tech* 2002;*15*(5):362–368

15. Jung A, Schramm J, Lehnerdt K, Herberhold C. Recurrent laryngeal nerve palsy during anterior cervical spine surgery: a prospective study. *J Neurosurg Spine* 2005;*2*(2):123–127

16. Hilibrand AS, Carlson GD, Palumbo MA, Jones PK, Bohlman HH. Radiculopathy and myelopathy at segments adjacent to the site of a previous anterior cervical arthrodesis. *J Bone Joint Surg Am* 1999;*81*(4):519–528

17. Kraemer P, Fehlings MG, Hashimoto R, et al. A systematic review of definitions and classification systems of adjacent segment pathology. *Spine* 2012;*37*(22, Suppl):S31–S39

18. Yang JS, Chu L, Chen L, Chen F, Ke ZY, Deng ZL. Anterior or posterior approach of full-endoscopic cervical discectomy for cervical intervertebral disc herniation? A comparative cohort study. *Spine* 2014;*39*(21):1743–1750

19. Riew KD, Cheng I, Pimenta L, Taylor B. Posterior cervical spine surgery for radiculopathy. *Neurosurgery* 2007;*60*(1 Suppl 1):S57–S63

# 50 后路颈椎微创显微内镜椎间孔切开术和椎间盘切除术

Albert P. Wong, Youssef J. Hamade, Zachary A. Smith, Nader S. Dahdaleh, Richard G. Fessler

## 50.1 引言

颈椎病是一种退行性脊柱疾病,可出现进行性椎间孔或脊柱中央狭窄,导致神经根病或脊髓型颈椎病。经管状扩张器的微创颈后入路,可最大限度地提高手术减压的好处,同时尽量减少软组织损伤,从而改善神经预后,降低手术发病率或脊柱不稳定性。本章描述后路颈椎微创显微内镜椎间孔切开术和椎间盘切除术(cervical minimally invasive microendoscopic foraminotomy and laminectomy,cMEF and cMEL)的手术技术(视频 50.1)。

## 50.2 患者选择

视频 50.1　2D 颈椎椎间盘切除术

在手术治疗前,必须仔细进行全面的病史询问和体格检查,进行颈椎 X 线或 MRI 检查。任何不明确的手术节段可以通过神经传导研究(NCS)、肌电图(EMG)和选择性神经根阻滞来明确病变神经根水平。

### 50.2.1 适应证

- 上膝关节无力、疼痛、麻木或刺痛(cMEF)。
- 颈椎椎间孔狭窄与无脊髓压迫的临床表现相关的影像学证据(cMEF)。
- 脊髓压迫的临床体征或症状(cMEL)。
- 颈脊髓压迫的影像学证据主要来自背侧病变,如肥厚的黄韧带或增生的小关节(cMEL)。

### 50.2.2 禁忌证

- 以轴向颈疼痛为主诉,上肢症状轻微(cMEF 或 cMEL)。

- 颈椎骨折外伤患者(cMEF 或 cMEL)。
- 基于动态屈伸 X 线的颈椎不稳定(cMEL)。
- 颈髓压迫的影像学证据主要来自腹侧病理现象,如中央椎间盘突出、骨髓炎、肿瘤、后纵韧带骨化或颈椎后凸(cMEL)。

## 50.3 手术技巧

cMEF 和 cMEL 的手术室设置是相同的。

### 50.3.1 定位

- 患者可以俯卧位或坐位,头部由三点针固定系统固定。坐位可以使手术血液从手术区域排出。
- 神经监测可用于降低潜在神经损伤的风险。
- 侧位透视标记手术节段。
- 入针点在中线外侧 1.5 cm 处,切口 18 mm 长。
- 局部麻醉药(1% 利多卡因)进行皮肤浸润麻醉。

### 50.3.2 手术通道

见图 50.1~ 图 50.13 和视频 50.1。

- 用手术刀切开皮肤,电烧灼将颈后筋膜切开,直至显露出肌纤维。
- 用钝性剪刀轻轻地分离肌纤维,用示指钝性解剖手术节段,直到触诊到椎板小关节。
- 用示指将最小的管状扩张器引导入椎板关节连接处,并通过透视确定手术节段。
- 逐级扩张器以非创伤的方式钝性分离肌纤维,直到最后的管状扩张器用机械臂固定。

### 50.3.3 显微内镜椎间孔切开术

- 电烧灼和垂体咬钳联合去除同侧椎板关节突连接处的残余软组织。

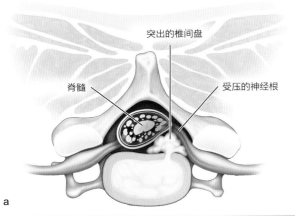

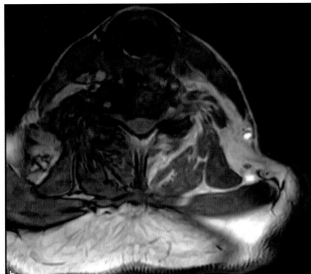

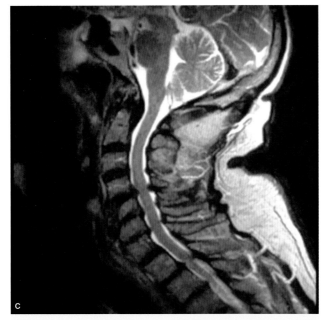

**图 50.1** 受压走行根的旁中央颈椎间盘示意图（a）。轴位（b）和矢状位（c）MRI 显示中度中央和侧隐窝狭窄，可通过 cMEF 或 cMEL 治疗

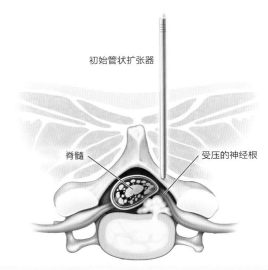

**图 50.2** 初始管状扩张器放置于同侧椎板突连接处。不使用 K 线，因为扩张器可能会穿透层间空间

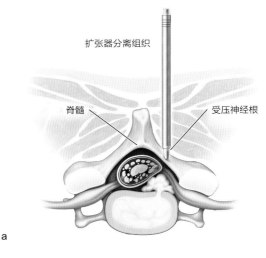

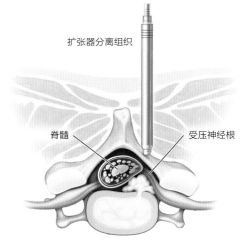

**图 50.3** 连续插入逐级扩张器，以非创伤方式分离棘旁肌纤维（a、b）

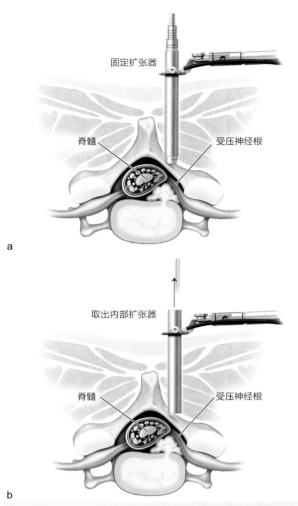

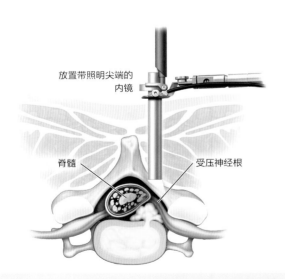

图 50.4  将最后一个扩张器置于手术部位并用柔性机械臂固定在手台上后，将内部扩张管取出（a、b）

图 50.5  在管状扩张器内放置带照明的内镜，以显示同侧椎板突连接处

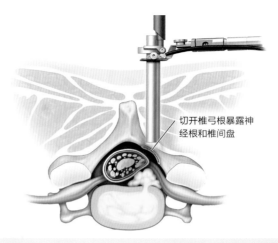

图 50.6  同侧椎弓根切开术暴露黄韧带。Kerrison 咬骨钳可用来完成椎板切开术和韧带切除术

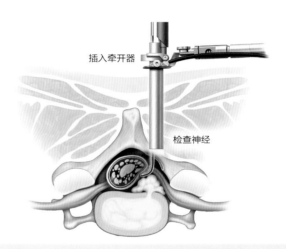

图 50.7  用神经根牵开器轻轻牵开受压的走行根。由于有损伤脊髓的潜在风险，牵拉时应谨慎操作

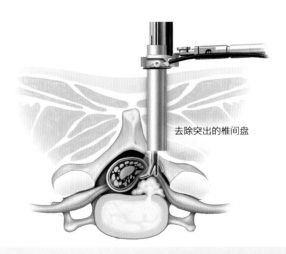

图 50.8  用尖刀切开纤维环，用垂体钳和刮匙联合去除突出的椎间盘

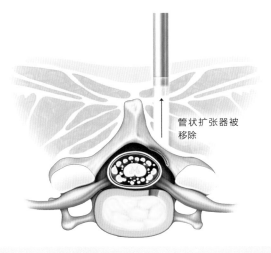

图 50.9  椎间盘突出被切除后，受压神经恢复到正常位置。管状扩张器被移除，棘旁肌恢复到正常的解剖位置

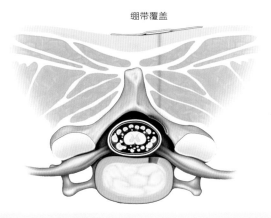

图 50.10  用可吸收缝线缝合筋膜和皮肤，用皮肤黏合剂黏合真皮。最后的切口长度在 18 mm 内

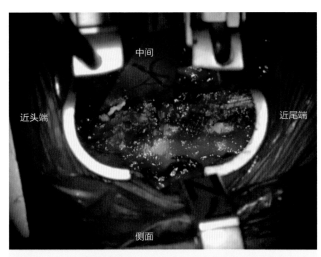

图 50.11  同侧椎弓根切开后的术中视图，外侧面可见硬膜囊

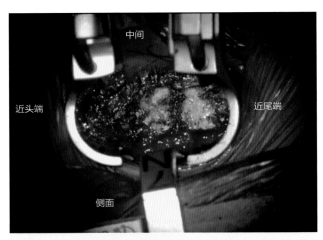

图 50.12  将管状扩张器和内镜向内侧旋转，暴露出棘突和对侧板的腹侧下表面

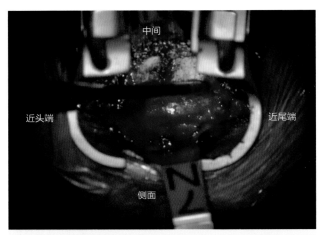

图 50.13  用高速钻头和 Kerrison 咬骨钳去除棘突和对侧椎板的腹侧下表面，以显示完整的硬膜背侧

- 使用高速钻头和 Kerrison 咬骨钳行有限同侧椎板切开术和椎骨关节面切除术。
- 手术节段的 1/3~1/2 的内侧下关节突和上关节突可以被切除，直到神经根的肩部被清楚地暴露出来。
- 用咬骨钳将残余的黄韧带去除，直到神经根完全活动。

### 50.3.4  显微内镜椎板切开术

- 完成同侧椎板切除术和关节面切除术后，cMEL 继续对对侧椎板和韧带进行减压。
- 内镜重新定位到内侧以显示棘突和对侧椎板的腹侧表面。

- 使用带防护套的高速钻磨削棘突腹侧和对侧。

- 继续骨切除术，直到对侧骨孔可见或用带刺刀的 Penfield-4 触诊。

- Kerrison 咬骨钳可用来完成骨减压。

- 透视可用于确认器械进入对侧孔。

- 一旦骨减压完成，用咬骨钳去除对侧黄韧带。

- 去除对侧黄韧带后，重新放置内镜，去除残留的同侧黄韧带。

- 止血是用电烧灼和凝血酶浸泡剂进行的。

- 移除管状牵开器，直接观察软组织出血凝固。

- 皮瓣用可吸收缝线缝合，真皮用皮肤黏合剂黏合。

## 参考文献

1. Karadimas SK, Erwin WM, Ely CG, Dettori JR, Fehlings MG. Pathophysiology and natural history of cervical spondylotic myelopathy. *Spine* 2013;*38*(22 Suppl 1):S21–S36

2. Shedid D, Benzel EC. Cervical spondylosis anatomy: pathophysiology and biomechanics. *Neurosurgery* 2007;*60*(1, Suppl 1):S7–S13

3. Tracy JA, Bartleson JD. Cervical spondylotic myelopathy. *Neurologist* 2010;*16*(3):176–187

4. Caralopoulos IN, Bui CJ. Minimally invasive laminectomy in spondylolisthetic lumbar stenosis. *Ochsner J* 2014;*14*(1):38–43

5. Clark JG, Abdullah KG, Steinmetz MP, Benzel EC, Mroz TE. Minimally invasive versus open cervical foraminotomy: a systematic review. *Global Spine J* 2011;*1*(1):9–14

6. McAnany SJ, Kim JS, Overley SC, Baird EO, Anderson PA, Qureshi SA. A meta-analysis of cervical foraminotomy: open versus minimally-invasive techniques. *Spine J* 2015;*15*(5):849-56

7. Mobbs RJ, Li J, Sivabalan P, Raley D, Rao PJ. Outcomes after decompressive laminectomy for lumbar spinal stenosis: comparison between minimally invasive unilateral laminectomy for bilateral decompression and open laminectomy: clinical article. *J Neurosurg Spine* 2014;*21*(2):179–186

8. Nerland US, Jakola AS, Solheim O, et al. Minimally invasive decompression versus open laminectomy for central stenosis of the lumbar spine: pragmatic comparative effectiveness study. *BMJ* 2015;*350*:h1603

9. Popov V, Anderson DG. Minimal invasive decompression for lumbar spinal stenosis. *Adv Orthop* 2012;*2012*:645321

10. Skovrlj B, Gologorsky Y, Haque R, Fessler RG, Qureshi SA. Complications, outcomes, and need for fusion after minimally invasive posterior cervical foraminotomy and microdiscectomy. *Spine J* 2014;*14*(10):2405–2411

11. Steinberg JA, German JW. The effect of minimally invasive posterior cervical approaches versus open anterior approaches on neck pain and disability. *Int J Spine Surg* 2012;*6*:55–61

12. Blankenbaker DG, De Smet AA, Stanczak JD, Fine JP. Lumbar radiculopathy: treatment with selective lumbar nerve blocks—comparison of effectiveness of triamcinolone and betamethasone injectable suspensions. *Radiology* 2005;*237*(2):738–741

13. Chung JY, Yim JH, Seo HY, Kim SK, Cho KJ. The efficacy and persistence of selective nerve root block under fluoroscopic guidance for cervical radiculopathy. *Asian Spine J* 2012;*6*(4):227–232

14. Hong CZ, Lee S, Lum P. Cervical radiculopathy. Clinical, radiographic and EMG findings. *Orthop Rev* 1986;*15*(7):433–439

15. Nardin RA, Patel MR, Gudas TF, Rutkove SB, Raynor EM. Electromyography and magnetic resonance imaging in the evaluation of radiculopathy. *Muscle Nerve* 1999;*22*(2):151–155

16. Pawar S, Kashikar A, Shende V, Waghmare S. The study of diagnostic efficacy of nerve conduction study parameters in cervical radiculopathy. *J Clin Diagn Res* 2013;*7*(12):2680–2682

17. Lawrence BD, Brodke DS. Posterior surgery for cervical myelopathy: indications, techniques, and outcomes. *Orthop Clin North Am* 2012;*43*(1):29–40, vii–viii

18. Rhee JM, Basra S. Posterior surgery for cervical myelopathy: laminectomy, laminectomy with fusion, and laminoplasty. *Asian Spine J* 2008;*2*(2):114–126

# 51 颈椎肿瘤、创伤和感染的内镜入路

Christopher C. Gillis, John O'Toole

## 51.1 引言

随着最小通路（微创手术即 MIS）的手术方式越来越多，该技术继续发展并已扩展到颈椎入路。传统的颈椎背侧入路仍然需要对椎旁肌肉组织进行广泛的骨膜剥离，从而导致术后疼痛、痉挛和功能障碍，以及肌肉缺血，并可导致 18%~60% 的患者可持续残疾。此外，术前脊柱后凸和多节段减压增加了术后后凸畸形的风险，这些是椎板切除术时促使行内固定关节融合术的并发症。采用广泛的后路融合技术既增加了手术风险、时间和出血量，又加重了术后早期疼痛，还可能导致邻椎病变。

为了减少颈椎减压术后畸形的并发症和避免融合，微创颈椎减压被描述为 MIS 腰椎椎板切除术技术的一种应用，可用于颈椎硬膜内和硬膜外的病变，无论是肿瘤还是感染。此外，微创背侧颈椎椎间孔切开术是一种很好的技术，适用于神经根在撞击性病变中的减压。我们还描述了创伤性脊柱滑脱的 MIS 螺钉置入。结合这些技术，颈椎的各种创伤性、感染性或肿瘤性病变可以采用 MIS 方式，根据具体情况制订治疗方案。本章讨论了这些技术的基础知识以及使用方法。

## 51.2 患者选择

### 51.2.1 适应证

硬膜内病变，硬膜外病变，涉及小关节突、椎板、侧块或任何后部的脊髓背侧病变，沿神经根的病变，甚至更多位于侧位的腹侧病变，都适合微创入路。一般来说，MIS 入路对小于两个脊柱节段的病变效果最好。在需要融合的情况下（如外伤），可以使用 MIS 侧块螺钉或经皮螺钉。

### 51.2.2 禁忌证

一般来说，跨越两个以上脊柱节段的病变或腹部明显的肿瘤都很难进行手术，因为受到了扩张器尺寸和牵开器角度的限制。此时通常考虑开放式方法。由于椎动脉的存在，颈椎椎体内的肿瘤和创伤病例最好通过前路入路，因为传统的颈椎前路入路利用了天然的组织平面。

## 51.3 步骤

腰椎 MIS 的基本工具适用于颈椎。入路使用肌肉撑开器和管状扩张器（包括固定的或可扩展的管状扩张器），可以通过内镜、放大镜、前照灯甚至手术室显微镜实现可视化。患者通常取俯卧位，当进行内镜椎间孔切开术时，坐位也是一种选择。

### 51.3.1 椎间孔切开术

对于俯卧位的患者，用 Mayfield 固定器或 Gardner-Wells 钳固定头部，使颈部轻微屈曲，这样可以在肌肉撑开时刚性固定颈椎，也可采用俯卧位，操作方便。手术台倾斜呈 Trendelenburg 位，以确保颈椎与地面平行。坐位时，将患者的头部固定在 Mayfield 固定器中。操作手术台，使患者处于半坐位，收下颌，颈部伸直并垂直于地面，手术台相对于麻醉医生旋转 90° 或 180°。

椎间孔切开术一般采用旁正中入路。用克氏针或扩张器在侧位透视下确认手术水平和进入点。在病变侧中线外 1.5 cm 处做一个 2 cm 长的纵行切口，并注射局麻药。对于双节段手术，切口应放置在目标节段之间。一旦建立了最佳的轨迹，使用透视作为引导，由于颈椎较厚的筋膜和肌肉附着，剥离向下到筋膜，然后用手术刀或烧灼刀切割，以容纳扩张器。Metzenbaum 剪刀用于钝性解剖组织到

关节面水平，以实现组织扩张器的顺利插入。最小的扩张器在透视引导下通过颈后肌组织放置，并抵在目标节段的关节突上（图51.1）。

为了避开椎管和确保与侧块接触，建议采用稍微外侧的轨迹。轻轻插入管状逐级扩张器。要牢记，在腰椎肌肉扩张时经常施加的轴向力对颈椎是危险的。扩张后，并使用安装在床上的柔性牵引臂将扩张器固定在椎板连接处。下面的步骤是在显微镜下放大或使用放大镜和前照灯或附在管状牵开器上的内镜。使用单极烧灼刀和垂体钳将组织从骨上清除，以暴露下椎板和侧块，并注意侧向维持实心骨上的剥离。

内侧关节突／椎间隙逐渐显露。使用高速钻头，进行部分椎板切开术和关节突切除术，从内侧关节突／椎间隙开始向外侧移动，切除不到50%的关节突，以保持生物力学完整性。首先切除上椎板背外侧部分和下关节突内侧部分。去除下椎板的外侧角和上关节突的内侧部分，暴露尾侧椎弓根的内侧边界。神经根位于尾侧椎弓根的正上方和上关节突的前方。椎间孔切开术后可将黄韧带从内侧去除，暴露硬膜外侧缘和近端神经根。在到达椎间孔时，可以沿着神经根进行渐进式侧向剥离。覆盖在

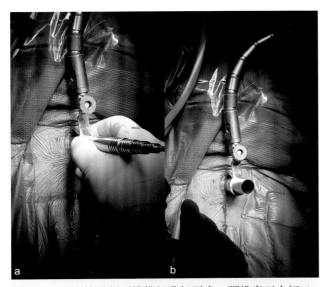

图51.1　内镜微创颈椎椎间孔切开术。颈椎旁正中切口的扩张器上方插入固定牵开器（a）。取出扩张器后，将管状扩张器固定在牵引臂上（b）

神经根上的静脉丛应小心地用双极烧灼法凝固并切断。在神经根清晰可见后，可以用一个细角度的解剖器触诊神经根的腹侧受压损伤或组织。沿着神经根轻柔剥离以去除其腹侧和下方的碎片。如果神经根前侧有很大一部分病变或骨碎片，在尾侧椎弓根上内侧 Quadrant 钻孔可获得更大的通路，同时可避免神经根过度受压。

### 51.3.2　椎板切除术／减压术／肿瘤切除术

椎板切除术或减压术通常通过侧向向内侧的入路进行。在离背中线一指宽处做一个皮肤切口以满足所需扩张器的大小，切口位于椎间盘平面的中央。对于更大的病变，可能需要更大的切口（延伸超过两个节段）。通过侧位透视确定手术部位和进入点。在直视下再次切开筋膜，使用 Metzenbaum 剪刀进行筋膜下剥离直至骨水平，便于管状扩张器抵达。随后依次进行肌肉扩张和管状扩张器插入，根据病变情况，可以放置可扩展的管状扩张器。其余的步骤是使用显微镜放大，也可使用放大镜和前照灯或者附加内镜。在结构扭曲、视野受限的情况下从靠近中线开始观察，可以更好地掌握方向。

使用高速钻头直到骨质移除完成，保留黄韧带以保护硬膜。然后使扩张管与中线成45°，使扩张管朝向对侧，使对侧便于观察和减压。对侧钻孔可根据病变位置量身定做。例如，如果病变仅位于同侧，则不需要完全对侧减压，建议至少暴露中线，以便有足够的空间进行硬膜切开术。为了安全地在棘突下方钻孔，可以通过精细刮匙分离黄韧带并在棘突下表面形成一个组织平面。沿棘突下表面和对侧椎板一直钻到对侧关节突。这种初步减压提供了更大的工作空间以便于去除肥厚的韧带，同时避免对硬膜和脊髓的向下压力。接下来就可以安全地用刮匙和 Kerrison 咬骨钳剥离和移除黄韧带。此时也可以用 Kerrison 咬骨钳将对侧小关节或尾椎板上缘的任何压迫部位移除，因为它们对硬膜的压迫最明显。

用细探针确认对侧孔的减压后，将扩张管恢复到原来的位置，完成同侧韧带和骨的去除。这将使

硬膜完全减压和恢复搏动。若有需要，此时也可如前所述行同侧椎间孔切开术。在感染的情况下，可能只需要减压和冲洗。

对于硬膜内操作，重要的是确保足够的骨减压和硬膜暴露，以允许硬膜切开术和闭合。手术显微镜用于肿瘤切除病例。长而小的超声探头可以帮助指导所需的减压程度。使用长柄手术刀小心地开始硬膜切开术，一种常用的技术是使用直钩纵向打开硬膜，同时保留蛛网膜平面。保留蛛网膜是减少早期接触脑脊液和硬膜外血液暴露的理想方法。硬膜边缘可以通过将缝线从管状扩张器中拔出并用止血器固定来保持开放（图 51.2）。

在用标准的显微外科方式进行硬膜内操作后，可以使用专门的仪器进行硬膜的初次闭合。这些器械包括一个长而弯曲的锁针器，一个 Jacobson 针夹和一个结推器，可以将结紧密地推在硬膜上（图 51.3）。Jacobson 针夹或锁针器可用于将缝线推入管中，两者可结合使用。缝合时将结抛到管外，然后用专用的结推器将结缓缓推入管内（图 51.4）。

用 Valsalva 法检查缝合后的松弛度，如果修补不是密闭性的，可以在适当的地方缝合一小块已被切除的肌肉来支撑缺损。硬膜闭合后，暴露部位被纤维蛋白胶覆盖。不使用血液抽吸引流。

### 51.3.3 侧块固定

在减压和椎间孔切开术后，或仅需要融合的病例中，可通过管状扩张器置入侧块螺钉。放置螺钉时，要观察侧块的内侧和外侧范围，以确保适当的进入点和管道轨迹。暴露小关节后，用钻头创建一个直径 2.5 mm 和长度 14 mm 的导孔。注意避免损伤未融合的小关节突。管状牵开器应与头侧成15°，以获得最佳螺钉放置位置。起始点在内外平面外侧块中点内 1 mm，头尾平面外侧块中间，轨迹在头 15° 和 30° 的外侧并与小关节平行。攻丝后插入直径 3.5 mm 的多轴螺钉，用螺钉固定棒。扩张器可以调整角度，达到每一水平。螺钉通过操作方法相同的切口插入减压和椎间孔切开一侧。由于 MIS 局限于 1~2 节段的病例，通常可以通过可

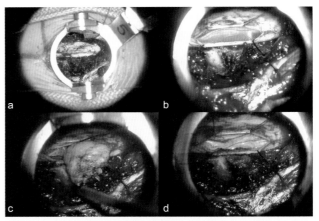

**图 51.2** 连续切除硬膜内髓外肿瘤的术中切面。在所有视图中，左侧为头侧，右侧为尾侧，上方为内侧，下方为外侧。管状扩张器到位，行椎板切除术，通过扩张器可见硬膜囊（a）。通过显微镜下观察，在管状扩张器外，硬膜缝合到位，并进行硬膜切开术，显露蛛网膜（b）。髓外病变脱离脊髓（c）。病灶被切除后暴露硬膜内（d）

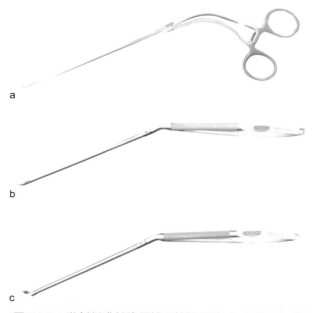

**图 51.3** 微创硬膜封堵器械。锁针器（a）；Jacobson 针夹（b）；结推器（c）

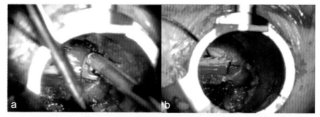

**图 51.4** 硬膜切开术中使用结推器（a）和最终闭合的视图（b）

扩展的牵开器将棒置入螺钉头。

## 51.4　闭合与术后护理

在切口周围的筋膜和肌肉注射局麻药。用可吸收缝线缝合筋膜一到两针，缝合表皮下两到三针，皮下真皮一针，可不加额外敷料。患者通常在术后第 1 天早上可活动，即使是硬膜切开术，也不建议患者长时间卧床休息。此外，患者不需要颈托。

## 51.5　避免并发症

MIS 手术最常见的并发症仍然是硬膜开口。这可以通过细致的硬膜闭合来最小化开口，该技术在视频 51.1 中进行了描述和演示。当脑脊液漏

视频 51.1　硬膜下髓外肿瘤的微创手术

不可修复时，可以使用硬膜附件，如纤维蛋白胶或嵌合移植物，并且剩余的肌肉和组织在缺损上的重新扩张，往往会使渗漏带来无症状的假性硬膜膨出，并随着时间的推移而恢复。

## 51.6　病例分析

### 51.6.1　病例 1

47 岁男性，左臂刺痛、麻木、左颈及左肩疼痛。颈椎 MRI 显示左侧 C3 水平硬膜内髓外病变增强（图 51.5）。病变局限于同一水平，且位于脊髓左侧。

评估病变的长度，MIS 颈椎入路被认为是合适的。使用 26 mm 固定扩张器，进行 C2~C4 左侧半椎板切除术，只切除 C2 下部、C3 全部和 C4 上部。在手术室显微镜下观察。行硬膜中线切开，用硬膜缝线将其固定，并以碎片化的方式切除肿瘤。切除肿瘤后，使用专用的硬膜闭合工具闭合硬膜，包括 MIS 结推器和 6-0 Gore-Tex 缝线。整个病例均采用术中监护，无任何变化。病理结果为神经鞘瘤 1

级。术后 6 周行 MRI 检查，显示组织损伤极小，仅局限于左侧 C3 水平（图 51.6）。

### 51.6.2　病例 2

58 岁女性，左腿麻木，右腿无力，平衡困难增加，左侧躯干有麻木感。检查发现从躯干到腿部的左侧半球感觉丧失，右腿轻度无力（MRC 肌力 4 级）。MRI 显示右侧 C6 硬膜内髓外病变均匀增强，提示硬膜尾征（图 51.7）。病变包绕右侧椎管，造成严重的脊髓压迫。

考虑到病变的大小，拟采用 MIS 方法。行右侧 C5~C7 椎板切除术和硬膜内髓外脊膜瘤切除术。切口长度为 3 cm，距中线 2 cm，使用管状扩张器扩张切口。中线硬膜切开术下肿瘤的术中视图见图 51.8。

### 51.6.3　病例 3

1 岁女童，表现为渐进性颈椎病伴颈部疼痛。体格检查示右侧霍夫曼征（Hoffman 征）阳性，双侧手内肌及下肢轻度无力（MRC 肌力 4 级）。MRI

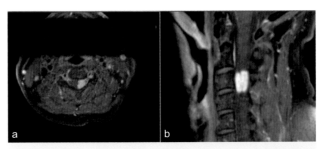

图 51.5　MRI 显示轴位（a）和矢状位（b）C3 节段硬膜内髓外病变增强

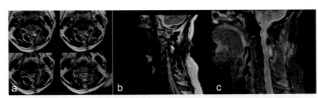

图 51.6　术后 6 周 MRI 表现。C3~C4 水平的连续轴位 T2 加权像，仅显示轻微侧局灶性组织破坏和水肿（a）；矢状位 T2 加权像（b）；矢状位 STIR 像进一步显示术后组织破坏的局限性，左侧 C3 水平后信号强度增加（c）

显示 C5~C6 椎间盘突出和椎间盘骨赘复合体以及 C6 后方的后纵韧带广泛肥厚（图 51.9）。

患者接受了分期手术，标准的 C6 颈椎前路椎体切除和融合减压脊髓，随后进行了后路 MIS 侧

块内固定。一周后，MIS 侧块内固定通过 C7 节段尾端的中线切口插入，然后通过颈背筋膜双侧正中切口插入，随后进行双侧肌肉扩张，插入可扩张器，然后放置器械。术后图像见图 51.10。

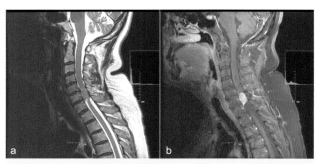

图 51.7　矢状位 MRI。T2 加权像（a）和 T1 加权像（b）显示右侧 C6 病变均匀增强，腹侧和尾侧有硬膜尾征。可见病变延伸至整个右侧椎管

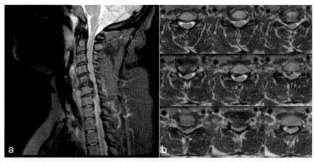

图 51.9　矢 状 位（a）和 轴 位 连 续（b）MRI 显 示 C5~C6 的椎间盘突出并向尾侧偏移，伴有椎间盘骨瘤和后纵韧带肥大，存在严重的脊髓狭窄和脊髓受压

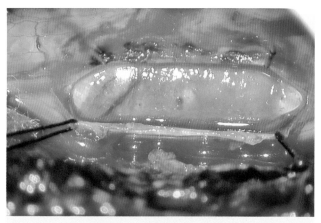

图 51.8　中线硬膜切开术和缝合到位的视图。硬膜开口处可见红灰色肿块

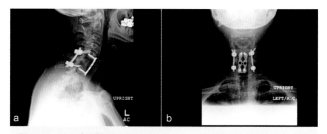

图 51.10　侧位（a）和正位（b）X 线片显示 C6 颈椎前路椎体切除和 C5~C7 椎体侧块螺钉植入钢板融合后的内固定情况

## 参考文献

1. Ross DA. Complications of minimally invasive, tubular access surgery for cervical, thoracic, and lumbar surgery. *Minim Invasive Surg* 2014;*2014*:451637
2. Fessler RG, Khoo LT. Minimally invasive cervical microendoscopic foraminotomy: an initial clinical experience. *Neurosurgery* 2002;*51*(5 Suppl):S37–S45
3. Mikhael MM, Celestre PC, Wolf CF, Mroz TE, Wang JC. Minimally invasive cervical spine foraminotomy and lateral mass screw placement. *Spine* 2012;*37*(5):E318–E322
4. Fong S, Duplessis S. Minimally invasive lateral mass plating in the treatment of posterior cervical trauma: surgical technique. *J Spinal Disord Tech* 2005;*18*(3):224–228
5. Wang MY, Levi AD. Minimally invasive lateral mass screw fixation in the cervical spine: initial clinical experience with long-term follow-up. *Neurosurgery* 2006;*58*(5):907–912
6. Albert TJ, Vacarro A. Postlaminectomy kyphosis. *Spine* 1998;*23*(24):2738–2745
7. Deutsch H, Haid RW, Rodts GE, Mummaneni PV. Postlaminectomy cervical deformity. *Neurosurg Focus* 2003;*15*(3):E5
8. Tan LA, Takagi I, Straus D, O'Toole JE. Management of intended durotomy in minimally invasive intradural spine surgery: clinical article. *J Neurosurg Spine* 2014;*21*(2):279–285
9. Gandhi RH, German JW. Minimally invasive approach for the treatment of intradural spinal pathology. *Neurosurg Focus* 2013;*35*(2):E5
10. Hur JW, Kim JS, Shin MH, Ryu KS. Minimally invasive posterior cervical decompression using tubular retractor: The technical note and early clinical outcome. *Surg Neurol Int* 2014;5:34
11. Mansfield HE, Canar WJ, Gerard CS, O'Toole JE. Single-level anterior cervical discectomy and fusion versus minimally invasive posterior cervical foraminotomy for patients with cervical radiculopathy: a cost analysis. *Neurosurg Focus* 2014;*37*(5):E9
12. Eicker SO, Mende KC, Dührsen L, Schmidt NO. Minimally invasive approach for small ventrally located intradural lesions of the craniovertebral junction. *Neurosurg Focus* 2015;*38*(4):E10
13. Buchholz AL, Morgan SL, Robinson LC, Frankel BM. Minimally invasive percutaneous screw fixation of traumatic spondylolisthesis of the axis. *J Neurosurg Spine* 2015;*22*(5):459–465
14. Tredway TL, Santiago P, Hrubes MR, Song JK, Christie SD, Fessler RG. Minimally invasive resection of intradural-extramedullary spinal neoplasms. *Neurosurgery* 2006;*58*
15. Tredway TL. Minimally invasive approaches for the treatment of intramedullary spinal tumors. *Neurosurg Clin N Am* 2014;*25*(2):327–336
16. Stadler JA III, Wong AP, Graham RB, Liu JC. Complications associated with posterior approaches in minimally invasive spine decompression. *Neurosurg Clin N Am* 2014;*25*(2):233–245

# 52 三维立体 – 管状内镜系统的临床应用

Dong Hwa Heo, Jin-Sung Luke Kim

## 52.1 引言

生物技术和专用仪器的发展取得了很大进步，如改进的微型内镜、数字视频设备和经皮系统。然而，基于内镜的微创脊柱外科（MISS）由于其二维（2D）图像的局限仍然存在缺陷。三维（3D）图像或技术已广泛应用于日常生活中，如电视、电影、电子游戏和教学课程。此外，三维视觉已经应用于泌尿外科、妇科和普通外科的视频辅助腹腔镜手术。

利用现有的视频辅助手术器械进行脊柱手术的视觉或图像是二维的。如视频辅助胸腔镜脊柱入路、经皮内镜脊柱手术和显微内镜脊柱手术在手术领域都应用了二维视觉。虽然内镜系统具有放大图像的优点，但二维内镜系统仍存在很大缺陷，如失真和缺乏深度感知。

最近在微创脑和脊柱手术领域尝试使用三维视觉的内镜手术。特别是，使用管状牵开器系统在 MISS 中尝试了三维立体视觉内镜脊柱手术。三维实时图像允许深度感知，并支持手术过程中的手眼协调。

## 52.2 设备

- 3D 内镜系统：该系统（Visionsense）由 3D 高清内镜、控制台和 3D 眼镜组成。控制台将内镜摄像头输入的图像转变为三维实时视觉信号，并在大型监视器上显示三维图像。操作人员在操作过程中配戴 3D 眼镜进行观察。脊柱三维内镜有一个光源和一个 4 mm 的摄像头（图 52.1）。内镜可选用刚性的或柔性的。
- 管状牵开器系统：脊柱手术中有许多管状牵开器系统，任何管状牵开器系统都可用于三维立体 –

管状内镜手术。
- 机器人手臂：为了防止 3D 内镜在视野范围内晃动，建议应用机器人手臂固定 3D 内镜。

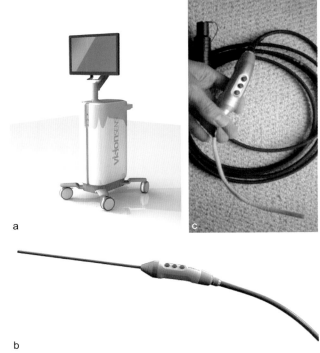

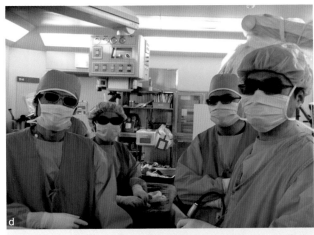

图 52.1　3D 内镜系统。带监视器的控制台（a）与带有摄像头和光源的 3D 内镜，有刚性（b）和柔性（c）两种。手术参与者在手术过程中必须配戴 3D 眼镜（d）

## 52.3 手术步骤

手术步骤与使用管状牵开器系统的内镜脊柱手术或显微脊柱手术相似。手术解剖和视野与脊柱外科医生所熟悉的显微手术相同。在后腰入路中，在使用荧光镜引导的皮肤标记后做 2.5 cm 的皮肤切口。切开筋膜后，在 C 臂引导下插入串联扩张器。管状牵开器最后插入并固定于柔性臂系统，然后将 3D 内镜连接管状牵开器并固定于机械臂（图52.2a）。在观看 3D 图像监视器时进行常规椎板切开术和椎间盘切除术（图52.2b）。管状牵开器专用卡口式手术器械更容易工作，并且一般脊柱器械也可用于这些手术（图52.3）。所有图片均呈现实时 3D 图像。所有参与者，包括操作人员、助理和护士，都应在操作过程中配戴 3D 眼镜。

## 52.4 临床应用

如果有管状牵开器，可从颈椎至腰骶部脊柱进行 3D 视觉内镜脊柱外科手术。后路入路在操作过程中可能优于前路或侧路入路。三维立体 – 管状内镜系统可用于颈椎后路椎板切除术（图52.4、

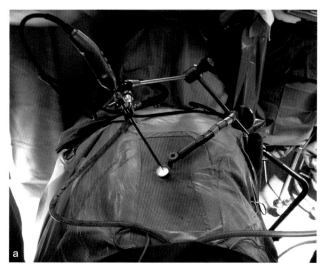

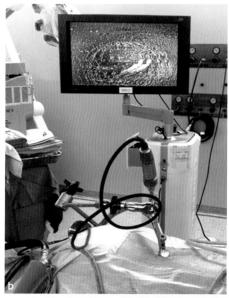

图 52.2　三维立体 – 管状内镜系统的设置。3D 内镜用机械臂固定（a）。一边观看 3D 监控系统视频时一边进行操作（b）

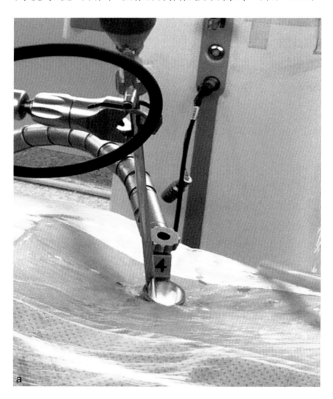

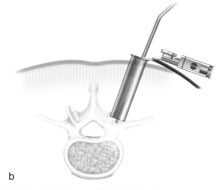

图 52.3　3D 内镜插入管状牵开器（a）。3D 内镜的小直径为手术和器械提供了足够的工作空间（b）

52.5）、颈椎前路椎间盘切除术、电视胸腔镜脊柱手术、胸椎后路椎间盘切除术、腰椎减压椎板切除术或切开术、腰椎间盘切除术、经椎间孔－椎间融合术（TLIF）（图52.6），以及腰椎旁正中入路（Wiltse入路）手术（图52.7）。

## 52.5　适应证

- 颈椎：后椎板切除术、后椎间孔切除术、前椎间盘切除术。
- 胸椎：后椎间盘切除术。
- 腰椎：椎板切开的后盘切除术、副椎板入路、后减压椎板切除术、椎间孔切开术、单侧入路双侧减压治疗腰椎狭窄症、微创融合手术（如微创TLIF）。

## 52.6　病例展示

### 52.6.1　病例1

62岁男性，出现双侧手臂无力和刺痛感。MRI显示C3~C4水平的X线信号随狭窄而改变

（图52.4a）。我们使用3D立体管状内镜系统进行后向减压（视频52.1），术后影像显示C3~C4段狭窄完全减压（图52.4b、c）。

视频52.1　使用3D内镜进行脊柱手术

### 52.6.2　病例2

患者接受了微创TLIF（图52.5）。

### 52.6.3　病例3

患者伴有椎间孔外椎间盘突出的L5~S1狭窄，接受了右侧正中旁入路行外侧椎间孔切开术（图52.6）。

## 52.7　三维视觉手术的优点

操作过程中最重要的优势是深度感知和3D空间感知。深度感知在2D内镜手术中是困难的，在2D内镜脊柱手术中，透视引导和长时间学习对于深度感知和熟悉解剖方向是必要的。2D视野下的操作太浅会导致减压或椎间盘切除不完全，操作太深会造成神经或血管损伤。3D空间感知改善了手

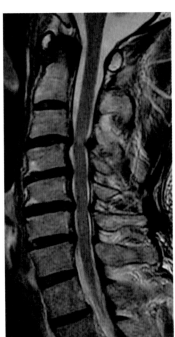
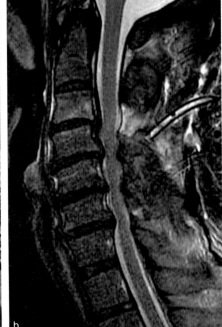
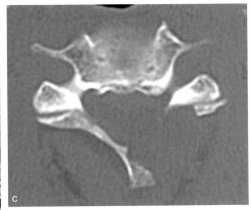

图52.4　术前MRI显示椎管狭窄，脊髓信号改变，原因是C3~C4处黄韧带肥大（a）。术后影像显示完全减压（b、c）

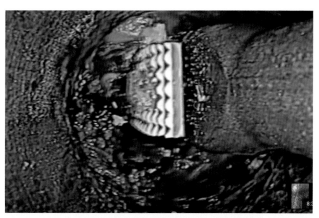

图 52.5　右侧 L4~L5 处微创 TLIF。在切除椎间盘和单侧小关节后，通过管状牵开器插入椎间融合器

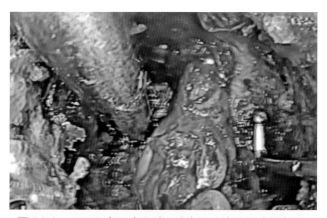

图 52.6　L5~S1 旁正中入路。右侧 L5 神经根减压良好

眼协调，使手术更容易进行。早期采用 3D 视觉可以缩短使用管状系统 MISS 的学习时程。实时 3D 图像可以在监视器上共享给所有参与者。因此，3D 视觉系统也有利于教学。综上所述，3D 内镜手术的优点如下。

- 深度感知和三维空间感知。
- 更好的视觉提示。
- 体积控制。
- 易于调整。
- 熟悉解剖方向。
- 缩短学习时间。
- 3D 视野也可用于教学。

## 52.8　应用优势

在不久的将来，3D 图像和引导系统可以完全融合。开发用于 3D 图像和引导的先进软件和融合技术可实现术中 2D 和 3D 数据测量，例如测量椎间盘的残余体积和椎板切除术的大小（图 52.7）。此外，引导集成技术的发展将有助于术者插入脊柱器械（如人工颈椎椎间盘、固定器和各种螺钉）。

## 52.9　结论

三维立体 – 管状内镜手术可以克服使用管状牵

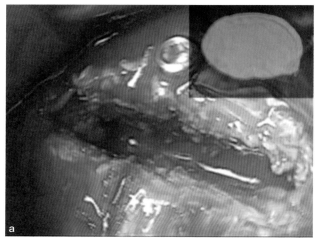

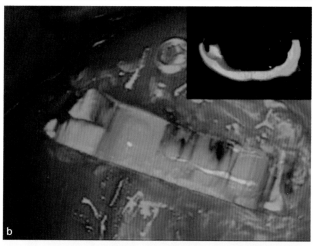

图 52.7　应用 3D 视觉引导一体化技术测量颈椎前路手术中椎间盘切除面积（a）。该软件可以测量颈椎前路手术后椎间盘的残余体积（b）

开器的二维内镜手术的局限性。笔者期待经皮内镜腰椎手术的 3D 摄像机被开发出来。

## 参考文献

1. Feng X, Morandi A, Boehne M, et al. 3-Dimensional (3D) laparoscopy improves operating time in small spaces without impact on hemodynamics and psychomental stress parameters of the surgeon. *Surg Endosc* 2015;*29*(5):1231–1239

2. Sinha RY, Raje SR, Rao GA. Three-dimensional laparoscopy: principles and practice. *J Minim Access Surg* 2016

3. Usta TA, Gundogdu EC. The role of three-dimensional high-definition laparoscopic surgery for gynaecology. *Curr Opin Obstet Gynecol* 2015;*27*(4):297–301

4. Zaidi HA, Zehri A, Smith TR, Nakaji P, Laws ER Jr. Efficacy of three-dimensional endoscopy for ventral skull base pathology: a systematic review of the literature. *World Neurosurg* 2016;*86*:419–431

5. Anichini G, Evins AI, Boeris D, Stieg PE, Bernardo A. Three-dimensional endoscope-assisted surgical approach to the foramen magnum and craniovertebral junction: minimizing bone resection with the aid of the endoscope. *World Neurosurg* 2014;*82*(6):e797–e805

# 53  微创显微手术治疗脊髓硬膜外病变

Dragos Catana, Mohammed Aref, Jetan Badhiwala, Brian Vinh, Saleh Almenawer, Kesava (Kesh) Reddy

## 53.1  T9~T10 硬膜外髓外肿瘤的微创手术治疗

### 53.1.1  临床所见

- 24 岁男性，出现左侧腹痛和感觉异常。

- 几个月后，疼痛开始逐渐恶化。在脐部水平上呈带状分布。

- 无脊髓病的症状或体征，无尿失禁或大便失禁的病史。

- 脊柱 MRI 显示左侧硬膜内、外病变位于 T9~T10 水平，脊髓和 CSF 几乎完全闭塞（图 53.1），应用钆剂后病变明显增强（图 53.2），无明显硬膜尾征。

- 鉴别诊断包括神经鞘瘤、神经纤维瘤和脑膜瘤（视频 53.1）。

视频 53.1  微创显微手术切除椎管内髓外病变

### 53.1.2  术前计划

- T9~T10 脊髓硬膜内损伤的微创显微手术切除选择使用 METRx 管状牵开器系统，手术可能会损伤左侧 T9 神经根。

- 在整个手术过程中监测下肢和括约肌的体感诱发电位（SSEP）和运动诱发电位（MEP）。

- 患者俯卧在手术台上，上肢在肘部弯曲，前臂置于头侧。充分填充压力点。

### 53.1.3  手术过程

- T9 椎板采用侧透视定位，从骶骨到下胸骨，采用侧透视定位。

- 在荧光镜引导下，经由左侧 T9 椎板上方的小皮肤切口推进 2 mm K 线，从距离中线 2 cm 处开

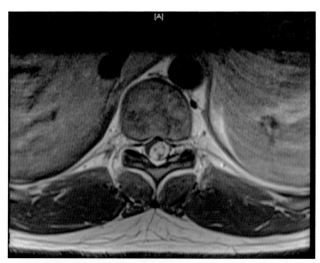

图 53.1  钆剂增强的轴向 T1 加权 MRI 显示了自然左偏病变增强

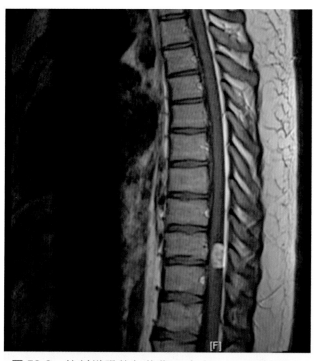

图 53.2  钆剂增强的矢状位 T1 加权 MRI 显示了 T9~T10 水平的硬膜内病变增强

始，向内侧瞄准。最小尺寸的牵开器经由克氏针引导，在骨膜下平面以纵隔外侧方向将椎旁肌肉从椎板分离。取出克氏针，依次放置管状牵开器，扩张和转移软组织。每次均重复进行钝性分层，同时通过透视确认放置位置（图 53.3）。

- 使用扩张器上的标记测量手术通道的深度，最终选择适当长度的管状 METRx Quadrant 牵开器。

- 连接到工作台导轨上的柔性臂用于将最终管状牵开器固定到位并处于适当的角度。

### 53.1.4 手术过程

- 将显微镜置于手术区的适当位置。用单极烧灼刀切开副脊髓并用逐级扩张技术移开肌肉，露出椎板。用高速钻头削薄椎板，然后沿硬膜外平面用 Kerrison 咬骨钳切除削薄的椎板。通过切割上下椎板以延长暴露时间，并用骨蜡止血。

- 使用尖钩和刀片进行初始硬膜切开术（硬膜边缘可使用缝合线用于硬膜外止血，防止血液进入硬膜内间隙，或者可以使用尖钩提起硬膜边缘）。

- 使用神经刺激器识别神经组织，确定肿瘤边缘。膈肌左侧 T9 神经根处不能切除肿瘤。因此，我们决定破坏该神经根。

- 用低定量双极电烧灼肿瘤包膜，并迅速解剖。肿块为用标准的双手手法以零敲碎打的方式分解。采用标准显微外科技术从周围结构中分离出可移动囊膜，并立刻止血。

- 用 7–0 Prolene 缝线重新缝合硬膜边缘，从顶点正上方开始。有角度的卡口微驱动器与微力钳配合使用。在修复过程中，助手使用刺刀式缝线提供温和的对抗牵引。采用 Valsalva 手法加固水密封层，并使用纤维蛋白密封剂（如 Tisseel）进行修补。

- 轻轻取出管状牵开器，通过双极烧灼刀实现软组织止血。膈肌间断缝合并连接筋膜。最后，用 3-0 Monocryl 皮下缝线重新缝合皮肤。

- 最终切口长约为 25 mm。

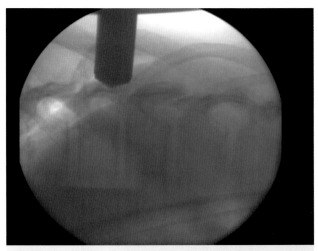

**图 53.3** 透视图像显示最后一个管状牵开器插入 T9 椎板

### 53.1.5 结果

- 患者于第 2 天（术后第 1 天）出院。随访时，患者不再疼痛、麻木，症状改善明显。术后 MRI 显示肿瘤完全切除。

### 53.1.6 提示

- 仔细研究术前 MRI 和透视图像以提高准确识别节段至关重要。

- 管状牵开器的应用为微型仪器在管状通道中工作提供了更多的自由度。

- 外侧骨切除受小关节限制，避免破坏脊柱。

- 柔性臂对导管内侧、外侧、下内和下外所成角度至关重要，关系到整个手术过程的可视化。

- 当插入克氏针和后续导管时，应使用透视引导，避免进入椎间隙并导致继发性神经元损伤。

## 53.2　L3 椎管内肿瘤的微创手术治疗

### 53.2.1 临床所见

- 男性，59 岁，5 年前曾行 L3 硬膜内皮样肿瘤切除，背痛加重，双腿行走困难和感觉异常（右侧更强烈），近期尿失禁。

- 腰椎 MRI 显示 L3 硬膜内病变复发（图 53.4、53.5）。

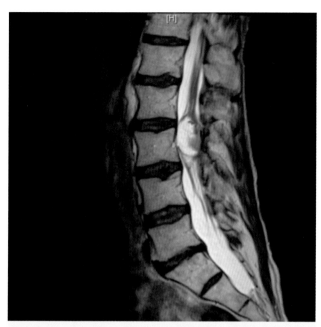

**图 53.4** 矢状位 T2 加权 MRI 显示 L3 脊髓水平硬膜内肿瘤复发

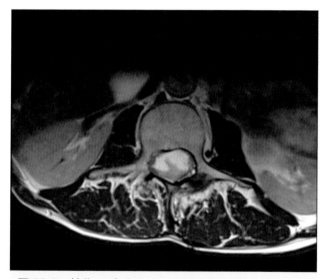

**图 53.5** 轴位 T2 加权 MRI 显示硬膜内肿瘤复发，肿瘤占硬膜囊的大部分，压迫马尾神经根

### 53.2.2 术前计划

- 选择 METRx 管状牵开器进行微创显微外科肿瘤切除术。我们决定从右侧（与先前手术部位对侧）接近肿瘤，以避免纤维化粘连。

- 在整个手术过程中采用神经生理学监测，包括肌电图（EMG）、运动诱发电位（MEP）和体感诱发电位（SSEP）监测。

### 53.2.3 手术过程

- 患者俯卧在手术台上。

- 沿着旧的左侧切口进行表面切割，将皮肤向右侧收回，避免做一个新的切口。

- 在透视引导下，在右侧椎板上插入一根克氏针，并将连续的管状扩张器压迫、逐渐扩张和分散软组织（图 53.6）。

- METRx Quadrant 管用作最终的管状扩张器，以扩大手术视野切除肿瘤。

### 53.2.4 微观研究

- 使用显微镜和高速骨钻进行右侧半椎板切除术以薄化骨，随后用 Kerrison 咬骨钳切除变薄的骨（图 53.7）。

- 然后用锋利的神经钩把硬膜打开（图 53.8）。

- 使用神经刺激器识别神经元组织并描绘肿瘤边缘（图 53.9）。

- 以标准显微外科手术进行肿瘤切除（图 53.10）。

- 使用连续 7–0 Prolene 缝线通过管状牵开器闭合硬膜（图 53.11）。

- 纤维蛋白密封胶（Tisseel）用于防水密封，确保没有 CSF 渗漏。

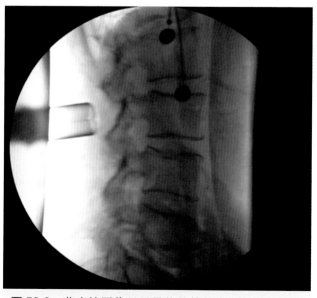

**图 53.6** 荧光镜图像显示最终的管状牵开器插入右侧椎板

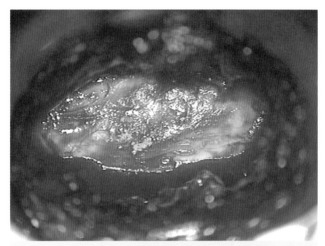

图 53.7 通过管状牵开器的显微镜视图显示了移除的右侧半侧膜和暴露的硬膜

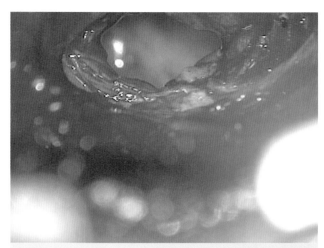

图 53.10 肿瘤切除后，通过管状牵开器的显微镜视图

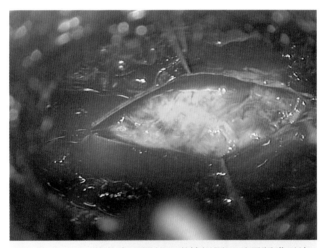

图 53.8 通过管状牵开器的显微镜视图显示了硬膜开放和肿瘤暴露

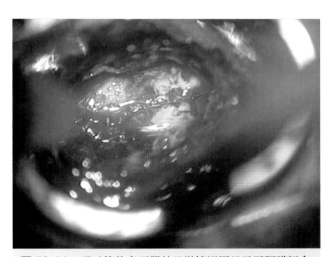

图 53.11 通过管状牵开器的显微镜视图显示了硬膜闭合

### 53.2.5 结果

- 术后 MRI 显示肿瘤完全切除。
- 患者于第 2 天（术后第 1 天）出院，其运动和感觉缺陷，轻微的背痛。术后 2 个月，感染持续存在。

### 53.2.6 提示

- 术前规划至关重要，包括神经监测和适当的脊椎水平识别。
- 当插入克氏针和扩张器时，必须进行透视检查，以避免插入椎间隙引起二次神经损伤。
- Quadrant 管有助于扩大手术视野，有助于实现硬膜的水密性闭合。

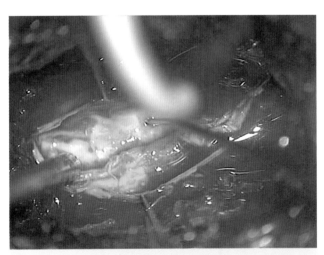

图 53.9 通过管状牵开器的显微镜视图显示了暴露肿瘤上方的神经刺激器